Interventional Ultrasound of the Breast

From Biopsy to Ablation

乳腺介入超声
从病理到消融

原著 [美] Bruno D. Fornage 主译 卢 漫 戴九龙

中国科学技术出版社
·北 京·

图书在版编目（CIP）数据

乳腺介入超声：从病理到消融 /（美）布鲁诺·D. 福纳格 (Bruno D. Fornage) 原著；卢漫，戴九龙主译.
— 北京：中国科学技术出版社，2023.8
书名原文：Interventional Ultrasound of the Breast：From Biopsy to Ablation
ISBN 978-7-5236-0188-4

Ⅰ.①乳… Ⅱ.①布… ②卢… ③戴… Ⅲ.①乳腺癌—介入性治疗—超声波疗法 Ⅳ.① R737.905

中国国家版本馆 CIP 数据核字 (2023) 第 060816 号

著作权合同登记号：01-2022-5246

First published in English under the title
Interventional Ultrasound of the Breast：*From Biopsy to Ablation*
by Bruno D. Fornage
Copyright © Springer Nature Switzerland AG 2020
This edition has been translated and published under licence from Springer Nature Switzerland AG.
All rights reserved.

策划编辑	孙　超　焦健姿	
责任编辑	刘　阳	
文字编辑	冯俊杰	
装帧设计	佳木水轩	
责任印制	徐　飞	

出　　版	中国科学技术出版社
发　　行	中国科学技术出版社有限公司发行部
地　　址	北京市海淀区中关村南大街 16 号
邮　　编	100081
发行电话	010-62173865
传　　真	010-62179148
网　　址	http://www.cspbooks.com.cn

开　　本	889mm×1194mm　1/16
字　　数	621 千字
印　　张	26.5
版　　次	2023 年 8 月第 1 版
印　　次	2023 年 8 月第 1 次印刷
印　　刷	北京盛通印刷股份有限公司
书　　号	ISBN 978-7-5236-0188-4/R·3071
定　　价	278.00 元

译者名单

主　译　卢　漫　戴九龙

译　者　（以姓氏汉语拼音为序）

戴九龙　范玉亭　何发伟　李　娟

李　媛　卢　漫　谭　波　王　璐

吴晓波　杨　薇

内容提要

本书引进自 Springer 出版社，是一部专注于乳腺介入超声诊疗的参考书。书中详细介绍了超声引导下的乳腺活检技术的适应证、术前准备、细针穿刺抽吸方法和注意事项、活组织检查标记、并发症等，以及超声引导下乳腺病变消融治疗相关知识。书中还着重介绍了独特的"MD Anderson 方式"，即将粗针活检（CNB）与细针抽吸（FNA）联合应用于新发乳腺癌患者的分期评估。这一方法的应用价值已在肿瘤治疗领域享有盛誉的 MD Anderson 癌症中心 30 多年来的临床实践中得以验证。本书有助于学习、掌握乳腺疾病的超声引导下活检及消融治疗技术，适合超声医师、介入医师及医学生参考阅读。

补充说明：本书配有视频，读者可通过扫码关注出版社"焦点医学"官方微信，后台回复"9787523601884"，即可获得视频链接，在线观看。

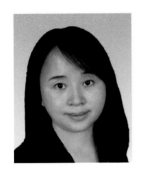

卢 漫 医学博士，主任医师，博士研究生导师。电子科技大学附属肿瘤医院（四川省肿瘤医院）超声科主任，四川省卫健委学术技术带头人、领军人才，国务院政府特殊津贴专家。担任中华医学会超声专业委员会委员，中国超声医学工程学会肌骨超声专业委员会副主任委员，中国医师协会介入医师分会委员、介入超声专业委员会常委、疼痛介入学组主任委员，中国医师协会超声分会腹部超声专委会常委，中国抗癌协会肿瘤消融专业委员会常委，四川省抗癌协会肿瘤超声专业委员会第一届主任委员，四川省医学会超声专业委员会副主任委员等学术职务。主编专著《胃肠超声图谱》《肿瘤超声疑难病例解析》，主译专著《皮肤超声图谱》《超声引导下肌骨介入治疗》《皮肤疾病超声诊断学：临床诊断、超声图像与病理对照》，参编专著《Musculoskeletal Ultrasound, 3e》《中国肌骨超声检查指南》《中国能力专科建设超声学科肌骨指南》《肌肉骨骼系统超声疑难病例解析》《骨关节医学与康复》《运动系统影像诊断学》《黑色素瘤》等。

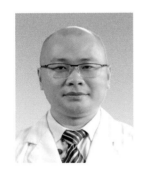

戴九龙 电子科技大学附属肿瘤医院（四川省肿瘤医院）超声科副主任医师。中国卒中学会超声分会委员，四川省抗癌协会肿瘤超声专委会第一届、第二届委员，中国医师协会介入医师分会第二届委员会超声介入专委会疼痛学组委员，中国超声医学工程学会介入超声专委会第二届青年委员会委员，四川省康复医学会甲状腺及甲状旁腺专委会委员，中国医药教育学会超声医学专委会介入学组委员，第三届海医会超声分会青年学组委员，四川省中西医结合学会第一届超声专委会委员，中华超声医学培训工程专家委员会专家委员（浅表专业组），四川省两癌筛查专家库成员。主要从事超声诊断和介入诊治工作。主编/主译及参编超声医学专著和医学科普著作18部，其中主编/主译10余部，包括《皮肤超声图谱》《淋巴疾病超声诊断》《基层医院急诊超声诊断实用手册》《皮肤疾病超声诊断学：临床诊断、超声图像与病理对照》《皮肤超声图谱》等。

译者前言

近年来，乳腺癌发病率逐年攀升，已成为威胁女性生命健康的主要疾病之一。有数据显示，我国女性乳腺癌发病率达 43/10 万人，乳腺癌居女性恶性肿瘤发病率第一。乳腺癌这一重大恶性肿瘤疾病给患者家庭和个人造成了不容忽视的影响和伤害。对此，国家和社会层面均给予了充分重视，体现在国家布局的农村地区两癌（乳腺癌和宫颈癌）筛查、社会参与的乳腺义诊和个人主动进行的乳腺体检等方面。乳腺良性占位性疾病发病率也同样较高。随着乳腺超声的普及应用，越来越多的乳腺良性病变在体检或其他常规检查中被发现。尽管多数乳腺良性病变不足以对患者生命健康造成威胁，但也会对患者造成沉重的心理负担。一部分患者可能会遵照医嘱进行随访，另一部分患者则希望寻求更加积极的临床干预。

在我国，乳腺疾病的诊治涉及乳腺外科、超声医学科、放射科、病理科等多个科室，在一些大型医疗机构中，已经形成"多学科协作模式"。尽管乳腺 X 线检查也非常重要，但超声检查作为更具普及性、经济性、便携性、无创性及可重复性的成像技术，在乳腺疾病的诊疗过程中扮演着极其重要的角色。它不仅是乳腺检查的首选影像学方法，也已在事实上成了影像引导乳腺活检及消融治疗等乳腺介入操作的首选引导方式。

电子科技大学附属肿瘤医院（四川省肿瘤医院）超声科每年接诊大量乳腺疾病患者，为患者提供常规乳腺检查、超声引导下活检，以及超声引导下消融、新辅助化疗后心肌毒性的评估和监测等，同时还发起全国性的多中心合作项目，并积极开展多科室间的协作，与乳腺外科合作研究超声造影对乳腺癌前哨淋巴结的识别和定位，致力于乳腺癌患者诊治策略的研究和改良。此外，在超声引导乳腺介入诊疗方面也开展了大量工作，从实践中积累了很多宝贵经验。随着介入超声医学的兴起，以及不同层级的医疗机构在这一领域中学习需求的增加，我科接收了大量进修医生，在临床带教、理论讲授、学员练习等过程中，我们发现，尽管规范化的流程非常重要，但"细节"才是决定成败或决定优劣的关键。许多"新手"甚至是"熟手"最需要的是对介入诊疗过程中各种细节的深入了解和把握。例如，学员在练习细针抽吸（FNA）的涂片时，多数不成功的操作与各种细节处理不当直接相关。这正是我们选择翻译出版 *Interventional Ultrasound of the Breast: From Biopsy to Ablation* 的原因。这部专著不仅深入浅出地讲解了乳腺介入超声的各个方面，而且非常详细地阐释了各种细节问题。初学者可通过阅读本书受益。我们的译者团队也在翻译过程中学习到了许多宝贵的知识。毋庸置疑，本书非常值得一读。当然，这与原著作者 Bruno D. Fornage 教授高深的学术造诣和高超的诊疗技术密不可分。

在书稿翻译过程中，译者团队字斟句酌，付出了许多努力，但由于中外语言表达习惯及规范术语有所差异，译文中可能尚有疏漏之处，恳请广大读者指正。

电子科技大学附属肿瘤医院（四川省肿瘤医院）超声科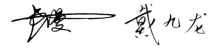

原著前言

在过去 20 年中，我们组织过多次介入超声相关的实操培训课程，在 2 天的培训中使学员掌握超声引导下乳腺介入操作。然而，这似乎是一项不可能完成的任务，短短 2 天时间不足以分享所有成功的诀窍，这让我们深感沮丧，也促使我们编写了这部专著，以期为临床医生提供一部完整翔实的"指导手册"，供临床医生在使用模型练习之前阅读，同时也为他们在对患者实施超声引导下介入操作时可能出现的各种问题提供一部解难答疑的参考书。为应对临床实际操作过程中可能面对的不同病变类型及可能发生的状况，书中收录了 1500 余幅经典的高清超声图像。

编写本书的首要目的是全面介绍超声引导下乳腺活检及其他介入操作技术，包括各种细节的处理，以及那些看似不太重要、常常被忽视、但却能决定操作成败的步骤。书中给读者呈现了许多实用的技术与技巧，其中一些是此前在相关论文及参考书中均未曾发表过的。

编写本书的另一个目的在于，推广细针抽吸的应用，虽然这一技术在美国的乳腺影像课程中已经被去除了，但在许多其他国家和地区仍在广泛应用。导致细针抽吸（FNA）诊断结果不尽如人意的直接原因是缺乏对相关医师的规范化培训。本书以较大篇幅展示了当训练有素的超声医生与病理医生密切合作时，超声引导下 FNA 在乳腺癌诊疗中所起到的重要作用。

本书还着重介绍了独特的"MD Anderson"方法，即联合应用粗针活检（CNB）和 FNA 对新发乳腺癌患者实施临床分期。虽然通过 CNB 获得新发乳腺癌的病理学确诊是必需的，但这往往是影像医生能够提供给临床医生的初步信息。超声医生还必须提供乳腺癌局部分期和区域分期，这是选择治疗方案的关键参考信息。超声检查及超声引导下介入操作在这方面表现出色，正如我所在的 MD Anderson 癌症中心 30 多年的研究所显示的那样，超声引导下 CNB 和 FNA 的联合应用已被证明可用于获得快速、完整、高成本效益的肿瘤局部分期。

应用在不可触及（触诊阴性）的乳腺肿块上的各种定位技术同样是本书的重点内容，包括经典的钩线定位和新兴的"高科技"定位技术等。早在 20 世纪 80 年代，我们就对超声引导下乳腺肿块定位技术进行了探索，并发现最有效且微创的技术是"术中超声定位"。MD Anderson 的医学专家开始信任并支持这项简单的技术。虽然在当时的美国，术中超声定位并未受到普遍的认可和接纳，但随着该技术的成熟与发展，这种便捷且有效的方法逐渐受到重视。

本书的最后一章，重点介绍了乳腺肿块的经皮消融。20 世纪 90 年代末以来，各种良性和恶性乳腺肿块的经皮消融方法应运而生。尽管目前经皮消融技术发展迅猛，但在任何技术"准备好进入黄金时代"之前，均需要大量的研究对其加以佐证。

在整个职业生涯中，笔者一直致力于让乳腺超声在乳腺成像中得以最大限度地普及应用并最大限度地发挥其独特的实时成像能力，突出其作为经皮活检和乳腺肿块介入操作最佳引导技术的优势。20 世纪 80 年代初，该技术在第一家癌症研究所（法国 Jean Godinot 研究所）临床应用取得初步成功后，在接下来的 30 年中，乳腺超声和超声引导下的介入诊疗得到了包括

MD Anderson（世界最大的癌症中心）等著名医疗机构的认可，并逐渐被广泛接受，这无疑也要归功于对年轻医生乃至乳腺综合诊治团队（包括肿瘤医生、外科医生、病理医生和影像医生等）的规范化培训。

乳腺超声和超声引导下介入操作的出现，改变了超声医生的日常实践。该技术在改善乳腺癌患者预后，拯救乳腺癌患者生命方面具有重要价值。

专业的超声引导下介入操作也可改善多部位肿瘤的临床疗效。超声引导下活检和定位技术都可用于触诊阴性软组织肿块的诊断与鉴别，超声引导下消融还可用于其中一些肿块的治疗。

虽然乳腺超声技术具有诸多优点，但也不能忽视和低估超声的操作者依赖性，尤其是对于超声引导下介入操作而言。也许阅读本书并不会让任何人立刻成为专家，但却能够让读者认清更多陷阱、避免更多错误。衷心希望本书能帮助读者，从"新手"蜕变为经验丰富的"乳腺超声专家"，提高超声引导下乳腺介入操作的成功率。务必牢记：实践方出真知！

Bruno D. Fornage，MD

致　谢

谨向以下人士致以诚挚谢意。

首先，向我的妻子 Brigitte 和我们的儿子 Louis 致谢。本项目耗费的时间远远超过了预期，感谢他们给予了经年累月的理解与支持。

其次，向法国 Jean Godinot 研究所的同事们致谢，尤其是前超声科主任 Albert Cattan 博士。乳腺超声介入技术在 19 世纪 80 年代发源于此。

要向 MD Anderson 癌症中心超声医学部的所有同事致谢，包括 Gerald D. Dodd, Jr. 博士、Sidney Wallace 博士、David Paulus 博士、William Murphy 博士和 Beth S. Edeiken 博士。

还要向 MD Anderson 癌症中心所有乳腺癌相关科室的同事致谢，尤其是病理科、外科和肿瘤内科的同事们，特别感谢乳腺病理学家 Nour Sneige 博士、已故的乳腺外科专家 S. Eva Singletary 博士、乳腺肿瘤学家 Gabriel N. Hortobagyi 博士，他们在我于 1987 年加入该机构时即已表达了对乳腺超声和超声引导下活检的认可。

并向细胞病理学组的所有成员致谢，他们的专业知识让我们得以发展出 "MD Anderson 方式"，联合应用粗针活检（CNB）与细针抽吸（FNA）来实施乳腺癌的临床分期。尤其要感谢 John Stewart 博士，他耗费了大量时间和精力对乳腺影像医生进行细胞学基础的教学，并审评了书中的细胞学切片。

也要向所有尝试、认可、采用和推广"MD Anderson 方式"的乳腺影像医生、外科医生、病理医生、放射肿瘤学医生和乳腺肿瘤学医生致谢，正是他们的努力让乳腺超声在乳腺癌诊疗中发挥关键作用。

还要向所有乳腺超声的技术人员致谢，他们是默默奉献的无名英雄，与医学专家团队共同建立了 "MD Anderson 方式"。

在此，一并向 MD Anderson 癌症中心的 David Aten、MA、CMI 致谢。他们为本书编排了精美的图表。

最后，向 MD Anderson 癌症中心科学出版部副主任暨本专著编辑 Melissa G. Burkett 致谢。30 年来，在她的帮助下，我的写作水平有了显著提升。

读者须知

本书中绝大多数超声图像为多年积累搜集，未使用实时空间复合成像技术，意在显示最原始、最真实的超声信息，特别是保留了有诊断价值的伪像，超声医生可根据这些伪像来寻求最准确的诊断。这并不意味着使用了过时的超声设备，而是为了强调过度处理图像的危害：过度处理图像会产生虚假信息或导致图像失真。

书中所有细针抽吸获得的细胞学材料制备均采用巴氏染色技术，除非另有说明。

在美国，超声引导下乳腺介入操作是由专门从事乳腺介入诊疗的医生实施，而在其他国家，不同专科的医生都可能进行这一操作。因此，在本书中互换使用的称谓，如"乳腺影像医生""放射科医生""超声医生""超声操作者""操作员""程序师""介入医生"，均指真正执行活检和任何其他介入操作的医生。作者保留了"超声技师"和"超声医师"的术语，专指接受过专门培训和认证的医疗机构人士。在美国、加拿大、英国、日本、澳大利亚和新西兰等国家，他们在超声引导下的介入操作期间负责超声成像，并协助完成相关操作。

目 录

第 1 章　乳腺超声设备 ❶
Equipment for Breast Ultrasound

乳腺介入超声的指导原则是，在实施任何超声引导下的手术前，靶病变必须清晰可见。高质量的术前及术中超声检查的先决条件包括：好的超声设备、经验丰富的操作者及认真细致的检查。

目前，高端超声设备与越来越多的功能捆绑在一起，其中一些功能不仅对乳腺成像和超声引导下操作是不必要的，而且可能会对图像质量产生负面影响。作者将在本章描述乳腺超声所需设备，并区分有用的和无用的甚至是有害的图像处理技术。

一、探头

常规用于标准乳腺超声检查的设备包括线阵宽频探头，其峰值频率可高达 20MHz。这种高频探头有最高的空间分辨率，因此可以检测到小至数毫米的肿块。然而这些探头有个主要缺点，它们充当了放大镜的角色，使得视野（field of view，FOV）在宽度和深度上都有所减小。通常情况下，即使将这些宽频探头的中心频率降低，其穿透力也被限制在 3cm 以内，使得较深部位的病变被漏诊。基于同样的道理，使用此类探头也无法对大乳房完整成像。

在经皮活检时，选择目标区域之前完整地显示整个肿块非常重要，因为这样才能避开坏死区域而选择肿瘤最有活性的区域。一个接触面积大的探头可以显示整个病灶及更多的周围组织，使操作者能选择一个更优的（更安全的）进针路径。另外，一个频率范围较低而视野较宽、较深的探头可以在显示

器上连同靶标和更长范围的穿刺针一起显示，从而有助于两者的完美对准。

因此，建议乳腺超声从业人员至少还配备一个低频线阵探头，如 5～13MHz 的探头（图 1-1）。另外，在某些情况下，只有低频（2～6MHz 或 1～5MHz）腹部凸阵探头才能完整显示非常大的肿块及非常大的乳房，以及成功地引导深部病变的活检（图 1-2、图 1-3 和图 1-4）。因此，使用这类探头也是很有帮助的。

在皮肤表面不平整（如凹面或凸面）的解剖区域，行超声引导下的操作可能具有挑战性，因为在这些区域，线阵探头无法充分接触皮肤，而且笨重的探头阻碍了穿刺针的插入。通常这些检查困难的区域都是淋巴结聚集的区域，如腋窝、锁骨下区、内乳

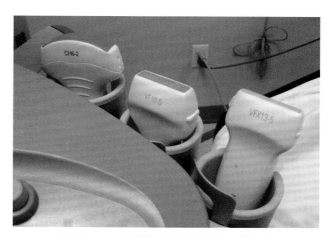

▲ 图 1-1　用于乳腺超声检查的三个探头

高频（5～13MHz）线阵探头（右侧）、低频（5～10MHz）线阵探头（中间）和 2～6MHz 的凸阵探头（左侧）

---

❶ 本章配有视频，可登录网址 https://doi.org/10.1007/978-3-030-20829-5_1 观看。

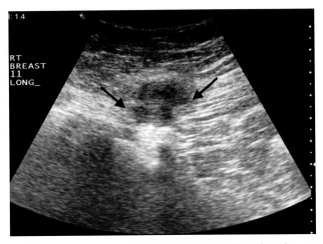

▲ 图 1-2 2～6MHz 的腹部凸阵探头有足够的穿透力，可以显示肿瘤对胸大肌的浸润（黑箭）

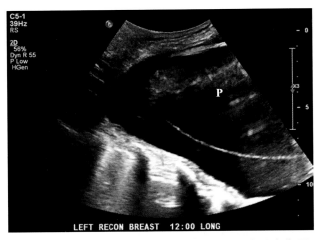

▲ 图 1-4 1～5MHz 凸阵探头获得的重建乳房的声像图，显示在 10cm 深的地方可见假体周围有大量无回声的液体

P. 假体

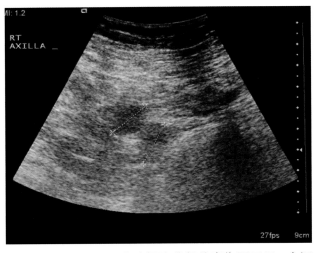

▲ 图 1-3 2～6MHz 凸阵探头获得的声像图显示 2 个深部恶性腋窝淋巴结（测量卡尺），而这 2 个恶性淋巴结用 5～18MHz 线阵探头不能显示

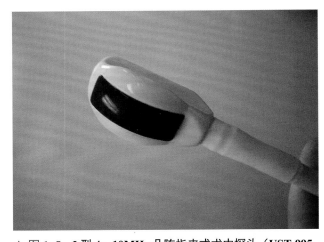

▲ 图 1-5 Ⅰ型 4～10MHz 凸阵指夹式术中探头（UST-995-7.5）（Hitachi-Aloka, Tokyo, Japan）

其小的接触面积允许扫描锁骨上区或锁骨下区等不能用标准平面线阵探头进行扫描的凹面区域

链、锁骨上窝和下颈部，另外乳房畸形及皮肤挛缩区域（如瘢痕中心）的乳腺病变检查也较困难。虽然在这种情况下，通常也可以用标准的高频线阵探头引导活检，但可能需要使用更小尺寸的探头。小尺寸的探头包括扇形相控阵探头，如用于儿科神经超声成像的专用 T 型或 I 型扁平线阵探头（图 1-5）或凸阵术中探头，以及最初由一些制造商专门为血管外科制作的所谓"曲棍球棒"形探头（图 1-6）。

30 多年来，超声探头的基本设计和形状没有改变，但最近有所改进。现在的探头更轻，更符合人

体工程学构造，特别适合超声引导下小目标的介入操作。其中一种探头提供的按钮可以直接从探头启动一些应用程序，如多普勒成像，而操作者无须接触超声诊断仪的面板，这种探头类似可编程 PC 鼠标（图 1-7）。最近的令人期待已久的介入超声领域的突破是无线探头的应用（图 1-8）。少了连接到探头的电缆增加了可操作性，并降低了操作过程中探头受到不必要牵拉及介入操作无菌区域受污染的风险[1]。超声探头领域最近的另一项打破常规的技术创新是用硅基电容微机械超声换能器（capacitive micro-

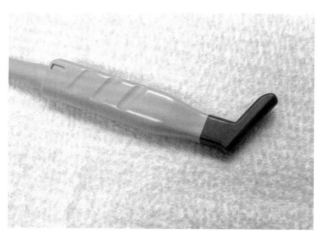

▲ 图 1-6　紧凑型"曲棍球棒"形的 7～15MHz 线阵探头
该探头可用于成像非常浅的结构或狭窄区域（L15-7io，
Philips Healthcare，Andover，MA）

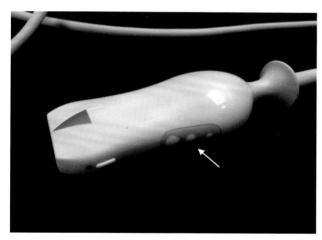

▲ 图 1-7　带可编程控制器（箭）的高频线阵探头，无须
触及主机的面板即可启动多个功能（如能量多普勒成像）
（**LA435，Esaote，Genoa，Italy**）

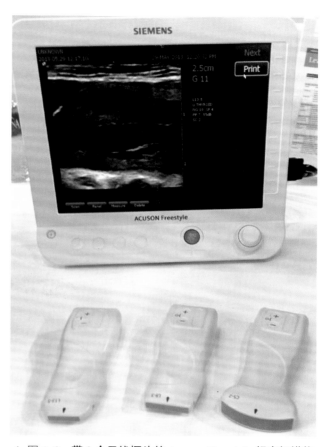

▲ 图 1-8　带 3 个无线探头的 **Acuson Freestyle** 超声扫描仪
从左至右：5～13MHz 线阵探头、3～8MHz 线阵探头和
2～5MHz 凸阵探头（Siemens Medical Solutions，Malvern，PA）

machined ultrasound transducer，CMUT）阵列取代传
统的压电晶体，这种换能器通过可移动表面电极的
摆动将电能转换为声能（反之亦然）。CMUT 有更宽
的带宽、更好的集成电子（CMUT-on-CMOS），以及
比传统传感器低得多的制造成本。

二、旨在扩大超声视野的技术

（一）扩大视野的声像图

扩展视野扫描技术（extended FOV，EFOV）通
过沿着探头自身的扫描平面拖动探头实时建立一个
扩展的静态图像，其视野比同一探头的视野宽得

多[2]。这项技术的一个应用是通过病变部位和乳头
获得超声图像，并测量两者之间的距离，以将其与
乳腺钼靶或其他横截面影像上测量的距离相关联[3]
（图 1-9）。虽然可以在一个标准视图上测量距乳头
3～4cm 范围内的病变与乳头的距离，但大多数病变
都需要使用 EFOV 扫描技术进行测量。在预活检过
程中，准确地将这一距离与乳腺钼靶及其他横截面
影像相关联是至关重要的，因为这可以验证活检目
标是否正确。必须强调的是，EFOV 扫描是一个静态
图像，不能用于实时引导操作。

（二）电子束转向和梯形扩展视野

一些超声探头能在横向（左右）方向的两端实
时偏转超声波束，从而将线阵探头的矩形视野"扩
展"为梯形视野。尽管近场的视野扩展很小，这种
视野宽度的扩大也可能是有利的（图 1-10）。超声波

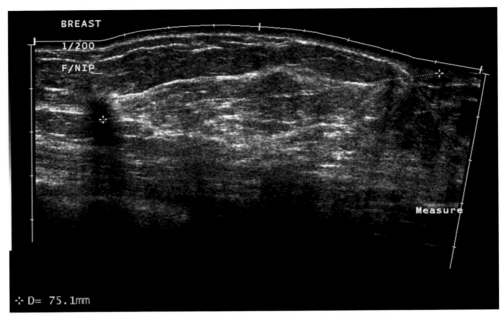

▲ 图 1-9　囊括小肿块和乳头的扩大视野超声图像

肿瘤位于乳房后 1/3 的 1～2 点钟位置，距乳头（标尺）7～8cm。与乳头的距离、时钟位置和病变深度定义了一个独特的位置，有助于确保与乳腺钼靶和其他乳腺成像方式的完美关联

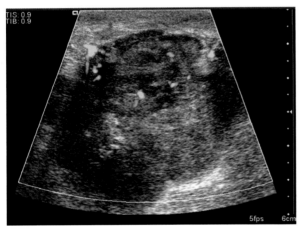

▲ 图 1-10　高频线阵探头获得的恶性肿瘤能量多普勒超声图
梯形图像模式允许在一个视图中显示大肿瘤的两侧边缘

束侧方倾斜的一个可能的好处就是使之与斜行活检针的角度更完美呈现，例如在细针抽吸（fine-needle aspiration，FNA）过程中（图 1-11）。但在实践过程中作者并未发现声束的这种特性能显著提高斜行 FNA 活检针的可见度。而复合扫描（如下）的使用倒是能提高斜行 FNA 活检针的可见度。但是在粗针活检（core needle biopsy，CNB）过程中，如果活检针插入方向已经比较合理（例如平行于胸壁），此时

活检针的方向已经和声束垂直，即使调整活检针的方向也不能改变针的可见度。因此，梯形成像的作用可能仅仅有助于显示活检针更长的部分。

三、彩色和能量多普勒成像

彩色多普勒超声（color Doppler US，CDUS）是在至少 25 年前发展起来的，之后随着能量多普勒超声（power Doppler US，PDUS）的出现而迅速得到改进。但是 CDUS 和 PDUS 在乳腺超声成像中常被误用或漏用。近来的超声诊断仪配备了高质量的 CDUS/PDUS 系统，可以检测低流量血管及低速血流。调整参数设置也比过去容易得多，但是仍需掌握基本的超声物理知识来优化其成像。不同的 PDUS，包括定向能量多普勒、B-flow 和 e-flow 等，都是不同的制造商通过提高空间和时间分辨率实现的，目的是为了提高 CDUS/PDUS 系统检测最小流量流体的敏感性。

PDUS 在乳腺超声检查中用于显示与炎症（乳腺炎、蜂窝织炎、脓肿）相关的血管增生，更重要的是绘制与肿瘤相关的新生血管图。了解血流方向对两者而言都毫无意义，而在描述低速和低流量血流方面，PDUS 比 CDUS 敏感一个数量级，因此，在乳腺

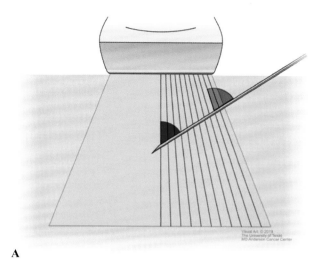
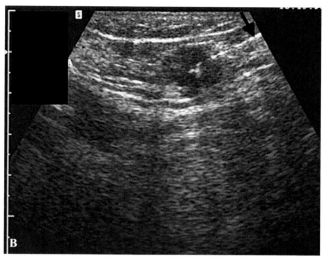

▲ 图 1-11　超声波束的电子转向增加了细针穿刺时声束与穿刺针的角度，可提高其反射率

A. 显示电子转向声束（以绿色显示）以比非电子转向声束（以红色显示）更接近于 90° 的角度射向倾斜的细针。内斜角越接近 90°，穿刺针回声越强；B. 在用梯形图像模式对腋窝淋巴结细针抽吸进行引导时获得的声像图中，电子转向的声束以近 90°（箭）射向穿刺针，从而增加了其回声强度

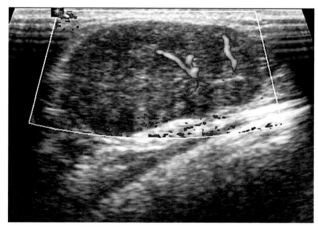

▲ 图 1-12　能量多普勒超声显示与典型纤维腺瘤相关的良性血管，细而直的血管沿肿瘤内的分隔走行

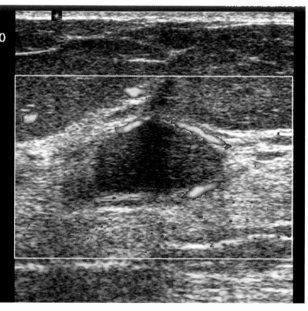

▲ 图 1-13　纤维腺瘤的能量多普勒超声显示良性型的肿瘤相关血管，可见覆盖于病灶表面的直行血管，无内部血管显示

超声检查中，PDUS 应优于 CDUS。但是当需要了解血流方向时，仍应使用 CDUS，包括识别乳腺内和乳腺周围的正常血管（如锁骨下血管、腋下血管及胸腔内血管）、活检后假性动脉瘤及与强反射体相关的闪烁伪像（如金属异物，包括组织标记物、钙化物），这些情况在 PDUS 上会被误认为是血管。乳腺良性和恶性病变显示出有明显差异的肿瘤相关血管模式（图 1-12 至图 1-14，视频 1-1 至视频 1-3），而新式的超声诊断仪上 PDUS 的高灵敏度和空间、时间分辨率允许对血管模式进行详细的绘图。因此，PDUS 在任何乳腺肿块的超声评估中都是不可或缺的。

四、实时空间复合成像技术

实时空间复合成像（也称为复合扫描）最初以 sonoCT 的名称商业化，与由传统的标准线阵传感器元件发射的一组经典垂直声束回波不同，它实时结

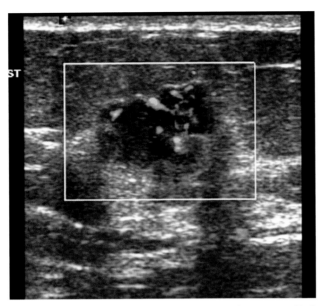

▲ 图 1-14　能量多普勒超声显示与恶性肿瘤相关的血管类型：肿瘤内有多条扭曲的血管

合由一组给定传感器元件沿多条视线以不同倾斜方向发射的多个声束接收到的回波（图 1-15），将所有交叉声束的回波相加可以提高病灶边缘的可视性。然而，实时空间复合的结果牵涉到显而易见且又不可避免的图像模糊（图 1-16），这可能会妨碍对非常微小病变（包括活检标记物和微钙化等）的识别并影响其可见性（图 1-17 至图 1-20）。如前所述，空间复合的唯一积极效果是略微提高了斜插进入乳房的穿刺针（如超声引导下的 FNA）的可见度。

这种图像处理技术的一个有害影响是消除了"好的"伪像，即那些有助于超声诊断的伪像，如声束贯穿效应（形成后方回声增强）、声影和彗星尾伪像等（图 1-21 至图 1-27）。

空间复合成像的另一个有害影响是使实性肿块的回声明显降低，甚至可接近无回声，消除了关于肿块回声纹理的重要信息（图 1-28 和图 1-29）。

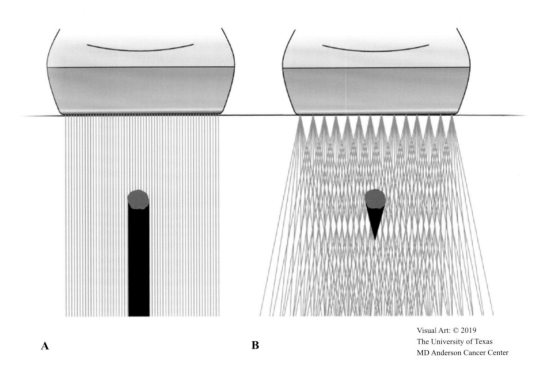

Visual Art: © 2019
The University of Texas
MD Anderson Cancer Center

A　　　　　　　　　　　B

▲ 图 1-15　实时空间复合成像原理

A. 在常规超声中，超声波束相互平行；B. 在实时空间复合模式下，除了像传统成像那样直线发射外，每个超声波束在主波束两侧以电子方式倾斜控制后也会发射声束，每个元件总共发射 3 束、5 束、7 束（最多 13 束）不等的声束（本图中为 7 束）。所有交叉的声束都是实时处理的，因此会出现空间分辨率的损失和有用的诊断伪像（声影、回声增强、彗星尾伪像）的消除。在所描绘的示例中，常规成像（A）显示实体肿块的远端有一个长的、"干净"的无衰减的声影，而在空间复合成像（B）中，只能略微看到声影的痕迹

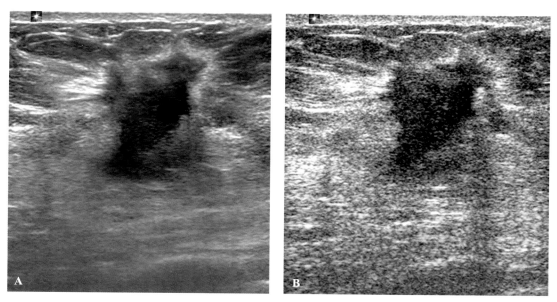

▲ 图 1-16　乳腺癌
A. 实时空间复合模式导致肿瘤边缘明显模糊；B. 常规超声提高了边缘的清晰度

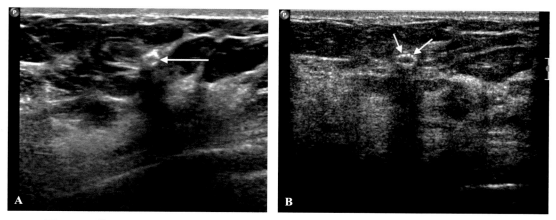

▲ 图 1-17　使用 5～12MHz 探头获得的 SecurMark® 活检标记物网的横断面图像（见第 15 章）
A. 当实时空间复合模式打开时，图像变得模糊，只有部分缺损的回声边缘（箭）；B. 关闭空间复合模式后，网格的每个链都表现为一个强回声的细点（箭）

产生这种现象的机制目前并不清楚。这可能与每个元件必须向多个方向发射声束，而导致分配于每条视线的能量减少相关。这也可以解释为什么在使用实时空间复合成像时，明亮的反射物（如活检标记物）远端没有彗星尾伪像。人为造成实性肿块的回声降低是误诊的主要原因，因为这使肿块更为疑似恶性肿瘤（图 1-30）。另一方面，高级别肿瘤往往高度细胞化，因而，如果任何中间界面是真实显著地呈低回声，那么就几乎不存在声束的反射，这也与声束贯穿效应相关。然而，如果启用空间复合成像，

高级别肿瘤的这种声束贯穿特性将无法显示。

由于空间复合成像造成"假性低回声"，通常等回声的脂肪小叶会被错误地显示为低回声而被误认为肿块，常被误诊为纤维腺瘤（图 1-31）。

过去 10 年间，许多关于空间复合成像的超声研究显示，在将空间复合强度加到最大的情况下，生成的"印象派"般的图像全然难以解读（图 1-32）。强烈建议乳腺影像医生将这种后处理功能调至最低水平（或完全关闭），以重新获得有诊断价值的伪像，并获得最高的空间分辨率和对比度分辨率。另一项

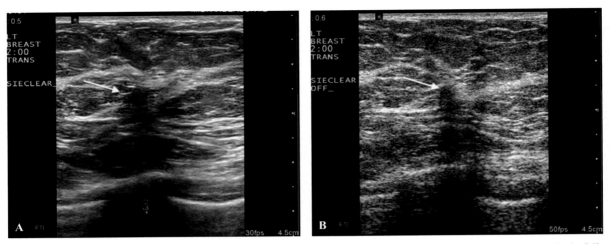

▲ 图 1-18　使用（A）和不使用（B）实时空间复合模式获得的超声图上的微小（0.3cm）癌症（箭）。复合成像后微小肿瘤的边缘变得模糊，看起来更大

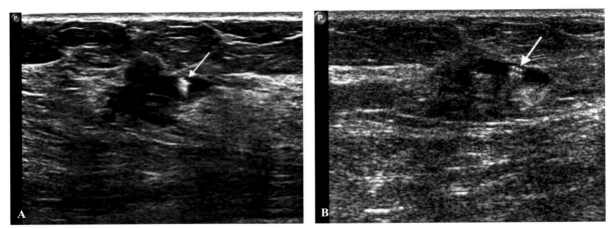

▲ 图 1-19　使用（A）和不使用（B）实时空间复合模式的 HydroMark® 活检标记物的声像图（见第 15 章）
在没有实时空间复合模式的情况下，放置在圆柱形无回声凝胶标记物中心的微小金属线圈（箭）的三圈可以很好地分辨出来。标记物本身的轮廓也更好

需要关闭空间复合成像技术的乳腺超声检查是：对于经皮超声穿刺活检后放置在肿块内的金属组织标记物（活检夹），它们的识别有赖于彗星尾伪像。活检标记物的识别在对新辅助化疗发生完全应答、肿瘤消失的情况下最具挑战性（见第 15 章）（图 1-23）。

五、组织谐波成像

组织谐波成像（tissue harmonic imaging，THI）可（最低限度地）提高空间分辨率和增强对比度，这可以改善边界不清病变的显示（图 1-33 至图 1-35），也有助于消除囊肿内因部分容积效应而产生的虚假回声[4]（图 1-36 和图 1-37，视频 1-4）。然而，通过增强对比度，组织谐波成像可以使明显低回声的实性肿块显示为近乎无回声，从而导致边界清楚的恶性肿块（如转移性的乳腺内淋巴结）被误诊为囊肿。组织谐波成像的另一个缺点是对比度的大幅度增加可能会造成明显的声影（如突起的 Cooper 韧带的深面），偶尔可被误认为是浸润性小叶癌一类的肿块（图 1-38 和图 1-39）。因此，在使用组织谐波成像后立即关闭这一功能选项是非常重要的，这样，下一个使用设备者就不会被其产生的高对比度图像误导。与空间复合成像一样，组织谐波成像应作为可选设置，而不是默认设置。

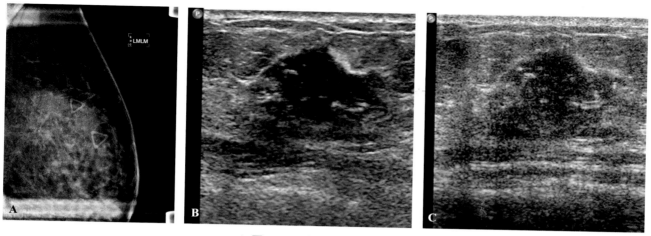

▲ 图 1-20 乳腺癌伴大量微钙化

A. 乳腺钼靶显示大量微钙化；B. 实时空间复合模式显示肿瘤内有一些模糊的回声，肿瘤几乎显示为无回声；C. 无实时空间复合的声像图可以观察到更多的微钙化显示，分辨率更高。此处应注意肿瘤内部回声纹理的显示有所改善

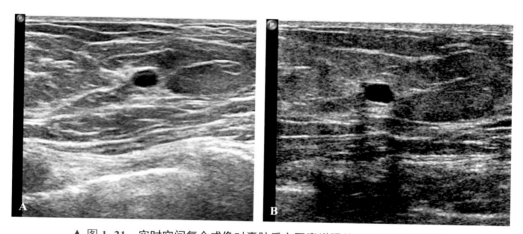

▲ 图 1-21 实时空间复合成像对囊肿后方回声增强的可见度的不利影响

A. 实时空间复合模式下一个 4mm 囊肿无任何后方回声增强现象；B. 在未使用实时空间复合模式的情况下，囊肿表现出后方回声增强和侧方折射声影，囊肿内假回声消失

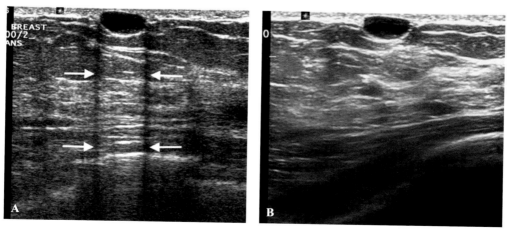

▲ 图 1-22 皮脂腺囊肿

A. 没有使用实时空间复合的声像图显示声波穿透囊肿，可见后方回声增强、侧方折射声影（箭）；B. 实时空间复合模式消除了诊断性伪像

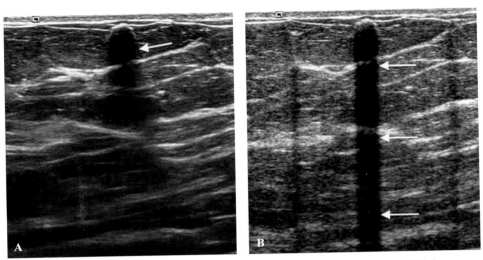

▲ 图 1-23　钙化的含油囊肿。实时空间复合对后方声影可见度的不利影响

A. 实时空间复合模式只显示一个模糊的声影（箭）；B. 没有实时空间复合的声像图显示出强烈、干净、典型的声影（箭）

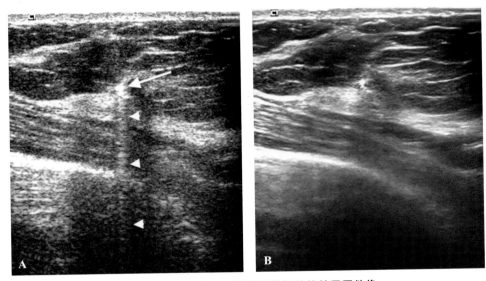

▲ 图 1-24　与金属活检标记物相关的彗星尾伪像

A. 没有实时空间复合的声像图显示了明亮的反射（箭）和准确而有特异性的彗星尾伪像（箭头）；B. 实时空间复合功能的使用消除了伪像，使标记物的识别更加困难

六、三维超声

自 20 世纪 80 年代中期以来，使用机械激活传感器的三维（3D）超声已实现商品化。3D 扫描的理论优势在于，它可以重建原本无法获得的声像图，特别是冠状位声像图，一些学者认为，它可以比标准扫描平面更好地显示恶性肿瘤周围扭曲的结构。主要的限制是渲染 3D 图像所需的时间，更重要的是由于存在快速迷失方位的风险而导致的在多个可能的重建斜面中导航的困难。事实上，有经验的超声医生在使用常规 2D 超声扫描病灶时，会在大脑内进行一次非常快速的 3D 超声"渲染"，因为大脑整合了多幅 2D 超声图像，从而对病变的体积和形状产生了一种类似 3D 的瞬时感知。乳房 3D 超声在应用中不如产科 3D 超声成功的一个原因是，与胎儿不同，绝大多数乳房肿块从不同的角度观察都呈现出相似的"面孔"。

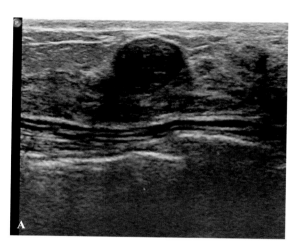
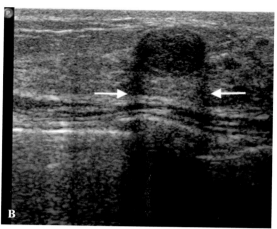

▲ 图 1-25 小纤维腺瘤

A. 实时空间复合模式下，肿块表现为边界清楚、无特异性的低回声，内部回声欠均匀；B. 在非实时空间复合模式下，肿块表现出均匀中等回声，并且可以看到侧方折射声影（箭）

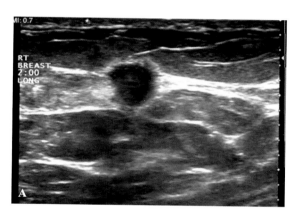
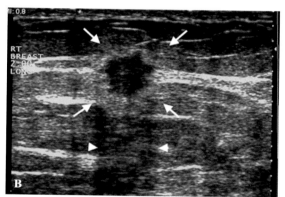

▲ 图 1-26 乳腺癌

A. 实时空间复合模式下，肿瘤边缘模糊；B. 关闭复合软件后，肿瘤边缘变得清晰锐利，产生的侧方声影清晰可见（箭），而肿瘤周围结缔组织增生反应形成的强回声边缘（箭头）变得很明显

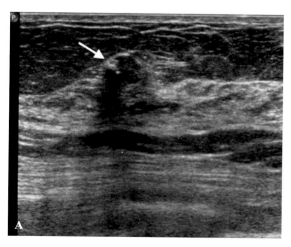
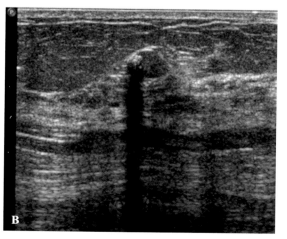

▲ 图 1-27 伴小钙化灶的纤维腺瘤

A. 在实时空间复合模式下，钙化（箭）的存在不确切，并且结节边界不清晰；B. 取消实时复合模式，钙化灶因为声影的存在可以得到确认，同时结节边缘及背景纹理回声也较清晰

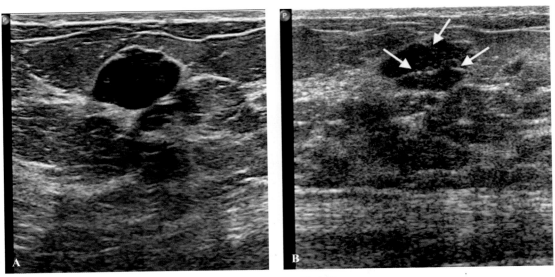

▲ 图 1-28　纤维腺瘤

A. 空间复合模式下，结节显示为边界清楚的极低回声，具有良性病变的表现；B. 关闭空间复合模式，纤维腺瘤的内部回声显示更加清晰，可观察到使用空间复合模式时不能看到的典型特征性间隔（箭）

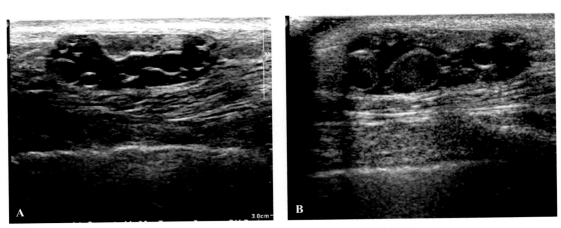

▲ 图 1-29　注射自体脂肪重建乳房后的脂肪坏死

A. 实时空间复合成像显示可触及的肿块内多个短波状界面；B. 关闭空间复合模式，可清楚观察到多个油性"子"囊肿，其中一些有回声

七、自动乳腺超声成像

最近的三维超声迭代是使用自动扫描的全乳腺超声扫描仪，即自动乳腺超声（automated breast US，ABUS）。这一想法并不新奇，数十年来研究人员一直在努力开发一种 ABUS 扫描仪，如 20 世纪 70 年代末的 Octoson（Ausonics，Australia）[5]。目前最新的设备将一个非常长的高频（14～16MHz）线阵探头安装在一个相当大的垫子里，人工操作这个垫子进行乳腺扫描。探头扫描乳腺几秒钟以获取乳腺体积数据集，快速重建后，特定区域或病变的矢状面、横切面和冠状面视图可以同时显示在工作站的屏幕上。

随着多方位视图（其中一些是传统手持式超声所不能获得的，如冠状位视图）的快速重建，相较于传统超声，ABUS 与乳腺钼靶之间具有更好的相关性。然而，由于超声检查和钼靶检查在乳房定位上的差异，ABUS 在定位相关性上面临着与常规超声相同的基本问题。

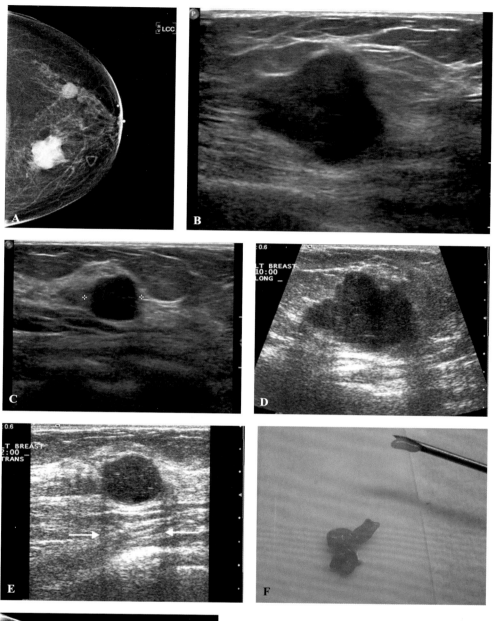

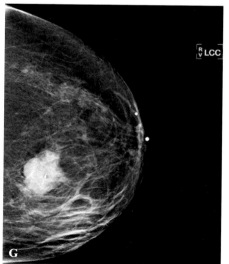

▲ 图 1-30　1 例因疑似多中心乳腺癌转诊至我院的患者，因使用实时空间复合技术而导致的超声影像缺陷

A. 左乳钼靶显示 2 个肿块：内象限 10 点钟位置可触及的可疑肿块及外象限上 2 点钟位置的较小肿块；B. 在实时空间复合模式下，外象限 10 点钟位置可触及的较大肿块表现出明显的低回声；C. 声像图显示第二个可疑病灶（测量卡尺）位于 2 点钟位置，与原发病灶具有相同的低回声；D. 在 MD Anderson 复查超声，关闭空间复合模式，肿块表现为边缘不规则，回声不均匀；E. 对第二个可疑癌灶进行扫查，与空间复合模式下的声像图相比，无空间复合的声像图表现为一个圆形薄壁肿块，内部回声均匀分布，后方回声增强、薄的侧方折射声影（箭）等特征性表现强烈提示该病灶是一个浓缩囊肿；F. 照片显示囊肿细针抽吸获得的浓缩物；G. 术后乳腺钼靶显示第二个肿块消失。注意粗针活检后放置在恶性肿瘤中的金属标记物（线圈型）

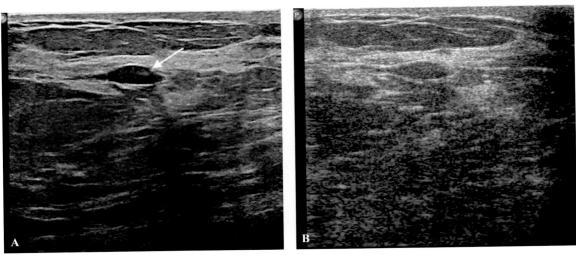

▲ 图 1-31 实时空间复合成像引起组织假性低回声所造成的陷阱

A. 实时空间复合声像图提示纤维腺瘤（箭）; B. 无实时空间复合的声像图显示"病灶"实际上是一个脂肪小叶，显示与皮下脂肪相同的回声

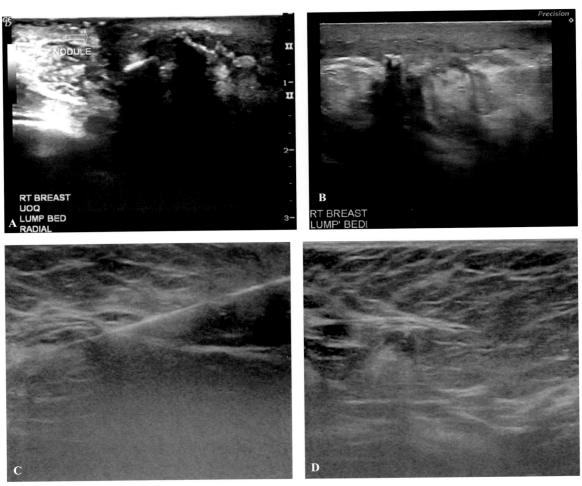

▲ 图 1-32 由于设置不当而导致无法解读的乳腺超声图像示例

A 和 B. 肿块切除术后，外院使用 2 台不同的高质量超声诊断仪，但过度使用空间复合模式而获得的不能解读的超声图像; C 和 D. 不能用于引导活检但仍进行活检的声像图示例，长轴切面（C）几乎看不到目标，短轴切面（D）也无法确定针头的横截面

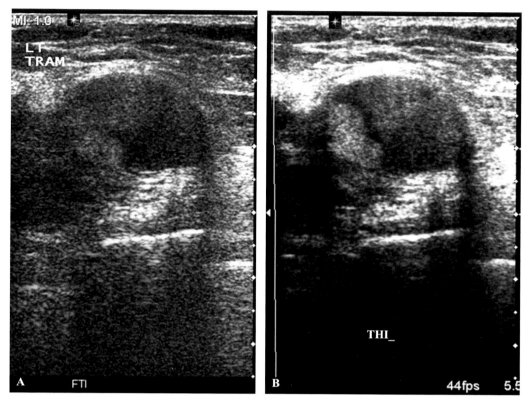

▲ 图 1-33 组织谐波成像模式，改善了利用腹直肌肌皮瓣重建的乳房中脂肪坏死区域的成像
A. 基础声像图显示性质不明的肿块；B. THI 使对比度增强，能更好地描绘出油性囊肿的边缘及其内部碎片回声

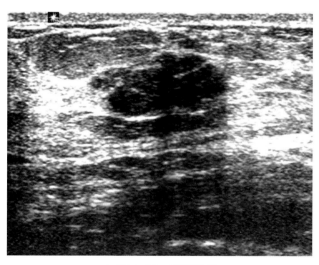

▲ 图 1-34 纤维腺瘤
由于组织谐波成像技术的使用，空间分辨率和对比度分辨率的提高能够描绘出纤细的内部间隔

ABUS 的主要缺陷是不能实时成像，这使其无法引导介入操作。其他的局限性包括：①如果乳腺很大，设备无法扫描整个乳腺，在这种情况下，需要不止一次的体积采集来确保整个乳腺都被扫描到；②要求患者有相当柔软的乳腺组织，容易变得平顺并与探头的面板充分接触；③缺乏多普勒成像能力；④无法评估淋巴结情况。

一项研究发现，在行乳腺钼靶筛查后加做 ABUS 增加的癌症检出率为 1.9‰，但是召回率为 284.9‰[6]。相比之下，在一项多中心研究中，在行乳腺钼靶后加做常规手持式超声检查在高危女性中增加的癌症检出率为 4.2‰，尽管这也大大增加了假阳性的数量[7]。最近，在一项对 ABUS 假阴性的研究中，参加研究的三位影像科医生中有两位发现，利用手持式超声可以更好地显示大多数病变。另外，ABUS 的图像分析者间一致性也不是最优的（κ=0.36），但在认为传统手持式超声获得的声像图在

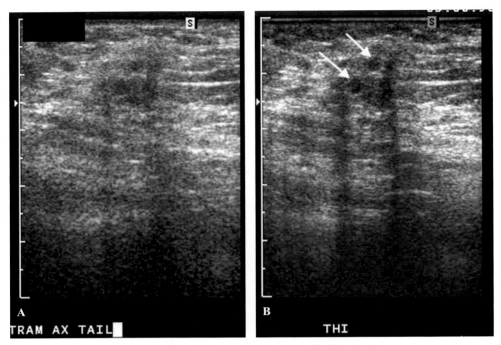

▲ 图 1-35 腹直肌肌皮瓣重建乳房的脂肪坏死区

A. 常规声像图显示一个界限不清的弱回声肿块；B. 组织谐波成像显示 2 个微小的油性囊肿（箭），支持脂肪坏死的诊断

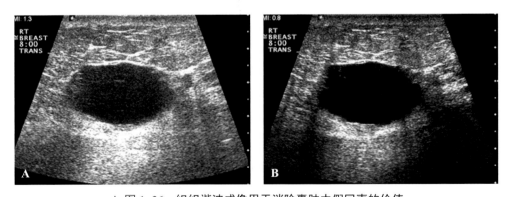

▲ 图 1-36 组织谐波成像用于消除囊肿中假回声的价值

A. 常规声像图显示单纯囊肿内有大量较低的假回声；B. 使用 THI 可以消除假回声

诊断疾病方面优于 ABUS 获得的图像方面的一致性倒是最高的[8]。

八、基于便携式笔记本电脑和平板电脑／智能手机的超声扫描仪

如今笔记本电脑式的超声扫描仪几乎提供了高端超声扫描仪的所有功能，携带方便，而成本仅为台式超声扫描仪的几分之一。它们中的绝大多数配备高频线阵探头，并具有良好的灰阶成像、组织谐波成像和高灵敏度 PDUS 功能。有些系统甚至具有EFOV 和梯形成像功能。这些特性正是所有乳腺超声及超声引导下乳腺介入操作所需要的。

便携式超声可用于床旁检查，例如，在手术室内或术后即刻对乳腺脓肿或其他积液进行诊断和引流。在 MD Anderson，我们使用笔记本式超声扫描仪成功实施术中超声已逾 10 年（图 1-40）。

随着电子系统小型化的发展，笔记本式超声扫描仪正被更小、更便携的基于平板电脑甚至基于智

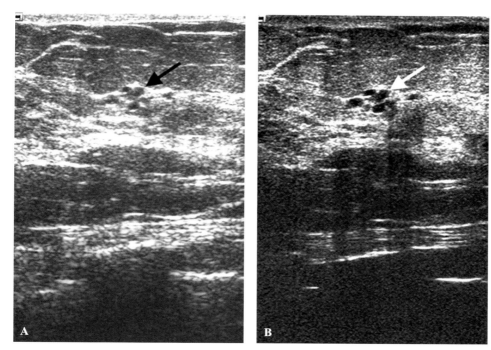

▲ 图 1-37 组织谐波成像用于消除簇状微囊肿中假回声的价值

A. 常规声像图显示一簇微小的圆形低回声肿块，可能是微囊肿（箭），然而，由于部分容积效应，它们的内部回声使之看起来并非单纯的囊肿；B. 使用 THI，微小囊肿内看起来完全没有回声（箭）

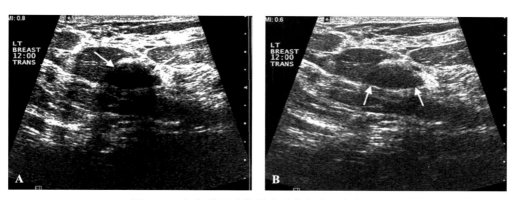

▲ 图 1-38 组织谐波成像导致对比度增加产生的陷阱

A. 探查到一个肿块（箭）；B. 超声科医生意识到对比度较高，关闭 THI 后假性病变（箭）显示出与皮下脂肪相等的回声，并由动态挤压变形试验证实为脂肪小叶

能手机的超声系统所取代，为乳腺超声尤其是超声引导下的乳腺介入操作打开了新的局面（图 1-41）。最新上市的是一款基于 CMUT 的突破性低成本的多频"全身扫描仪"（Butterfly IQ，Guilford，CT）（图 1-42）。它的单探头工作频率范围为 1~10MHz，可以模拟线阵、相控阵和凸阵探头。其信号处理由探头内部的电路完成，而所有扫描参数（包括灰度和彩色多普勒成像）由安装在智能手机上的软件控制。

该系统与 DICOM 兼容。利用浅表软组织的预设参数就可以扫描乳腺。

九、弹性成像

弹性成像可提供有关组织硬度（或弹性）的信息，是最近超声领域一个很热门的话题。原先的应变弹性成像技术已升级为剪切波弹性成像，可以实现弹性值的量化[9, 10]。

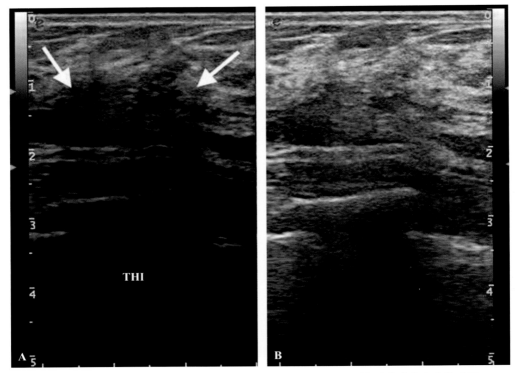

▲ 图 1-39　组织谐波成像在一名无乳腺癌病史女性的致密纤维型乳腺中产生的陷阱

A. 组织谐波成像（THI）声像图显示回声衰减（箭），浸润性小叶癌可能有这种超声表现；B. 关闭组织谐波成像（THI）后表现为乳腺组织的正常回声

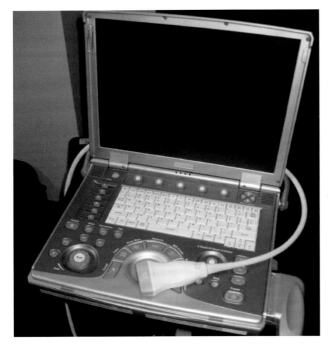

▲ 图 1-40　配备 5～13MHz 线阵探头的便携式笔记本式超声扫描仪（Logiq i，GE Healthcare，Wauwatosa，WI）

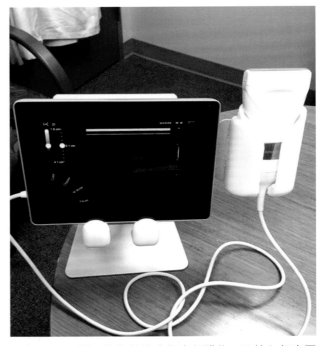

▲ 图 1-41　新一代超便携式超声扫描仪，可放入超声医生的白大褂口袋中，通过 8～18MHz 线阵探头提供高分辨率图像，特别适合术中使用（U-lite，Sonoscanner，Paris，France）

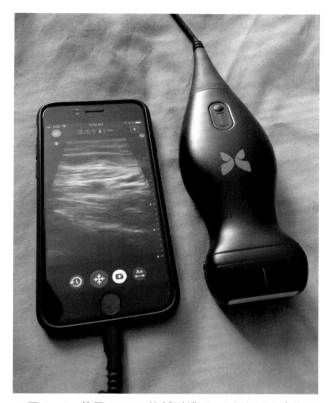

▲ 图 1-42　基于 CMUT 的新型蝶形 IQ 多频"全身"扫描仪。电池供电的探头工作频率范围为 1～10MHz，可连接到 iPhone® 智能手机（或 iPad®），手机上的应用程序可控制灰度和彩色多普勒图像的参数

然而，即使弹性成像技术完美地发挥了作用（但这是值得商榷的），良性病变和恶性病变硬度之间的巨大重叠使得这项技术在乳腺肿块的鉴别诊断中没有实际的应用价值。最初对弹性成像作用的描述有过度之嫌：100% 的敏感性和 100% 的特异性，并吹嘘它能够"替代乳腺活检"[11]。随后非行业赞助的研究表明，弹性成像并不能增加常规灰阶超声的诊断价值，在乳腺肿块和乳腺癌腋窝淋巴结转移的诊断中没有作用[12, 13]。乳腺肿块的弹性成像与许多误诊有关，包括假阳性和假阴性。假阳性结果会引发焦虑，并可能导致不必要的活检。此外，正如之前一些学者[11] 提出的那样，依赖弹性成像来避免活检与仅依靠触诊避免活检一样危险。令人惊讶的是，虽然弹性成像已被纳入最新的超声 BI-RADS 分类中，但在日常实践中，在乳腺肿块的标准超声特征上增加了不可靠的弹性成像表现后，并不会增加超声 BI-RADS 分类诊断乳腺肿块的准确性。

相对于尝试乳腺弹性成像技术，乳腺影像医生更应专注于使用经时间验证有效的基本超声技术，注意伪像和陷阱，避免依赖未经证实的新技术。这些新技术不仅永远不会避免不必要的活检，反而很可能导致不必要的活检[14]。

十、对比增强超声（超声造影）

超声对比剂是由气体微泡制成的，可以在血管腔内停留几分钟，并且能够显示比 PDUS 所能显示的更细血管。超声诊断仪上需安装一个特别的图像处理软件，从而能够最好地显示与微泡相关的回声增强或缺失。

微泡作为超声对比剂的出现改变了超声对许多器官的诊断方法，尤其是肝脏。20 世纪 90 年代后期，我们在 MD Anderson 评估了一种成分为全氟烷脂质微球的超声对比剂（Imagent，Alliance pharmatical）在乳腺癌诊断中的应用。虽然对肿瘤相关的血管增生有了一个新的描述，但它并没有改变对可疑乳腺肿块的诊断方法，终归需要实施活检来进行确诊。相反，对比剂的使用给诊断工作增加了复杂性和成本[15]。

近年来，研究人员在乳晕周围区域使用皮下或皮内注射对比剂的方式来识别和指导前哨淋巴结的穿刺活检[16, 17]。前哨淋巴结穿刺活检阴性的患者将进行标准的前哨淋巴结活检，而活检阳性的患者将进行腋窝淋巴结清扫，从而减少标准的前哨淋巴结活检数量[18]。

十一、已经或将被弃用的"突破性"成像技术

长期从事乳腺影像工作使我有幸目睹了许多影像学技术和方法的兴衰，这些技术和方法都号称是能发现早期乳腺癌的"圣杯"。在最初的热度之后，这些"突破"都被证明是完全无效的。按时间顺序来列举，这些技术包括热成像术[19, 20, 21]、全乳房水浴扫描法[5]、透照法（透照法或光扫法）[22, 23]、连续波多普勒和双重超声检查（使用阻力指数和搏动指数）[24]、三维超声、声频震颤[25]、跨谱阻抗扫描[26]，

使用 Micropure 软件的超声微钙化检测[27]，以及最近的微波热声或激光光声层析成像[28]。

科研团队及其专家有责任用最严格的方法测试新的成像技术，并评估它们在日常临床实践中的影响。作者认为，当这些检查方法不仅对乳腺疾病的诊断没有任何益处，而且有可能由于延迟必要的活检或进行不必要的活检而导致负面影响时，这些专家也有责任提醒从业人员。

参 考 文 献

[1] Rodriguez Munoz D, del Val Martin D, Fernandez Santos S, Segura de la Cal T, Carbonell San Roman A, Moreno Planas J, et al. Use of a new wireless transducer for femoral venous vascular cannulation. J Clin Ultrasound. 2015;43(2):118–9.

[2] Fornage BD, Atkinson EN, Nock LF, Jones PH. US with extended field of view: phantom-tested accuracy of distance measurements. Radiology. 2000;214(2):579–84.

[3] Ghate SV, Soo MS, Mengoni PM. Extended field-of-view two-dimensional ultrasonography of the breast: improvement in lesion documentation. J Ultrasound Med. 1999;18(9):597–601.

[4] Rosen EL, Soo MS. Tissue harmonic imaging sonography of breast lesions: improved margin analysis, conspicuity, and image quality compared to conventional ultrasound. Clin Imag. 2001;25(6):379–84.

[5] Cole-Beuglet C, Goldberg BB, Kurtz AB, Patchefsky AS, Shaber GS, Rubin CS. Clinical experience with a prototype real-time dedicated breast scanner. AJR Am J Roentgenol. 1982;139(5):905–11.

[6] Brem RF, Tabar L, Duffy SW, Inciardi MF, Guingrich JA, Hashimoto BE, et al. Assessing improvement in detection of breast cancer with three-dimensional automated breast US in women with dense breast tissue: the SomoInsight study. Radiology. 2015;274(3):663–73.

[7] Berg WA, Blume JD, Cormack JB, Mendelson EB, Lehrer D, Bohm-Velez M, et al. Combined screening with ultrasound and mammography vs mammography alone in women at elevated risk of breast cancer. JAMA. 2008;299(18):2151–63.

[8] Grubstein A, Rapson Y, Gadiel I, Cohen M. Analysis of false-negative readings of automated breast ultrasound studies. J Clin Ultrasound. 2017;45:245–51.

[9] Itoh A, Ueno E, Tohno E, Kamma H, Takahashi H, Shiina T, et al. Breast disease: clinical application of US elastography for diagnosis. Radiology. 2006;239(2):341–50.

[10] Lee EJ, Jung HK, Ko KH, Lee JT, Yoon JH. Diagnostic performances of shear wave elastography: which parameter to use in differential diagnosis of solid breast masses? Eur Radiol. 2013;23(7): 1803–11.

[11] Barr RG. Initial results of breast real-time elasticity imaging to characterize lesions. 92nd Annual Meeting of the Radiological Society of North America November 26–December 1, 2006; Chicago, IL.

[12] Thomas A, Kummel S, Fritzsche F, Warm M, Ebert B, Hamm B, et al. Real-time sonoelastography performed in addition to B-mode ultrasound and mammography: improved differentiation of breast lesions? Acad Radiol. 2006;13(12):1496–504.

[13] Park YM, Fornage BD, Benveniste AP, Fox PS, Bassett RL Jr, Yang WT. Strain elastography of abnormal axillary nodes in breast cancer patients does not improve diagnostic accuracy compared with conventional ultrasound alone. AJR Am J Roentgenol. 2014;203(6):1371–8.

[14] Dempsey PJ. New ultrasound-based imaging technologies are claimed to avoid unnecessary breast biopsies, but what is an "unnecessary" image-guided needle biopsy of the breast? J Clin Ultrasound. 2010;38(3):111–2.

[15] Fornage BD, Brown C, Edeiken BS, Bedi D. Contrast-enhanced breast sonography: preliminary results with gray-scale and contrast harmonic imaging of breast carcinoma. J Ultrasound Med. 2000;19(suppl):85A.

[16] Omoto K, Hozumi Y, Omoto Y, Taniguchi N, Itoh K, Fujii Y, et al. Sentinel node detection in breast cancer using contrast-enhanced sonography with 25% albumin--initial clinical experience. J Clin Ultrasound. 2006;34(7):317–26.

[17] Cox K, Sever A, Jones S, Weeks J, Mills P, Devalia H, et al. Validation of a technique using microbubbles and contrast enhanced ultrasound (CEUS) to biopsy sentinel lymph nodes (SLN) in pre-operative breast cancer patients with a normal grey-scale axillary ultrasound. Eur J Surg Oncol. 2013;39(7):760–5.

[18] Sever AR, Mills P, Weeks J, Jones SE, Fish D, Jones PA, et al. Preoperative needle biopsy of sentinel lymph nodes using intradermal microbubbles and contrast-enhanced ultrasound in patients with breast cancer. AJR Am J Roentgenol. 2012;199(2):465–70.

[19] Strax P. Breast cancer diagnosis: mammography, thermography, and xerography: a commentary. J Reprod Med. 1975;14(06):265–6.

[20] Keyserlingk JR, Ahlgren PD, Yu E, Belliveau N. Infrared imaging of the breast: initial reappraisal using high-resolution digital technology in 100 successive cases of stage I and II breast Cancer. Breast J. 1998;4(4):245–51.

[21] Arora N, Martins D, Ruggerio D, Tousimis E, Swistel AJ, Osborne MP, et al. Effectiveness of a noninvasive digital infrared thermal imaging system in the detection of breast cancer. Am J Surg. 2008;196(4):523–6.

[22] Muirhead A, Seright W. Clinical experience with the diaphanograph machine. Ann R Coll Surg Engl. 1984;66(2):123–4.

[23] Athanasiou A, Vanel D, Fournier L, Balleyguier C. Optical mammography: a new technique for visualizing breast lesions in

women presenting non palpable BIRADS 4-5 imaging findings: preliminary results with radiologic-pathologic correlation. Cancer Imaging. 2007;7:34–40.

[24] Madjar H, Sauerbrei W, Munch S, Schillinger H. Continuouswave and pulsed Doppler studies of the breast: clinical results and effect of transducer frequency. Ultrasound Med Biol. 1991;17(1):31–9.

[25] Sohn C, Baudendistel A. Differential diagnosis of mammary tumors with vocal fremitus in sonography: preliminary report. Ultrasound Obstet Gynecol. 1995;6(3):205–7.

[26] Stojadinovic A, Nissan A, Gallimidi Z, Lenington S, Logan W, Zuley M, et al. Electrical impedance scanning for the early detection of breast cancer in young women: preliminary results of a multicenter prospective clinical trial. J Clin Oncol. 2005;23(12): 2703–15.

[27] Machado P, Eisenbrey JR, Cavanaugh B, Forsberg F. Microcalcifications versus artifacts: initial evaluation of a new ultrasound image processing technique to identify breast microcalcifications in a screening population. Ultrasound Med Biol. 2014;40(9):2321–4.

[28] Ku G, Fornage BD, Jin X, Xu M, Hunt KK, Wang LV. Thermoacoustic and photoacoustic tomography of thick biological tissues toward breast imaging. Technol Cancer Res Treat. 2005;4(5):559–66.

第 2 章　乳腺超声检查基本技术 ❶
Basic Breast Ultrasound Examination Technique

许多乳腺影像医生并未充分发挥灰阶超声和能量多普勒超声的作用，相反，他们把超声的临床应用局限在引导经皮穿刺活检上。事实上，他们理应在实施超声引导下穿刺活检或其他介入操作之前，有能力对乳腺的问题区域及其周边进行详细的、综合性的超声检查。除了选择合适的设备，操作者还应选择正确的、全面的检查技术及合适的参数条件。

一、注意事项

对在钼靶上显示为致密型乳腺的女性进行评估时，需要进行全面的乳腺超声检查。

如患者有乳腺癌病史或怀疑乳腺癌，应进行全面的乳腺超声检查而非仅对问题区域进行针对性检查[1]。

需要注意的是，尽管超声擅长显示散在的囊性、实性肿块，但对孤立簇状微钙化的检测和诊断而言超声并非首选的影像学方法。孤立簇状微钙化是导管原位癌（ductal carcinoma in situ，DCIS）的特征，它需要在立体定向乳腺 X 线引导下进行穿刺活检。

二、患者体位

行乳腺超声检查时，患者应取合适体位：检查内象限、锁骨上下区域的病变及内乳淋巴结时，应取仰卧位；检查乳房外侧区域的病变或同侧腋窝时，应取侧斜位，同时上举同侧上肢。同时要注意避免造成患者不适，以保证患者在整个检查过程中均能保持合适的姿势。

三、超声医生体位

调整检查床的高度，使超声医生处于舒适的体位，无须弯腰即可实施检查或其他操作。

目前的大多数超声设备均采用可向各个方向移动和调节的平板显示器，能给检查者提供最佳的观察视角。检查时应调节显示器以使操作者处于最舒适的观察姿势。利用支架在检查床的另一侧安装一台高分辨率从显示器来获取主显示器上的图像，从而使操作者无须转头即可始终面对显示器（图 2-1），对工作亦有所裨益。

四、探头的选择

超声医生须根据乳房和病变的下列特征来选择正确的探头：乳房的大小；病变的大小；病变在乳房内的深度；病变与探头之间可能限制其显像的物体，尤其是在扫查区域淋巴结时（见第 1 章）。

五、灰阶设置

必须调节的三个最重要的灰阶设置是时间增益补偿曲线（time-gain compensation，TGC）、整体增益和电子聚焦。

应当调节时间增益补偿曲线至平缓倾斜的状态，使增益随着组织深度逐渐递增，以补偿声束的衰减（图 2-2）。任何回声变动均可立即体现在显示器上，可方便地根据需要来调节整体增益。电子聚焦应调

---

❶ 本章配有视频，可登录网址 https://doi.org/10.1007/978-3-030-20829-5_2 观看。

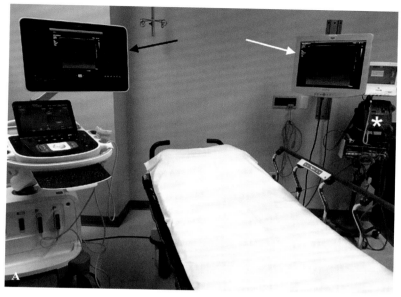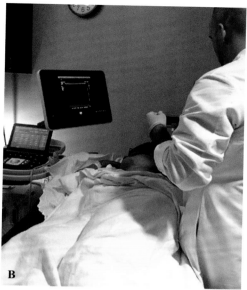

▲ 图 2-1　**A.** 乳腺介入超声检查室内的设置。超声诊断仪放置于检查床的左侧。黑箭指示的平板显示器便于转向，从而面对立于超声诊断仪右侧的操作者。白箭指示的高分辨率从显示器固定于墙面，当操作者立于检查床左侧、靠近超声诊断仪时，可直接观察上面的图像。电动检查床具有多向调节功能，其中最重要的是高度调节。注意图片的最右侧还有血压监测仪和脉搏血氧监测仪。**B.** 在进行左乳外侧区或左侧腋窝的穿刺活检时，操作者立于患者左侧，而主显示器被调节到操作者视线的正前方

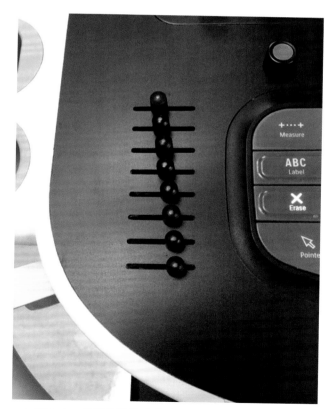

▲ 图 2-2　标准乳腺超声检查的时间增益补偿曲线调节
时间增益补偿曲线调整至平缓倾斜的状态，使增益随着组织深度逐渐递增，以补偿声束的衰减。任何深度上的曲线偏移都可能导致伪像的发生或具有潜在误导性的回声增强、减低

节至感兴趣区域的深度，这可能在检查中随时变动，因此检查者应注意根据需要随时调节聚焦位置。通常而言，单一的聚焦区域已经足够。同时也要调节宽度。多点聚焦不会改善图像质量，反而可能过度占用 CPU，使帧频降低。

一般而言，应关闭组织谐波成像和空间复合成像。

六、图像格式和尺寸

超声医生应知道如何将显示器上的图像从矩形调整为梯形，以便在需要时扩大观察视野；也应当知道如何使用设备的图像放大功能（见第 1 章）。

作者注意到有些超声医生会将显示器上的图像调整到最大，这会使一些没有意义的解剖结构被过度关注，如一些形似囊肿的微小的局限性导管扩张、散在的纤维囊性变区域，或仅有数毫米大小的皮下脂肪小叶（图 2-3）。一些超声医生新手甚至可能被误导，对这些被放大的正常解剖结构进行不必要的活检。图像放大功能也会减小显示深度，如果使用高频探头而乳腺为致密型，可能仅有浅层 1.0~1.5cm 的乳房组织能够显示。

七、彩色多普勒设置

超声医生应知道如何调节彩色多普勒和能量多普勒，以便对肿瘤相关或炎症相关的血管进行评估。

调节彩色增益，取样框内显示正常的微小血流，以此确认能量多普勒敏感度设置正确。否则，肿块内血流信号的缺失可能是彩色增益不足造成的，而并非真正缺乏血供。

检测病变内低速、低流量血流时，如壁滤波、速度标尺和彩色地图均设置正确，一般不需反复调节。但是，如果 CDUS 和 PDUS 被用于评估类似腋

动脉、胸廓内动脉等正常大血管内的血流时，这些参数应当重新调节，以避免色彩混叠。

对于 PDUS，一个简单而又强大的应用是鉴别圆形的极低回声肿瘤和浓缩的低回声囊肿（图 2-4）。如果在病变内检测到微细血流，即可确定为新生物而直接排除囊肿的可能性，并排除其他任何性质的积液性病变，如脓肿、血肿（图 2-5 和图 2-6）[2]。PDUS 这一非常有用的功能尚未被充分利用，对于难以识别的乳腺病变，应常规应用 PDUS 来协助诊断。

用于评估有回声的囊肿、含有碎屑的扩张导管、脓肿或是新鲜血肿时，CDUS 和 PDUS 偶尔能触发积液内存在的活动性物质（如血肿内的红细胞）产生后运动，即所谓的"流动感"，从而证明病变并非实性[3]（视频 2-1）。CDUS 和 PDUS 触发的被碎屑填充的囊腔或扩张导管内的这种运动，对于鉴别导管内乳头状瘤非常有用（视频 2-2 和视频 2-3）。对乳腺超声而言，一个基本规则（偶有例外）是，如果病变可变形、可压缩或可移动，它就不是乳腺癌，因此所有的努力都应集中于论证病变的形变和活动度来排除癌的可能，为此，应在实时灰阶超声的基础上，将观察 CDUS 和 PDUS 上的流动感作为一个额外的技巧使用。

同时，PDUS 也应用于乳腺介入操作之前，确保在活检针或其他经皮设备的预定进针路线上没有血管[4, 5]（图 2-7 和图 2-8，视频 2-4）。PDUS 同样可

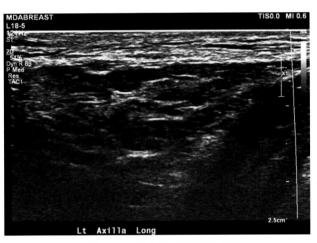

▲ 图 2-3　过度放大图像的危害
正常腋窝的图像占据了整个显示器，每个被放大的皮下脂肪小叶看起来都像肿块

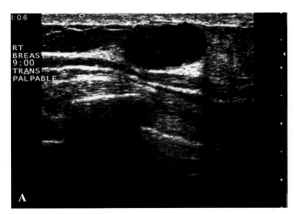

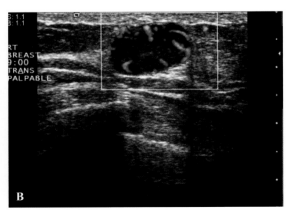

▲ 图 2-4　患者 25 年前有肾细胞癌病史，新近触及乳房肿物
A. 灰阶超声显示一个轮廓清晰，边缘规整、接近无回声的肿物，后方回声明显增强，需与浓缩囊肿相鉴别；
B. PDUS 显示肿块内血流丰富，走行扭曲，证实肿块为实性且具有恶性肿瘤的血流特征。通过 FNA 证实为肾细胞癌转移

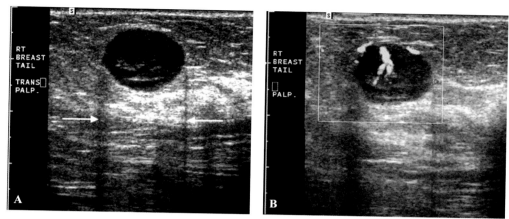

▲ 图 2-5 女性，59 岁，子宫高级别平滑肌肉瘤病史 6 年，新近触及乳房肿物

A. 灰阶超声显示肿物轮廓清晰，接近无回声，后方回声明显增强，伴侧方声影（箭），肿物最初被认为是伴有碎屑的浓缩囊肿；B. PDUS 显示肿块内部有树枝状血流信号，证实其为实性，排除囊肿可能。细针抽吸证实其为平滑肌肉瘤转移

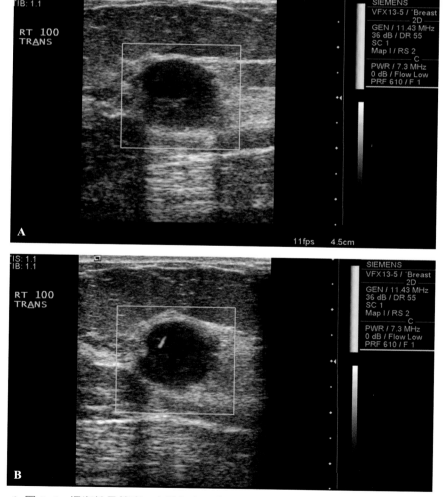

▲ 图 2-6 浸润性导管癌，灰阶超声上表现类似囊肿，轮廓清晰，后方回声增强

A. 由于超声医生探查时过度施压，PDUS 上未见任何血流信号；B. 保持参数设置不变，减小探头压力，PDUS 上显示少量真实血流信号，证实肿块为实性

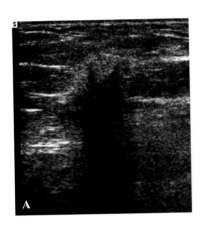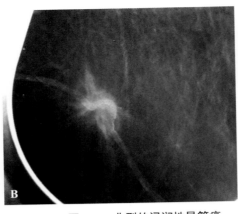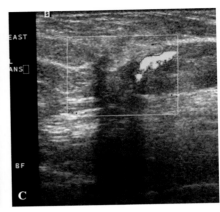

▲ 图 2-7　典型的浸润性导管癌

A. 灰阶超声显示边缘呈毛刺状的肿块；B. 钼靶显示肿块与一条管壁钙化的动脉关系密切；C. 超声引导下穿刺活检前，PDUS 显示活检针路径上有粗大血管，遂更改进针路径

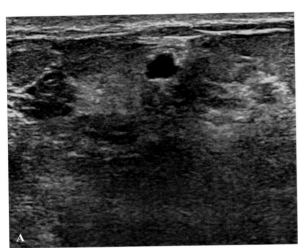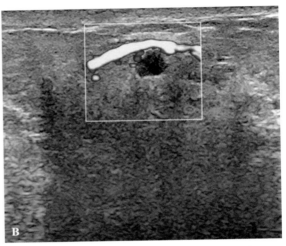

▲ 图 2-8　多中心乳腺癌患者，发现 0.5cm 的卫星灶，超声引导下经皮穿刺活检前行能量多普勒检查

A. 灰阶超声显示可疑结节；B. PDUS 显示一条动脉血管位于结节浅面，遂改变进针路径

用于验证一个意义不明的低回声区或囊性肿块实际上是假性动脉瘤，尤其是在损伤较大的粗针活检后的数周（图 2-9，视频 2-5A 和 B，见第 16 章）。

最后，在处理有大范围坏死的病变时，PDUS 可用于识别"最有用"的区域（活性组织内可显示血流信号，而坏死组织无血流信号），指导穿刺活检在有血流的区域实施（图 2-10）。反之亦然，新辅助化疗有效的患者，残留病变在 PDUS 上无血流信号显示，提示肿瘤无活性（图 2-11，视频 2-6）。

在搜寻病变内的血流信号时，极为关键的一点是探头尽量不施加压力。过度施压会消除病变内新生小血管的血流信号。压力越小，检出的血流信号

越多（图 2-12，视频 2-7）。同样，给探头施加过大压力，可能导致一些位于穿刺活检针弹射路径上并不那么细小的血管塌陷（图 2-8）。因此，使用 CDUS 和 PDUS 时，动作轻柔是一个非常必要的好习惯。

闪烁信号包括了由钙化灶、手术夹、金属活检标记物等强反射体形成的混响效应产生的高速彩色多普勒信号，多为黄绿色调。这种彩色多普勒伪像相当于灰阶超声上的彗星尾征。由于在垂直方向产生并具有尖锐形态，这种伪像极易识别，并且可通过这种伪像明确地识别出小钙化灶、金属类组织标记物等强反射体，而这些本来是难以从乳腺组织的强回声背景上辨别出来的。但是，由于绝大多数

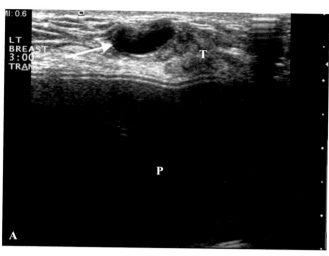
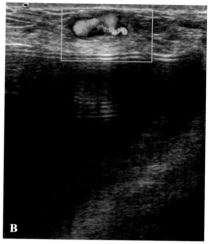

▲ 图 2-9 浸润性导管癌，外院超声引导下粗针穿刺活检术后 2 周，发现小肿物

A. 灰阶超声发现囊性病变（箭），毗邻新近曾行穿刺活检的肿物（T），注意乳房假体（P）；B. PDUS 显示该囊性病变实为假性动脉瘤（另见视频 2-5A 和 2-5B）

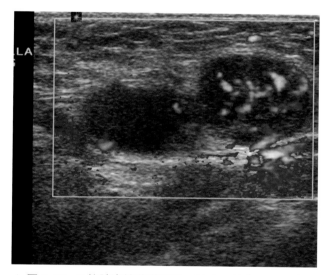

▲ 图 2-10 2 枚腋窝转移淋巴结，其中 1 枚在 PDUS 上显示弥漫血流信号，而另外 1 枚无血流信号，推测存在坏死。为避免取材时获得无诊断价值的坏死细胞，FNA 时应以血流丰富处为目标

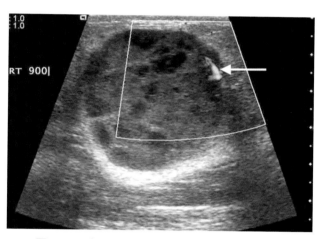

▲ 图 2-11 患者 37 岁，高级别乳腺癌，*BRCA1* 突变

紫杉醇 12 个周期化疗后，几乎完全坏死。尽管原发肿瘤仅缩小数毫米，但肿瘤内已无血流信号显示，仅在肿瘤边缘显示一束血流（箭）。在视频 2-6 中可以看到，肿块内无血流的不均质低回声区代表坏死的组织碎片，在动态扫查过程中可产生运动

PDUS 系统不具有方向性，并且采用单一色调（常为橙色）来描述血流，因此不能描述闪烁伪像的黄绿混合色调多普勒信号的特征。相反，当闪烁伪像较小时，PDUS 侦测到的垂直方向上的橙色信号，有可能被误认为是小血管。在鉴别实性肿瘤和浓缩囊肿时，即便是在低回声肿瘤内检测到微小的血流信号也很关键，无论何时，如果怀疑 PDUS 检测到的微小彩色信号并非真实的血流而是闪烁伪像，都应切换至 CDUS，因为只有后者能识别闪烁伪像（图 2-13，视频 2-8A 和 B）。

注：作者曾使用的一台超声诊断仪的 PDUS 软件灵敏度低于其 CDUS，由于这种反常现象无法纠正，读者可在本书中看到一些用来替代 PDUS 图片的 CDUS 图片。

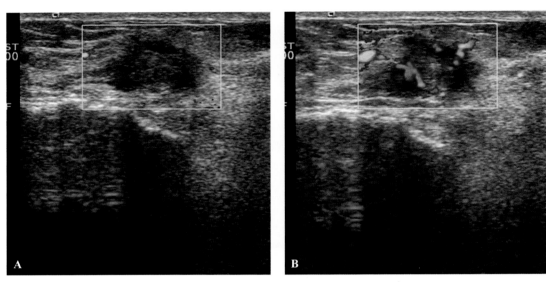

▲ 图 2-12 乳腺癌的能量多普勒超声检查

A. 探头过度施压，肿块内无血流信号；B. 探头轻置于乳房上，使用同样的参数设置，取样框内可显示与肿瘤相关的丰富血流信号

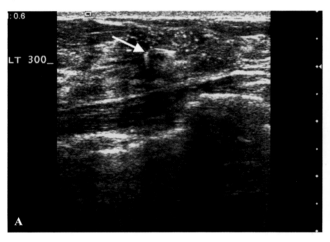

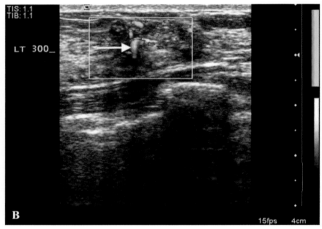

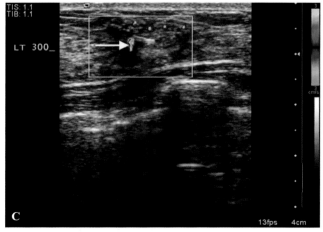

▲ 图 2-13 患者 34 岁，高级别浸润性乳腺癌合并导管原位癌，病变内可见多发微钙化。在外院行经皮穿刺活检后置入标记物，PDUS 显示与之相关的闪烁伪像

A. 灰阶超声上，肿瘤内可见多发微钙化及置入的标记物；B. PDUS 显示丰富血流信号，提示肿瘤有较多滋养血管，其中一束血流（箭）过于垂直且靠近标记物，不像真实的血流信号，更像闪烁伪像；C. 切换到 CDUS，明确显示该"血流信号"实为闪烁伪像（箭），同时还显示出微钙化形成的闪烁伪像

八、超声影像与钼靶及其他影像学检查的匹配

绝大多数超声引导下穿刺活检是对钼靶检测出来的病变实施，但也有越来越多的病变是被 MRI、乳腺闪烁成像、CT 或 PET-CT 等其他影像学方法发现（图 2-14）。活检术前的超声检查，首要目标是将超声发现的病变与其他影像学方法的检查结果进行对照和匹配，以保证活检的目标与其他影像学方法发现的病变一致。基于以下原因，这种匹配并非易事：目前常用的乳腺影像学检查方法，无论是钼靶、超声、MRI、闪烁成像还是 PET-CT，成像的物理参数各不相同；采用不同方法检查时，乳房可能处于不同的位置和压缩状态；成为掌握各种成像方法的乳腺影像学家正变得越来越困难。

（一）病变位置

要把超声和其他影像学检查方法关联起来，最重要的参数是病变在乳腺内的位置。病变在乳腺内的位置坐标由 3 个参数决定：①病变所在的时钟方位；②病变所在的深度，由浅至深分为前、中、后三份；③病变与乳头之间的距离，最好在宽景成像时测量[6, 7]。需要注意的是，在钼靶的投影照片上测量的距离与实际不符，而超声的测量是准确的。由于患者在行超声、钼靶或 MRI 等检查时的体位不同，检测到的病变位置在钟点方位上有 1～2 个钟点的微小差异，或者在与乳头的距离上有些差异，这是可以预见也是可以接受的，尤其是对较大的、松弛的乳房而言。在有微小差异的情况下，小心地重新评估能更好地保持目标病变的一致性，尤其是当同一个区域发现多个相似的病变时。对于表浅病变，可能需要在相信应为与钼靶相匹配的病变顶部放置 BB贴作为标记物，并在合适的视角（包括冠状切面）重新扫查成像（图 2-15）。

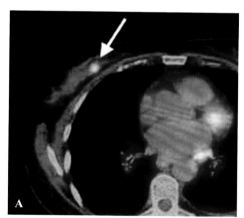
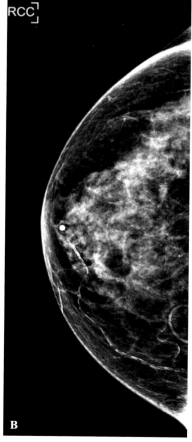
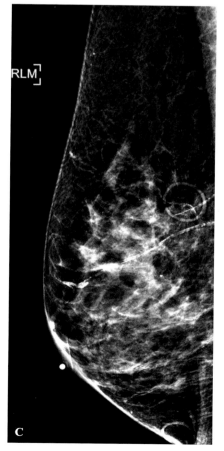

▲ 图 2-14　患者 69 岁，有低分化甲状腺乳头状癌病史，PET-CT 检测到乳腺病变
A. PET-CT 在对治疗后的甲状腺癌患者进行检查时发现右乳中份局灶性放射性高摄取（箭）；B 和 C. 钼靶侧位片显示乳腺为致密型，无可疑肿块

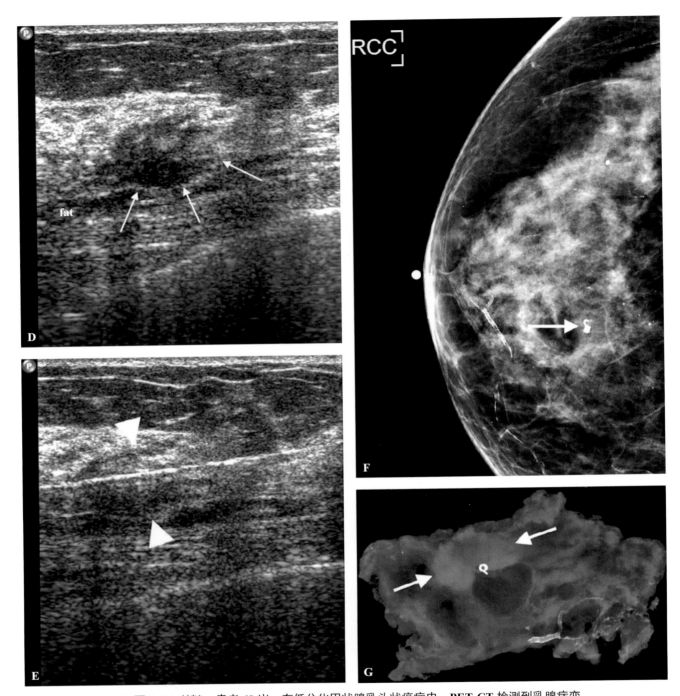

▲ 图 2-14（续）　患者 69 岁，有低分化甲状腺乳头状癌病史，PET-CT 检测到乳腺病变

D. 灰阶超声显示 1.2cm 大小的肿块，轮廓不清，边缘不规则，向相邻的脂肪层隆起（箭），肿块距离乳头约 4cm，位于致密腺体组织的后份，与 PET-CT 上的高摄取灶高度匹配；E. 超声引导下活检时，图像上可见强回声的活检针穿过病变（箭头）；F. 活检后再行钼靶检查，可见金属标记物（箭）但仍然不能显示病变；G. 手术切除的大体标本行 X 线检查，可见肿瘤（箭）及标记物显影。病理学诊断为浸润性导管癌，2 级

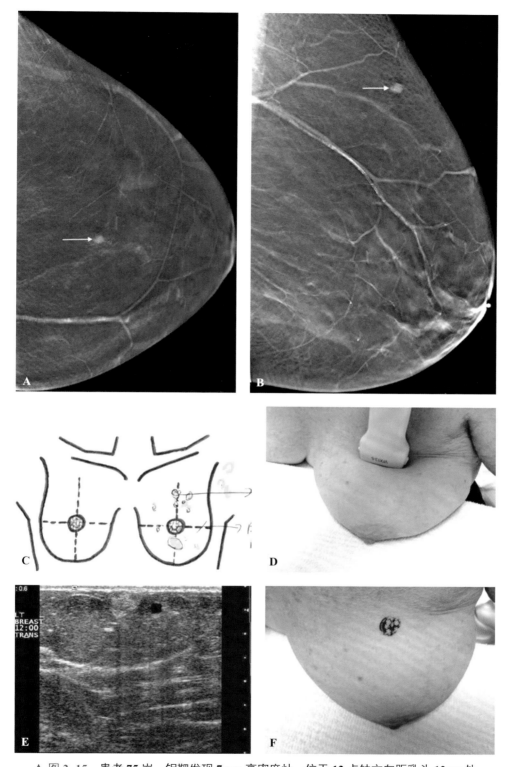

▲ 图 2-15　患者 75 岁，钼靶发现 7mm 高密度灶，位于 12 点钟方向距乳头 12cm 处

A 和 B. A 为颅尾向，B 为侧位，融合成像显示可疑病变（箭）；C. 示意图显示超声检查所见，包括数个位于皮下脂肪层的低回声的小脂肪瘤，主要聚集在 12～1 点钟方向，以黄色标示；D. 为更好地与钼靶的颅尾向图像匹配，患者取坐位，乳房置于桌上，探头放置在钼靶提示的可疑病变的投影区域，垂直乳房表面进行扫查；E. 灰阶超声上探及大小约 6mm 的高回声病变，位于皮下；F. 由于相邻区域存在多个病变，为使活检目标与钼靶所见的可疑病变相匹配，使用 BB 标记物进行体表标记，并行 X 线摄影固定证据

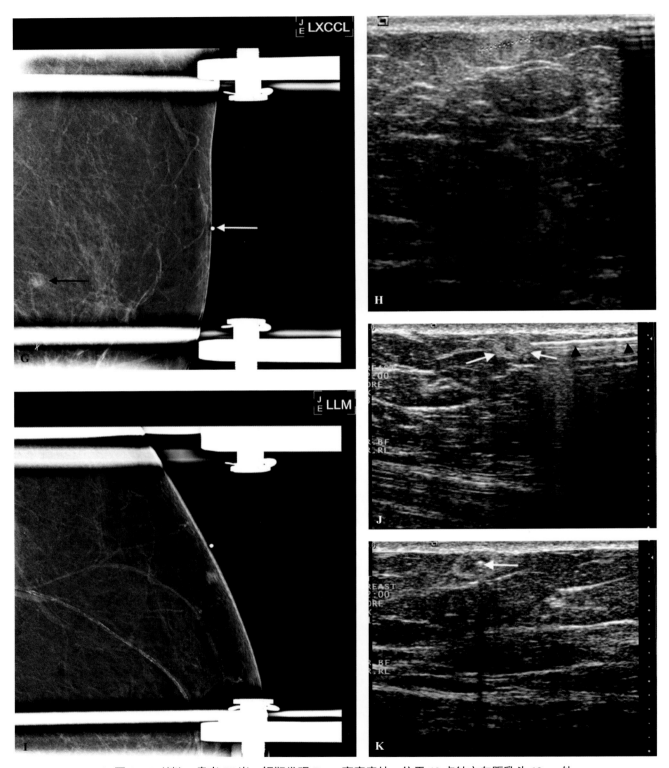

▲ 图 2-15（续） 患者 75 岁，钼靶发现 7mm 高密度灶，位于 12 点钟方向距乳头 12cm 处

　　G. 然而，在冠状位摄影上，体表标记物（白箭）与钼靶的可疑病变并不匹配（黑箭）；H. 重新进行超声检查，发现另一个可能的病变（测量卡尺）；I. 冠状位摄像显示病变与体表标记物相匹配；J. 超声引导下穿刺活检时，长轴切面上显示弹射前活检针（黑色箭头）尖接近 6mm 的病变（箭），针尖显示出特征性的彗星尾伪像；K. 活检针弹射后，横切面上显示活检针（箭）穿过圆形病变的中心

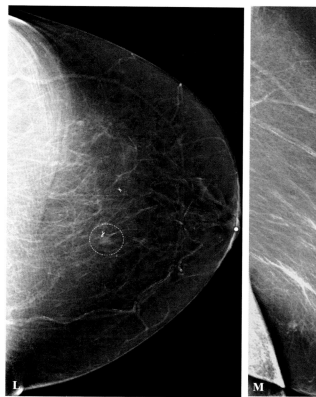
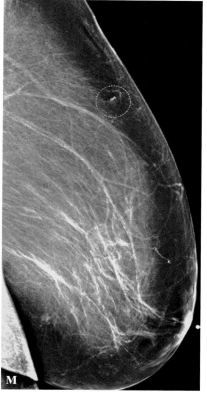

▲ 图 2-15（续）　患者 75 岁，钼靶发现 7mm 高密度灶，位于 12 点钟方向距乳头 12cm 处

L 和 M. 活检后，钼靶显示高密度病变处的金属标记物呈绶带状（虚线圆）。注意早先一次对良性病变进行立体定向引导下穿刺活检后放置的立体定向标记物。粗针活检的病理诊断为血管脂肪瘤

（二）病变形态

在超声上，特定病变的形状必须与其他影像学检查相吻合，例如钼靶上所见的细长病变与超声上所见的球状病变是不匹配的。

（三）病变尺寸

超声所见病变的大小必须与其他影像学方法所见相近，尽管由于钼靶的几何放大效应而导致细微差异（小于 10%）存在。

（四）病变的组织环境

超声上病变的组织背景也需要与其他影像学方法上病变的组织背景匹配，这常常被忽略。所有影像学检查方法上病变的组织背景应具有一致性，这一点非常关键。例如，钼靶上病变的周围是脂肪组织，超声上也应如此，钼靶上病变的周围是腺体组织，超声亦然（图 2-16）。

九、超声检查与触诊相匹配

如果病变触诊可及，需要弄清楚超声检查所见的病变是否为触诊所及的病变。在进行实时超声检查时使用防震垫，可以证实这种匹配。使用不持探头的手的 2 根手指，在皮肤和防震垫之间滑动，勾画出肿块的形态，从而将声像图上所见的病变与手指感觉到的病变相匹配。这一方法可以明确超声检查结果与触诊发现是否一致（图 2-17），可以明确触诊到的包块是真实存在的病变，还是突起的腺体或脂肪小叶。

十、仅在单个钼靶视角上显示的病变：超声检查的特殊技巧

当病变仅能在钼靶的单个视角上显示时，超声

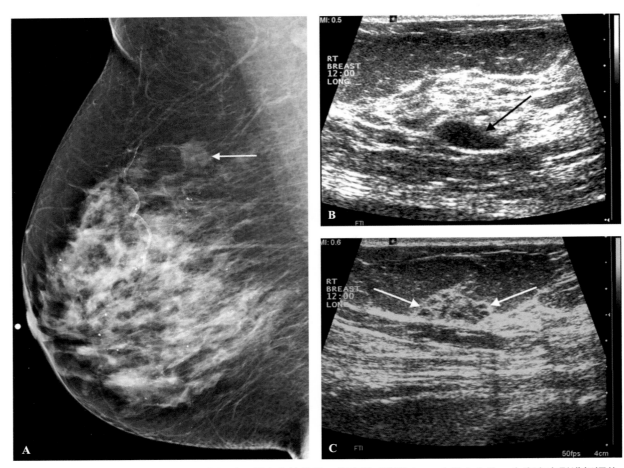

▲ 图 2-16 匹配超声和钼靶上组织背景对匹配病变的作用。超声需对钼靶上 12 点钟方向的一个高密度影进行评估
A. 钼靶斜位片显示良性高密度灶（箭）；B. 超声检查者指出长轴切面上 12 点钟方向的囊肿（箭）即为钼靶上的高密度影，然而钼靶上高密度影完全被脂肪组织包围，而这一囊肿并非如此；C. 重新扫查 12 点钟方向，发现一腺体组织（箭），与钼靶所见的高密度影在位置、形态、大小和脂肪背景等几个方面均相匹配

检查也应当采用与钼靶检查相同的体位，以便声束能以与 X 线相同的角度发射，获得相同视角的超声图像。例如，当患者的病变仅能在钼靶的颅尾向照片上显示时，超声检查时患者应取坐位，将乳房置于桌上，探头垂直置于乳房进行检查，以获得与钼靶相似的图像切面。在获取钼靶上病变与乳头和皮肤之间的距离后，检查者根据这些距离信息对病变进行搜寻。由于病变仅在颅尾向上可见，它的深度无法在侧位片上测量，尽管它可能在融合成像上获得。需仔细审查桌面与皮肤间乳房的整体厚度（图 2-18，视频 2-10）。

这一技巧稍加改变，亦可对仅在斜位片或侧位片上显示的病变进行超声检查。

一种少见的情况是，超声检查时，病变仅在上述特殊体位上能明确显示，而恢复仰卧位后不能显示，这种情况可见于乳房较大者或回声纹理紊乱背景内的小病变。在这种情况下，超声引导下的穿刺活检应在特殊体位下进行，以便显示活检目标（图 2-19）。

十一、动态模拟

在鉴别病变的良恶性方面，观察病变与其周围组织的相互影响远比了解病变本身的硬度和弹性重要。例如，可观察病变是否能在邻近组织平面平稳滑动，病变是否向周围组织浸润或者与周围组织粘连。任何成像方式都不能提供病变活动度方面的信息，包括弹性成像，而只能经由实时高分辨率灰阶超声在探查过程中通过特别、巧妙而又细致的测试病变活动度的方法来获得这方面的信息。对乳腺而

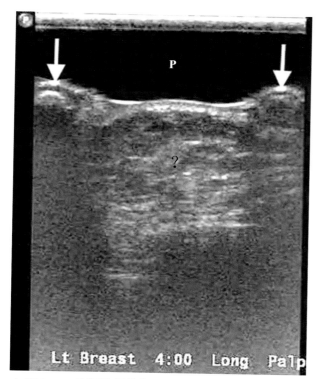

▲ 图 2-17 利用防震垫来匹配超声检查结果和触诊结果

下外象限可见可疑结节；乳腺 X 线检查未见病变。在触诊可疑结节区域（？）放置防震垫（P），将 2 根手指（箭）插入防震垫与皮肤之间，检查结果为阴性，提示触诊所及"结节"实为正常腺体组织（视频 2-9）

言，超声是唯一具有实时性的影像学检查，乳腺影像医生应充分利用它的每一个优点，尤其是它能实时动态检查的特点，来获取其他影像学检查方法所不能获取的独特信息。

观察病变的活动度，基本的方法有：在垂直方向上对病变施加轻重不一的压力（视频 2-11 和视频 2-12）；在侧方轻轻晃动探头，使组织产生侧向运动（视频 2-13）。

如果需要了解肿块周围组织的情况而又怀疑图像上存在伪影时，乳腺影像医生应随时使用动态扫查的方法。如果动态扫查过程中异常声像消失了，就证实是伪像。相对于静态图像，动态扫查能更好地显示那些轮廓不清的病变的真实边缘（视频 2-14 和视频 2-15）。在评估瘢痕组织时，动态扫查不可或缺（视频 2-16）。动态扫查可以协助判断浅表肿瘤对皮肤的侵犯和深部肿瘤对胸肌的侵犯，可以通过扩张导管内回声的运动感来排除导管内乳头状瘤（视频 2-17），还可以证实疑似纤维腺瘤的肿块实际上是脂肪小叶（视频 2-18 和视频 2-19），或可疑的小肿块实际上是被 Cooper 韧带包绕的脂肪团（视频 2-13）。

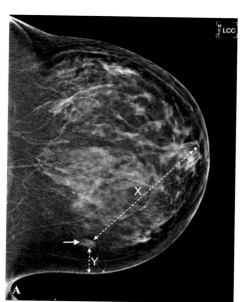
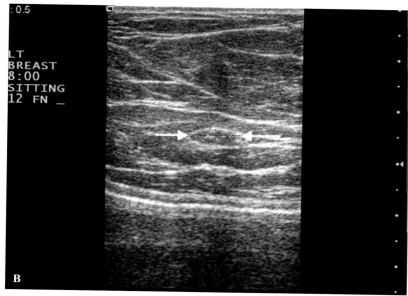

▲ 图 2-18 证实仅在单一钼靶视角上显示的病变的超声技巧

A. 钼靶仅能在颅尾向上显示高密度灶（箭），距乳头约 X cm，距内侧缘皮肤约 Y cm；B. 患者取坐位，乳房置于桌面，探头垂直于乳房扫查，发现一纤维腺瘤样结节（箭），在位置、大小、形态和组织背景等方面与钼靶所见相匹配（视频 2-10）

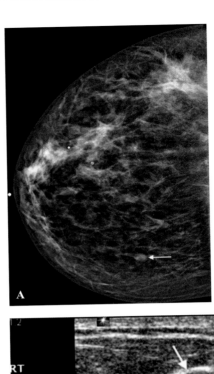

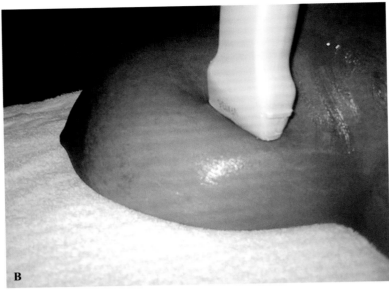

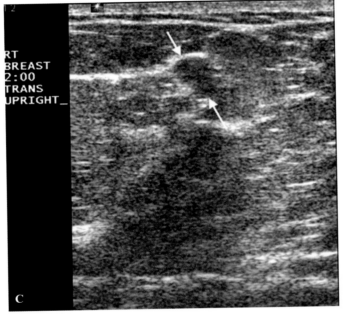

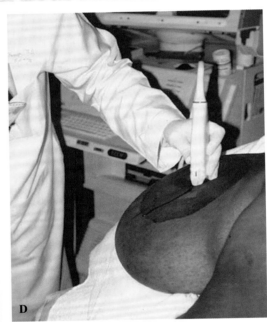

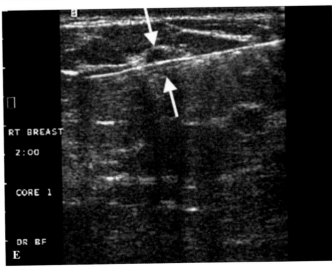

▲ 图 2-19　超声证实并引导活检的 1 例小纤维腺瘤，钼靶仅能在颅尾向上看到病变

A. 钼靶在颅尾向上显示一个体积小、轮廓清晰的高密度影（箭），位于右乳内象限；B. 患者取坐位，乳房置于桌面，探头垂直于乳房，依据钼靶上二维信息提示的病变投影区域，在冠状面上进行检查；C. 超声在 2 点钟方向探及一实性低回声结节（箭）；D. 患者恢复仰卧位后病变不能显示，故穿刺活检仍在坐位时实施；E. 活检针穿过病变（箭）

对于动态扫查，有 2 条共识和基本原则。

- 探头施压后"病变"消失，则该"病变"多为伪像。
- 病变可显著压缩、变形或移动，则排除恶性肿瘤可能。

建议在实施任何穿刺活检前都进行实时动态灰阶扫查，因为"病变"可能是不存在的，因而穿刺活检也就是不必要的（见第 17 章）。

十二、资料归档

任何介入操作前均应准确记录目标病变的大小和声像特征，这非常重要，因为介入操作本身可能导致病变的大小和回声等发生改变。为了翔实记录超声检查所见，尤其是病变的位置信息，作者设计了一种在示意图上用色码来标记乳腺和区域淋巴结

乳腺诊断门诊
患者编号：

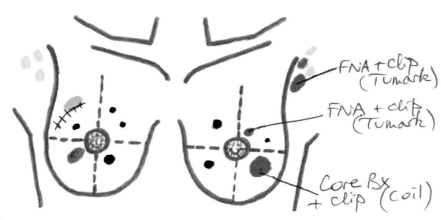

颜色图例：
红色：恶性肿瘤
绿色：纤维腺瘤
黄色：良性淋巴结或脂肪瘤
黑色：囊肿或扩张导管
黑色：瘢痕或性质待定的病变
橙色：血肿或血清肿
橙色：脂肪坏死或含脂囊肿
橙色：良性钙化或硅酮肉芽肿

操作者：放射医生 / 技师 _____

▲ 图 2-20　在实施肿瘤分期的超声检查后，为一位在左乳外下象限触及肿块的新收患者所画的示意图

钼靶显示该患者乳腺为致密型，在左乳与触诊相对应的部位有一可疑肿块。示意图表明最初发现的病变高度可疑恶性且已实施粗针活检并已放置线圈型标记物。另外，超声还在左乳外上象限探及第二个恶性肿瘤病变，并已被超声引导下细针抽吸证实，病变内放置了与第一个病变不同的 Tumark 金属组织标记物。这些发现使其成为多中心性的乳腺癌。同侧腋窝发现 2 枚可疑淋巴结，较大淋巴结已经由超声引导下细针抽吸证实存在转移，亦放置了 Tumark 金属组织标记物。双侧锁骨上下区、内乳区均未探及可疑病变。由于第一个肿瘤大于 2cm，该患者的临床分期至少属于 ⅡB 期。右乳有一瘢痕，为之前的良性肿瘤切除术所留，该区域探及一脂肪坏死后的钙化（标记为橙色）。钼靶在右乳外下象限所见的一个不明确的肿块，在超声上表现为典型的纤维腺瘤（标记为绿色），无须活检。右侧腋窝可见良性淋巴结。双乳尚可见数个小囊肿散在分布（标记为黑色）。从首次钼靶检查到介入术后钼靶复查确定 3 个定位标记物均在满意的位置，总花费时间小于 3h。至此患者已获得初步诊断和局部、区域分期，可找肿瘤医生复诊

内所有已知病变的方法，供本单位超声医生使用，具体方法如下：红色表示恶性肿瘤，黑色表示囊肿，绿色表示良性实质性肿瘤（如纤维腺瘤、乳头状瘤等），橙色表示良性积液（如血肿、血清肿等），黄色表示含脂肪成分的团块（如乳腺内的良性淋巴结），无色（开口圆）代表性质待定的病变。每位超声医生在完成检查后都会填写示意图，以便放射医生在接诊到该患者时能迅速了解超声检查所发现的问题。这些文档被扫描后整合到超声检查的电子文件中。图 2-20 展示了这种方法，该示意图来自于一份协助临床分期的超声检查，详细标记了一位触诊到乳房肿块但尚未确诊的患者在超声检查中发现的所有病变。示意图不仅对首次基础性检查有用（例如对乳腺癌进行检查和分期），而且也有利于前后对照（例如评估乳腺癌对新辅助化疗的反应或对接受维持化疗、内分泌治疗的转移性乳腺癌患者进行随访）。

示意图上同样标记了植入物、瘢痕、活检标记物等。在超声引导下穿刺活检结束后，示意图才最终完成，图上会标注活检的类型或其他介入操作的名称及植入物的类型（图 2-20）。

实时超声引导下的各种操作的文档问题将在后续章节交代。非常重要的一点是，至少要采集清晰的冻结图像来记录介入操作的每一个关键性节点，例如细针抽吸时，显示针尖位于病变内的图像；粗针活检时，显示切割针槽穿过病变的图像；真空辅助活检（vacuum-assisted biopsy，VAB）时，显示活检套管到达病变深缘的图像；冷冻消融时，显示探针穿过病变中心的图像。有时捕捉这些静态图像并不容易，因为它们可能转瞬即逝（例如当针尖位于腋窝深部淋巴结微小的转移性沉积灶内时，助手可能无法在操作者期望的精确时间点上及时地冻结图像）。

由于静态图像无法像视频一样存储动态信息，建议在存储静态图像的同时对介入操作的每个关键步骤录制尽可能长的视频剪辑作为补充。在超过 3 年的时间里，作者录制了所有穿刺活检及其他介入操作的视频资料，当时所有的超声诊断仪尚在使用卡带式录影机。幸运的是，目前的视频存储技术已取得长足进步，内置的数字存储器取代了卡带式录像机，根据厂商的不同设置，可录制长短不一的视频资料。目前几乎所有的超声诊断仪均支持视频录制，由于其内置硬盘驱动器的大小不同，录制时长从数秒至数分钟不等。视频资料与静态图像一样，可导入 PACS（图文报告系统），成为患者电子健康档案的一部分，亦可导入 CD、闪存等移动式存储设备中。使用老式录影带进行视频录制的重要优点是，开始录制后，整个介入操作过程的记录是不间断的，亦无须操作者或助手进行特别的人为控制，这也避免了在费时较长的操作过程中进行多个短视频录制时发生错误。

需要强调的是，如果不能完整地记录操作过程，记录关键步骤就非常重要。例如，在进行细针抽吸时，视频不仅应记录穿刺针位于病变内的情形，还应记录每一个重要的（或困难的）步骤，尤其是取样操作本身，即针在取样时的提插动作和扇形运动（视频 2-20）。

参 考 文 献

[1] Fornage BD. Ultrasound of the breast. Ultrasound Q. 1993;11:1–39.

[2] Fornage BD. Role of color Doppler imaging in differentiating between pseudocystic malignant tumors and fluid collections. J Ultrasound Med. 1995;14(2):125–8.

[3] Nightingale KR, Kornguth PJ, Walker WF, McDermott BA, Trahey GE. A novel ultrasonic technique for differentiating cysts from solid lesions: preliminary results in the breast. Ultrasound Med Biol. 1995;21(6):745–51.

[4] Ferre R, AlSharif S, Mesurolle B. Use of color Doppler ultrasound during ultrasound-guided breast interventional procedures. AJR Am J Roentgenol. 2014;203(6):W747.

[5] Fornage BD, Sneige N, Edeiken BS. Interventional breast sonography. Eur J Radiol. 2002;42(1):17–31.

[6] Ghate SV, Soo MS, Mengoni PM. Extended field-of-view two-dimensional ultrasonography of the breast: improvement in lesion documentation. J Ultrasound Med. 1999;18(9):597–601.

[7] Fornage BD, Atkinson EN, Nock LF, Jones PH. US with extended field of view: phantom-tested accuracy of distance measurements. Radiology. 2000;214(2):579–84.

第3章 超声引导下经皮穿刺活检概述

General Considerations in Ultrasound-Guided Percutaneous Needle Biopsies

本章简要叙述超声引导下经皮乳腺穿刺活检的几个基本问题。

一、为什么需要经皮乳腺活检

无论乳腺病变是否可触及，经皮乳腺穿刺活检的目的在于取得 100% 准确的病理学诊断。对良性乳腺疾病而言，经皮穿刺活检可减少不必要的开放性切除活检。对恶性肿瘤而言，通过穿刺活检取得可信的病理学诊断，有机会在治疗前实施精确的疾病分期，使多学科诊疗团队能据此为患者选择最佳治疗方案。

二、谁来实施经皮乳腺活检

在美国，绝大多数经皮乳腺穿刺活检是由专门从事乳腺影像的放射科医生来实施。然而，在世界其他地方，乳腺活检也可能是由外科医生、妇科医生实施，甚至在某些发展中国家是由全科医生实施。近期也有由"介入病理学家"推动的由超声引导、病理医生实施的乳腺细针抽吸和粗针活检[1]。

超声科医生经过良好的训练，对乳腺超声非常熟悉，因而超声引导下经皮乳腺穿刺活检应由他们而非其他专科医生甚或全科医生来实施。对于经皮乳腺穿刺活检，应该有组织良好、结构合理的流程。

三、经皮穿刺活检的三个基本步骤

任何经皮乳腺穿刺活检，无论是由触诊、超声、立体定向装置、MRI 还是断层成像引导，都包含 3 个关键且独立的步骤。其中任何一个步骤失败都会导致整个流程失败。

第一步，在取材前，操作者必须让所选活检器具触及目标并到达与活检类型相适应的合适位置，例如，细针抽吸时，针尖必须位于目标之内。

第二步可能是最重要的一步，即样本的采集和提取。在粗针活检时，由于切割槽有足够的长度和厚度，很少会出现取材不足的问题，而真空辅助活检使用的是口径更大的套管，亦不存在这个问题。但是在细针抽吸时，要从实性肿块中获取足量样本可能存在挑战，尤其是当肿块明显纤维化或细胞成分较少时。一位熟练的乳腺介入医生能成功地把穿刺针插入目标病变正中，却由于抽吸样本的技巧掌握得不好而无法为病理医生提供足量样本，这并不少见。

乳腺介入医生必须明白第二步的重要性。介入医生的作用是从病变中获取少量具有代表性的部分呈现到病理医生的显微镜下，而病理医生期望这部分样本尽可能具有最好的质量，以便尽可能地作出最准确的诊断。活检样本必须在数量上和质量上同时满足要求[2,3]。对 CNB 和 VAB 而言，样本是自动获取，介入医生不影响样本质量，而样本的数量则随着穿刺次数的增加而增加。对于细针抽吸，需要医生熟练掌握抽吸技术。与外科技术一样，FNA 要求的是手工技能，FNA 结果对操作者的依赖性和差异性是不可避免的。

活检的第三步是让具有丰富经验的乳腺病理学医生完成诊断。更具体地说，如果没有细胞病理学专家，FNA 就毫无意义，其结果可能是得到一份无明确诊断的细胞学报告[4]。遗憾的是，在这种境况下，乳腺影像医生唯一的选择是对遇到的每一个病变都实施粗针活检，然而另一方面，对于较小的内乳淋巴结或其他毗邻大血管的小淋巴结，FNA 才是最安全的选择。

如果上述三个步骤中的任意一个步骤失败，也就意味着整个过程失败[5]。

四、目标选择

实时超声是引导穿刺活检的最有效的影像学工具，当钼靶或 MRI 发现性质待定的肿块需要穿刺活检来确诊时，第一步就是进行超声检查。如果超声证实肿块存在，即可行超声引导下活检，如超声不能清晰显示肿块，则应选择能最清晰地显示肿块的影像学检查来引导活检[6]。

如果小病变能在超声上清晰显示，则超声引导下活检无须考虑病变的大小。钼靶能显示的最小结节为 4~5mm，通常来说这一尺寸的乳腺癌较易在超声上显示，可以实施超声引导下活检，但前提是乳腺影像医生受过足够的训练并有足够的经验、超声设备具有良好的质量、能获得推动活检的最近一次影像学检查资料并进行了详细的审查。

如前所述，超声上所见目标病变与其他影像学检查所见病变必须要良好匹配，如不能良好匹配，则需使用一些其他手段来证实超声上显示的目标病变确系需要活检的病变。一种可行的办法是在皮肤上放置 BB 贴作为超声检查所见病变的体表投影定位标记，再次行钼靶检查来确认是否为同一个病变，这种方法尤其对皮下病变管用（图 2-15）。

由于乳腺的影像学检查方法越来越多，放射科医生不可能掌握所有的检查方法，如有必要，应咨询对某种特定乳腺影像学检查方法更擅长的团队成员。

对于钼靶上显示不清的病变或在利用超声检查来评估某一病变时发现的其他病变，超声检查结果无须与钼靶匹配。

五、活检时机

原则上，应当在所有影像学检查完成之后再行活检，以避免活检相关并发症影响随后的影像质量。经皮穿刺活检最常见的并发症是血肿，可能使感兴趣区域模糊不清。活检后放置的一个小小的金属夹即可让小病变在随后的 MRI 检查中模糊不清，同样，活检术后感染可能导致穿刺针道在随后的 PET-CT 检查中表现为可疑的局灶性摄取增高。但是在实际工作中，如果需要完善的影像学检查无法在合理的时间内（2~3 周）完成，就应该考虑先行活检，以免耽搁患者治疗决策的制定。

六、与病理医生沟通

超声引导下经皮乳腺活检是一项团队工作，操作前必须与病理医生沟通。与病理医生会晤有利于建立良好的沟通机制，并根据病理医生的偏好和建议来进行活检前的准备、FNA 涂片的固定、CNB 和 VAB 样本的固定等。影像医生也应该明白乳腺病理诊断存在的挑战，要用不同的活检技术来处理不同类型的病变。例如，当钼靶发现乳腺结构扭曲，怀疑放射状瘢痕时，应当在立体定向引导下行 VAB，而不是超声引导下行 CNB 甚或是 FNA。

对乳腺影像医生而言，刚开始进行 FNA 的训练时，应反复向细胞病理学医生咨询并亲自在镜下观察自己的涂片，这一点非常重要。这种直接的反馈有利于让他们明白为什么他们的一些样本没有诊断价值，从而提升和巩固他们涂片的能力。

七、为何超声引导下乳腺活检流行

自从二十多年前超声加入乳腺影像的临床应用，超声引导的乳腺活检已经飞速增加。然而，与乳腺 MRI 或其他新的（但未必是具有性价比的）影像学方法相比，同期的乳腺超声基础 / 高级培训并未相应增加。结果，许多乳腺影像医生新手仅会使用超声来引导肿块的活检，而忽略对病变的超声特征进行细致分析，这导致一些原本可以通过更准确的超声诊断来避免的穿刺活检也被实施了。

另一方面，超声引导下活检为取得最终诊断提供了捷径。这是一种个性化的放射学 - 病理学关联，也是一种学习超声影像的方法。作者注意到一种行为上的关联：当医生缺乏解释声像特征的专业知识时，就会倾向于对超声检查中发现的每一处异常都实施活检。接受培训的医生需要通过更广泛的实践来掌握超声引导下活检的技能，并且可以使用模拟器具（见第 5 章和第 18 章）。随后，一旦乳腺影像医生建立起对超声图像进行专业分析的能力和对超声诊断的信心，超声引导的活检会有相当程度的数量下降。然而，某些因素却可能导致超声引导下活检数量的上升，例如，法医学的压力迫使一些显然可以诊断为良性病变者也实施了活检以得到组织学诊断（担心漏诊恶性肿瘤）；又例如，在一些国家，活检的花费能由保险公司赔付，也可能诱导活检数量增加。

对患者而言，滥用超声引导下的活检会导致一些后果。因为建议每个乳腺活检术后都放置金属组织标记物来满足系统性随访的需要，目前在有罹患乳腺癌风险的女性中，钼靶上能发现至少一个金属组织标记物的越来越多。与这些标记物相关的事项，将在第 15 章中讨论。

穿刺活检激增的一个不良反应是导管或小叶不典型增生、假血管瘤性间质增生、柱状细胞改变、扁平上皮不典型增生等良 – 恶交界性病变被诊断得越来越多，针对这些病变，医生可能会推荐长期的（亦是昂贵的）随访，然而这些病变可能在患者一生中都保持静止。简而言之，非必要的活检弊大于利。

不必要的乳腺活检还给患者带来压力和焦虑，尤其是当病理学诊断报告迟迟未见时，可能导致一些不必要的切除手术，随后可能产生瘢痕，并因为瘢痕而使以后的影像学检查中的图像表现解读困难。

最后，乳腺活检的过程并不愉快。经历一次创伤性的操作后，部分患者担心会再次活检，而在长达数月甚至数年的时间内都不愿意再到乳腺影像部门就诊。

因此，需要争论的真正关键问题不是"哪些需要活检"，而是"哪些不需要活检"，这将在第 17 章讨论。

参 考 文 献

[1] Lieu D. Breast imaging for interventional pathologists. Arch Pathol Lab Med. 2013;137(1):100–19.

[2] Rubenchik I, Sneige N, Edeiken B, Samuels B, Fornage B. In search of specimen adequacy in fine-needle aspirates of nonpalpable breast lesions. Am J Clin Pathol. 1997;108(1):13–8.

[3] Sneige N. Should specimen adequacy be determined by the opinion of the aspirator or by the cells on the slides? Cancer. 1997;81(1):3–5.

[4] Fornage BD. Sonographically guided needle biopsy of nonpalpable breast lesions. J Clin Ultrasound. 1999;27(7):385–98.

[5] Fornage BD, Sneige N, Edeiken BS. Interventional breast sonography. Eur J Radiol. 2002;42(1):17–31.

[6] Candelaria R, Fornage BD. Second-look US examination of MR-detected breast lesions. J Clin Ultrasound. 2011;39(3):115–21.

第 4 章　超声引导下活检前的准备
Preparing for Ultrasound-Guided Biopsy

超声引导下经皮乳腺活检既不是无痛的，也不是无风险的，不应随意实施，相反，应仔细计划。

虽然本章涵盖了在美国需要遵循的预处理步骤，但在一些医疗资源有限和甚少（甚至无须）面临法律压力的国家，下面叙述的一些步骤可能不相关或不适用。

一、护士评估患者

在 MD Anderson 癌症中心，每个患者活检之前都由护士对其进行评估。护士记录患者的简要病史，并确认患者对利多卡因、即将使用的消毒剂（倍他定或氯己定）或乳胶无过敏。如患者对这些物质过敏，则相关信息将会传递给团队，技师将准备替代药物和不含乳胶的手套。

护士还将评估患者在活检期间或活检之后是否有出血风险，并报告患者服用的可能影响凝血功能的药物，以供手术医生决定是进行活检抑或推迟活检。通常情况下，活检的预期收益应大于任何并发症风险，对活检后出血风险而言，要避免出现较大的乳腺血肿。每天服用"小剂量"阿司匹林并不是超声引导下穿刺活检的禁忌证。但是，如果患者正在服用香豆素（华法林）或类似抗凝药物，建议在活检前停药数日。如不能停止抗凝药物的使用，就要研判是否仍要进行活检。根据我们的经验，对服用抗凝药物的患者进行超声引导下的细针抽吸或小口径（18G）粗针活检通常没有问题，尤其是当 1 次 FNA 或 1～2 次 18G 粗针取样即可获得足以诊断的样本时。但应避免使用大口径的粗针活检和真空辅助

活检。对于高出血风险的患者，重要的是确保活检后立即对活检部位进行有效的压迫。这种压迫止血的方法并非总是可行，例如在超声引导下对内乳淋巴结进行细针抽吸后，由于肋骨的阻挡导致压迫止血难以实施。

护士还需记录术前血压、心率和血氧饱和度。有些医生不愿在患者血压升高的情况下进行乳腺活检，并且他们各自采用不同的血压阈值。我个人不使用这类禁忌证，因为我没有遇到任何由患者的高血压引起的乳腺活检并发症。

二、超声技师的职责

超声技师的职责包括但不限于：准备所有与活检相关的电子表格（细胞学和病理学表格，申领局部麻醉剂的表格）；签署知情同意书、准备活检托盘及操作者在穿刺过程中需要的所有材料；配合团队的其他成员［如护士、细胞学技师（如果计划实施 FNA）、乳房 X 线技师（如果需放置活检标记物并行术后乳房 X 线摄影，或者需要一张样本的 X 线摄影）］；在手术过程中存储静态图像和视频剪辑；使用与现行操作流程相对应的代码，确保准确计费。

三、知情同意

操作流程需由操作者向患者或监护人进行详细解释。知情同意书列出了拟行操作的可能并发症。对于乳腺的经皮穿刺活检，基本风险包括疼痛（术中及术后）、出血和感染。当病变靠近乳腺植入物时，存在植入物受损的风险。靠近胸壁的病变或内乳淋

巴结的穿刺活检增加了气胸的风险。

非英语患者必须由官方翻译人员（而非家庭成员或朋友）协助。对于未成年人，父母或法定监护人必须签署同意书。

在给出了该操作流程相关的详细信息并解答了患者的所有问题之后，患者和进行活检的医师均可签署纸质或电子知情同意书。

四、术前核查程序

即将开始手术前需核查患者信息，并由在场的所有团队成员确认。使用两个标识符（姓名和病历号）确认患者身份，并确定活检类型、位置及活检目标位于哪侧乳房。术前核查过程也记录在病历中。

五、患者体位

在整个手术过程中，患者和实施活检的医生都要处于安全舒适的位置，这一点至关重要。电动可调节检查床放在诊室中央。超声扫查者和技师（或操作超声诊断仪的助手）像平常一样位于患者右侧。在患者的另一侧安装一个从显示器，这样操作者就可以站在患者的右侧，对大多数右侧病变进行活检，同时直接观察从显示器，而不必回头看超声扫描仪的显示器。相反，操作者将站在患者左侧，对大多数左侧病变进行活检，同时直视超声扫描仪的显示器（图 4-1）。

患者的体位应能使靶病变得到最佳显示，同时使针头朝向靶点的轨迹最短、最安全，穿刺带来的创伤和疼痛更小。为此，应将患者放置在能使乳房在胸壁上最大限度地扩散的体位，以使活检针穿过的组织尽可能地薄。楔形泡沫垫可用于将患者稳定在右或左前斜卧位（图 4-2）。

乳房内象限、内乳链和锁骨下区域的病变通常是在患者仰卧位上进行活检，根据病变位置和患者习惯，抬高或不抬高同侧手臂（图 4-3 和图 4-4）。乳房外象限和同侧腋窝病变的活检通常要求用楔形垫将同侧胸部抬高（根据乳房的大小和形状，可达到45°），并将同侧手臂抬高。使用垫子或毛巾团为肩部和抬高的手臂提供支撑也是一个很好的方法，尤其

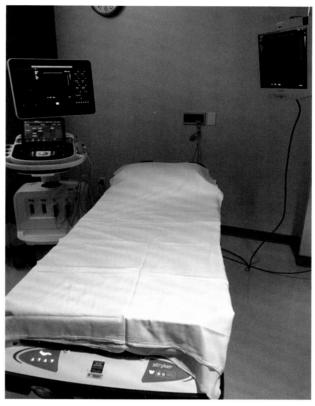

▲ 图 4-1　电动调节检查床置于诊室中央。超声扫查者或技师（或操作超声诊断仪的助手）如常站在患者右侧。一台从显示器安装在检查床对侧的墙上，以便操作者可以在患者右侧对绝大多数右侧病变实施活检，直接观察从显示器而无须转头。与之相应，操作者在患者的左侧，可直接观察超声扫描仪的显示器，对绝大多数左侧病变实施活检

是对肩部活动范围有限或肩部疼痛的患者而言。

在少数情况下，位于大乳房的下象限、接近乳房下皱襞的病变可能需要患者采用 Trendelenburg 位（头低脚高位）。重力作用使乳房向上移位，可充分显露乳房和乳房下皱襞区域。

对乳腺病变的活检而言，并没有非此不可的抵达目标的特定路径。实际上，进针点和进针路径是根据每位患者及其乳腺病变量身定制的，主要考虑以下因素。

- 乳房的大小（厚度）和松弛度。
- 是否有植入物。
- 病变在乳腺（或淋巴结池）的位置。
- 病变的大小和深度。
- 乳房中腺体和脂肪的比例。
- 病变与胸壁的距离。

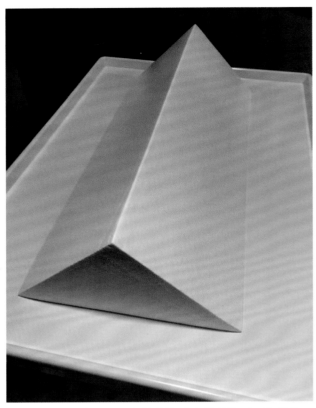

▲ 图 4-2 当患者处于左前斜位或右前斜位时，楔形垫可用于固定患者的体位

- 病变与血管（颈部、锁骨下、腋窝、胸廓内）的接近度，尤其是在对淋巴结进行活检时。
- 活检类型（FNA 比 CNB 或 VAB 需要更少的针周"间隙"）。
- 右手或左手操作。

一个简单的规则是，相对于穿过腺体组织而言，应优先选择穿过皮下脂肪到达病变的路径，因为皮下脂肪对疼痛不敏感（另见第 12 章）。

另一条规则是，尽可能缩短穿刺针的路径长度。这对 CNB 和 VAB 尤其重要，在这两种情况下，针头或套管必须尽可能与胸壁平行。

锁骨上或下颈部淋巴结活检时最好让患者向对侧旋转至少 45°，同侧上肢下垂，置于体侧。将枕头放在肩下，使颈部过度伸展，头部转向另一侧。颈部病变越靠后，所需的头部旋转就越大（图 4-3G 和图 4-4E）。

六、操作者体位

实施乳腺活检的影像医生的体位常被忽略。合适的体位应从调节检查床的高度开始，以使操作者无须弯腰进行手术。超声扫描仪需放置在合适的位置，并且应尽可能调整显示器和控制面板的方向和倾斜角度。现在已经有受语音控制的基本扫描控件，如果没有技术人员或助手来协助超声扫描仪的操作，该控件将特别有用，因为在手术过程中，戴着手套的操作者无法触碰设备，除非在超声扫描仪的面板上放置了专用的无菌保护罩。

如前所述，放置在检查台另一侧、与超声扫描仪相对的从显示器在操作者站在常规位置上执行的操作过程中特别有用，例如，操作者站在患者右侧、超声扫描仪的前面。通过这种配置，操作者的视线可以从患者上方直视从显示器，而不必转头向左甚至向后去看超声诊断仪上的显示器，这样可以消除颈部压力（图 4-1）。

对于左侧乳腺和区域淋巴结的病变，操作者应仔细选择到达靶病变的最佳路径，然后确定从患者右侧还是左侧进行手术更容易。

在极少数情况下，例如超声引导下的右侧内乳淋巴结活检因需要从外侧到内侧入路，惯用右手的操作者需站在检查床的头侧，身体在患者头部上方弯曲前倾，以此姿势实施活检[1]（图 4-3H）。

一旦确定了操作者的位置，应将装有无菌托盘的推车（装有操作所需器械和消耗品）推到操作者近旁，确保其易于接近，无须转身即可使用。例如，在 CNB 时可方便地卸下每条穿刺样本。最后也很重要的是，垃圾桶应该放在随手可及处。

七、探头选择

通常情况下，用于引导活检的最佳探头是能最清晰地显示靶病变的探头。大多数情况下，对于小到中等大小的乳房、小而不太深的病变，最好的选择是标准的特高频探头，它通常有大约 4cm 的视野宽度。但是，对于较大乳房中较深（≥3cm）的病变，应使用频率范围较低的探头（如 5～12MHz），因为

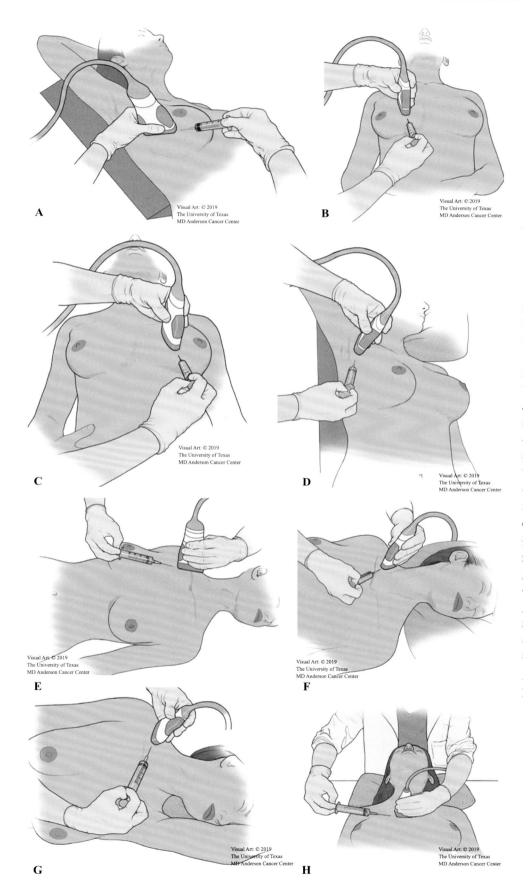

◀ 图 4-3　右 手 操 作 者 和患者在右乳腺（及左乳内象限）和右侧区域性淋巴结中进行超声引导下穿刺活检的体位。请注意，尽管这些图片显示了 **FNA** 器械，但相同体位也适用于超声引导下 **CNB**（对锁骨下淋巴结、锁骨上淋巴结和内乳淋巴结的穿刺有技术性限制）

A. 对右乳外象限的病变进行活检，患者处于右前斜位，右臂举高；B. 对右乳内象限的病变进行活检，患者仰卧，右臂下垂；C. 对左乳内象限病变活检，患者仰卧，右臂下垂。对于许多惯用右手的操作者而言，左乳内象限病变的活检可以在患者的右侧很容易地实施，尽管也可以在床的另一侧进行（图 4-4B）；D. 右腋窝病变的活检，患者处于右前斜位，右臂抬高；E. 右锁骨下区域病变的活检，患者仰卧，右臂下垂；F. 右锁骨上区域内侧份病变的活检，患者仰卧，右臂下垂，头转向左侧；G. 对右锁骨上窝外侧份的病变进行活检，患者处于右前斜位，右臂下垂，并且在肩膀下方放置了一个枕头，以使颈部最大限度地过度伸展；H. 右侧内乳淋巴结活检，移动检查床以便惯用右手的操作者可以站在患者头部后方从侧面向内进针，并且仍然可以舒适地从显示器观察。操作者身体略微前倾

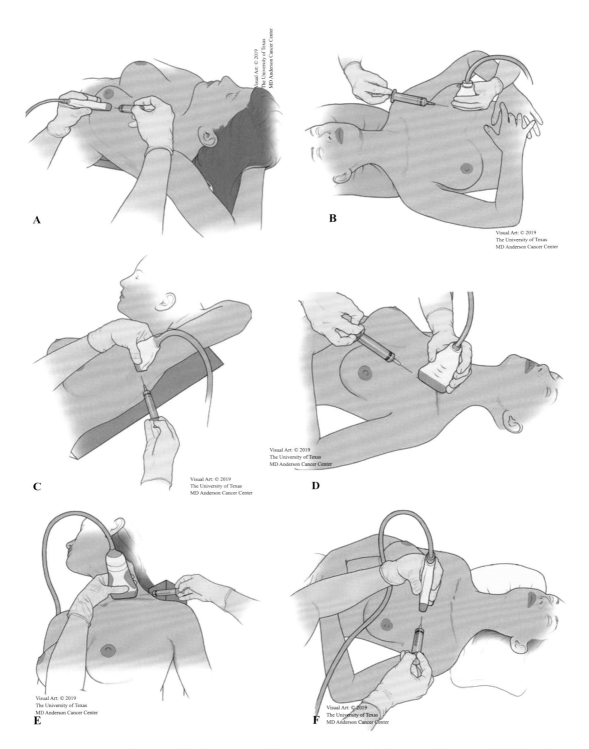

▲ 图 4-4　展示了惯用右手的操作者在超声引导下对患者左乳（或右乳内象限）和左侧区域淋巴结的病变进行穿刺活检的体位。请注意，虽然图中显示的是 **FNA** 器械，但这些体位也适用于超声引导下 **CNB**（锁骨下淋巴结、锁骨上淋巴结和内乳淋巴结的穿刺活检受技术限制）

A. 左乳外象限病变活检，患者左前斜位，左臂抬高；B. 左乳内象限病变活检，患者仰卧位，左臂下垂；C. 左腋窝病变活检，患者左前斜位，左臂抬高；D. 左锁骨下区病变活检，患者仰卧位，左臂下垂，请注意，操作者已移至患者右侧；E. 左锁骨上窝及左侧颈部病变活检，患者处于左前斜位，左臂下垂，肩部下方放置枕头，以最大限度地延长颈部，头部向右旋转；F. 左侧内乳淋巴结活检，患者仰卧位，左臂下垂

最高频率的探头没有足够的穿透力来充分成像病变（见第 1 章）。低频探头的另一个优点是它们通常具有更宽的视野（约 5cm），这种更宽的视野对 CNB 非常有用，因为它允许目标显示在进针点对侧的图像边缘，这样就可以显示水平切割针的更长部分，并且可以更容易地验证其与扫描平面的对齐情况（见第 5 章和第 12 章）。

对于非常大的乳房内非常深的病变，可能需要使用腹部凸阵探头（如 2～6MHz）。

在特定情况下，如果超声扫描仪制造商提供了其他类型的探头（见第 1 章），即便并非必不可少，也可能是有益的。用于儿科神经学的高频小脚板短半径凸阵探头 / 相控阵探头或血管外科医生使用的"曲棍球棒"样探头（图 1-6）可能对腋窝、锁骨下区、锁骨上窝、颈根部或肋间隙等受限制的解剖区域的活检非常有用。当标准线阵探头过于粗大以至于妨碍进针时，类似于为肝脏术中超声设计的 T 形或 I 形侧射探头可能会有所帮助（图 1-5）。这种"指握式"术中探头还可以让握着它的手牢牢抓住乳房本身，并比标准探头更有效地固定移动目标。

也有无须探头引导的情况。非常浅、非常小的病变（通常是皮肤病变，偶尔有乳头病变）就属于这种情况，无法进行超声引导，因为即便仅仅是将探头放置在病变的顶部，就不但无法提供令人满意的病变影像，而且还会妨碍穿刺针轻松安全地插入。如果这种病变明确而又视诊可见（通常是这种情况），最好直接进针。

八、可触及肿块的超声引导

最初，出于节省医生时间和节约医疗成本的考虑，人们保守地认为超声引导应该留给那些肿块不可触及的患者。但事实很快就变得显而易见，那些可触及的肿块，无论实性还是囊性，在超声引导下穿刺都能实现更有效、更安全的取样。

超声监测下对囊肿进行抽吸，可以验证囊液是否抽尽。超声引导下对可触及的实性肿块进行粗针穿刺活检，可以确保针头穿过目标，到达复杂肿块的最实性部分，并在进针过程中与血管、胸壁等保持安全距离。

因此，时至今日，除上述罕见的皮肤或乳头病变外，所有超声检查可见的乳房肿块（无论是否可触及）均应在超声引导下进行活检。

九、活检类型的选择

第 14 章详细介绍了 FNA、CNB 和 VAB 的优势和局限性，但一般说来，这些活检技术可应用于以下情况。

应使用 FNA（或用"不太细"的针抽吸）来冲洗或排出积液。当低回声肿块可能更倾向于稠液性囊肿而非实性肿瘤时，应首先使用 FNA。对于多灶 / 多中心癌，FNA 足以诊断淋巴结转移和局部复发及恶性肿瘤的其他病变[2]。FNA 需要有经验的细胞病理学家的专业知识，在适当情况下，它几乎可以即刻提供诊断。

CNB 已成为任何新发现的可疑肿块的标准活检技术，因为只有它（和 VAB）能确定肿瘤是否具有侵袭性，并提供足够的组织，以便检测所有必要的具有预后意义的生物标志物。CNB 也是确诊乳腺良性肿瘤的标准活检技术[3-5]。在缺乏训练有素的细胞病理学家的情况下，应使用 CNB 对乳腺肿块进行活检。

VAB 比 CNB 获取的组织体积更大，因此在评估微钙化时不可或缺（很少在超声引导下进行）。VAB 也可用于完全切除良性小结节[6-8]。

参 考 文 献

[1] Fornage BD, Dogan BE, Sneige N, Staerkel GA. Ultrasound-guided fine-needle aspiration biopsy of internal mammary nodes: technique and preliminary results in breast cancer patients. AJR Am J Roentgenol. 2014;203(2):W213–20.

[2] Fornage BD. Local and regional staging of invasive breast cancer with sonography: 25 years of practice at MD Anderson Cancer Center. The oncologist. 2014;19(1):5–15.

[3] Crystal P, Koretz M, Shcharynsky S, Makarov V, Strano S. Accuracy of sonographically guided 14-gauge core-needle biopsy: results of 715 consecutive breast biopsies with at least two-year follow-up of benign lesions. J Clin Ultrasound. 2005;33(2):47–52.

[4] Schueller G, Jaromi S, Ponhold L, Fuchsjaeger M, Memarsadeghi M, Rudas M, et al. US-guided 14-gauge core-needle breast biopsy: results of a validation study in 1352 cases. Radiology. 2008;248(2):406–13.

[5] Youk JH, Kim EK, Kim MJ, Oh KK. Sonographically guided 14-gauge core needle biopsy of breast masses: a review of 2,420 cases with long-term follow-up. AJR Am J Roentgenol. 2008;190(1):202–7.

[6] Yom CK, Moon BI, Choe KJ, Choi HY, Park YL. Long-term results after excision of breast mass using a vacuum-assisted biopsy device. ANZ J Surg. 2009;79(11):794–8.

[7] Kettritz U, Rotter K, Schreer I, Murauer M, Schulz-Wendtland R, Peter D, et al. Stereotactic vacuum-assisted breast biopsy in 2874 patients: a multicenter study. Cancer. 2004;100(2):245–51.

[8] Sperber F, Blank A, Metser U, Flusser G, Klausner JM, Lev-Chelouche D. Diagnosis and treatment of breast fibroadenomas by ultrasound-guided vacuum-assisted biopsy. Arch Surg. 2003;138(7):796–800.

第 5 章　基本进针技术 ❶
Basic Needle Insertion Techniques

无论是细针抽吸、粗针活检、真空辅助活检、标记物放置还是经皮肿瘤消融，所有超声引导下穿刺针或其他器械的插入都对穿刺技术有基本要求，以便穿刺设备能在超声图像上获得最佳显示，从而使介入操作过程能最精准、最安全地实施。

一、超声扫描层面解剖

超声扫描层面并非真实的平面。实际上，它有一个给定的厚度，并且随着视野深度而变化，在聚焦区域最薄。层厚决定了横向分辨率，并且与容积平均伪像相关，影响到既定深度层面上的所有结构（图 5-1）。容积平均伪像最初被描述为"层厚伪像"，其机制的是，显示在屏幕上的声像图并非薄层的真实平面，实际上显示了每条声束在其传播路径上一定深度水平的界面上的所有回声[1]。在每个深度水平，扫描仪的电子设备对扫描层面整个厚度上记录的回波进行平均。容积平均伪像在聚焦区外即近场和远场尤为明显，因此，保持电子聚焦在活检针的预期部位是至关重要的，以使其能获得最佳显示。容积平均效应可能引起诊断上的困惑。例如，容积平均效应可能会在单纯性无回声囊肿里形成虚假回声。而且，在对深部微小肿块进行穿刺活检时，长轴切面上看到活检针穿过肿块的情况可能是假象，实际上，当探头旋转 90° 后可以看到活检针并不在目标之内，而是与肿块边缘呈切线关系（图 5-2，视频 5-1）。频率越高，扫描层面就越薄，因此在长轴切面显示活检针方面，

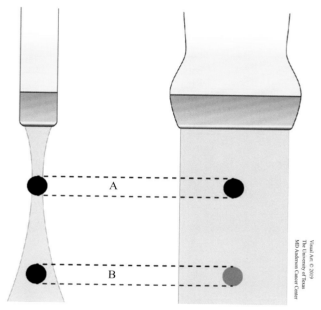

▲ 图 5-1　切面厚度或容积平均伪像对小的单纯性囊肿的超声表现造成的影响，取决于囊肿的深度

左侧为线阵探头剖面图。扫描平面在病变区变窄（A），然后在更深的组织层面变宽（B）。右侧显示，当囊肿位于病变区（A）时，即扫描平面只遇到囊腔时，囊肿呈完全的无回声。当囊肿在更深的组织中（B）时，在囊肿这一层面，探头不止接收了囊肿的回声，也接收了邻近乳腺组织的回声，图像上显示的囊肿回声是由超声扫描仪的电子设备错误地分配给囊肿的，即在任何给定的深度下，它平均了宽扫描平面内所有组织的回声，这就解释了囊肿内的低回声伪像

特高频探头不如低频探头。使用低频探头时，轻度错位的穿刺针可能仍然位于较厚的扫描层面内。并且，尽管图像不如高频探头清晰，低频探头仍能清晰地显示穿刺针并引导其安全地进入穿刺目标内。

---

❶　本章配有视频，可登录网址 https://doi.org/10.1007/978-3-030-20829-5_5 观看。

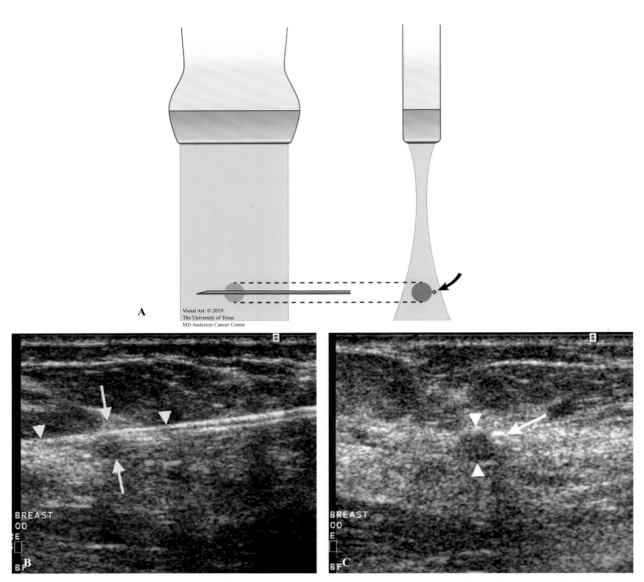

▲ 图 5–2　在超声引导下使用平面内进针技术的极小肿块粗针活检中，容积平均效应对穿刺针可见性的影响

A. 左图明确地显示了活检针击发后的位置，然而，右图（前一切面的垂直切面）表明，实际上穿刺针（箭）与小目标是呈切线关系，位于小目标之外；B. 粗针活检小的（4mm）实性肿块（箭）时，发射后超声图显示穿刺针（箭头）明显穿过了肿块的上部；C. 探头旋转 90°后的超声图显示穿刺针（箭）实际上在目标（箭头）的边缘（外侧）。发射穿刺针后，在保存了纵切面图像之后立即将探头旋转 90°，在与穿刺针相垂直的切面上验证穿刺针的确位于目标之内，这非常重要

二、平面内进针技术

平面内进针技术首次描述于 1987 年，现已成为超声引导下乳腺穿刺过程中的标准技术[2]。然而，这一技术实质上会因实施的操作是细针抽吸、粗针活检还是真空辅助活检而有所不同。在超声引导下介入操作的流程开始之初，探头放置于皮肤上之时，操作者即应确认探头的扫查方向正确。轻轻抬起靠近预设进针点一侧的探头边缘，如果这一动作产生的声影出现在图像的预期部分而非对侧，就可以确定探头方向正确。也可以轻轻推动靠近预设进针点一侧探头边缘的乳房组织，看这一动作产生的组织变形是否发生在预期的图像部位。

（一）细针抽吸的进针

探头被置于相应位置，以便将病变显示在图

像中央或接近预定进针点的图像边缘。穿刺针被置于探头边缘的相应位置（但不是太靠近探头，以避免穿刺针和探头接触），沿着扫查平面斜角进入（图 5-3）。穿刺针的倾斜角度取决于目标深度（图 5-4）。通过这项技术，一旦穿刺针进入扫查平面，不只是针尖而是整个倾斜的穿刺针主干都能完整显示出来，仅有位于皮下的数毫米针体不能显示（图 5-5，视频 5-2）。为了保证穿刺针的整个远端能够显示，穿刺针必须完美地与扫查平面保持一致。当穿刺针与扫查平面恰当地保持一致时，由于穿刺针远端清晰可见，这种平面内进针技术是 100% 精确和安全的，并且相对于平面外进针而言，这也是标准的进针方法。

对于非常表浅的病变，包括靠近移植物前部的病变，细针必须与探头的覆盖区平行。在那种情形下，由于穿刺针与声束垂直，穿刺针能形成最强的反射并因此非常易于显示和追踪（图 5-6，视频 5-3）[3]。在非常罕见的情况下，例如超声引导下细针穿刺皮肤病变时，穿刺针可能需要进入皮下脂肪层，然后翘起来朝皮肤及其病变移动（图 5-7，视频 5-4）。

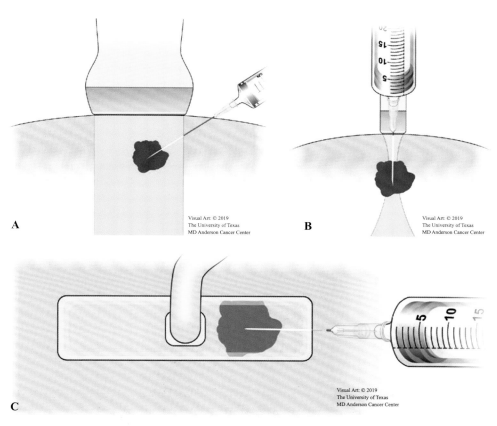

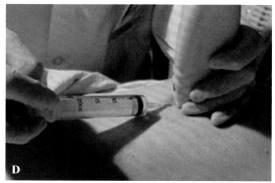

▲ 图 5-3　超声引导下细针抽吸，图片展示了标准的平面内进针技术

A. 纵切面；B. 探头边缘视角显示穿刺针位于扫描平面内；C. 俯视图显示穿刺针位于扫描平面内；D. 超声引导下 FNA 实操拍摄

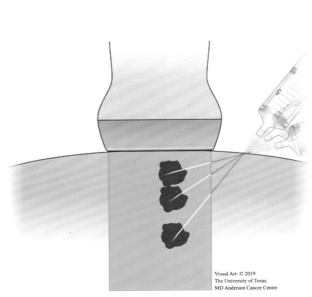

▲ 图 5-4　超声引导下细针抽吸，图片显示进针角度取决于目标深度

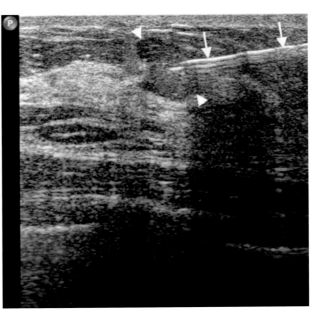

▲ 图 5-5　超声引导下细针抽吸，平面内进针技术

由于病变表浅，进针角度小，穿刺针（箭）呈强回声。当斜面朝上时，位于目标（箭头）内的针尖能够得到良好的识别（视频 5-2）

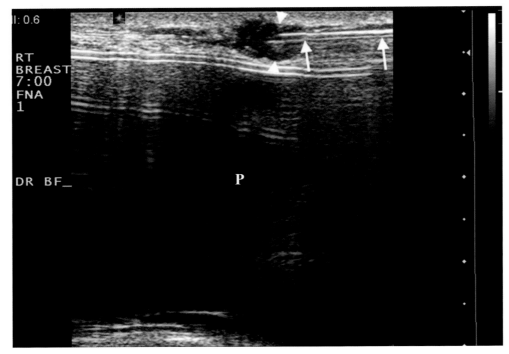

▲ 图 5-6　超声引导下细针抽吸

乳腺癌术后，植入假体（P）重建，皮下可见 8mm 的局限性复发病变（箭头）。穿刺针（箭）与探头表面平行，因此呈强回声（视频 5-3）

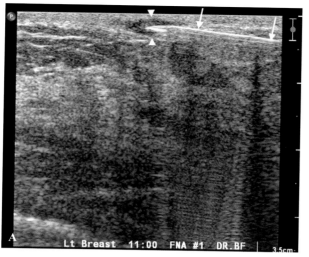
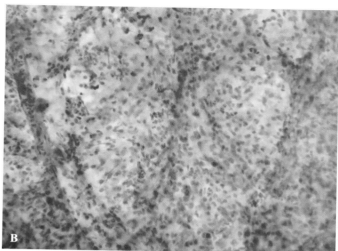

▲ 图 5-7　超声引导下细针抽吸。女性，28 岁，新近诊断乳房 1 点钟方向高级别化生癌，11 点钟方向出现新的性质不明的皮肤病变

A. 穿刺针（箭）位于皮下脂肪层内，向皮肤层翘起，针尖指向皮肤层内的病变（箭头）；B. 细胞病理学提示为肉芽组织，伴有急性炎细胞、组织细胞、多核巨细胞浸润及灶性脂肪坏死、局灶性角质碎屑，并找到恶性肿瘤细胞（视频 5-4）

相反，对于深部病变，进针倾斜角度可能达到 50° 以上。由于穿刺针与声束间存在一定的倾斜度，穿刺针对声波形成的散射效应明显降低了其可视度。然而，穿刺针尖（尤其是当针尖斜面朝上时）会随着操作者施加的动作而上下移动，并在图像上呈强回声，保持其识别度（图 5-8，视频 5-5）。旋转穿刺针可能有助于使针尖获得最大的显示度（视频 5-6）。超声引导下细针抽吸技术将在第 6 章进行全面的介绍。

（二）粗针活检的进针

对粗针活检而言，超声引导下穿刺进针技术需要考虑到穿刺针的自动偏斜，因而需要进行调整，以保证操作过程绝对安全。要获得额外的安全，就需要尽可能平行于胸壁进针，因而相对 FNA 而言，进针点要远离探头的边缘（图 5-9）。这样进针的另一个好处是，由于此时穿刺针垂直于声束，能对声波形成最强反射，因而在声像图上回声最强（图 5-10）。超声引导下粗针穿刺活检将在第 12 章

完整叙述。

同样的穿刺进针技术也适用于真空辅助活检的套管和经皮消融针。

三、垂直或平面外进针技术

虽然作者原先把超声引导下细针抽吸的垂直进针或平面外进针技术跟平面内进针技术放在一起介绍，但前者的缺点很快就显而易见，因此立即遭到了摒弃。然而，最近这种技术又在一些专科医生那里流行了起来，包括急诊医生、麻醉师、风湿病医生等，他们将此技术用于建立血管通路、实施神经阻滞及其他穿刺操作[4-6]。

在垂直进针技术里，探头放置在能使病变显示在声像图中央的位置。穿刺针在毗邻探头中点处进针，几近垂直于皮肤，略微向扫描平面和目标倾斜。倾斜角度取决于目标的深度：目标越深，倾斜角度越小（图 5-11）。在这项技术中，穿刺针直到进入病变水平的扫描平面才会显示出来，针尖呈点状强回声（图 5-12）。

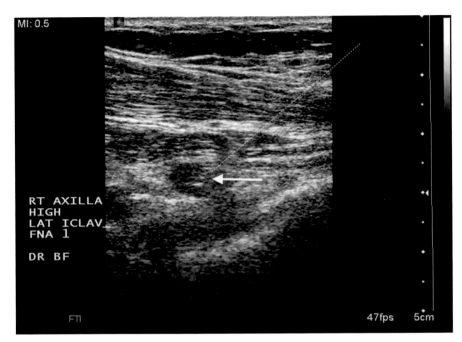

▲ 图 5-8　深在的锁骨下淋巴结超声引导下细针抽吸

由于进针角度陡直，穿刺针的主干显示不满意，呈不连续的点线状，但针尖的斜面可以清楚辨认（箭）（视频 5-5）

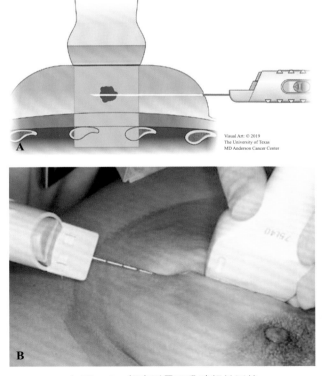

▲ 图 5-9　超声引导下乳腺粗针活检

A. 显示穿刺针最安全的轨迹是平行于胸壁，这需要一个较远的进针点（至少 2～3cm）；B. 超声引导下粗针穿刺活检实例，显示进针点远离探头边缘

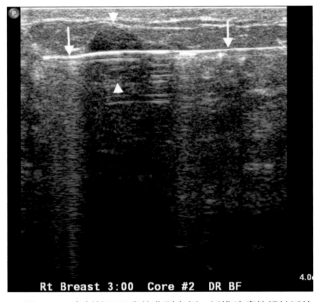

▲ 图 5-10　穿刺针可见度的典型案例：纤维腺瘤的粗针活检

切割针击发后的纵切面超声图像显示了活检针（箭）的完整长度，呈强回声。活检针已穿透了亚厘米级的纤维腺瘤（箭头）。注意在穿刺路径上，穿刺针出现了假性弯曲，而针尖处产生了彗星尾伪像

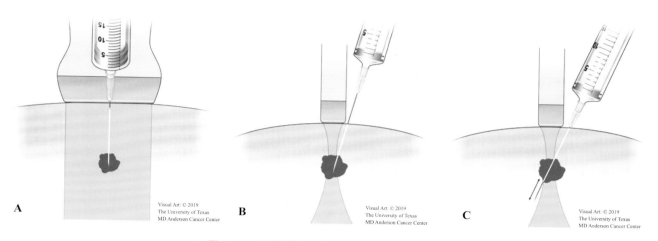

▲ 图 5-11　超声引导下细针穿刺，平面外进针技术

A. 病变显示在声像图的中央，穿刺针在探头中点处几近垂直进针，仅略微向扫描平面和目标倾斜，倾斜角度取决于病变深度；B. 剖面图显示针的倾斜度，预估针尖可在目标深度的扫描平面上显示出来；C. 超过目标深度的风险，看不见的针尖比目标更深，在一个未知的深度，乳房 FNA 时有发生气胸的风险。这种技术从不用于粗针活检，只能尝试用于 FNA，而且要特别小心

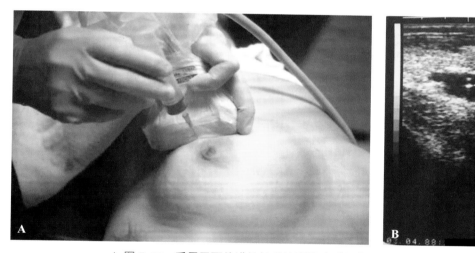

▲ 图 5-12　采用平面外进针技术抽吸囊肿时的声像图（1988 年）

A. 穿刺针在探头中点处进入，根据病变的深度预计了进针角度和深度；B. 当穿刺针到达扫描平面时，在囊肿内仅看到强回声的针尖（箭）

这种技术需要相当的经验，并非没有风险。操作者可能会在目标中看到一个强回声点，并认为这代表了针头的尖端，而实际上它代表了针头的横截面，尖端可能更深，甚至可能接近胸壁（图 5-11C）。避免这一陷阱的方法是向上或向下移动针 2～3mm，确认穿刺针在目标里。要确认强回声点是否为针尖也可通过上下移动同样距离的方法来检验。如果移动时强回声点在声像图上处于同样的位置，那就代表进针过深。

垂直进针技术的一个特殊优势是，它提供了到达目标的最短路径。基于此，我们最初对这项技术的应用，是利用一定长度的弯针来对不可触及的乳房肿块实施超声引导下定位（见第 19 章）[7]。

在解剖条件严苛以致平面内进针技术无法使用时，垂直进针方法可以作为一个备选方案。

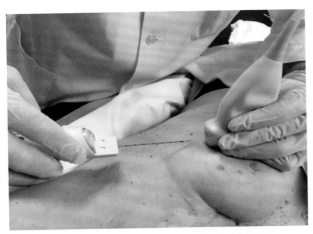

▲ 图 5-13　超声引导介入手术时手的位置

对右利手而言，握持探头或活检设备最舒适的方式是用左手握持探头并将其放在目标上方，同时右手握持活检设备，从探头右侧插入

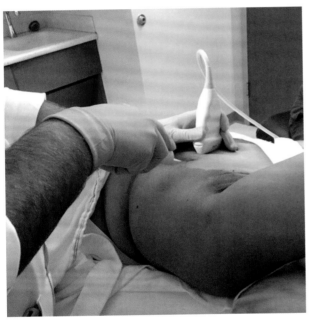

▲ 图 5-14　探头和设备的位置不理想

探头侧置。操作者必须在握持活检设备的手上施加一定的压力，以使针与扫描平面对齐

四、如何握持探头和穿刺针

　　一般来说，如果在穿刺和介入操作的部位有足够空间，手应该自然放置并符合正常的人体工程学特点，使操作者感觉最舒适，从而将精力集中于操作中。对于惯用右手者，最自然和舒适的方式是左手持探头，将其横置于目标之上，右手持活检设备，以探

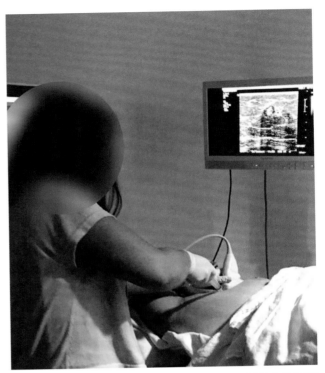

▲ 图 5-15　探头和设备的位置不理想，导致操作者处于不舒适的位置

头的右侧插入（图 5-13）通过这种方法，从操作者视角来看，监视器上显示的实时图像能很好地与探头的扫描层面相对应。这种持器械的方式类似于外科医生在腹腔镜手术中持器械，或者有人在操作时拿着针。

　　一些乳腺影像医生将探头侧置并向前推动穿刺针，认为使用这种方式时，更容易确定扫描平面的方向并使针与之对齐（图 5-14）。但这种方式下操作者难以获得满意的进针角度，而且最重要的是，手的位置不当会很快造成操作者不适。

五、徒手技术

　　虽然穿刺针导向装置很早就被超声探头厂家和超声介入设备厂家设计成能快速安装和拆卸，但这类装置的应用并不广泛，大量操作者更倾向于采用徒手操作技术。在徒手穿刺技术中，通过对穿刺针和探头的不断（重新）校准，实现了穿刺针在探头扫描平面内的正确对准和控制，每次都由操作者的一只手操作。通过练习，操作者可以学习向哪个方向移动针和探头，或独立移动，或两者同时移动，使穿刺针和扫查平面再次相遇，或使消失了的穿刺针重新出现在声像图上。

为了控制穿刺针和探头的相对位置，操作者每几秒钟就要进行观察、调整和确认。许多实习生会对扫描仪的显示器感到困惑，意识不到穿刺针与扫描平面分离的距离，从而导致其在重新定位时不能正确地调整穿刺针或探头的方向。

为了校准穿刺针，使其位于扫描平面内并可视，多数情况下不必同时调整穿刺针和探头，因为这样会使问题更复杂。相反，第一步是显示目标并保证探头固定在这个位置。

接下来，让注射针或活检设备作轻微的侧偏或扇状运动，使其显示在扫查平面内（图 5-16），如

果这样的校准还是不能奏效，更大的纠偏是必要的，探头也需要调整方向，需要在保证目标可见的前提下移动探头到针的方向，通常是以目标为轴心旋转探头（图 5-17）。

如果操作者可以清晰地看见目标，而且穿刺针也已插入足够的深度，但声像图上并没有出现穿刺针，此时应立刻退出穿刺针。在穿刺针和探头的扫描层面重新对准后，再次缓慢进针，通过乳房外剩余的长度来判断穿刺针进入的长度，控制其在屏幕上的显示范围，保证针尖一直显示（图 5-18）。当针尖显示时，保持图像稳定，推动针尖缓慢向目标前进。平面内进针技术的原则是：当针或者其他穿刺设备在屏幕上看不见时，不要向前进针。

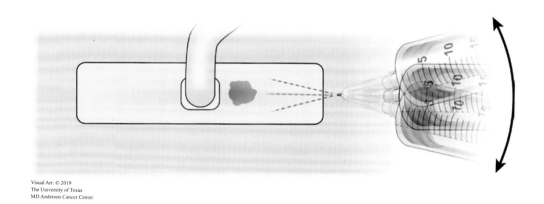

Visual Art: © 2019
The University of Texas
MD Anderson Cancer Center

▲ 图 5-16 示意图：找回"丢失的针"

显示目标的探头保持静止，穿刺针在左右方向做扇形运动，直到它重新出现在声像图上

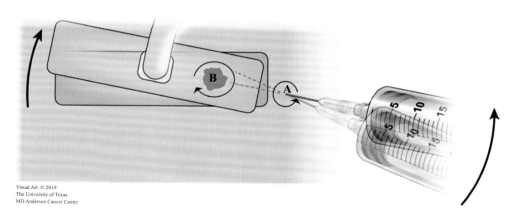

Visual Art: © 2019
The University of Texas
MD Anderson Cancer Center

▲ 图 5-17 示意图：找回"丢失的针"

如果需要比图 5-16 更多的校正，探头和穿刺针可能都需要重新定位。穿刺针应绕进针点 A 旋转，探头应反方向绕靶病变 B 轻微旋转，使针和探头完全对准

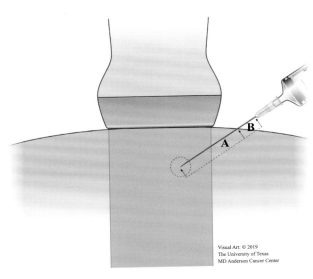

Visual Art: © 2019
The University of Texas
MD Anderson Cancer Center

▲ 图 5-18　如图所示：怎样估计针的位置，以及当看不见针的时候怎样缩小其在声束中的位置

通过减去在皮肤外的长度（B）来大致估计其位于体内的长度（A）。在预定的角度下，可以估计针尖在声束中出现的区域

六、超声引导下徒手穿刺过程的记录和归档

无论是细针抽吸、粗针活检还是真空辅助活检，在取样过程中，穿刺针的最佳可视性和正确位置绝对是操作成功和有效的先决条件。对于一个性质不明或可疑恶性的乳腺肿块，如果不能确定穿刺针是否在目标内或穿过目标，那么即便获得诊断质量良好的良性样本也并不意味着肿块真是良性的。这样的样本或许不能代表目标肿块，错过的肿块依旧可能是恶性的。

就如已在第 2 章里强调过的，在整个取样过程中都保证穿刺针进入或穿过目标是必要的。这对细针穿刺尤其重要，因为针尖也许只是在目标中短暂停留而在抽吸取样时已移出目标。

就如在第 2 章里已经提及的，唯一完整地记录穿刺过程（亦即穿刺针的放置和取样的位置）的方法是对关键步骤进行录像，尤其是出现哪怕最微小的并发症时（视频 5-8）。虽然这种无争议的视频档案可以在现阶段大多数的超声扫描仪上通过录取数字短视频获得，依然有许多乳腺介入影像医生不会录下他们的穿刺过程。尽管视频剪辑将是唯一无争议的

法医学证据，能证明穿刺针成功命中目标，但即便不录视频，也至少必须保存静态图像，明确地记录 FNA 期间及每次 CNB 通过前后穿刺针的正确位置。

七、穿刺针辅件的使用

一些没有达到应有技术水平或对徒手操作没有足够信心的乳腺影像医生会选择使用能够固定在探头上的穿刺引导装置，以保证穿刺针与扫查平面一致，从而得到快速、风险低且比他们徒手穿刺更准确的结果[8]（图 5-19）。探头上安装穿刺针引导器后，监视器屏幕上会显示一条电子虚拟光点，表示穿刺针进入人体组织后的预期路径。操作者要做的就是移动探头使其电子虚拟光点重叠在目标上，然后推动引导器中的穿刺针进入目标。22G 及以上的超细穿刺针除外，因为这种穿刺针会偏离预期路径，必须确定一旦进入扫查平面就显示在监视器上，直到沿着路径抵达目标。使用穿刺针引导器的缺点包括：穿刺针的长度需与引导器匹配；增加了设备消毒的成本；许多引导器的角度不可调，无法提高取样质量。但有些穿刺引导器可以在穿刺针进入目标后移除，这样就可以做细针穿刺的徒手操作了。

遗憾的是，由于粗针活检需要平行于胸壁进针，因而通常需要一个非常远的进针位置（见第 12 章），这导致市面上商业化的穿刺针引导器只适用于细针抽吸而不适用于 CNB 设备。为推进 CNB 的引导已作了一些尝试，包括一个由电子跟踪被动机械臂和制动机构组成的笨重复杂的机械引导装置，该装置有三个旋转关节连接到探头上[9]。这种 CNB 引导设备的缺乏是令人惊讶的，因为保持 CNB 设备与探头的扫描层面对齐从而进行简单的引导，应该不难于设计和制造。

八、徒手穿刺技术的培训

徒手穿刺的先决条件是优秀的手眼配合能力和在基于实时二维图像的三维环境下的空间想象力。在成功的培训结束时，操作者应有足够的自信在几秒钟内识别显示屏上的穿刺针并引导它到合适的位置，从而发射穿刺针进行取材。重要的是能够在合理的短时间

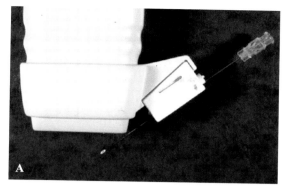
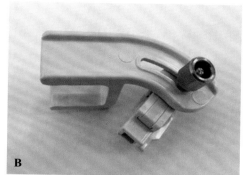
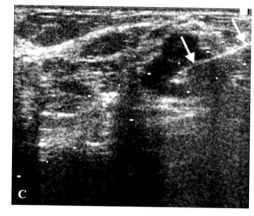
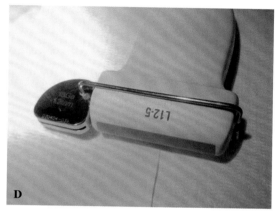

▲ 图 5-19　一次性的 FNA 引导装置

A. 塑料引导装置夹在探头上，穿刺针插入无菌的一次性塑料鞘内。必须用更长的穿刺针（如脊柱针）来补偿引导杆的长度，这个特定的引导器角度是 45°；B. 这个引导器提供了角度可调的轨道；C. 在既定角度，穿刺针的路径通过一对电子标记亮点显示在针的两侧（箭）；D. 这个引导器有一个缝隙来保证穿刺针沿着探头平面进入而穿刺的角度可以改变

内完成侵入性操作，因此，除了准确性外，培训的目标还包括将活检过程的总持续时间缩短到几分钟。准确而又适度快速的操作是超声引导下介入操作成功的保证，并且还能提高患者的耐受度。

异常令人吃惊的是，自从徒手穿刺技术成为乳腺肿块经皮穿刺活检的事实上的标准，却很少有专门的实践培训课程。遗憾的是，作者在其他学院回顾经皮乳腺活检图片和视频的日常经验证明这类课程是必需的。

为了培养每位受训人员的实时超声扫描技能，特别是经皮器械的超声引导技能，培训必须涉及足够数量的病例。获得上述两项基本技能即准确性和快速性的最低训练数量是多少？恐怕没有标准数字。有些受训者需要几个月甚至仅需短至几周的训练，而另一些人则需要在一条更扁平的学习曲线上苦苦挣扎，这些人最好使用穿刺针引导器。与任何涉及手工技能的介入操作一样，一旦发展起来，专业水准必须通过足够数量的实践来维持在最高水平。

因此，训练的关键在于实践，没有什么可替代它。但受训者最初不应在患者身上练习，而应使用模具。文献中最早描述的模具非常简单，价格低廉，至今仍在使用，即一个 10 英寸 ×5 英寸 ×5 英寸（约 25.4cm×12.7cm×12.7cm）的塑料容器，具有透明或不透明的壁（取决于学员是否应该看到模仿组织的物体，以改变难度），填充一种商用明胶，如果冻 –O [10]（图 5-20）。如果预设病变不可见，可以使用深色不透明明胶代替透明明胶。当明胶开始凝固时，在不同的深度轻轻放置不同的组织模拟物，这些组织模拟物因其与声像图上常见的乳腺病变相似而被选择。在乳胶手套中注入水，将指尖绑紧，然后在指尖上方切断，这样就很容易地做成了"囊肿"（图 5-21，视频 5-9）。可以插入葡萄、橄榄、泡菜和山柑等物体来模拟实性肿块。明胶被冰冻一晚就可以使用了，这种模具成本几乎为零，使用后可轻易丢弃，但是有一个缺点，只能使用有限次数，因为每次穿刺针离开后就会在胶体中留下永久性的强回声针道。另外，穿刺时，明胶不能像乳腺组织那样产生阻力感。然而，向新手展示徒手穿刺的困难和训练他们掌握基本技术来克服这些困难，这种模具已够用了。

专用的、昂贵的复制了乳腺形态的模具也可在市场上找到（图 5-22）。这种模具也含有胶体，也能在每次穿刺后产生有回声的针道。

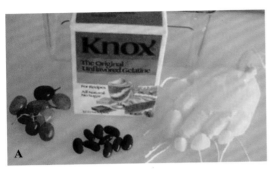
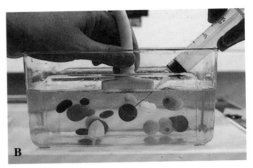
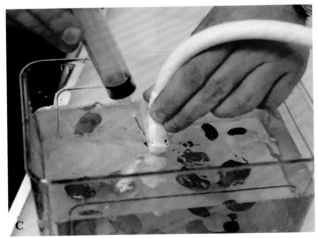
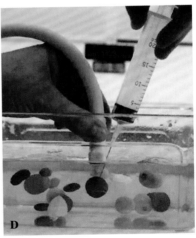
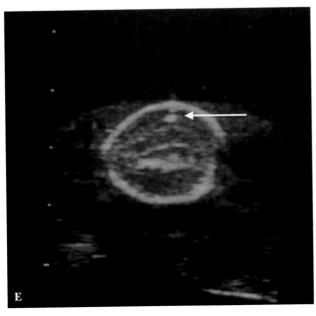

▲ 图 5-20　第一批模具：模拟组织的物体插入明胶，训练超声引导下 FNA 的徒手进针技术（1987 年）
A. 模拟组织靶标的物体包括葡萄、豆子、充水的医用手套指端制作的囊肿；B. 学员练习平面内穿刺技术；C. 平面外穿刺技术，穿刺针通过探头中点垂直进针，在目标水平的扫查平面倾斜抵达；D. 平面外穿刺葡萄，图像显示针尖穿中目标；E. 在超声图像上针尖显示为一个强回声点（箭）

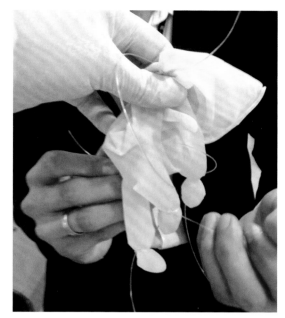

▲ 图 5-21　准备能放入模具中来训练的小囊肿。医用手套指尖充水，捆紧近端后剪下来

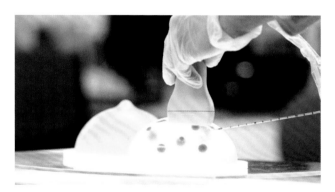

▲ 图 5-22　市面上一种用于乳腺穿刺训练的专用模具。靶标具有颜色，用来判定穿刺成功与否

实际上，最常用的训练模具是大块的肉类（最常用整支火鸡）。用手术刀切开小口，放入组织模拟靶标[11, 12]（图 5-23）。虽然要插入的对象数不胜数（压碎的蛋壳甚至可以用来模拟钙化），但最受欢迎的对象是青椒填充的橄榄，因为使用自动切割针成功命中目标后很容易通过显示夹在两个绿色橄榄碎片之间的中央红色块的"芯（样本）"来确认（图 5-24）。火鸡肉提供了与人类致密乳腺组织最相似的组织硬度。

九、电子辅助装置

从超声引导穿刺活检的早期推广开始，意识到徒手穿刺技术固有的困难，不少公司致力于开发复杂的电子导航系统，以引导活检针自由地（即没有附带的穿刺针引导器）向目标前进，并帮助那些未能掌握徒手穿刺技术的人。一种昂贵的电子追踪设备（UltraGuide 1000）利用附在探头上的电磁场感应器和穿刺针的线圈，人为地创造出电磁场[13]。另一种设备，ColorMark 装置，使用了一个固定在活检针上的夹子，该夹子以特定频率振动活检针，以使其在彩色多普勒图像上以彩色显示[14]。由于这些装置笨重且通常无效或不准确，因而早已被遗忘。

最近，基于外部电磁发射装置及探头和针头中的传感器的针头位置传感技术（用于实时显示当前和投射的针头路径）得到了复兴，并针对血管穿刺进行了测试。尚未见文献报道该设备的显著优势。

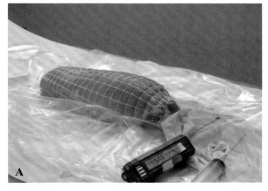
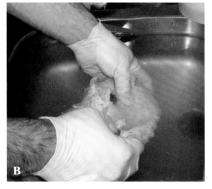
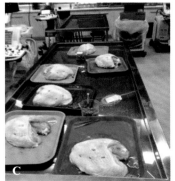

▲ 图 5-23　超声下引导介入操作的训练模具
A. 除了常用的火鸡肉之外，任何大块的肉类都可以使用（如猪排）；B. 有经验显示，可将穿刺目标置于水下，以排除空气对声波的影响；C. 训练课上准备的六只火鸡，各种用于模拟穿刺目标的物体已从切口置入

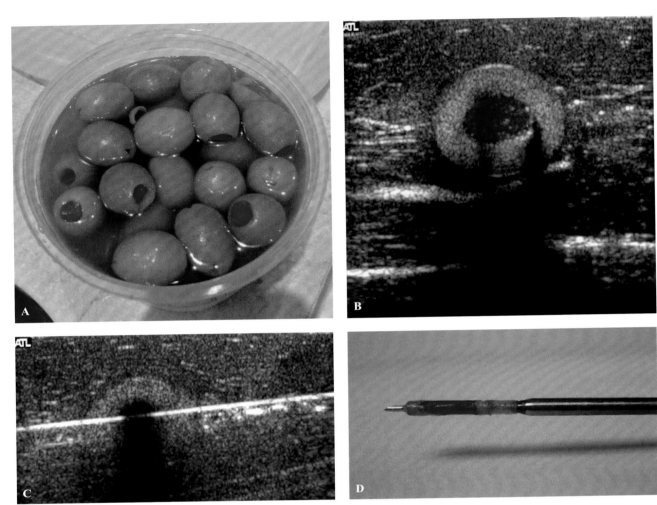

▲ 图 5-24　模具中，塞满红椒的橄榄被作为 **Cassi** 旋转棒冷冻芯活检系统大口径活检的靶标

A. 一碗填满红椒的绿橄榄；B. 声像图里，肉类模具中塞满红椒的橄榄，橄榄（绿色）呈高回声，红椒（红色）呈低回声；C. 击发后，声像图上看见套管针穿过橄榄中心；D. 图片显示三明治形状的柱体，中心为红椒，两端为绿橄榄，可以确定穿刺针击中了目标的中心部位

参 考 文 献

[1] Goldstein A, Madrazo BL. Slice-thickness artifacts in gray-scale ultrasound. J Clin Ultrasound. 1981;9(7):365–75.

[2] Fornage BD, Faroux MJ, Simatos A. Breast masses: US-guided fine-needle aspiration biopsy. Radiology. 1987;162(2):409–14.

[3] Fornage BD, Sneige N, Singletary SE. Masses in breasts with implants: diagnosis with US-guided fine-needle aspiration biopsy. Radiology. 1994;191(2):339–42.

[4] Sethi S, Maitra S, Saini V, Samra T, Malhotra SK. Comparison of short-axis out-of-plane versus long-axis in-plane ultrasound-guided radial arterial cannulation in adult patients: a randomized controlled trial. J Anesth. 2017;31(1):89–94.

[5] Shi L, Souzdalnitski D, Lerman I. A novel freehand (underhand), out-of-plane ultrasound technique to optimize visualization of needle tip during subacromial bursa injection. Reg Anesth Pain Med. 2015;40(6):730–1.

[6] Treglia A, Musone D, Amoroso F. Retrospective comparison of two different approaches for ultrasound-guided internal jugular vein cannulation in hemodialysis patients. J Vasc Access. 2017;18(1):43–6.

[7] Fornage BD, Ross MI, Singletary SE, Paulus DD. Localization of impalpable breast masses: value of sonography in the operating room and scanning of excised specimens. AJR Am J Roentgenol. 1994;163(3):569–73.

[8] Phal PM, Brooks DM, Wolfe R. Sonographically guided biopsy of focal lesions: a comparison of freehand and probe-guided techniques using a phantom. AJR Am J Roentgenol.

2005;184(5):1652–6.

[9]　Bluvol N, Kornecki A, Shaikh A, Del Rey Fernandez D, Taves DH, Fenster A. Freehand versus guided breast biopsy: comparison of accuracy, needle motion, and biopsy time in a tissue model. AJR Am J Roentgenol. 2009;192(6):1720–5.

[10]　Fornage BD. A simple phantom for training in ultrasoundguided needle biopsy using the freehand technique. J Ultrasound Med. 1989;8(12):701–3.

[11]　Harvey JA, Moran RE, Hamer MM, DeAngelis GA, Omary RA. Evaluation of a Turkey-breast phantom for teaching freehand, US-guided core-needle breast biopsy. Acad Radiol. 1997;4(8): 565–9.

[12]　Gresens AA, Britt RC, Feliberti EC, Britt LD. Ultrasound-guided breast biopsy for surgical residents: evaluation of a phantom model. J Surg Educ. 2012;69(3):411–5.

[13]　Howard MH, Nelson RC, Paulson EK, Kliewer MA, Sheafor DH. An electronic device for needle placement during sonographically guided percutaneous intervention. Radiology. 2001;218(3):905–11.

[14]　Jones CD, McGahan JP, Clark KJ. Color Doppler ultrasonographic detection of a vibrating needle system. J Ultrasound Med. 1997;16(4):269–74.

[15]　Kopac DS, Chen J, Tang R, Sawka A, Vaghadia H. Comparison of a novel real-time SonixGPS needle-tracking ultrasound technique with traditional ultrasound for vascular access in a phantom gel model. J Vasc Surg. 2013;58(3):735–41.

第 6 章　细针抽吸 ❶

Fine-Needle Aspiration

自 20 世纪 30 年代以来，细针抽吸已成功用于可触及乳腺肿块的诊断[1, 2]，并且自 20 世纪 80 年代中期以来，在超声引导下，已成功用于不可触及乳腺肿块的诊断[3]。细针抽吸（FNA）在美国的流行程度不如欧洲，主要是因为，在美国，受过训练的细胞病理学医生较少。当粗针活检能够提供任何病理学家都可以诊断的更大样本时，大多数美国乳腺疾病专家放弃了使用 FNA 来进行乳腺癌的初始诊断[4, 5]。然而，经粗针活检（CNB）证实诊断为浸润性乳腺癌后，患者的诊断旅程并未结束。此后立即进行局部分期和区域分期，这是 FNA 擅长的领域[6]。在拥有专业细胞病理学医生的癌症中心，FNA 已被证明是改善乳腺癌分期的一个非常宝贵的工具。今天，在 MD Anderson 癌症中心，乳腺影像部门所实施的大约一半的超声引导下经皮乳腺活检是 FNA。本章介绍超声引导下乳腺病变 FNA 的基础知识。

一、细针抽吸所需设备

（一）探头

通常使用与检查乳腺相同的宽带高频线阵探头来引导乳腺 FNA，除非因为穿刺路径受限而需要使用体积更小的"小脚板"探头，或者需要使用更低频率和更深、更宽视野来对目标及周围结构进行更全面的观察（见第 1 章）。

当超声首次用于引导经皮穿刺乳腺活检时，出现了一个短暂的争论，即是否需要在探头上覆盖无菌护套，如此一来，只要皮肤消毒达到外科手术水平，就能保证操作过程的无菌条件。很快人们发现，大多数乳腺病变的超声引导下经皮穿刺活检不需达到无菌水平。但是如果包含目标病变的乳腺区域存在任何皮肤感染，则可能需要一个保护性无菌探头套。如果使用保护性无菌套，在将其放置在探头上之前，必须在套内倒入一些无菌凝胶或少量医用酒精，否则，由于探头和保护套之间缺乏适当的耦合，将无法实现超声成像。

（二）患者准备

尽管在一些放射学实践中，皮肤会使用外科级的消毒液处理，患者被无菌巾覆盖，但这对于 FNA（或使用 18G 穿刺针进行的 CNB）来说是不必要的。

FNA 前用酒精拭子清洁探头，以清除早先使用探头时残留的耦合剂，而探头与皮肤的接触面则可以浸泡在 70% 的异丙醇溶液中来进行快速消毒。大多数超声设备制造商都不赞成将探头浸泡在酒精中，但在 30 多年的实践中，作者没有看到任何探头因接触面的短暂浸泡而受损。浸泡后将探头交给操作者，操作者应时刻注意，由于探头消毒不彻底，操作仅处于半无菌水平。因此，穿刺针头应始终与探头保持安全距离，不得与探头接触。就感染风险而言，超声引导的细针抽吸与静脉穿刺相似。

对于细针抽吸，进针点、探头放置区及周围皮

---

❶ 本章配有视频，可登录网址 https://doi.org/10.1007/978-3-030-20829-5_6 观看。

肤的广大区域使用酒精进行清洁。用于皮肤清洁的医用酒精也可当作耦合剂使用，从而无须再用无菌凝胶，以免徒然增加成本，并使操作复杂化。

（三）细针抽吸托盘

将无菌托盘放在有轮推车的顶部，置于操作者旁边。托盘内物品包括：一个装有 70% 异丙醇的杯子；1 支 10ml 或 20ml 的注射器（根据操作者的喜好）；1 根细针；如需局部麻醉，则再准备 1 支小的（10ml）注射器和 1 支细针；一堆 4 英寸 ×4 英寸（约10.16cm×10.16cm）的无菌纱布（图 6-1）。

（四）针头

尽管细胞病理学医生一直建议在所有器官的FNA 中使用非常细的针头并进行多次穿刺采样，并指责出血样本是因为使用了较大的针头，但几十年

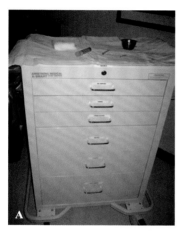
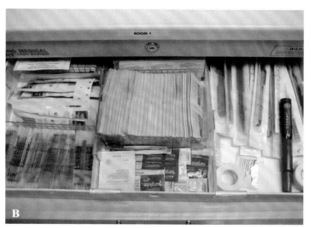
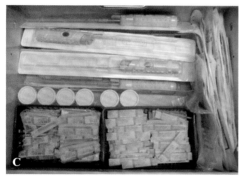
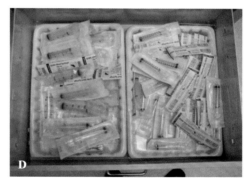
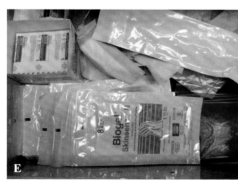
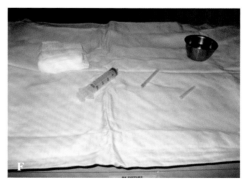

▲ 图 6-1 用于细针抽吸、包含基本用品的无菌托盘

A. 将托盘放在滚轮柜上，抽屉中装有细针抽吸和粗针活检所需用品；B 至 E. 柜中每个抽屉都装有各种活检用品；F. 无菌托盘包含 1 杯医用酒精，一堆 4 英寸 ×4 英寸（约10.16cm×10.16cm）的无菌纱布，1 支 20ml 注射器，一根 1.5 英寸（约 3.81cm）长的 20G针头和 1 根 2.0 英寸（约 5.08cm）长的 21G 针头

来，作者成功地使用了标准的 1.5 英寸（约 3.8cm）长的 20G 皮下注射针头（Becton Dickinson，Franklin Lakes，NJ），连接到一个 20ml 的注射器上，带有一个用于 FNA 的直型鲁尔针头（非鲁尔锁针头）。无论是对浅表器官还是深部器官，这种组合都非常有效。关键是要随时检查针头的中心部位，一旦有血性物质出现，就立即停止抽吸，以避免采集到出血样本。20G 针头的主要优点是，通常只需一次采样即可获得数量充足的样本（纤维病变除外），而使用 23G 或 25G 针头的临床医生通常需要多次采样才能获得足够的样本。细针的另一个缺点在于它们的柔韧性使它们易于偏离预期的针道，以至于在插入时，超声探头更加难以识别和跟踪。

如果由于病变的纤维化性质（如玻璃样纤维腺瘤），使用 20G 针进行 FNA 无法诊断，作者将使用 18G 针进行第二次采样，或直接改为 CNB。

因为市面上没有 2 英寸（约 5cm）的 20G 针，所以使用 2 英寸（约 5cm）的 21G 针来对乳房深部肿块进行取样。例外情况下，可能需要一根 10cm 长的 20G 脊柱针才能抵达非常大的乳房的深部病变。

这些针适用于使用徒手穿刺技术和平面内进针技术的 FNA。如果探头上连接了穿刺针引导器，则需要一根较长的针（如 20G 脊柱针），以补偿引导槽所需的额外长度。

（五）注射器

对于液体，FNA 前快速计算要吸入的液体体积可确定要使用的注射器大小（20ml 或 60ml）。在 20 世纪 80 年代末，作者测试使用真空采血管系统（Becton Dickinson）抽吸囊肿（图 6-2）[7]。虽然它能够抽吸小囊肿，但与普通注射器相比并没有任何明显的优势，并且对于大多数实性肿块的 FNA 而言，它并不能提供足够的抽吸力。

对于实性乳腺肿块的 FNA，使用 10ml 或 20ml 注射器产生负压，将细胞材料吸入针头，并在准备载玻片时将样本从针头中排出。对于 20ml 注射器，仅需较短的柱塞拉力，即可获得与 10ml 注射器相同的负压（吸力）。有一个长期存在的神奇说法，即

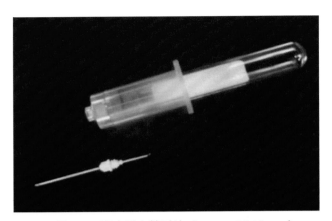

▲ 图 6-2　真空采血管系统（Becton-Dickinson）
该系统专为血液样本采集而设计，可用于抽吸小的单纯性囊肿，但不能提供足够的抽吸力来采集实性病变的样本

20ml 注射器（甚至 60ml 注射器）会产生比 10ml 注射器更大的吸力。事实上，使用直接连接到这三种尺寸注射器的真空度计进行的一个非常简单的实验表明，无论注射器的尺寸如何，将相同体积的空气吸入每个注射器都会产生相同的吸力（图 6-3）。但是，当使用较大的注射器时，操作者只需将柱塞拉出更短的距离，单手操作时更容易。

手大的医生通常喜欢 20ml 的注射器，而手小的医生通常喜欢 10ml 的注射器。

注射器的针头应为标准直路鲁尔型，而不是鲁尔锁型，这样在回收抽吸液的过程中，将针头从注射器上断开，然后再将针头和针管重新连接将更容易（图 6-4）。

一些"自动"吸入装置已经面世（图 6-5 和图 6-6）。尽管这些系统在抽吸透明囊液方面效果良好，但在抽吸实性肿块方面效果较差，主要原因是，与压力可变（可控）的手动装置相比，自动装置只提供了一个预定水平的负压，不能根据遇到的不同类型病变进行调整。虽然大多数已被遗忘，但 FNA 的自动抽吸装置不应完全摒弃，因为它们仍然是无法掌握本章所述手动抽吸技术的操作者的选择。

（六）涂片材料准备

制作载玻片和固定载玻片所需的材料放置在房间的单独位置。在进行 FNA 之前，必须与细胞病理

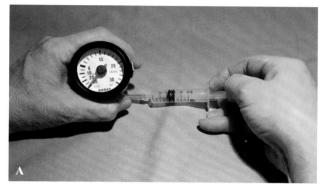
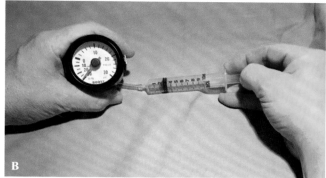
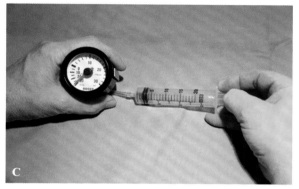
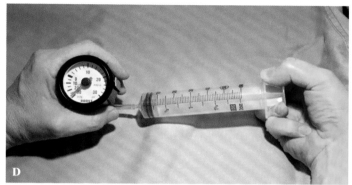

▲ 图 6-3　用 5ml（A）、10ml（B）、20ml（C）和 60ml（D）注射器测试抽吸压力。拉动柱塞以在所有四个注射器的针管内产生相同的体积，约 2ml，在压力计上产生相同的 30 英寸汞柱（约 25.4mmHg）负压，但使用较大的注射器时柱塞的位移减小

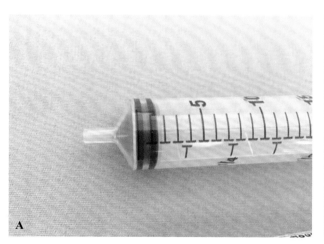
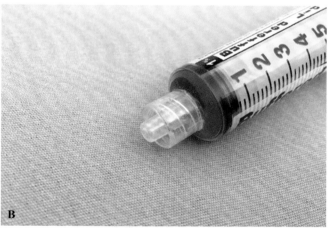

▲ 图 6-4　直路鲁尔型和鲁尔锁型注射器

建议使用带有直路鲁尔型针头（也称为"滑动针头"）（A）的注射器，而不是带有鲁尔锁（螺旋）型针头（B）的注射器，因为直路型针头更容易和注射器分离和连接，便于操作

学医生讨论该材料和固定技术。由专业细胞病理学医生向超声医生指定使用何种类型的载玻片和固定技术。在操作者启动 FNA 之前，必须准备好载玻片及固定载玻片和运输载玻片所需的所有设备和用品，以备使用。细胞学技师的存在是有帮助的，但不是强制性的，因为乳腺影像医生理应有能力完成载玻片制备和固定。

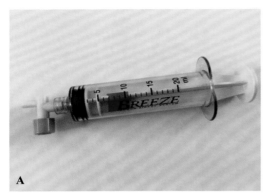

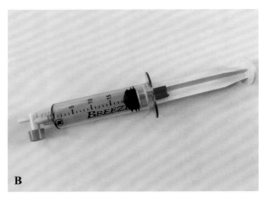

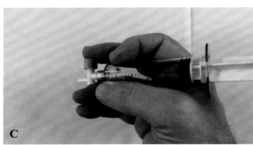

▲ 图 6-5 一次性自动细针抽吸装置（Breeze®，约 1995 年）

A. 将阀门拧在 20ml 注射器的鲁尔锁头上；B. 在扳起位置，将柱塞拉到最大位置并锁定到位，以在针筒中形成负压；C. 操作者按下阀门以将其打开并进行抽吸

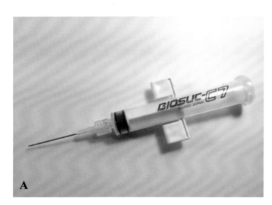

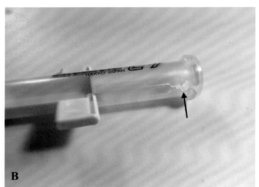

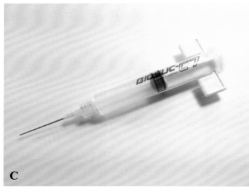

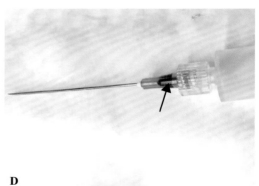

▲ 图 6-6 市售的一次性自动 20G 或 22G 细针抽吸装置，设计用于单手操作（Biosuc type C7，Hakko Medical，Tokyo，Japan）

A. 连接到注射器柱塞的塑料手柄允许拉动柱塞并将其锁定到位，以便取样过程中在细针尖端产生必要的负压（约 10ml 负压）；B. 注射器筒中锁定槽（箭）的视图；C. 翘起装置的视图，在细针抽吸过程中，操作者握持注射器的手不必再拉动柱塞以保持抽吸，并且可以集中精力将针尖保持在目标病灶内；D. 腋窝淋巴结一次穿刺成功，抽吸物聚集在 21G 针头的针毂中（箭）。细胞病理学检查显示大量正常淋巴组织

二、细针抽吸流程

（一）评估患者

如第 4 章所述，首先由护士对患者进行评估，并向超声医生传达病史和当前状况，包括生命体征、潜在出血风险和过敏风险。向患者解释操作流程，并以适当的方式（纸质或电子）获得书面知情同意书。回答患者的所有问题。

如果患者正在服用华法林（香豆素）并且不能暂时停药，需要判断是否进行乳房 FNA。乳房或淋巴结的 FNA 发生严重出血的风险虽然不是零，但非常小；即使是严重的血肿也不应构成重大风险。因此，FNA 的益处通常大于出血的风险。这种情形与 CNB 或真空辅助活检不同，后者应推迟到抗凝治疗暂时停止几天后。每日服用"小剂量"阿司匹林并不是任何类型经皮乳房活检的禁忌证。

对酰胺类麻醉剂（如利多卡因）的真正过敏极为罕见，当确实发生过敏反应时，通常是由防腐剂尼泊金甲酯引起。使用不含防腐剂的单瓶利多卡因制剂可避免此问题。对酯类局部麻醉药（如普鲁卡因）的过敏史可能不是使用利多卡因的禁忌证，因为这两类局部麻醉药之间没有交叉反应。另一个安全的选择是使用注射用 1% 苯海拉明（苯那卓基）[8]。

如果对乳胶过敏，操作者必须使用无乳胶手套。

一些临床医生会在患者有高血压的情况下推迟乳房活检，但作者不会如此。在大多数情况下，血压升高是由与手术及其预期结果相关的压力引起或加重的。操作者必须表现出自信心和同理心，并花费几分钟与患者交谈来减轻其压力。

进行检查床高度的调整、操作员基于目标位置的正确定位及扫描仪监视器的正确调整，以确保操作者在检查过程中保持舒适且符合人体工程学的正确姿势。设置患者在检查台上的正确姿势（仰卧位与斜卧位）和同侧手臂的最佳位置，并选择探头的最佳位置和针头的最佳入路（见第 4 章）。

随后暂停，确认患者身份、活检部位和计划的流程。

（二）皮肤消毒

用大量 70% 异丙醇彻底清洁乳房皮肤。如前所述，可将皮肤和探头接触面上的酒精作为声学耦合介质，不需要无菌凝胶等其他物品。对于局部麻醉和 FNA，用酒精对完好无损的皮肤进行消毒通常是足够的。如果需要更高水平的消毒，则使用聚维酮碘（β- 碘）溶液；如果皮肤对碘过敏，应使用氯己定溶液。需要记住的一个重点是，当寻找到达目标的最佳路径时，探头扫过穿刺针的最终选定入口位置的情况并不少见，在这种情况下，需要用浸有酒精的纱布重复擦拭该区域。

（三）局部麻醉

除非患者要求，或者针头穿过的靶点或组织位置会增加疼痛风险，否则作者不会在 FNA 时使用局部麻醉。需要对 FNA 使用局部麻醉的病例是乳晕后方或胸壁肌肉组织深面的病变，如锁骨下淋巴结或内乳淋巴结。在绝大多数其他情况下，当目标病变被脂肪包围时，针头的推进过程是无痛的。患者唯一的疼痛感来自针头刺穿皮肤时产生的短暂刺痛感。这类似静脉穿刺，所以作者利用这种比较来向患者解释为什么不使用麻醉剂，即麻醉只是徒然增加一次额外的皮肤穿刺而已。

但是，如果没有计划使用麻醉药，则应提醒患者，当针头刺入目标肿块时，仍有非常轻微的疼痛感（见第 16 章）。用于局部麻醉的溶液是 1% 利多卡因。用碳酸氢钠（1% 的利多卡因和 8.4% 的碳酸氢钠以 10∶1 的比例稀释）缓冲可以减轻与局部麻醉剂相关的疼痛[9]。装有局部麻醉药的注射器应有清楚的标签（图 6-7）。

必须确认装有麻醉剂的注射器已正确排气。如果注射器内有空气，则当超声医生推注局部麻醉药时，针尖处排出的空气会形成强反射，对超声图像产生重大干扰，可能会完全掩盖微小的目标病变（图 6-8）。

应完全避免在皮内注射麻醉剂（皮丘），因为它本身非常痛苦。沿着 FNA 针的预设路径进行局部麻醉剂的注射最好在超声引导下进行。刺穿皮肤后，沿预设路径向目标病变缓慢推进 2～3cm，然后向皮

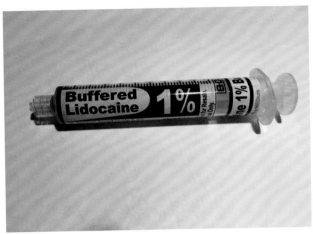

▲ 图 6-7　含有 **1%** 缓冲利多卡因麻醉剂溶液的注射器，通常用于局部麻醉

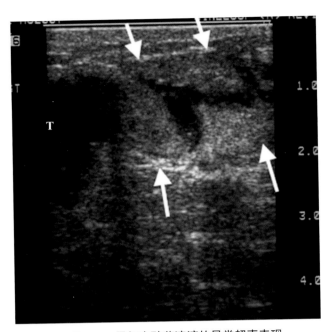

▲ 图 6-9　局部麻醉药溶液的异常超声表现

声像图显示注射利多卡因后，进针路径上的皮下组织发生回声改变，条带状低回声将高回声组织分开（箭）。T 为目标病变

在注射后至少等待 1min。这段时间可用于与患者进一步交谈，促使患者放松。等待利多卡因完全吸收的另一个原因是防止部分沉积的利多卡因被活检针头捕获并与吸入的肿瘤细胞混合（这可能导致肿瘤细胞破裂，降低样本质量，尤其是在使用 Diff-Quik 染色的情况下）。

（四）进针

在进针之前，操作者必须验证针毂是否紧紧地固定在注射器的直形鲁尔尖端上，因为针头松动可能导致负压不足，并且确认将注射器从包装中拉出时，注射器中原有的 1ml 死区已通过完全按下注射器的柱塞消除。如果注射器中留有空气，则需要更大的柱塞偏移量才能产生足够的负压。

另一项重要的基本检查是确认探头的右部出现在显示器的右部，并且探头没有放在相反的位置（见第 5 章）。

利用超声验证预设的进针路径是安全和无痛的，并且大多数路径穿过脂肪而不是乳腺腺体组织。将目标病变显示在视野的中心，或者显示在视野的右侧，以便惯用右手者用右手从探头的右侧缘进针。

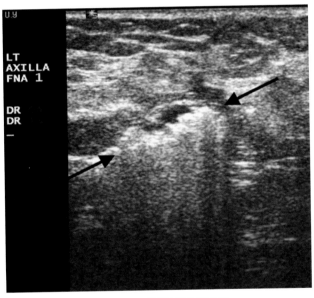

▲ 图 6-8　局部麻醉的陷阱

注射器未正确排气，麻醉时空气沿针道（箭）进入组织，造成明显的声影和目标病变的模糊

肤退针，在此过程中将 1.0～1.5ml 的麻醉剂注射在组织内。当回退的针头接近乳房皮肤穿刺口时（通过目测针头在皮肤外的长度来估计），将额外的 1ml 麻醉剂立即推注在皮下，使其麻醉而不产生皮丘。

尽管局部麻醉后的组织可能呈混合回声，但大多数情况下利多卡因在声像图上呈无回声（图 6-9，视频 6-1）。

操作者应记住，利多卡因和其他局部麻醉剂溶液不是瞬时起效的。在插入活检针之前，操作者应这样做的目的是将进针路径缩到最短，否则针头将穿过整个视野，以致标准皮下注射针头过短，无法到达目标病变（图 6-10）。

此时，在进针之前，操作者必须估计针头轨迹的整个长度，从针头进入位置开始（通常距探头边缘 1cm），以确定所选针头是否够长，不仅可以刺入病变并对其进行采样，还要适应目标从针头"逃逸"的可能位移。如果估计 1.5 英寸（约 3.81cm）的 20G 针头可能太短，则将其替换为 2.0 英寸（约 5.08cm）的 21G 针头。如果因为针太短导致针尖与目标靠近但无法穿透，这将是更令人沮丧的事。

使用平面内进针技术，细针一旦进入视野范围，就会立即出现并逐渐趋近目标。有经验的操作者可以连续不断地观察针头，使其逐毫米推进，并且在必要时以无与伦比的精度重新定位。因为当声束以 90° 角接触反射体时，反射体的可见度最大，所以针的方向越垂直，在屏幕上出现的回声越弱，可见度越小。当针头平行于线阵探头与皮肤的接触面时（即垂直于声束）（例如在 CNB 或真空辅助活检（VAB）期间），可见度最佳。如第 1 章所述，使用电子束转向及梯形视野可能有助于改善 FNA 期间针头的可见度。

为更好地观察针尖，应在进针时令针尖斜面朝上。斜面的凹度增加了它的反射率，从而增加了它在屏幕上的回声强度（图 6-11 和图 6-12）。事实上在面对深部病变时，穿刺针必须以 45°～70° 的陡峭角度插入，通常情况下，针杆只有微弱的回声且

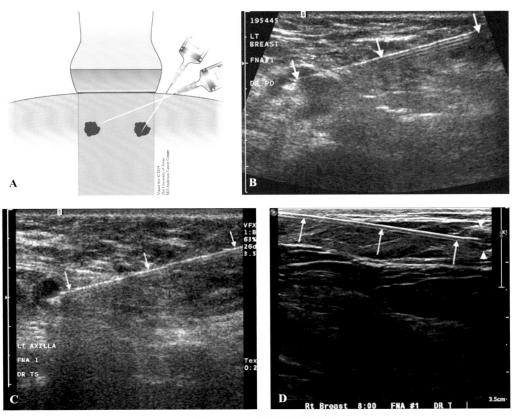

▲ 图 6-10　细针抽吸进针技术

A. 探头放在使目标病变显示于视野右半部分的位置（以便惯用右手的操作者从探头右侧插入 20G 针头），以最大限度地缩短进针路径。若目标出现在声像图另一侧，则针头必须横穿整个视野才能到达目标，甚至更长（5cm）的 21G 针头也可能太短。B. 进针点不正确导致路径过长（箭）；C. 细针抽吸前目标病变位置不正确。操作人员必须使用脊柱针（箭）穿过整个视野，才能最终到达较小的目标。D. 错误的技术。0.5cm 的目标病变（箭头）很容易达到，其右侧有 1cm 的路径，不应从相反方向插入 4～5cm（箭）

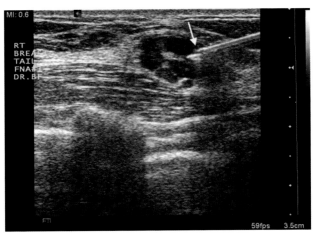

▲ 图 6-11　细针抽吸技术

进针时针尖斜面（箭）朝上。由于斜面的凹度和反射率的增强，该方位可使针尖得到最佳显示

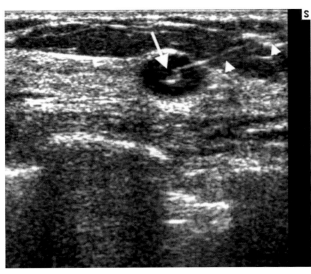

▲ 图 6-12　细针抽吸技术

进针时斜面（箭）朝上。虽然看不清针杆（箭头），但可以清楚地识别出强回声的斜角

几乎看不见，而针尖却呈强回声（视频 6-2）。当怀疑是否能看到针尖时，操作者应前后往复移动针尖 2～3mm，以确认屏幕上相应移动的强回声即为针尖，这与第 5 章所述平面外进针技术使用的方法类似。确认针尖可见性的另一种有效方法是旋转针头。由于斜角的反射率在针头旋转过程中会发生变化，因此其回声也随之变化（视频 5-6）。

一条重要的原则是，如果看不到针尖，则切勿前进。然而许多新手往往一边开始观察显示器上的

图像，一边本能地将针推得更远，以期最终能看到它，但直到将针完全插入，仍然在屏幕上找不到针尖。当对小乳房或含植入物的乳房进行活检时，这尤其危险。如第 5 章所述，如果穿刺针未能出现在监视器上，操作者必须间歇性地回顾探头和穿刺针，检查它们的对齐情况，了解需要何种方式的校正，然后应用校正，并回顾监视器以查看穿刺针。

（五）资料归档

在整个取样过程中，证明和记录穿刺针在目标病变中的位置至关重要。如第 2 章和第 5 章所述，静态图像仅提供 FNA 的部分文档，而完整的文件需要录像。如今，几秒钟的短视频剪辑可以轻松地存储在患者的 PACS 系统及电子健康记录中。

完整的文档对于验证良性结果是必不可少的。如果 FNA 是在一个小的疑似恶性的肿块上进行的，而没有显示和记录针尖进入病变的情形，那么在玻片上出现恶性细胞意味着样本是被穿刺针偶然击中的。但在这种情况下，恶性肿瘤的诊断不会受到质疑，因为它与影像学检查结果一致。另一方面，在同等情形下，如果没有明确记录到针尖在目标肿块内的情况，却获得了大量良性的细胞学材料，则没有任何临床意义，应将此次 FNA 视为取材失败。相反，当整个采样过程清晰，清楚地看到并记录到针尖时，从小的不确定性质的实性团块中获得了良性细胞学材料，应认为实际上排除了恶性肿瘤。

三、实性肿块的抽吸

一旦针尖在目标病灶内得到确认，就可以开始取样。使用细针对实性肿块进行采样是通过两种伴随机制的组合实现的：通过针的来回和旋转（螺旋）运动对肿瘤组织进行机械分离，以及同时进行适度但连续的抽吸。正是这种组合，在抽吸时可将细胞学材料装入针腔。重要的是要理解，这种双重联合提高了 FNA 的采样量。操作者必须通过针头斜面的铲取运动，果断地"切出"目标组织。

针的来回移动必须缓慢（视频 6-3）。"啄木鸟伍迪"（Woody Woodpecker）技术，即沿相同的轴进行

快速、短距离的摆动是无效的采样方法，并且通常无法将任何材料加载到针管中。

此外，针头的偏移必须在病变大小允许的范围内尽可能长，以便最大限度地采样。对于非常小、坚固、可移动的结节，这可能具有挑战性（视频6-4）。但是，针头一定不能离开目标的边界，至关重要的是在采样过程中对针尖的位置进行持续的实时超声监测。

使用徒手穿刺技术，穿刺针可以而且必须在各个方向上移动。穿刺针在各个方向上的恒定扇状重新定向可优化采样过程，并增加单次采样过程中获得的样本量（视频6-5至视频6-8）。事实上，使用该技术，一次 FNA 采样的代表性比 CNB 大得多，因为后者仅沿一个轴向采样。

在经验丰富的操作者看来，超声引导的 FNA 准确性是无与伦比的，能以毫米为单位引导针头并验证其在直径仅为几毫米的目标中心的位置，这不仅是超声引导的 FNA 的美丽和优雅之处，也是任何需要在小目标中超精确放置针或设备的超声引导经皮手术的美丽和优雅之处，即从经皮导管造影到组织标记物的放置。事实上，该过程的可观性对一些喜欢在监视器上观察针头进展的患者来说是很有趣的，并且可以验证取样的准确性。

半透明塑料针毂中出现材料表明整个针腔都装满

了材料，吸入物的量可能足以制作几张涂片（图6-13和图6-14，视频6-9）。另一方面，针毂中出现出血性吸出物提示操作者应停止抽吸，因为出血性吸入物可能会产生许多被血液稀释和无法用于诊断的涂片。

当发现针毂中有异物或决定停止抽吸时，在将注射器和针头从乳房中取出之前，释放吸力是很重要的。通过让柱塞自身缓慢地落回注射器筒中，释放吸力。如果保持抽吸，针头和毂中的物质将被吸入注射器内，使回收更加困难。

取样过程的持续时间取决于抽吸物在针毂中出现的时间：这取决于所施加的抽吸力，也取决于病变的性质。转移性淋巴结可以在几秒钟内轻易取样，而乳腺纤维性肿块即使在用力抽吸1min后也可能无法产生足够的抽吸物。通常，采样大约需要30s。

如果在技术正确的抽吸后，针毂中没有出现任何物质，则可以尝试一下"最后机会"的操作：将探头放在一旁，同时当心不要移动针头注射器组件，操作者用双手抓住注射器，并进行几次有力的抽吸。这可能足以将少许抽吸物固定在针轴中，偶尔可将其吸入针毂（视频6-10）。在此操作过程中，不要移动针头注射器组件，这一点很重要，因为此时针尖的位置不再受到监控，并且无法100%保证现在吸入的材料仍然来自目标，尤其是当目标尺寸仅有数毫米时。

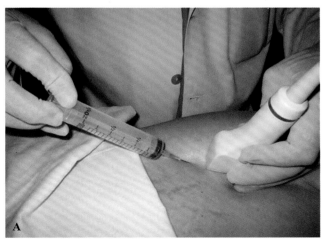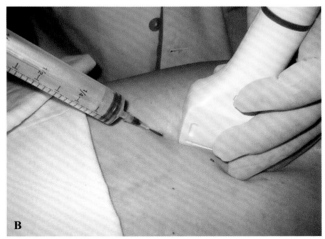

▲ 图 6-13 细针抽吸技术
A. 用握持注射器的同一只手轻轻抽吸（约1ml），这是通过用拇指、食指和中指握住注射器、持续性拉动柱塞来实现的；B. 几秒钟后，在21G针的针头中出现了血性物质，表明已采集到足量样本，可结束抽吸

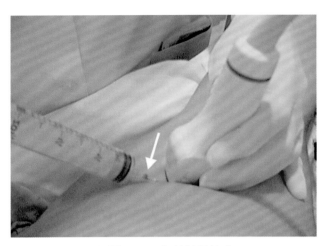

▲ 图 6-14　细针抽吸技术

在 20G 针的针头（箭）中出现了含血物质，表明已提取了足够的材料

　　尽管吸出物在针毂中出现表明已经吸出了足够数量的材料，但这并不能保证材料是细胞性的且符合诊断要求。作为推论，针毂中未出现任何材料并不一定意味着抽吸失败，因为针轴中可能存在足够数量的材料，并且这些材料足以制作出 1～2 张符合诊断要求的涂片。

　　本文所述技术的一个关键点是，用一只手进行抽吸，而另一只手握持探头，以便不仅对进针过程进行连续实时监测，而且对整个取样过程进行连续实时监测。用拇指、食指和中指固定注射器并不断拉动柱塞（图 6-13，视频 6-9）。柱塞不需要太多拉动，因为只拉动 1～3ml 就将获得 20～30inHg（约 508～762mmHg、10～15psi 或 0.7～1bar）的真空（图 6-3）。据推测，施加过多负压可能导致靶区毛细血管破裂，并增加产生出血性样本的风险。

　　在针尖处获得满意负压（抽吸力）的另一种方法是在针头和注射器之间连接一根管子，并让助手拉动注射器上的柱塞，同时操作者仍专注于针头在目标病变内的位置和移动。助手能够在柱塞上施加强拉力的优势被针管的死区抵消，从而减弱针尖处产生的负压。为了减少这种阻尼效应，建议使用小口径蝶形导管输液器（Becton Dickinson）。然而，尽管这套针有几个规格（19～25G），却因为长度过短 [0.75 英寸（约 1.90cm）或 0.875 英寸（约 2.2cm）]，

不能用于非常浅的病变以外的病变。该装置的优点是其短（30cm）而窄的管道，仅产生小于 0.5ml 的小死区（管道体积）。

　　也出现一些其他装置来改良单手抽吸技术。手枪形支架设计用于固定注射器并启动其柱塞。这些手枪握把装置的原型已被细胞病理学医生使用了几十年（Cameco AB，Enebyberg，Sweden）（图 6-15）。然而，注射器支架不能提供比手动技术更好的结果 [10]。最近开发了一种自动 FNA 装置（CytoTest），包括自动移动穿刺针的机头 [以每秒 2 次旋转的频率和（或）以 80Hz 的高频率纵向往复正弦运动] 和允许操作员调整针内负压的控制台。在发明人发表的一项研究中，具有旋转和纵向自动移动针头的 CytoTest 提供的诊断材料几乎是标准技术的 3 倍 [11]。不幸的是，与标准的抽吸技术相比，这些设备体积庞大，导致装置不平衡，握持注射器的手悬在空中，极不稳定，而在标准的抽吸技术中，握持注射器的手有时可以在采样过程中放在患者的胸部或乳房上，因此，上述设备不适用于在超声引导下对非常小的目标进行精确进针和抽吸。

　　提供 FNA 所需负压的理论解决方案是使用真空泵，通过塑料管连接到针头，并设置为在针头处产生足够的真空。安装在医院急救车上的大多数吸

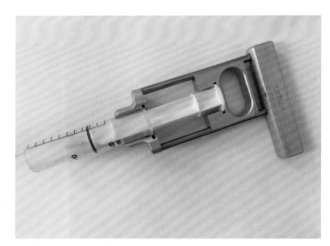

▲ 图 6-15　手枪式注射器支架（Cameco AB，Enebyberg，Sweden）

这种设备已经被细胞病理学医生使用了数十年，以改进 FNA 期间对注射器柱塞的操纵。不幸的是，当抽吸仅数毫米的病变时，该装置太笨重，难以平衡并保持稳定

入泵产生约 600mmHg（0.8bar）的真空。虽然作者没有尝试过，但这可能足以进行 FNA。操作者可以通过脚踏开关方便地启动真空泵，因此不需要助手。为避免将材料直接吸入吸管，必须使用 T 形接头，将泵连接到侧端口（以 90° 吸入），而接收容器（如注射器）连接到直列端口以收集吸入物。

20 世纪 80 年代末，作者尝试了"无抽吸"（或称为"毛细管"）取样技术，该技术于 20 世纪 80 年代中期在法国开发，至今仍受到许多细胞病理学医生的欢迎。针由其毂固定，插入肿块中并向不同方向移动；在此过程中，毛细管将分离的组织碎片和细胞推入针腔，针腔与外部环境保持相通（图 6-16）[12]。这项技术最初被用作具有致密细胞的大肿瘤的 FNA，它可以很好地用于细胞非常多或血管丰富的病变，如黑色素瘤转移灶或甲状腺病变。然而，无抽吸取样技术对于我们所引导的活检（通常针对的是小得多且少细胞的乳腺病变）无效，我们在 MD Anderson 不使用该技术。一些细胞病理学医生继续将其用于可触及的甲状腺病变和其他头颈部浅表病变[13]。

四、需要多少次细针抽吸

根据作者在超声引导下对乳腺病变进行 FNA 的经验，使用 20G 穿刺针，95% 以上的病例只需 1 次采样。大多数在触诊引导下对浅表器官进行 FNA 的细胞病理学医生建议进行 3 次或以上的采样，但这是

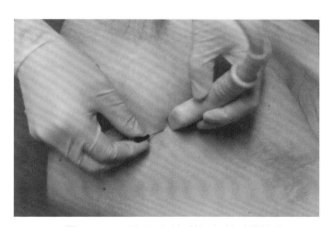

▲ 图 6-16 无抽吸（毛细管）细针采样技术
针头由针毂固定，插入肿块并在目标的各个区域移动，预计毛细作用会将细胞材料驱动到针杆（约 1987 年）

因为他们未免引起出血而经常使用规格太小（23G 甚至 25G）的针头。通过一次操作就完成 FNA 受到患者的高度赞赏。通常新患者会给出最近在另一家机构进行 FNA 的病史，多次操作但结果不具诊断价值。

五、非诊断性细针抽吸样本

对于有经验的操作者，非诊断性 FNA 样本的比率应小于 5%[14, 15]。尽管有良好的抽吸技术和适当的载玻片准备，FNA 偶尔也不能获得足够的材料。在这种情况下，不能怪罪于操作者的技术，因为这是"病变的过错"。病变不能释放细胞，因为细胞太少！这种情况最可能发生在良性少细胞病变，如透明化纤维腺瘤、瘢痕或间质纤维化区域。当初始样本不足时，学员可能希望重复 FNA 程序。由于每次 FNA 进行初步评估后的等待时间为 10～15min，重复 FNA 可能会大大延迟诊所的手术，而结果可能仍然无法诊断。对于有优秀抽吸技术的经验丰富的操作者，使用相同的仪器重复相同的程序将产生相同的失败。在某些纤维性肿块的病例中，使用更大（18G）的针进行第二次 FNA 穿刺可能有效。然而，对于良性病变的非诊断性 FNA 病例，优选的处理方法是改为 CNB。

作者必须强调：非诊断性 FNA 是完全失败的（如同什么都没做过一样）。如果超声清楚地显示孤立的目标肿块，则非诊断性样本不应被视为良性发现。该规则的唯一例外是，当操作者试图抽吸不存在的肿块，例如脂肪小叶或正常/纤维囊性乳腺组织内无明显病变特征的区域时得到非诊断性样本的情况。在这种情况下，操作者在尝试抽吸不需要的东西时犯了判断错误（见第 17 章）。当计算任何器官的超声引导 FNA 的诊断准确度时，非诊断性样本既不应在计算前排除，也不应算作真正的阴性结果，而应简单地包括在执行的操作总数中[16]。

六、金属标记物放置

FNA 术后，如有指示，则将一个金属组织标记物放置在取样后的病变中，以永久标记它或直到它被切除。这通过经皮插入专用的组织标记物来实现

（见第 15 章）。因为含有标记物的专用针的尺寸为 17～19G，如果 FNA 时没有实施局部麻醉，则放置标记物时需要局部麻醉。

七、样本制备

FNA 的最后一步是回收抽吸物并准备载玻片供细胞病理学医生阅片。在长期提供大量细胞病理学项目的机构中，可能已经在实施 FNA 的介入性超声套件附近附设了细胞病理学设施。这种设施的存在允许 FNA 结束后立即开始处理样本。在 MD Anderson，一名细胞病理学技术专家可在超声室内提供必要的材料（载玻片和固定液），一旦操作者将含有抽吸物的注射器和针头拔出，即可马上进行涂片和固定。但准备玻片并不困难，操作者学习制作玻片也有所裨益。首先，如果取材失败，操作者将立即用肉眼观察到，而无须等待 15min——只需要等细胞病理学医生对载玻片进行染色并确认其没有诊断价值。因此，操作者可以立即决定是进行第二次 FNA 还是改为 CNB。其次，由经验丰富的操作者进行涂片检查将保证涂片质量的一致性。最后，一些从针头或注射器中回收材料的技巧，某些新聘请的细胞技术专家可能并不了解（见下文）。

（一）抽吸物回收

无论由谁制作载玻片，都必须迅速完成，以最大限度地降低出血性抽吸物发生凝固的风险。同样，

一旦完成涂片，必须立即固定，以避免风干伪像。

各种类型的载玻片包括全磨砂载玻片、带正电载玻片、硅烷涂层载玻片和磨砂尖端载玻片。尽管玻片选择的最终决定权仍在细胞病理学医生手中，但作者已成功地使用了全磨砂载玻片 30 年，并发现，当浸入固定液后，细胞材料与这种玻片黏合得最好。由于磨砂玻片的表面粗糙，因此使用其中一个玻片的光滑背面作为推片非常重要。非磨砂载玻片也可用作推片，然后风干并用 Diff-Quik 染色，可能用于荧光原位杂交（fluorescence in situ hybridization, FISH）研究。

一旦针头注射器组件从乳房中取出，立即将针头和注射器断开。将注射器的柱塞完全向后拉，然后将注射器重新连接到针头上。用力推动柱塞，将针头和注射器的内容物喷射到载玻片上（图 6-17）。这种粗糙的技术在大多数情况下是有效的。然而，有时它似乎不起作用，因为产生的空气射流无法推动堵塞在注射器筒底部或针头中心侧面的材料。

要回收卡在针毂中的材料，最简单的方法是针毂向下，将针竖起来，在玻片上轻轻敲击，所用力度足以使任何材料从针毂中脱出，但不会使载玻片断裂（图 6-18，视频 6-11）。另外，在这个过程中必须非常小心，不要让抽吸物溅到自己身上。

第二种非常有效的从针毂回收材料的技术是将针水平放置，使针毂位于载玻片的一侧。一只手的

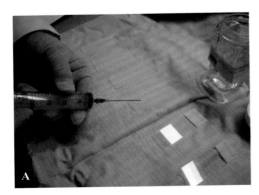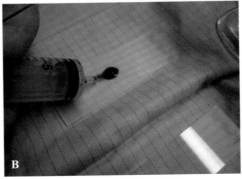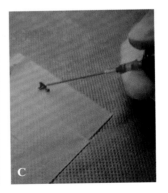

▲ 图 6-17 抽吸物的回收

A. 带有针头的注射器刚刚从病变处移出，写有患者病历号的 4 张磨砂玻片和 2 张非磨砂玻片及一罐固定液可供选择；B. 首先，在拔下针头之后，用力推动柱塞将注射器中的所有物质喷射到玻片上；C. 将针头重新连接到注射器后，再次用力推动柱塞，将针头中的内含物喷到另一张玻片上

一根手指放在针尖上固定住针尖后，用另一只手的拇指和食指抓起针毂，将其举到载玻片上方约 1cm 处，然后松开，落回载玻片上。由于针具有韧性，这种操作是可行的。当针毂落回玻片上时，震颤会使针毂内的任何残余材料脱落，同时在针毂移动过程中，施加在针毂上的径向力的外向分量倾向于将材料推出针毂并推到玻片上（视频 6-12A）。重复这个动作（通常 3～4 次），直到获得足够的材料进行充分涂片。这个技巧在 2 英寸（约 5.08cm）长的 21G 针上比 1.5 英寸（约 3.81）长的 20G 针上更有效，因为前者的韧性更强（视频 6-12B）。

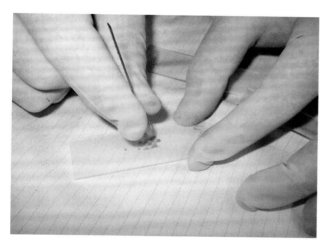

▲ 图 6-18　抽吸物的回收

为回收卡在针毂中的材料，将针竖直，用针毂轻轻地敲击载玻片

（二）涂片技术

要求将涂片技术练习成为一种无意识的动作技能。目标是通过单次不停顿运动，将抽吸物均匀涂布为单层样本（图 6-19，视频 6-13）。用少量洗手液练习是有用的。使用过大的压力，使用常规的外周血涂片技术，以及在同一区域涂片两次都是被禁止的。此外，应避免使用"挤压和提拉"技术。

显然，用肉眼看玻片不可能做出诊断，但可以学会评估沉积在玻片上的物质数量和大体外观（质地）。当然，数量并不是诊断质量的同义词。一个典型的例子是出血性抽吸物，即便操作者用它制备一打载玻片，但其中大部分是血液，这使得细胞病理学医生的工作非常乏味和困难。

载玻片的数量越多越好。一般来说，实性肿块（尤其是恶性肿块）的良好的 FNA 操作只能产生 3～4 个高质量的载玻片（图 6-20），这并不少，因为一张好的载玻片即足以诊断（图 6-21）。对于非诊断性细针抽吸样本，很容易理解是没有回收到有用的组织材料。在这种情况下，如果可能，超声医生要么马上尝试另一次 FNA，要么改为 CNB。

一旦制备好载玻片，针头和注射器即应被丢弃在专用的锐器容器里（图 6-22）。

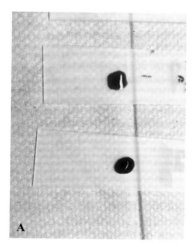
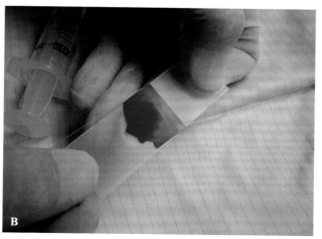

▲ 图 6-19　载玻片的制备

A. 抽吸物已堆积在载玻片上；B. 一只手握住载玻片，另一只手握住用来推片的玻片。每次涂片完成后，迅速将载玻片浸入装有固定液的罐子中，以避免任何风干伪像（视频 6-13）

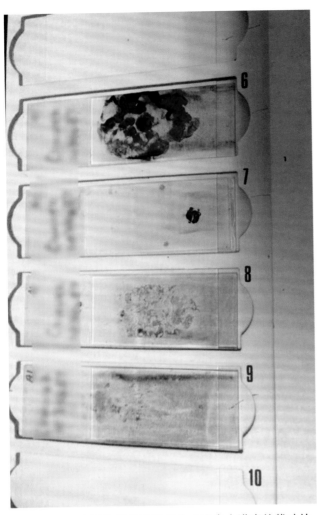

▲ 图 6-20　良好的细针抽吸产生 4 张令人满意的载玻片，每张载玻片都含有丰富的诊断材料

（三）涂片固定

　　除非有意风干（见下文），涂片和固定之间不得有任何延迟，以免出现风干伪像。这意味着固定必须在涂片后几秒钟内完成。为节省时间，最好提前打开固定液的盖子。

　　有不同的技术来"固定"载玻片，这取决于随后要进行的染色。每个实验室都有自己的选择：风干、湿固定或两者相结合。

1. 风干

　　玻片可以特意风干以获得血液学染色，如 May Grunwald Giemsa 或称为 Diff-Quik 的快速 Romanowsky 染色变体。风干是通过在空气中轻轻摇动载玻片几秒钟来实现的。Diff-Quik 染色法的一个优点是只需 2～3min。

2. 湿固定

　　对于乳腺病变和任何将进行巴氏染色的病变，使用湿固定。可以使用各种醇基配方。最常用的固定液是 95% 或 100% 乙醇溶液。至少需要 15min 的固定时间。一旦载玻片被固定，它们就可以无限期保存，并可以邮寄到其他中心进行病理学会诊。

　　使用改性卡诺伊溶液（乙醇和乙酸的混合物）可以实现更快速的固定（不超过 3min）。卡诺伊溶液的好处在于它能分解红细胞，以清晰地观察所取样的

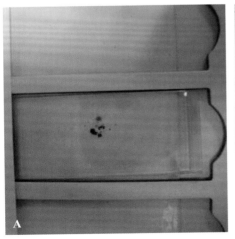
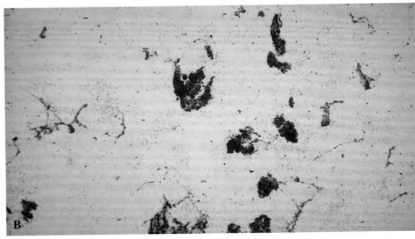

▲ 图 6-21　一张好的细针抽吸载玻片即足以进行诊断。在内乳淋巴结的细针抽吸具有技术挑战性的情况下，可以通过单张但令人满意的载玻片确定转移性疾病的诊断
A. 载玻片托盘的照片展示了 1 张可用于解读的染色载玻片；B. 显微照片显示，大量的恶性细胞与已知乳腺癌的转移相符（Papanicolaou 染色，40×）

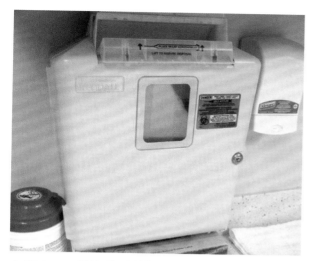

▲ 图 6-22　活检后，用锐器容器收集针头、注射器和其他尖锐物品

细胞成分，这对出血性抽吸物尤其有用。

巴氏染色最能显示细胞的细胞核细节，这在分析恶性细胞时是必不可少的。然而，这种着色剂对风干伪像高度敏感，因此在涂片后立即将每张载玻片浸入固定液中至关重要。

3. 涂层固定剂

涂层固定剂是含有酒精（用于固定细胞）和蜡状物质（在细胞上形成一层薄薄的保护涂层）的气溶胶。这些固定剂必须在离载玻片 20～25cm 的距离处喷洒，以避免将抽吸物驱散在载玻片上。如果细针抽吸采样和细胞病理学检查之间有很长的延迟，例如，如果需要将载玻片邮寄到远方实验室，这种固定是有效的。

（四）涂片染色

乳腺病变 FNA 中使用的标准着色剂的详细描述超出了本书的范围。在我们的机构中，使用的标准着色剂是快速巴氏和 Diff-Quik 着色剂。

免疫组织化学用于在组织切片或载玻片上通过应用特定于靶抗原的抗体来定位和显示特定抗原。如果需要，通常在外科、CNB 或 VAB 患者身上进行的免疫组化染色也可以在细胞学涂片上轻松进行。这些包括雌激素和孕激素受体、Her-2/Neu、Ki-67、细胞角蛋白和 E- 钙黏蛋白标记物的免疫染色。涂片也可用于聚合酶链反应（polymerase chain reaction，

PCR）和 FISH 研究（在 Diff-Quik 染色的玻片上）。

能够对 FNA 材料进行免疫组化染色在临床上非常有用。典型例子是一位有乳腺癌治疗史的患者，在无法用 CNB 取样的部位（如下颈静脉淋巴结或内乳淋巴结）出现单个可疑肿大淋巴结。如果淋巴结为复发，能够检测 FNA 载玻片上的生物标志物将为选择最合适的治疗方法提供必要的信息。

（五）液体样本制备

除（或替代）载玻片外，还可使用液体介质收集和保存抽吸物。将抽吸物喷射到冲洗介质中。冲洗介质基于最初的罗斯韦尔公园纪念研究所（Roswell Park Memorial Institute，RPMI）1640 介质。冲洗介质用于制备"细胞块"进行进一步分析。冲洗液离心后，将产生的细胞块放入标记盒中，并提交给组织病理科进行固定和处理，以制备石蜡包埋的细胞块。

一种特殊的基于 RPMI 的液体培养基也用于收集细胞抽吸物以进行流式细胞术。流式细胞术最常见的应用是检测淋巴瘤标记物。

最后，如果现场没有细胞病理学医生阅读载玻片，可将抽吸物直接冲洗到固定液中，然后邮寄至中心实验室，以便随后制作液基载玻片和标准细胞块（SurePath，BD Diagnostics，Franklin Lakes，NJ；ThinPrep，Hologic，Bedford，MA）。

（六）提升细胞学诊断的特殊技术

现已开发了一些特殊的细胞病理学技术，用于从载玻片中提取细胞抽吸物并进行额外的细胞学检查，而无须重复 FNA。例如，标准的巴氏染色玻片可以不染色而用于另一项检查，如生物标记物的免疫染色。

利用细胞转移技术，将来自单个巴氏染色玻片的细胞材料剥离并分割到多个玻片上。这主要用于从单个标准载玻片获得多个免疫染色（图 6-23）。此外，特别厚的细胞涂片可以使用类似的技术转化为石蜡包埋的细胞块切片。

八、细针抽吸的团队协作

FNA 比任何其他类型的活检都更需要操作医生和细胞病理学医生之间的密切合作。操作者的责任是提

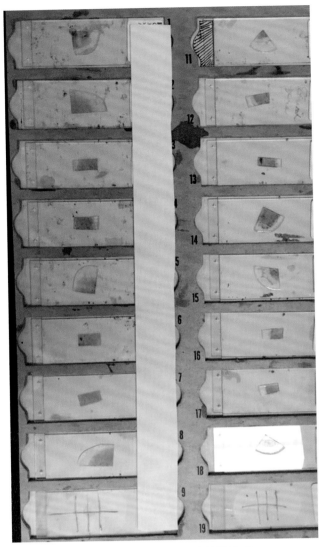

▲ 图 6-23　特殊的细胞转移技术

从一张玻片上提取细胞抽吸物，进行额外的细胞学检查。在这种情况下，单个巴氏染色玻片上的细胞材料被剥离并分割到多个玻片上（图片由 Dr.John Stewart 提供）

取有代表性的样本，但 FNA 程序的关键步骤是将样本输出到细胞病理学医生的显微镜下。这就是需要正确准备载玻片至关重要的原因，而操作者应不断努力将"银盘"上的样品送达细胞病理学医生（视频 6-14）。

如果乳腺超声部门附近没有细胞病理学实验室，或者如果没有可用的细胞病理学医生来立即阅读载玻片，则无法进行快速现场评估（rapid onsite evaluation，ROSE）和初步诊断。这不应妨碍 FNA 的使用，因为固定好的载玻片可以稍后运送到实验室。一旦载玻片被固定，则阅片几乎没有时间限制，如果需要的话，可以将它们运送到另一个中心征求第二个诊断意见。

人们对通过互联网连接进行远程细胞病理学诊断越来越感兴趣，技术人员在配备数码相机的显微镜上移动载玻片，细胞病理学医生在远程位置读取载玻片。尽管大多数细胞病理学医生在显微镜上直接阅读载玻片会更舒服，但这项技术正在向没有细胞病理学医生可用的区域扩展。

九、术后护理

FNA 程序完成后，使用一次性杀菌布（如 Sani-Cloth Plus）（Professional Disposables International，Orangeburg，NY）清洁探头。接受活检的乳腺或淋巴结区域用酒精清洗。几乎看不见的进针口可使用少量抗生素软膏或使用黏胶绷带如创可贴（Johnson & Johnson，New Brunswick，NJ）覆盖。过敏患者应小心使用胶带或绷带。

通常，患者根据先前接受 CNB 或 VAB 的经验，会询问如果局部麻醉消失后出现疼痛怎么办。医生要让他们确信这不会发生，还应告知他们，FNA 部位出现小瘀青是正常情况，无须特别注意。

例外情况下可能会形成更大的血肿，但血肿会在 FNA 之后的几分钟内甚至在穿刺采样期间就出现，并在超声监视器上实时显示出来。在这种情况下，应用力压迫并使用冰敷至少 30min。再次进行超声检查，确认出血停止。

在患者离开医院之前，通常由护士再次对其进行评估。与任何乳房活检一样，乳腺影像医生应与患者保持紧急电话联系，如果出现任何并发症或怀疑有任何并发症，患者应立即拨打电话。

如果在取样的病变中放置了金属组织标记物，患者将被引导至乳腺 X 线摄像处，以确认标记物在双视图（轴位或侧斜位）乳房 X 线上的位置是否令人满意。乳房 X 线必须由植入标记物的操作医生检查，以查探标记物位置与目标肿块位置之间的任何差异。

十、初步的细胞学诊断报告

如果现场没有细胞病理学医生可用，操作医生或乳腺诊断部门的成员稍后会联系患者，以传达最终的细胞病理学结果，如同做完 CNB 和 VAB 之后那样。但是，当现场细胞病理学医生可用时，例如在作者所在的机构，初步的细胞病理学结果通常在 15min 内就知道了。如果病变是恶性的，立即向患者传递这个坏消息会使乳腺影像医生处于不安的境地。这绝不是一项轻松的任务，需要相当多的经验和同理心才能传达"初步结果表明病变可能是癌症"的消息，没有两名患者会做出相同的反应。大多数情况下，进行活检的乳腺影像医生将是患者遇到的第一位医生（通常是当天唯一的一位医生），而且到目前为止，患者只见过文员、护士、乳腺 X 线技师和超声技师。这给乳腺影像医生带来了巨大的额外负担，这项任务的唯一培训是"尽职"。向患者宣布坏消息的方式可能会对患者产生重大影响，涉及患者对机构的信任，而专业精神、同理心、积极性结合起来将增强患者对医护团队其他成员的信心。这种对话的重要性再怎么强调也不为过，尤其是当患者带着一个癌症的诊断和无数问题离开乳腺影像部门回家，并且可能在几天内都没有外科医生或肿瘤学家随访时。此外，乳腺影像医生必须向患者强调，在极少数情况下，在进一步筛查和进行额外染色后，初步的细胞病理学结果可能会发生改变。

参 考 文 献

[1] Martin HE, Ellis EB. Biopsy by needle puncture and aspiration. Ann Surg. 1930;92(2):169–81.

[2] Zajdela A, Ghossein NA, Pilleron JP, Ennuyer A. The value of aspiration cytology in the diagnosis of breast cancer: experience at the Fondation Curie. Cancer. 1975;35(2):499–506.

[3] Fornage BD, Faroux MJ, Simatos A. Breast masses: US-guided fine-needle aspiration biopsy. Radiology. 1987;162(2):409–14.

[4] Edwards MJ, Staren ED, Fine RE. Consensus statement on fine-needle aspiration. Am J Surg. 1997;174(4):386.

[5] Cobb CJ, Raza AS. Obituary: "alas poor FNA of breast-we knew thee well!". Diagn Cytopathol. 2005;32(1):1–4.

[6] Fornage BD. Local and regional staging of invasive breast cancer with sonography: 25 years of practice at MD Anderson Cancer Center. Oncologist. 2014;19(1):5–15.

[7] Fornage BD. Fine-needle aspiration biopsy with a vacuum test tube. Radiology. 1988;169(2):553–4.

[8] Pavlidakey PG, Brodell EE, Helms SE. Diphenhydramine as an alternative local anesthetic agent. J Clin Aesthet Dermatol. 2009;2(10):37–40.

[9] Matsumoto AH, Reifsnyder AC, Hartwell GD, Angle JF, Selby JB Jr, Tegtmeyer CJ. Reducing the discomfort of lidocaine administration through pH buffering. J Vasc Intervent Radiol. 1994;5(1):171–5.

[10] Mayun AA, Nggada HA, Abdulazzez JO, Musa AB, Pindiga UH, Khalil MI. Pistol-grip syringe holder (Cameco syringe pistol) in fine needle aspiration biopsy: any advantages over the use of direct finger grip? Niger Postgrad Med J. 2013;20(2):116–9.

[11] Wiksell H, Ekstrand V, Wadstrom C, Auer G. A new semi-automated instrument to improve the fine needle aspiration procedure during breast lesion cell sampling. Phys Med. 2009;25(3):128–32.

[12] Zajdela A, Zillhardt P, Voillemot N. Cytological diagnosis by fine needle sampling without aspiration. Cancer. 1987;59(6):1201–5.

[13] Song H, Wei C, Li D, Hua K, Song J, Maskey N, et al. Comparison of fine needle aspiration and fine needle nonaspiration cytology of thyroid nodules: a meta-analysis. BioMed Res Int. 2015;2015:796120.

[14] Boerner S, Fornage BD, Singletary E, Sneige N. Ultrasound-guided fine-needle aspiration (FNA) of nonpalpable breast lesions: a review of 1885 FNA cases using the National Cancer Institute-supported recommendations on the uniform approach to breast FNA. Cancer. 1999;87(1):19–24.

[15] Boerner S, Sneige N. Specimen adequacy and false-negative diagnosis rate in fine-needle aspirates of palpable breast masses. Cancer. 1998;84(6):344–8.

[16] Fornage BD. Guided fine-needle aspiration biopsy of nonpalpable breast lesions: calculation of accuracy values. Radiology. 1990;177(3):884–5.

第 7 章　囊肿和其他积液的细针抽吸 [❶]

Fine-Needle Aspiration of Cysts and Other Fluid Collections

实际上任何液性物质都可以在实时超声引导下抽吸，多数能被抽吸完全。

一、单纯囊肿

单纯囊肿的细针抽吸很容易单手操作，而且注射器柱塞可以在几乎没有阻力的情况下拉动。当透明的抽出液充满注射器时，超声监视器上可以实时观察到囊肿缩小、塌陷。应录取一段视频片段，实时显示囊肿的塌陷过程和完全塌陷后的状态（视频 7-1 和视频 7-2）。应留存抽吸后的静态图像，以记录囊肿内液体已完全抽出，无液体残留（图 7-1）。

超声上看到的单纯囊肿通常无须抽吸，除非它们有症状，即可触及或有触痛。

然而，当超声显示乳腺 X 线上可疑肿块的起源处有一个小的、不可触及的囊肿时，可能需要进行抽吸以确认是否存在实性肿块（图 7-2 和图 7-3）。乳腺 X 线可疑异常密度与超声上的囊肿之间的精确相关性是强制性的。FNA 后立即重复乳腺 X 线检查，将确认之前性质不明的密度异常是否消失（图 7-4 和图 7-5）。

如果囊肿在乳腺 X 线上显示模糊，充气造影术可以用来确诊单纯囊肿。充气造影需要技巧，尤其是对非常小的囊肿。首先，注射器不像通常那样针头与针管紧密连接，针头和针管的连接是松散的，这样就易于取下。当囊肿的液体被抽完后，将针管从针头取下，而针保持在原位 [1]。要注意针尖一定要固定在抽吸完后塌陷的囊肿之中，然后将含有相当于囊液 2/3 空气的注射针管连接在针头上，将气体注入囊肿。在超声图上，充满空气的囊肿显示为一个有混响和声影的弧形强回声，表现出气体内容物的特征。重复乳腺 X 线显示为含气囊肿，有边界清楚的放射性穿透和囊肿光滑的内壁（图 7-6）。

虽然充气造影术现在很少使用，却是钼靶用来确诊可疑囊肿的有效技术，单纯囊肿没有内部结节，囊液可被完全抽出。另外，有人认为充气造影术可以阻止囊肿复发，但未被证实 [2]。

囊肿抽吸后，记录抽出液体的数量、颜色和黏度。抽出的液体可用于制备一张或两张载玻片，这些载玻片以标准方式进行巴氏染色。细胞学检查将显示蛋白质背景和一些顶泌细胞、巨噬细胞和导管上皮细胞（图 7-7）。抽出的液体也可以在固定液中冲洗并处理成细胞块。然而，在许多放射学实践中，只有从超声上非可疑囊肿中抽出的血染、混浊液体才提交细胞学评估，单纯囊肿典型的透明、稻草色或深绿色液体则被丢弃，尤其是当患者的乳腺癌风险较低时。

用细针刺穿厚壁囊肿可能具有挑战性。相反，刺穿囊肿非常柔软而有弹性的壁也可能是个挑战，因为囊肿在针的压力下没有张力，容易变形。在这两种情况下，穿刺囊壁都需要用一个稳固而又控制良好的针头向前推进。

---

❶ 本章配有视频，可登录网址 https://doi.org/10.1007/978-3-030-20829-5_7 观看。

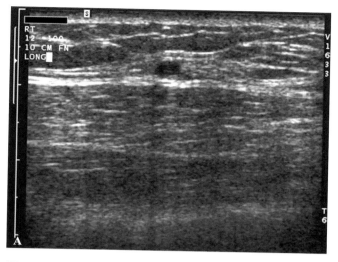

◀ 图 7-1　超声引导下细针抽吸：一个在乳腺 X 线上无法确定的小囊肿

A. 声像图显示 3mm×2mm 的病变，没有典型囊肿外观；B. 抽吸过程中获得的声像图显示病灶中针头的斜面；C. 抽吸后超声显示病变消失

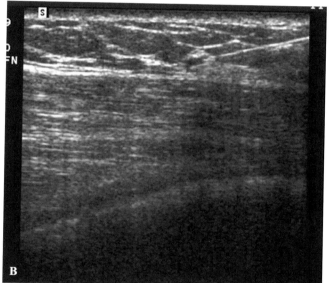

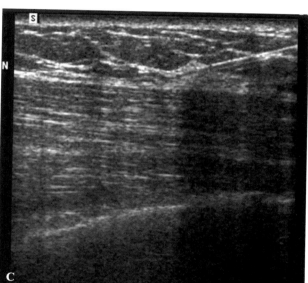

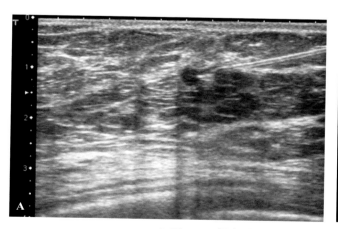

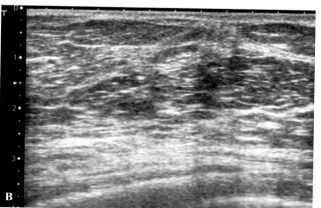

▲ 图 7-2　超声引导下细针抽吸：乳腺癌患者发现性质不明的肿块

A. 声像图显示针头斜面与病灶接触，抽吸囊肿，抽出一滴透明囊液；B. 抽吸后超声显示病变完全消失

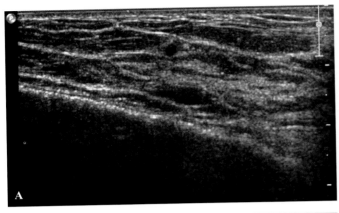

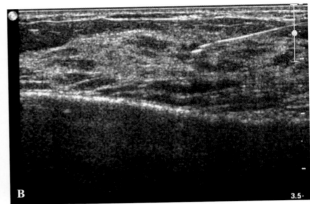

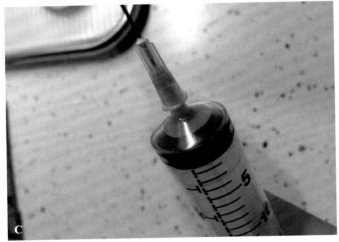

▲ 图 7-3　患者有右侧腋窝淋巴结转移，在乳腺 X 线检查中同侧乳房无可疑肿块

A. 右乳声像图显示 1 点钟位置有一个 2mm 的圆形低回声肿块；B. 超声引导下细针穿刺证实了一个囊肿，在穿刺过程中囊肿完全塌陷；C. 注射器中含有少量淡黄色液体

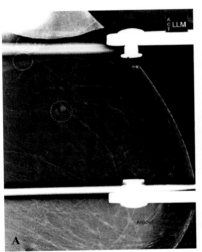

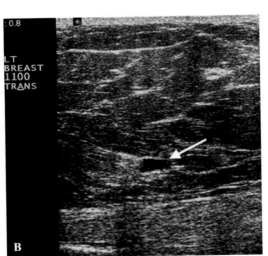

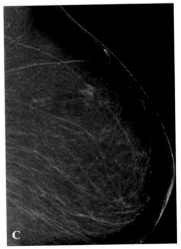

▲ 图 7-4　在超声引导下细针抽吸后，乳腺 X 线对确认囊肿消失的价值

A. 左乳局部加压侧位 X 线显示新的 4mm 高密度灶（圆点）；B. 超声证实一个 5mm×3mm 的深部病变（箭），没有典型囊肿外观；C. 抽吸后的侧位乳腺 X 线证实小的圆形高密度灶消失

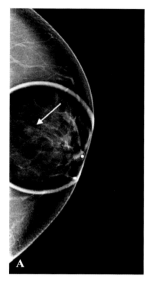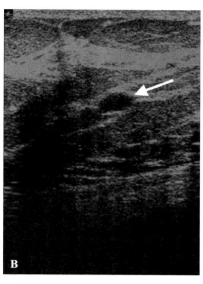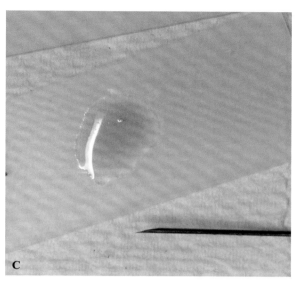

▲ 图 7-5　超声引导下细针抽吸后，乳腺 X 线确认囊肿消失

A. 局部加压轴位乳房 X 线摄影显示一个新的等密度灶（箭）；B. 声像图显示一个 7mm×4mm 的性质不定的结节（箭）；C. 细针抽出一滴黄色液体，后轴位乳房 X 线证实囊肿消失

大部分被脂肪包围的囊肿可能非常容易移位，尤其是在松弛的、被脂肪组织替代的乳房中，囊肿可能会在针头的推动下向远处移动，直到针毂与皮肤接触并阻止了针头的进一步前进。解决这个问题的方法是用探头和握持探头的手的尺侧缘按压乳房，固定囊肿。

与甲状腺囊肿或肝囊肿（包括包虫囊肿）相反，文献中很少涉及复发性单纯囊肿及其可能的经皮治疗（重复穿刺除外）问题。在国外关于复发性乳腺囊肿硬化治疗的文献中可以找到一些报道，其中大部分使用 99% 乙醇，尽管有一份报道描述了聚多卡醇（静脉硬化剂）的使用[3-5]。无论使用何种药物，所有报道都表明成功率接近 100%。虽然抽吸后单纯囊肿复发不太可能成为此类干预的理由，但值得记住的是，这个选项是存在的，而且似乎是安全的。

二、非单纯性囊肿

非单纯性囊肿通常被错误地命名为复杂或复合囊肿，是日常不必要活检的来源。"复杂"囊肿用词不当，因为乳腺囊肿很少发生"复杂情况"。与卵巢囊肿相比，单纯性乳腺囊肿内出血是例外，除非接受抗凝治疗的患者发生创伤（图 7-8）。

（一）浓缩囊肿

最常见的非单纯性囊肿是浓缩囊肿（来自晚期拉丁语的 inspissatus，意思是加厚），含有牙膏样内容物。作者更喜欢术语"浓缩囊肿"而不是复杂或复合囊肿，因为它更好地描述了囊肿内容物并反映了导致囊肿外观改变的现象。

在超声上，浓缩囊肿通常具有双色调表现：完全无回声部分和低回声部分，由平坦或起伏的界面分隔（图 7-9）。另一个典型的超声表现是囊内稍低回声的球样浓缩物，伴囊周无回声带（图 7-10 和图 7-11）。这两种表现与浓缩囊肿的病理性质有关，当其中任何一种表现存在时，即可无须活检。然而，如果打开空间复合成像功能，则可能无法显示稍低回声与无回声之间的对比度，因为空间复合成像会消除肿块内的低水平回声（图 7-12）（见第 1 章）。由于对比度和空间分辨率增加，组织谐波成像的使用有助于显示不同回声的界面（图 7-13）。

然而，随着时间推移，含水量降低，囊肿的内容物可变成牙膏状物质，产生低回声。单纯性囊肿变小、消失，甚至被声影取代，没有无回声区域残留（图 7-14）。囊肿可能轻微收缩，囊壁可能变得不规则。可以看到强回声点，反映凝固物的存在，

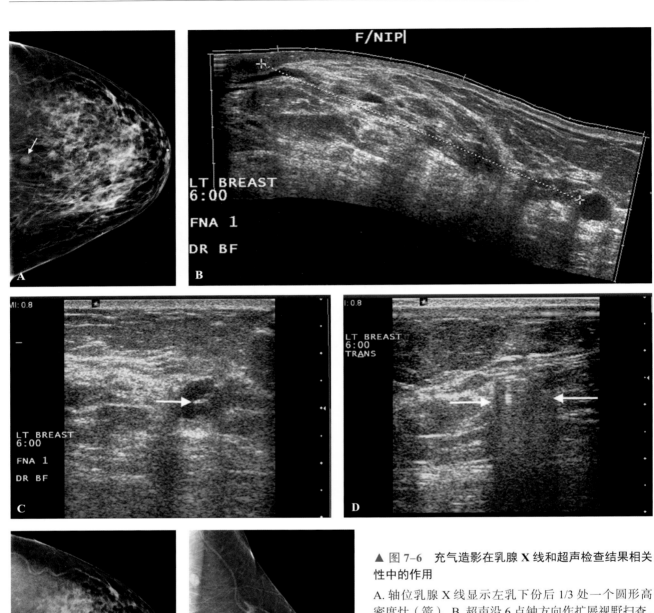

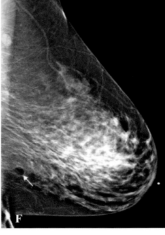

▲ 图 7-6　充气造影在乳腺 X 线和超声检查结果相关性中的作用

A. 轴位乳腺 X 线显示左乳下份后 1/3 处一个圆形高密度灶（箭）。B. 超声沿 6 点钟方向作扩展视野扫查，显示距乳头 9cm 的囊性病变，考虑与乳房 X 线所见相关。C. 在细针穿刺过程中获得的声像图显示囊肿内的针尖（箭）。在抽出少许液体并使囊肿塌陷后，将注射器与针头断开。注意不要将针尖从塌陷的囊肿中取出，并向囊肿内注入 1ml 空气。D. 向囊肿注入空气后获得的声像图显示囊肿内空气反射的特征性声像（箭）。E 和 F. 轴位（E）和侧斜位（F）乳腺 X 线显示囊肿充气后的改变（箭），确认病变是一个囊肿，已经完全引流，并且没有囊内病变

偶尔也可看到真正的钙化。因此，囊肿可能在超声影像上表现为不规则、圆形、低回声的"实性"病变，偶尔包含微钙化，因此变成可疑恶性的肿块（图 7-15，视频 7-3）。在其他情况下，囊肿可能表现为不规则形状，甚至纵横比大于 1，以致让乳腺影像医生警惕黏液癌的可能性（图 7-16）。

浓缩物也可能出现在导管的局部扩张部分，其表现与导管内新生物或 DCIS 相似。与浓缩囊肿一

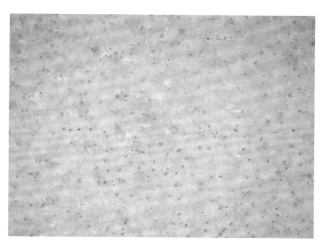

▲ 图 7-7　单纯性囊肿抽出液的典型细胞学涂片

中倍显微镜显示为蛋白质背景下一些顶泌细胞、巨噬细胞和导管上皮细胞

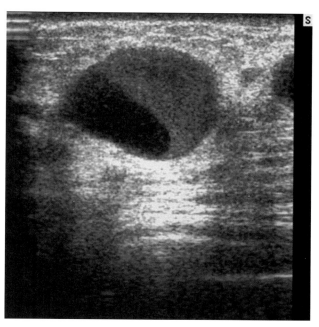

▲ 图 7-9　典型浓缩囊肿的双色调表现

声像图显示完全无回声部分和被起伏界面隔开的低回声部分

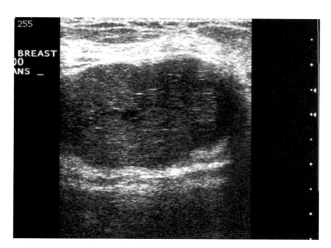

▲ 图 7-8　一名 47 岁肺栓塞女性患者，使用华法林治疗后，最近囊肿增大。声像图显示囊肿内充满一个大的低回声凝块

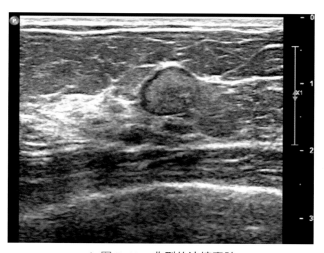

▲ 图 7-10　典型的浓缩囊肿

声像图显示囊内稍高回声的球状浓缩物，周围有一条无回声带。注意没有后方回声增强

样，无血管的导管内物质存在液性无回声边缘提示诊断为浓缩物（图 7-17）。

　　虽然在能量多普勒超声上，浓缩囊肿中未显示任何内部血管，但这种阴性结果不足以排除癌症。事实上，乳腺影像医生应该意识到与浓缩囊肿中的凝固物相关的闪烁伪像是一个陷阱，这些伪像在彩色多普勒超声上具有典型的表现，并且非常有助于诊断浓缩囊肿（视频 7-4），但在 PDUS 上可能会产生误导，因为它们可与假性肿块中可疑的内部血管混淆（见第 2 章）[6]。然而在评估乳房肿块时，应始终使用 PDUS。事实上，在某些情况下，它可能在诊断浓缩囊肿中起

到关键作用，通过显示一些内部移动性回声，可即刻排除真正的实体肿瘤的可能性（视频 7-5）。

　　当进行数年的超声随访后，乳房影像医生可能会看到单纯性囊肿演变为浓缩囊肿的过程。在这种情况下，活检是绝对没有必要的。而当浓缩囊肿出现实性肿块的表现时，则需要进行活检。如果仅有极小的可能性为浓缩囊肿，则首先应实施细针抽吸

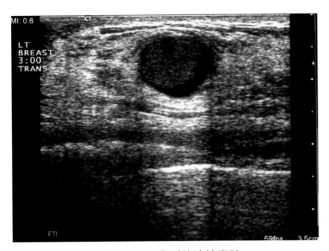

▲ 图 7-11　典型的浓缩囊肿

声像图显示一条液性无回声带围绕着一团浓缩物质。注意显著的后方回声增强

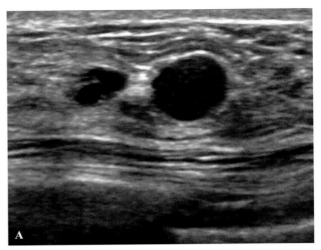

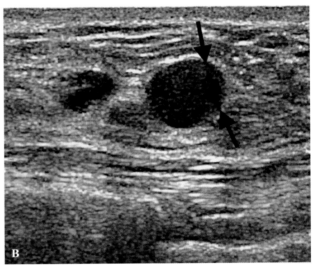

▲ 图 7-12　实时空间复合成像对浓缩囊肿超声表现的负面影响

A. 当实时空间复合成像功能打开时，由于图像模糊，无法看到浓缩囊肿的典型双色调表现；B. 关闭空间复合成像后，可以看到特征性的薄层无回声液体（箭），并可以诊断为浓缩囊肿，从而避免不必要的活检

而非粗针活检，以防囊肿完全引流。可能需要 18G 针来抽吸黏稠的浓缩囊肿内容物（图 7-14B 和图 7-18）。囊肿完全引流和阴性细胞病理学结果将使问题得以解决（图 1-30）。

在某些情况下，即使使用大口径针头，浓缩囊肿也无法完全引流，尽管尝试引流会导致囊肿收缩，但仍会残留一些浓缩物质。理论上，鉴别诊断包括内容物较稠厚的黏液癌。但是，如果抽吸物的大体外观是典型的浓缩物，细胞学检查没有发现任何恶性细胞或黏蛋白，则可以放心地提出浓缩囊肿的诊断，并建议进行影像学随访。

（二）簇状微囊肿

如今，使用高分辨率探头可以常规地看到一簇簇直径为 1mm 或 2mm 的微小囊肿，作为纤维囊性病变的一部分，包括某种程度的顶泌化生。由于它们太小，没有透声的特征，可能表现为低回声分叶状肿块，尽管使用组织谐波成像通常可以消除虚假的内部回声（图 1-37，视频 1-5）。当超声上出现的簇集囊肿与乳腺 X 线上新发现的性质不明的异常密度灶相对应时，可能需要 FNA。如果进行 FNA，重要的是对每个小囊肿进行抽吸（然后记录），以实现小囊肿集群的完全塌陷（视频 7-6）。

（三）复杂囊肿

作者不赞成使用"复杂囊肿"这一术语，它经常被交替用来描述分隔囊肿和复杂肿块。"复杂囊肿"这一术语应保留给囊实混合回声的肿块，既适用于包含囊性区域的实体病变，也适用于包含实体成分的囊肿。这些真正复杂的肿块确实需要活检。根据液体和固体成分的相对大小，可以采用 CNB 而不是 FNA。如果存在大量液体，则在对剩余的实性成分进行 CNB 之前，可能需要先抽出液体（图 7-19）。

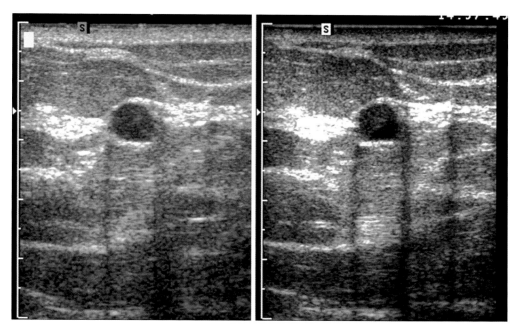

▲ 图 7-13　组织谐波成像检测浓缩囊肿的特征性双色调表现

左图：基础成像检测到亚厘米级肿块，内容物呈均匀低回声，不能排除实性团块。右图：组织谐波成像增强了图像分辨率，可见浓缩囊肿的双色调表现，从而避免了活检

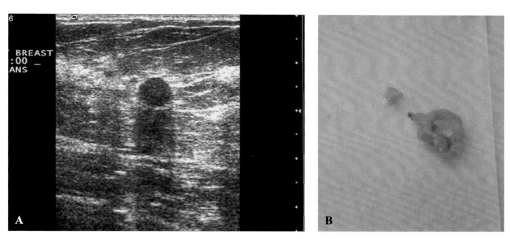

▲ 图 7-14　慢性浓缩囊肿

A. 随着时间推移，7mm 囊肿的内容物已变为低回声，类似于实性肿块，声影已经取代了后方回声增强，浓缩囊肿的诊断证据可能是肿块的球形感；B. 细针抽吸，抽出非常稠厚的牙膏状物质

相比之下，囊肿内部有细分隔时，无论分隔完整与否都很常见，并且无须 FNA（图 7-20）。对那些有部分或完全间隔的双房或多房囊肿的解释是，囊肿是由阻塞导管的上游扩张形成的，如果扩张涉及导管的一个或多个分支，则会出现一个或多个部分性分隔。事实上，在扩张的导管和囊肿之间有一条细线（视频 7-7）。不幸的是，局限性导管扩张加

上扫描仪设置不当，可被误诊为"不确定"病变，导致不必要的活检。

（四）炎性囊肿

由于未知原因，一些简单的囊肿会发炎和变软。在超声看来，这些炎性囊肿的壁增厚，有时不均匀或不规则。囊肿可能包含一些流动的漂浮回声或一

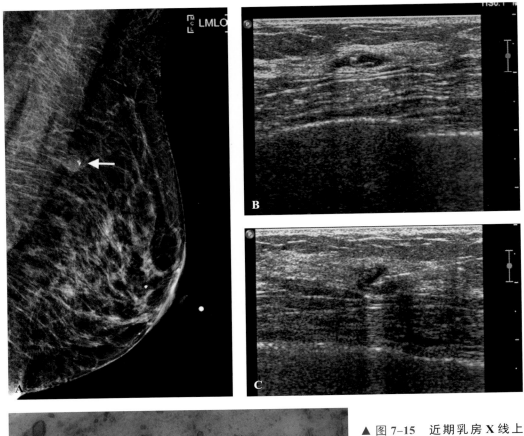

▲ 图 7-15　近期乳房 X 线上出现的浓缩囊肿，是一个包含粗钙化的增大肿块

A. X 线显示性质不定的肿块（箭）；B. 声像图显示一个不均质的厚壁囊肿，内部有强回声；C. 在细针抽吸时抽出非常稠厚的物质；D. 抽吸物的高倍显微照片显示巨噬细胞和大量钙化。没有恶性肿瘤的证据（视频 7-3）

层有回声的沉积物。敏感的 PDUS 可能显示壁内和壁周血流增多（图 7-21 和图 7-22，视频 7-8 和视频 7-9）。对于炎性囊肿，FNA 既可诊断又可治疗。虽然液体可能不是脓液，但细胞学检查将显示急性炎症的迹象，应将部分液体送去进行微生物测试。

（五）院外 FNA 报告提及"非典型细胞"的囊肿

一种困难的情况是遇到在院外进行囊肿 FNA 发现"非典型细胞"而转诊过来的患者。如果囊液已完全抽尽，就不可能再进行抽吸。由于组织细胞、成纤维细胞或良性反应性上皮细胞可能被过度诊断为非典型细胞，因此必须由专业的细胞病理学医生对载玻片进行审查。在这种情况下，如果该区域没有任何可疑的影像学发现，建议进行密切的临床和影像学随访。

三、囊内含肿瘤的囊肿

超声像磁共振成像一样，具有检测囊内肿瘤的能力，其中绝大多数是乳头状肿瘤。恶性囊内病变通常伴有由红细胞组成的稍高回声沉积物，在囊腔底部铺陈（图 7-23）。如果非常小心地将针尖保持在肿块的固体成分内，并且不吸入任何相邻的液体（这

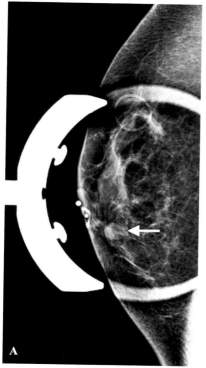
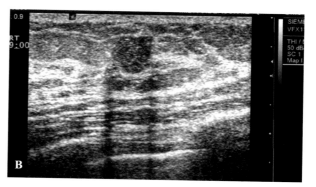
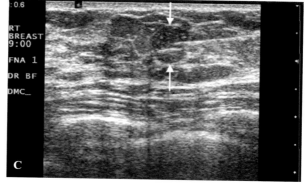
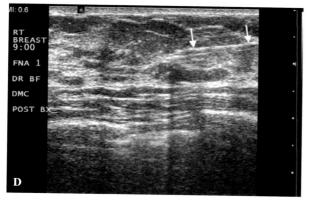

▲ 图 7-16 类似黏液癌的浓缩囊肿

A. 右乳局部压缩 X 线显示 1cm 等密度肿块，边缘模糊（箭），可触及；B. 声像图显示一个实性肿块，纵横比大于 1，边缘不规则，分叶状，使用组织谐波成像时肿块呈低回声，注意侧方声影；C. 在超声引导下 FNA 时，肿块（箭）相对于周围脂肪呈等回声，类似黏液癌；D. 抽吸浓缩囊肿后立即进行的超声检查显示穿刺针在恰当位置（箭），并确认病变完全消失（视频 7-4 和视频 7-5）

将稀释和破坏样本），囊内肿瘤的 FNA 在技术上是可行的（图 7-24）。但标准方法是先抽吸液体（留下极少量液体以便识别病变，尤其是当病变没有液体包围就显得不明显时），然后对剩余的实性部分进行 CNB（图 7-19）。在含有囊内肿瘤的囊肿里，液体会迅速再聚集。

四、油性囊肿

油性囊肿是脂肪坏死的标志。当它们完全成形时，由于声束穿过油脂时速度减慢（传播速度伪像），它们通常以纵横比稍大于 1 的形状出现。早期囊壁钙化可导致一些声衰减。用细针抽吸可能无法排出黏稠

的油性液体。吸出物的典型油性外观从载玻片上的第一滴起就很明显。当放置在含有固定冲洗介质的容器中时，吸出物漂浮在液面，可确认其油性（图 7-25）。

五、积乳囊肿

积乳囊肿是哺乳期女性最常见的良性乳腺病变，尽管它们通常在停止哺乳时发生。积乳囊肿是由导管阻塞引起的滞留囊肿，偶尔伴有炎症反应。它们的超声表现从囊性到混合性，甚至是实性，差别很大。积乳囊肿有时表现为一种特征性的乳 - 液分层征，顶部为乳汁，底部为水。在妊娠期和哺乳期，通常由超声来进行检查和诊断，FNA 既能确认诊断，

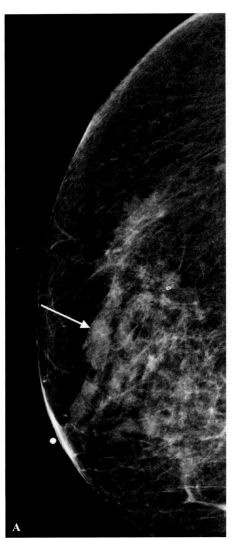

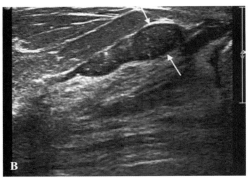

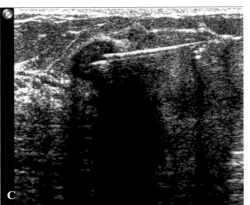

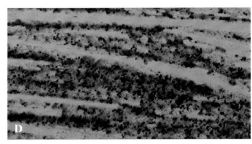

◀ 图 7-17　有对侧乳腺癌病史的患者，右乳导管扩张伴浓缩物

A. 乳房 X 线显示扩张的导管（箭）；B. 声像图显示低回声物质充填大部分但并非全部扩张导管，无移动性，一条薄薄的液性无回声带（箭）围绕肿块，可见较多点状强回声，部分伴小彗星尾征；C. 用 18G 针进行抽吸；D. 抽吸物的中倍显微照片仅显示细胞碎片

又能提供治疗。在超声引导下使用 20G 或 18G 针进行抽吸可能完全排出病变内的积液。应避免使用较大的针头，因为可能会导致乳瘘。

六、其他积液

在适当的临床环境下，可利用 FNA 技术对包括术后积液、脓肿等在内的其他积液进行诊断性的穿刺抽吸和（或）治疗性的经皮引流。

在任何经皮引流之前，使用长椭球体的公式估计积液的体积至关重要（体积 =0.52×D1×D2×D3，其中 D1、D2 和 D3 是积液的三个最长正交直径）。这将有助于乳腺影像医生选择足够容量的注射器。虽然椭球体的体积公式适用于大多数散在的实性或囊性肿块，但它不适用于形状复杂的积液，如乳房植入物周围形成的积液。排出大体量的积液时应使用导管和旋塞，以便更换抽液用的注射器。

（一）术后积液

1. 血肿和血清肿

乳腺肿瘤的手术切除总是伴随着手术腔内的小血肿残留。血肿液化，变成血清肿，随着瘢痕形成而通常在几周内消失。偶尔，术后的浆液性血肿可能组织化并持续存在，甚至在数月或数年后变大，类似于乳房 X 线上的肿瘤复发。超声可以证实积液这一诊断。积液很少需要引流，除非其伴有明显的畸形、压痛或上覆组织的炎症变化，增加了感染的可能性（图 7-26 和图 7-27）。

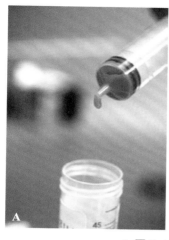
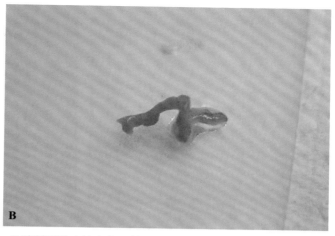

▲ 图 7-18 从浓缩囊肿中抽出稠厚物质的典型例子

这种物质的性状，可从黏性物质（A）到牙膏般稠厚的固体样物质（B），需要使用 18G 针进行强有力的抽吸

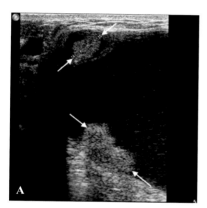
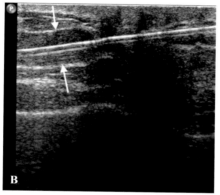
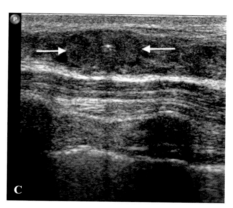

▲ 图 7-19 巨大双腔囊肿伴囊内肿瘤

A. 超声显示囊肿的两个腔中各有一个良性乳头状瘤（箭），用细针排出囊液，然后进行粗针活检；B. 囊肿引流后的纵切面超声图显示活检针穿过一个乳头状瘤（箭）；C. 横切面超声图显示病灶中心针的横截面（箭）

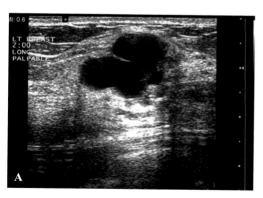
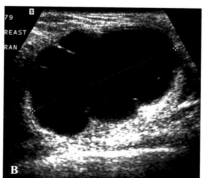
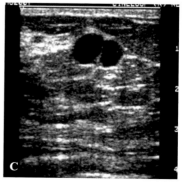

▲ 图 7-20 部分性（A 和 B）和完全性（C）囊肿内分隔示例

这些是良性（非"复杂性"）囊肿，无须诊断性抽吸

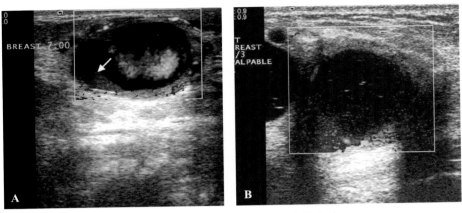

▲ 图 7-21 可触及的、柔软的炎性囊肿

A. 能量多普勒超声显示增厚的囊肿壁内血流增多，请注意分层沉积物（箭）和囊内移动反射体引起的 PDUS 伪像（视频 7-8）；B. PDUS 显示囊肿增厚壁内血流增多，在加压状态下出现，并含有少量内部回声

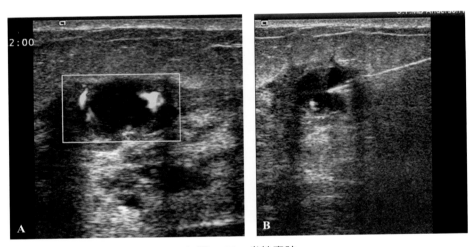

▲ 图 7-22 炎性囊肿

A. 能量多普勒超声显示增厚的囊肿壁内有明显的血流；B. 声像图显示抽吸时细针出现在囊肿内。细胞病理学显示大量中性粒细胞，与急性炎症相符，但微生物学并没有发现任何病原体（视频 7-9）

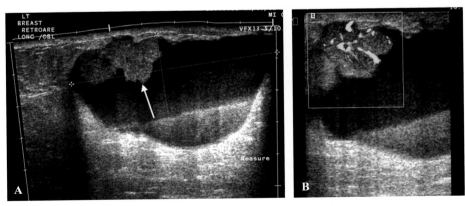

▲ 图 7-23 52 岁男性，囊内乳头状癌

A. 扩展视野声像图显示不规则的乳头状囊内肿瘤（箭）和红细胞沉淀物的回声；B. 能量多普勒超声显示肿瘤内丰富的恶性血管

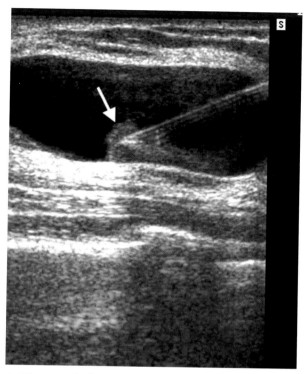

▲ 图 7-24　超声引导下对一个小的良性囊内乳头状瘤进行细针抽吸

细针正在取样小乳头状瘤（箭）。注意不要吸入任何囊液，这会稀释细胞学标本

当术后浆液性血肿组织化时，回声结构变得复杂，既有实性区域也有囊性区域，有时有多个不同厚度的间隔。在这些情况下，引流需要打破大量的内部隔膜，并且可能无法排空所有积液（图 7-28，视频 7-10）。诊断性 FNA 仍然易行，可用于排除感染。

乳腺癌近距离放射治疗后，积液可能会以所用球囊导管（如 MammoSite，SAVI-Brachy）的形状出现（图 7-29）。

当对已存在数周或数月的大体量的术后积液进行引流时，操作者应警告患者，引流后，积液产生的隆起畸形可能会被凹陷畸形取代（图 7-29 和图 7-30）。少数情况下，影像引导下经皮穿刺活检所形成的大血肿需要进行经皮引流，以减轻与组织扩张相关的疼痛（图 7-31）。

2. 淋巴囊肿

淋巴囊肿是腋窝淋巴结清扫的常见并发症。小淋巴囊肿缓慢消退，无须超声引导经皮引流。

事实上，最好不要冒着感染的风险去处理有可

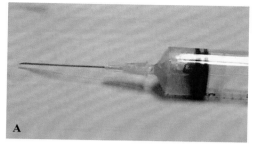

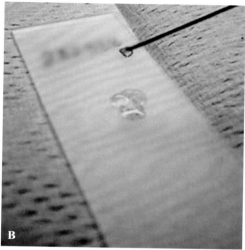

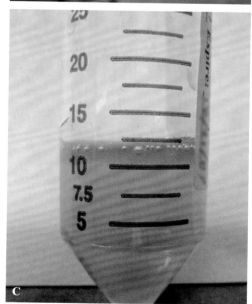

▲ 图 7-25　超声引导下细针抽吸一个油性囊肿

A. 注射器中出现油性物质；B. 将一滴典型的油性物质滴在载玻片上；C. 剩余的抽吸物漂浮在冲洗液上方

能迅速重新聚集的无菌液体。在极少数情况下，小淋巴囊肿可能持续存在，形成囊状结构，并形似腋窝淋巴结转移。在这种情况下，FNA 可以解决问题（图 7-32）。

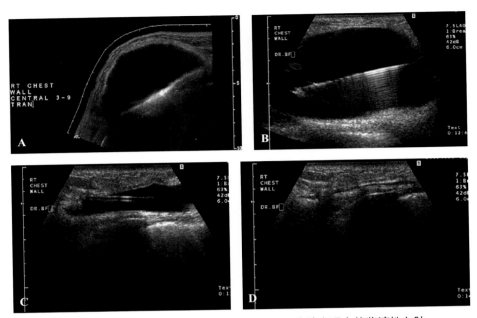

▲ 图 7-26　在外院行乳腺切除术后 3 个月，胸壁出现大的浆液性血肿

A. 扩展视野声像图显示 9cm×9cm×4cm 的积液，估计容量为 190ml；B. 插入 19G 针，利用导管引流；C. 引流几近完成，导管仍在原位；D. 引流完成。积液的细胞学检查显示有恶性细胞

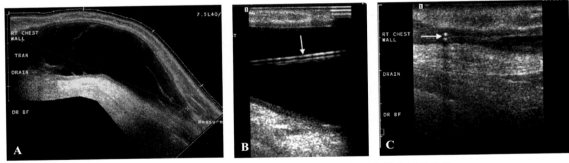

▲ 图 7-27　乳房切除术后 4 个月，右胸壁出现大的浆液性血肿

A. 扩展视野声像图显示一个约 14cm×11cm×4cm 的积液，内部仅有数条纤细分隔；B. 超声引导下经皮引流，使用 19G 针和导管（箭）；C. 积液完全排空，引出 350ml 血性液体。注意塌陷的空腔中引流管的横截面（箭）

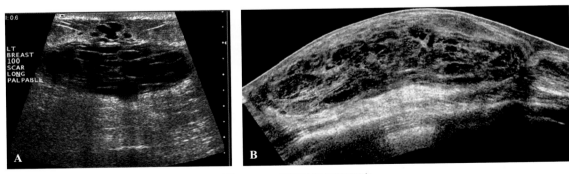

▲ 图 7-28　术后组织化的积液

A. 8 个月前行浸润性导管癌节段切除术及近距离放疗，切口瘢痕下肿大。积液有许多分隔。超声引导下的细针抽吸能够在用穿刺针打破大量分隔后排出大部分积液（视频 7-10）。B. 乳房切除术后 6 个月，胸壁组织化的血肿，最大直径超过 10cm。虽然曾被引流过一次，因现在有密集分隔，不能再经皮引流

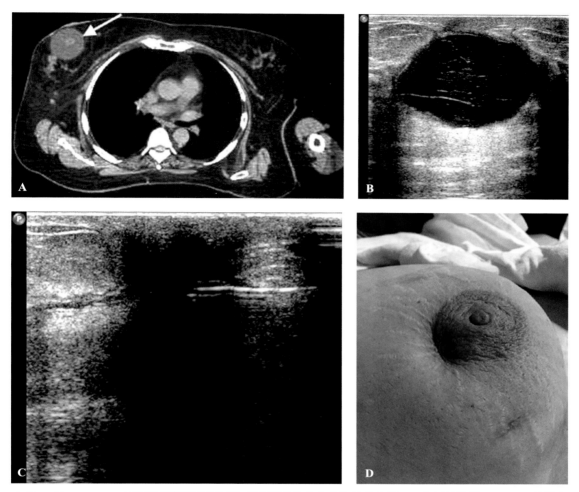

▲ 图 7-29　$T_{1b}N_0M_0$ 浸润性导管癌节段切除术后残留的多房性浆液性血肿。**3 个月前使用 SAVI8-1 导管装置进行近距离放疗。患者抱怨最近出现红斑和压痛，并接受了抗生素治疗**

A. 近距离放射治疗时进行的 CT 扫描显示，近距离放射治疗装置位于术后腔中（箭）；B. 3 个月后获得的声像图显示一个边界清晰的积液，包含几个细小的间隔，尺寸约为 4cm×4cm×3cm，用 18G 针抽吸出 23ml 透明淡黄色浆液性液体；C. 声像图显示积液完全引流，注意皮肤瘢痕形成的声影；D. 引流后拍摄的照片显示乳晕周围瘢痕处有凹陷畸形

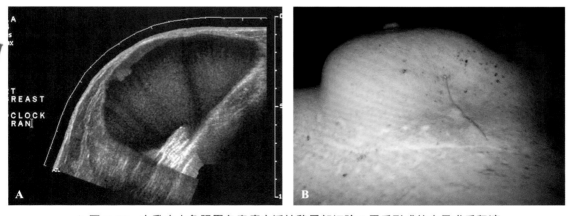

▲ 图 7-30　右乳内上象限黑色素瘤广泛转移局部切除 3 周后形成的大量术后积液

A. 扩展视野声像图显示一个 10cm×9cm×5cm 的积液，引流产生 300ml 混浊黄色液体，积液的细胞学检查未显示任何恶性细胞迹象；B. 引流后拍摄的照片显示皮肤瘢痕处有凹陷

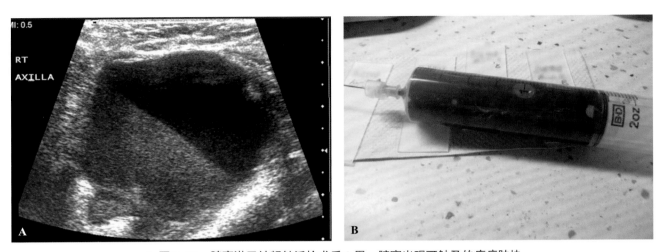

▲ 图 7-31　腋窝淋巴结粗针活检术后 3 周，腋窝出现可触及的疼痛肿块

A. 声像图显示血肿伴有红细胞沉淀物回声；B. 约 50ml 暗红色血性积液被抽出，减轻了患者的痛苦

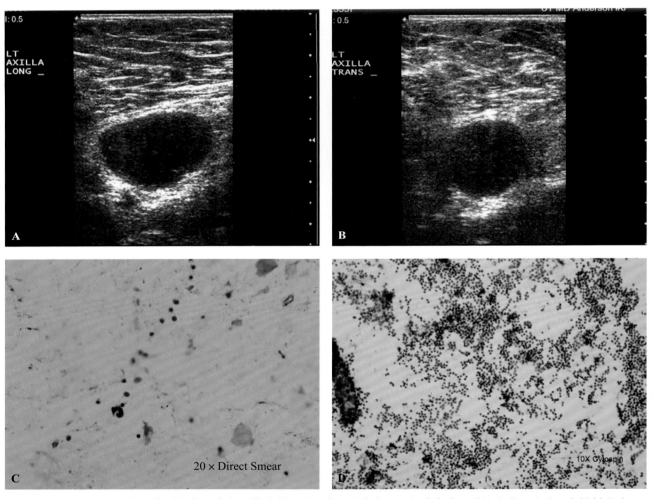

▲ 图 7-32　因乳腺癌而接受乳房切除术和前哨淋巴结切除术的患者，形似腋窝淋巴结的小淋巴囊肿，在放射治疗前正在重新治疗

A 和 B. 腋窝的纵切面（A）和横切面（B）声像图显示低回声椭圆形肿块，但能量多普勒检查未显示任何内部血流；C. 抽出的液体，高倍显微照片显示少量淋巴细胞；D. 由细胞离心涂片器制备的玻片显示了淋巴细胞集落。由于细胞病理学医生没有意识到涂片来自淋巴囊肿，所以诊断为良性腋窝淋巴结是错误的

大淋巴囊肿可能需要手术引流。

3. 假体周围积液

隆胸术后或乳房重建术后，在植入物周围出现少量积液并不罕见。超声引导下针头放置的精确性使 FNA 成为排干这些小积液并确定液体是否感染的首选方法（图 7-33）。积液的回声不是有无感染的可靠指标，因此需要 FNA（图 7-34）。

FNA 在最大的积液区进行，这些积液通常位于乳房最低部位。由于积液可能在假体周围移动，因而为患者找到最佳体位和最好进针点可能是个复杂的任务。

抽吸后，记录液体的黏度和颜色，并将液体送去进行细胞病理学和微生物检查。

（二）脓肿

在发达国家，大约 3% 的乳腺炎病例发生脓肿[7]。脓肿最常见于哺乳期女性，通常位于乳晕后区。在非母乳喂养的女性中，脓肿是罕见的。若出现乳腺脓肿，则应检查是否患有糖尿病和其他损害免疫系统的疾病（图 7-35，视频 7-11），尤其是与肉芽肿性乳腺炎相关的脓肿（图 7-36，视频 7-12）。

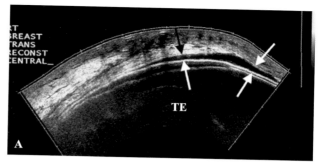

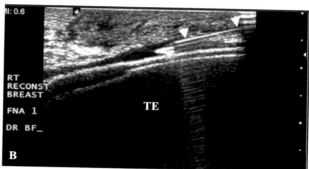

▲ 图 7-34　乳腺癌乳房切除术后，可能发生了右侧再造乳房蜂窝组织炎

A. 扩展视野超声图显示组织扩张器（TE）周围有一条非常薄的积液（箭）；B. 声像图显示组织扩张器附近的细针（箭头）。获得 2ml 稻草色液体，用于细胞学检查和微生物学检测

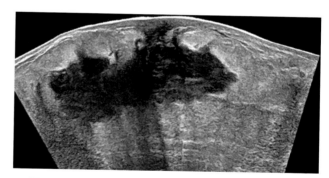

▲ 图 7-35　68 岁糖尿病女性，乳晕后方触及 7cm×6cm×3cm 肿块，伴触痛及皮肤红斑，疑似炎性乳癌

扩展视野声像图显示乳晕后不清亮的积液，有回声（视频 7-11）。抽吸产生约 20ml 稠厚脓液，证实诊断为脓肿。尽管用无菌盐水冲洗，整个脓肿仍不能经皮完全引流

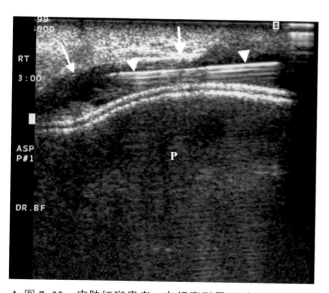

▲ 图 7-33　皮肤红斑患者，在超声引导下对假体周围薄层积液（箭）进行细针抽吸。由于穿刺针的运动受到实时监控，在穿刺针与植入物相切插入的情况下，穿刺针（箭头）可以靠近植入物本身（P）。抽出 6ml 混浊液体。细胞学检查显示有明显的急性炎症，但革兰染色的涂片和培养物呈阴性

脓肿也可能发生在近期手术的部位，或者罕见地发生于经皮穿刺活检或任何其他经皮乳房手术（包括乳头穿刺）的部位（图 7-37）。由于存在急性炎症反应，在 PET-CT 检查中脓肿是氟 -2- 脱氧葡萄糖嗜好的病变，放射性示踪物的摄取可能错误地提示乳腺癌保乳术后残留或复发。

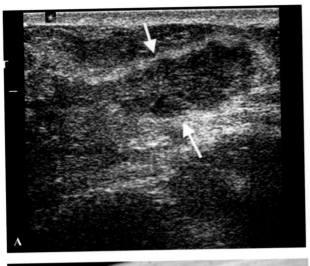
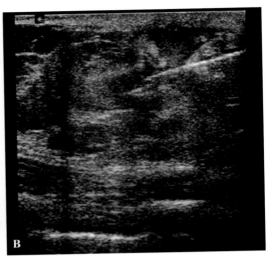
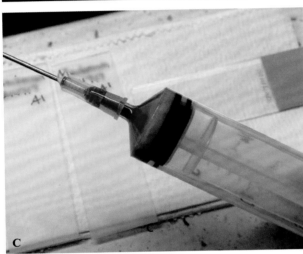

▲ 图 7-36　肉芽肿性乳腺炎患者的大型多房脓肿
A. 声像图显示一个充满脓液的大囊腔（箭），在动态扫查过程中，可以看到回声实时地从一侧向另一侧倾斜（视频 7-12）；B. 超声引导下用 18G 针进行抽吸；C. 注射器中有脓液。整个脓肿无法引流

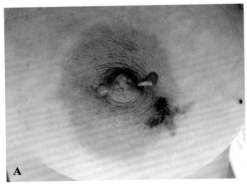
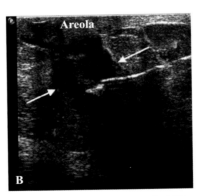
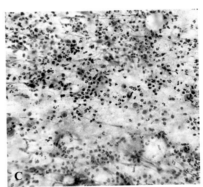

▲ 图 7-37　19 岁女性的脓肿。佩戴乳头穿孔器 7 个月
A. 照片显示可拆卸塑料穿孔器的位置，X 标记表示可触及的、柔软的肿块；B. 在诊断性细针抽吸过程中获得的声像图显示针位于乳晕下脓肿中（箭），注意由于传播速度伪像，脓肿内的针部分明显弯曲（见第 12 章）；C. 细胞病理学检查显示大量中性粒细胞和散在的巨噬细胞，与脓肿相符

典型脓肿在超声上表现为不规则的厚壁腔，有时有几个相互连接的囊腔。脓液有轻微的回声，可能疑似实性肿块，尤其是当病变很小时。通过探头的垂直压缩和横向运动进行动态检查，可使液体内碎屑产生移动，从而排除低回声实性肿块的可能性（视频 7-11、视频 7-12 和视频 7-13A）。PDUS 将确认脓肿腔内没有血管，但可能显示脓肿腔周围丰富的血流（视频 7-13B）。

针吸术用于确诊脓肿。18G 针可克服脓液的黏度。吸出的材料被送往细胞病理学科和微生物实验室检查，包括细菌培养。

脓肿引流需使用更大（16G 或 14G）的针头。如果针头在引流过程中被碎屑堵塞，则停止抽吸，对注射器柱塞施加一定压力以清除阻碍针头斜面的碎屑，通常操作者在将针头重新定位到脓肿的不同区域后可以继续引流（视频 7-13）。反复经皮穿刺抽吸和抗生素冲洗加口服抗生素治疗相结合，对大多数中小体积的脓肿都有良好的疗效[8]。重复抽吸的替代方法是在脓腔内放置一根小导管，保留数日（图 7-38）。在超声引导下穿刺小于 3cm 的脓肿，并在超声引导下置入导管引流大于或等于 3cm 的脓肿，这种方法成功治疗了 43 名哺乳期女性的 56 个脓肿[9]。经皮治疗期间不需要停止母乳喂养。在某些情况下，脓肿可能仍然需要手术切开和引流。

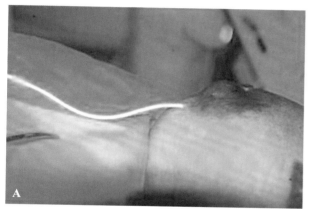 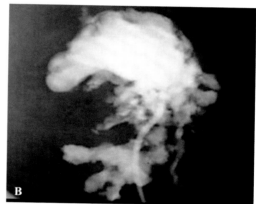

▲ 图 7-38　经皮置入导管引流大型乳腺脓肿
A. 导管已放置在乳晕后大脓肿内；B. X 线显示包绕导管的混浊多房脓肿

参 考 文 献

[1] Fornage BD, Coan JD, David CL. Ultrasound-guided needle biopsy of the breast and other interventional procedures. Radiol Clin North Am. 1992;30(1):167–85.

[2] Tabar L, Pentek Z, Dean PB. The diagnostic and therapeutic value of breast cyst puncture and pneumocystography. Radiology. 1981;141(3):659–63.

[3] álvarez-Fernández D, Gonzalez J, Ayala-Luna J, Rodriguez-Moran M, Guerrero-Romero F. Injection of absolute alcohol into cysts cavities, after cyst aspiration, for treating and reducing the rate of recurrence of benign breast cysts. Gynecol Surg. 2010;7:285–8.

[4] Ozgen A. Effectiveness of single-session ultrasound-guided percutaneous ethanol sclerotherapy in simple breast cysts. Diagn Interv Radiol. 2016;22(3):220–3.

[5] Gomes C, Amaral N, Marques C, Borralho R, de Oliveira CF.

Sclerosis of gross cysts of the breast: a three-year study. Eur J Gynaecol Oncol. 2002;23(3):191–4.

[6] Fornage BD. Breast sonography. In: Shirkoda A, editor. Variants and pitfalls in body imaging: thoracic, abdominal and women's imaging. 2nd ed. Philadelphia: Lippincott Williams & Wilkins; 2010. p. 723–59.

[7] Amir LH, Forster D, McLachlan H, Lumley J. Incidence of breast abscess in lactating women: report from an Australian cohort. BJOG. 2004;111(12):1378–81.

[8] Karstrup S, Nolsoe C, Brabrand K, Nielsen KR. Ultrasonically guided percutaneous drainage of breast abscesses. Acta Radiol. 1990;31(2):157–9.

[9] Ulitzsch D, Nyman MK, Carlson RA. Breast abscess in lactating women: US-guided treatment. Radiology. 2004;232(3):904–9.

第 8 章　实性肿块的细针抽吸 ❶
Fine-Needle Aspiration of Solid Masses

本章讨论最常见的乳腺实性肿块的细针抽吸技术、适应证和预期结果。

在施行实性肿块的细针抽吸（FNA）时，必须遵循以下基本规则。

- 规则 1：必须向细胞病理学医生提供数量和质量都充足的样本。如果样本充足，则可从经验丰富的细胞病理学医生那里获得可靠的细胞病理学诊断。
- 规则 2：必须向细胞病理学医生提供有关乳腺病变大小和位置，以及乳腺影像医生对病变怀疑程度的相关临床信息和详细信息。
- 规则 3：非诊断性样本没有意义，不应该被解释为良性结果。

需要提醒的是，尽管通过拉动注射器的柱塞很容易完成囊肿和其他积液的抽吸，但是要从实性肿块中获取足够的样本，必须用注射器进行更强的抽吸（负压或吸引）。

一、良性肿块

FNA 的作用远不止于确认或排除恶性肿瘤。如果遵循了基本规则 1 和 2，则细胞病理学医生应该能够对几种良性乳腺病变做出具体诊断，如纤维腺瘤、脂肪坏死、急性炎症、乳腺内淋巴结和一些良性乳头状瘤。

（一）纤维腺瘤

对于具有典型纤维腺瘤超声表现的肿块，如果

进行广泛取样，FNA 可用于确认诊断（视频 8-1）。即使对于微小病变，这也是可能的（视频 8-2）。纤维腺瘤的细胞学特征包括细胞增生和背景中大量双极核，前者含有大量单层上皮细胞与肌上皮细胞、鹿角结构、基质碎片（图 8-1 和图 8-2）。FNA 对纤维腺瘤的诊断非常准确[1]。

然而，一些被称为复杂纤维腺瘤的纤维腺瘤可能具有一些可疑恶性的超声特征，例如，肿块呈大分叶状、圆形甚至纵横比大于 1，或者出现与钙化、玻璃样变性相关的部分性声影或大片声影（视频 8-3）。对于这些病例，粗针活检（CNB）是首选活检方式，因为相对于确定的细胞病理学诊断而言，大多数临床医

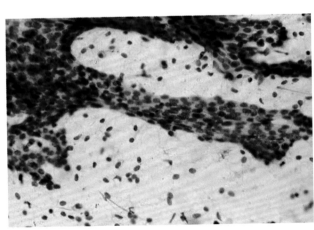

▲ 图 8-1　纤维腺瘤

中倍镜下可见典型的鹿角状导管上皮细胞和剥离的细胞核，可见散在的肌上皮细胞，细胞核致密

---

❶ 本章配有视频，可登录网址 https://doi.org/10.1007/978-3-030-20829-5_8 观看。

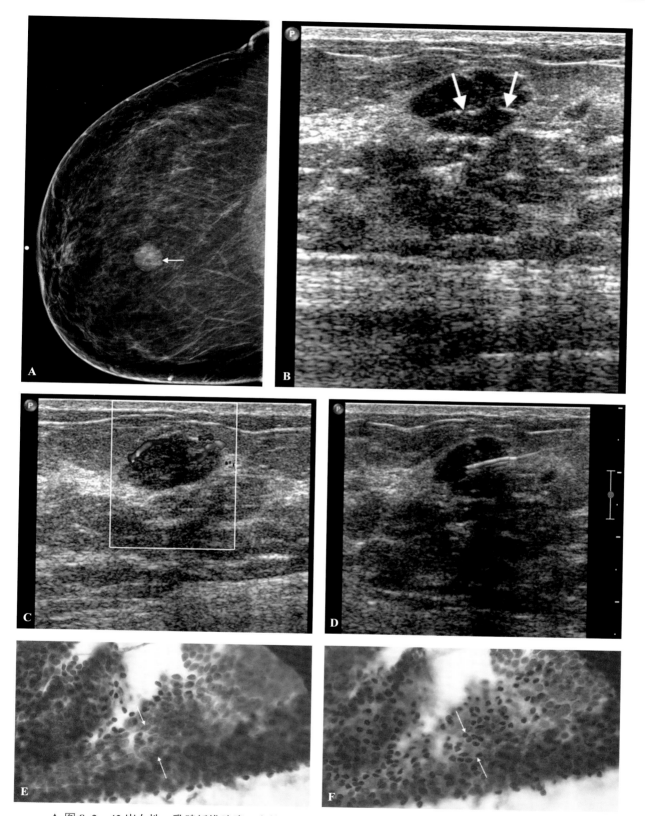

▲ 图 8–2　43 岁女性，乳腺纤维腺瘤。在第一次乳腺 X 线检查中发现局灶性高密度影并寻求第二意见

A. 乳腺 X 线显示边界清晰的高密度影（箭）；B. 超声显示纤维腺瘤样肿块，具有特征性的纤维间隔（箭）；C. 彩色多普勒显示血管分布情况，一条血管覆于肿块上；D. 粗针活检（未显示）时额外进行细针抽吸以快速获得诊断确认；E. 涂片的高倍显微照片显示了一个大的上皮细胞黏合层（箭）；F. 高倍显微照片显示了一层较小的典型肌上皮细胞

生更信赖组织病理学诊断。在任何情况下，活检都必须特别针对纤维腺瘤的可疑部位进行取样。

纤维腺瘤与癌症的关联非常罕见，并且在纤维腺瘤中发生的绝大多数癌症都是原位类型（导管原位癌或小叶原位癌），无法通过超声检查确定，而是在穿刺活检样本或切除活检样本的组织病理学检查中偶然发现。

（二）脂肪瘤和脂肪小叶

真正的包裹性脂肪瘤不像突出的皮下脂肪小叶那样常见，而皮下脂肪小叶是女性感觉到可触及结节的最常见原因，因此需要在乳腺门诊进行咨询。脂肪瘤无须活检，因为乳腺 X 线摄影上的透光性和超声上的回声表现及压缩性是诊断性的。然而，并非所有脂肪瘤都呈高回声，有些是等回声的，很难从周围的脂肪背景中被分辨出来（图 8-3）。FNA 在脂肪瘤诊断中的作用是有限的，因为它获得的是非特异性的成熟纤维脂肪组织。脂肪瘤也是非诊断性样本的常见来源。

当被高回声的乳腺组织甚至脂肪包围时，正常脂肪岛的表现可能类似于低回声实性肿块（图 8-4）。须进行动态操作，以证明这种假病变实际上是脂肪（视频 8-4 和视频 8-5）。不幸的是，新手往往没有意识到这个陷阱，可能会进行多次 FNA，却仍然不能产生足够的组织。脂肪小叶的 FNA 在不必要的活检中占很大比例，这会引发不必要且昂贵的后续超声检查（见第 17 章）。

（三）错构瘤（纤维腺脂肪瘤）

乳腺错构瘤，也被称为纤维腺脂肪瘤，较为罕见，在乳腺良性肿瘤中占比小于 1%。这些良性的、不均质的、通常被包裹的肿瘤样结节由腺体、脂肪

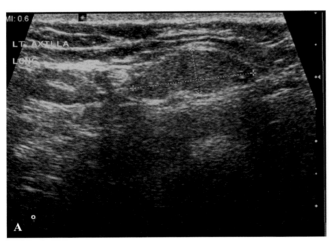

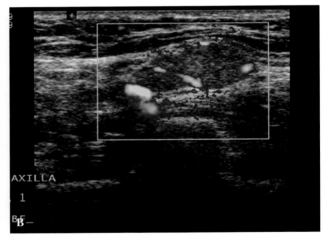

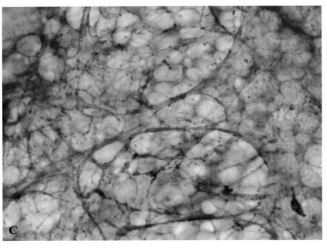

▲ 图 8-3　脂肪瘤。Ⅰ期三阴乳腺癌患者，伴有 *BRCA1* 突变

A. 在乳腺癌分期过程中，在左腋窝可见一个 2.0cm×1.8cm×0.7cm 的细长、稍低回声结节（测量标记间），可能为异常淋巴结；B. 能量多普勒显示了病变内的血管分布；C. 细针抽吸样本不含任何淋巴组织。成熟脂肪的存在支持脂肪瘤的诊断

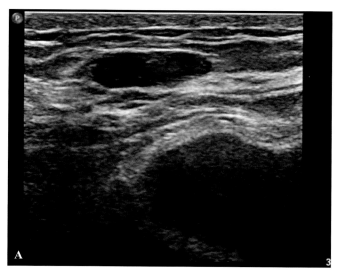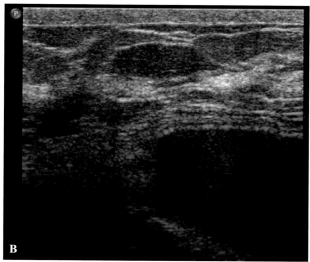

▲ 图 8-4　类似纤维腺瘤的脂肪小叶

A. 在空间复合成像上，脂肪小叶被脂肪包围，呈明显的低回声；B. 关闭空间复合成像，可恢复脂肪小叶的内部回声，其性质根据实时动态检查时的压缩性和变形性得以确认。这种情况无须穿刺活检

和纤维组织混合而成（"乳腺中的乳腺"）。乳腺 X 线上，局限性不均匀密度灶内的透光性是特征性的，而在超声上，脂肪成分的回声高低不等，其识别不太可靠。在乳腺 X 线检查中稳定多年的含脂肪肿块可能无须活检。由于错构瘤没有特殊的组织病理学特征，FNA 和 CNB 在明确诊断方面的作用都是有限的。由于 FNA 获得的样本通常是非诊断性的，所以 CNB 是标准的活检技术[2]。在不切除的情况下，仔细对照影像学表现和进行影像学随访是必要的。错构瘤可能会在局部复发，也有罕见的原位恶性肿瘤发生在其内的报道[3]。

（四）纤维囊性变

纤维囊性变是极为常见的。在超声上，弥漫性纤维囊性变表现为微小的散布囊肿和非孤立的回声减低区域。纤维囊性变很少引起不确定或可疑的肿块效应而需进行穿刺活检。通过使用探头对组织进行压缩和横向平移运动的动态操作，并显示相关组织的相对柔软度和可变形性，经验丰富的超声医生可以识别分散的、回声减弱的细长区域为纤维囊性变，并确认没有真正的肿块作为活检的目标。不幸的是，初学超声的医生很少执行这些动态操作，他们可能会尝试执行不必要的、通常是非诊断性的

FNA（见第 17 章）。一个实性的、非肿块样的纤维囊性变区域的 FNA 可产生良性导管上皮的扁平黏性薄片这种非特异性发现，与肌上皮细胞、背景中的双极裸核、泡沫细胞和顶泌化生相关。这些发现通常促使细胞病理学医生建议与影像学检查结果仔细关联，以确保涂片真正代表靶病变。

（五）脂肪坏死

脂肪坏死是脂肪组织的一种非化脓性炎症过程。脂肪坏死通常是乳房损伤的结果，如直接创伤（如安全带损伤）、手术或放射治疗。脂肪坏死有时在延迟数年后发生。它也可在接受华法林治疗的患者中发生，并且在没有任何明显原因的情况下再次发生。脂肪坏死的一个相对较新的原因是为了填充轮廓缺陷而在乳房重建期间注射自体脂肪（"脂肪移植"）。

在 FNA 时，如果排出到载玻片上的吸出物含有典型的"油脂"和血液混合物，则脂肪坏死的诊断显而易见（图 8-5）。脂肪坏死的细胞学诊断通常是直接的。退化的脂肪细胞与组织细胞和多核巨细胞一起出现。脂肪坏死的病理特征是存在被脂膜包裹的受损红细胞团，随后被组织细胞吞噬，称为肌小球体病（图 8-6）。

脂肪坏死被称为"伟大的模仿者"，在乳腺 X 线

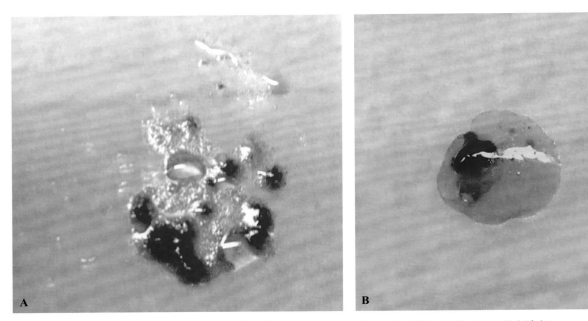

▲ 图 8-5　脂肪坏死。通过观察由油和血（**A** 和 **B**）组成的抽吸液，可以做出诊断

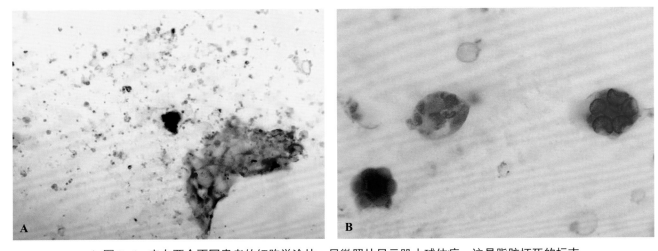

▲ 图 8-6　来自两个不同患者的细胞学涂片，显微照片显示肌小球体病，这是脂肪坏死的标志
A. 一位患者的低倍显微照片显示无数的小球和一小片退化的脂肪；B. 另一患者的高倍视野可见小的囊状结构，内含红细胞骨架，每个 5～7μm

摄影和超声上，可以有从典型良性到高度可疑恶性的任何一种影像学表现，因而在诊断上可能极具挑战性。在呈典型良性表现的情况下，一个油性囊肿（无论是完全无回声的，还是有一些内部碎片回声）显然是良性的，很少需要抽吸（见第 7 章）。在许多情况下，脂肪坏死可表现为一个界限不清的区域，呈混合回声，总体上回声高于相邻组织，甚至也高于正常脂肪（与大多数恶性肿瘤相反，大多数恶性肿

瘤显示回声降低）（图 8-7）。一个常见的诊断线索是在一个不均质但整体呈高回声的实性团块中存在一个微小的油性囊肿（直径仅约数毫米）（图 8-8，视频 8-6）。由于实性团块的弥漫异质性，这个微小的油性囊肿很容易被忽略。这种小的油性囊肿经常出现的原因尚不清楚，但根据作者的经验，这种囊肿对脂肪坏死的诊断具有高度特异性。能量多普勒超声显示与脂肪坏死相关的不同数量的血管。在炎症过程的急

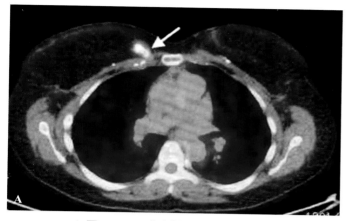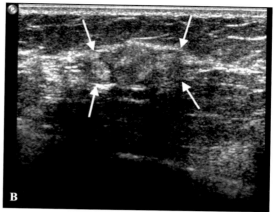

▲ 图 8-7　42 岁女性，因乳腺癌行双乳切除术后及脂肪移植乳房重建术后出现早期脂肪坏死

A. PET-CT 显示示踪剂在右侧重建乳房的内侧区域局部高摄取（箭）；B. 超声在相应部位显示分叶状、无钙化、不均匀的实性肿块（箭），其回声比周围脂肪更强

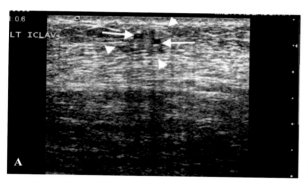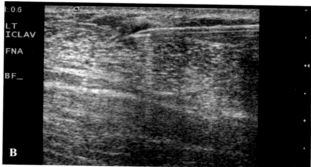

▲ 图 8-8　一名 70 岁患者的脂肪坏死。该患者在 15 个月前接受了乳房切除术，随后接受了胸壁放射治疗，以治疗浸润性小叶癌。患者感觉锁骨下区域有皮下结节

A. 声像图显示一个 6mm、界限不清的等回声结节（箭头），注意病灶中有两个微小但特征性的油性囊肿（箭）；
B. 声像图显示抽吸过程中的细针，细胞学证实了脂肪坏死（视频 8-6）

性期，可以出现明显的血管化，而在有或没有钙化的稳定和（或）愈合病变中，通常只能看到少量多普勒血流信号。在大多数情况下，脂肪坏死的诊断是基于典型的乳腺 X 线摄影和超声表现，无须活检。

然而，另一方面，脂肪坏死的影像学表现甚至临床表现也可以非常疑似恶性病变，需要进行活检。这些情况包括乳腺 X 线上新增的或增大的含有微钙化的异常密度影，后者代表钙化过程的早期阶段，在随后的乳腺 X 线检查中将演变为典型的良性大钙化（图 8-9 和图 8-10）。在其他情况下，发炎的皮下脂肪伴有皮肤红斑和（或）回缩，表明癌症具有炎症成分（图 8-11，视频 8-7 和视频 8-8）。脂肪坏死甚至可以转变为高度疑似癌症的可收缩的实性低回声

肿块，尤其是当它位于浅表皮下脂肪中并累及皮肤时（图 8-12 和图 8-13，视频 8-9）。PET-CT 检查也可显示 FDG 摄取，这可能增加对其恶性肿瘤可能性的怀疑程度（图 8-7）。如前所述，在先前经皮真空辅助活检（VAB）的部位可能出现类似小癌的小面积脂肪坏死（图 8-14），需要新的穿刺活检。

尽管 FNA 足以证实脂肪坏死，但任何时候如果高度怀疑癌症，则应进行 CNB 以为良性诊断提供无可争议的证据（图 8-11 和图 8-12）。当利用 FNA 排除恶性肿瘤时，脂肪坏死诊断的有效性需要对可疑区域进行无可争议的取样记录。在缺乏此类记录的情况下，脂肪坏死的诊断不能同 FNA 结果相关联，因为可能遗漏了一个小肿瘤（见第 11 章）。

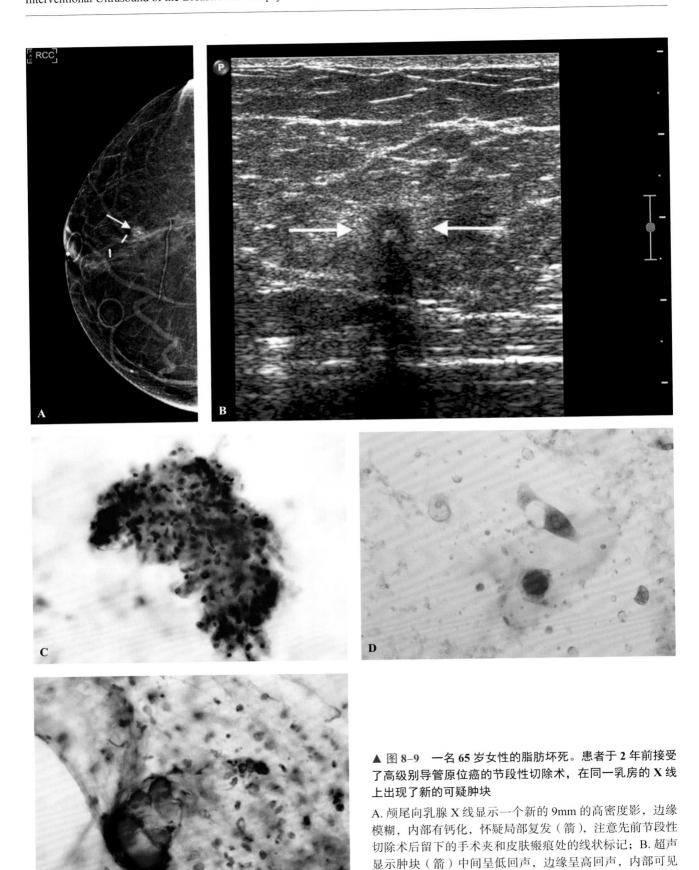

▲ 图 8-9 一名 65 岁女性的脂肪坏死。患者于 2 年前接受了高级别导管原位癌的节段性切除术，在同一乳房的 X 线上出现了新的可疑肿块

A. 颅尾向乳腺 X 线显示一个新的 9mm 的高密度影，边缘模糊，内部有钙化，怀疑局部复发（箭），注意先前节段性切除术后留下的手术夹和皮肤瘢痕处的线状标记；B. 超声显示肿块（箭）中间呈低回声，边缘呈高回声，内部可见钙化灶，细针抽吸证实为脂肪坏死，排除了恶性肿瘤；C 至 E. 细胞学显示组织细胞（C）、肌小球体病（D）和钙化（E）

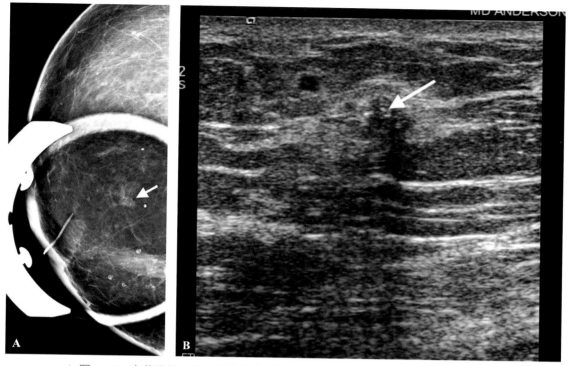

▲ 图 8-10　在节段性切除术和放疗后 3 年，脂肪坏死形似浸润性导管癌的局部复发
A. 点压缩乳腺 X 线显示一个新的可疑高密度影（箭），含有微钙化，靠近瘢痕；B. 超声显示一个不规则的低回声肿块，含有微钙化（箭），有高回声边缘。注意病灶附近一个 2mm 的油性囊肿。FNA 证实为脂肪坏死，无恶性肿瘤

脂肪坏死是重建乳房（包括脂肪移植后）最常见的可触及肿块（图 8-15）。有经验的超声医生知道如何识别脂肪坏死区域的典型超声特征。脂肪坏死通常是多发的，并且与典型的油性囊肿共存。表现典型时通常无须活检，尽管对于任何有乳腺癌病史的患者应始终谨慎，因为再造乳房确实会发生局部复发（图 8-16）。

（六）急性炎症、乳腺炎和蜂窝组织炎

蜂窝织炎或乳腺炎区域的 FNA 将显示急性炎症迹象。对绝大多数病例而言，没有 FNA 的指征，因为超声仅显示皮肤增厚和红斑区域的皮下脂肪回声弥漫性增强，其下无肿块和脓肿。如果有炎性乳腺癌的临床担忧，应该对增厚的皮肤进行钻孔活检。

（七）乳腺内淋巴结

大多数良性乳腺内淋巴结在乳腺 X 线上和声像图上都有典型表现。然而，一个没有典型淋巴门的小圆形乳腺内淋巴结在连续随访的乳腺 X 线上缓慢扩大，可能增加恶性肿瘤的可能性。乳腺内淋巴结通常位于乳房外象限。识别它们的一个小技巧是这些淋巴结沿着它们通常所在的侧胸壁的血管分布。在 FNA 之前，通过打开 CDUS 或仔细观察实时灰阶超声的脉动来识别这些血管是一种安全的做法，这样在插入针头期间可以安全地避开这些血管（图 8-17，视频 8-10 和视频 8-11）。

淋巴结易于抽吸，是 FNA 的最佳应用对象之一（见第 9 章）。对于正常的乳腺内淋巴结或良性反应性增生的淋巴结，FNA 时一次抽吸将产生大量的正常淋巴细胞，伴有或不伴有某种程度的良性反应性增生，从而确认：①病变为淋巴结；②病变为良性（图 8-18）。转移性乳腺内淋巴结也容易抽吸，因为它们通常充满恶性细胞（浸润性小叶癌的淋巴结转移除外）（图 8-19）。对于已知有淋巴瘤病史的患者，FNA 的目标应该是获得足够数量的淋巴细胞（通常在 100 万范围内），以便在流式细胞仪上完成一系列淋巴瘤标记物检测，并排除淋巴瘤累及。

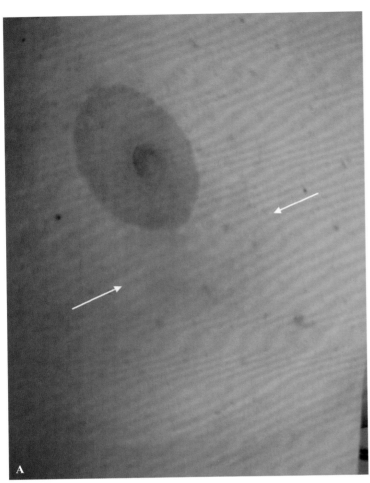

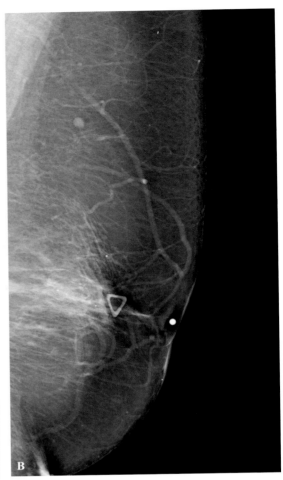

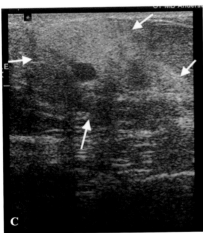

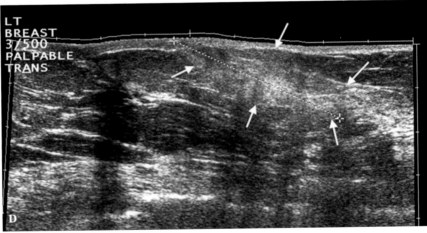

▲ 图 8-11　一名 67 岁女性的脂肪坏死。患者 2 周前于左乳 4 点钟区域触及一小结节，随后发现皮肤变红。在外院行乳腺 X 线检查显示一个 3cm 的可疑肿块，而超声检查发现了该肿块及一个巨大的可疑左腋窝淋巴结。一位医生提到炎性乳腺癌的可能性，建议立即进行乳房切除术。患者前来 MD Anderson 征求第二意见

A. 照片显示左乳 4 点钟区域的局限性皮肤红斑（箭）；B. 乳腺 X 线显示一个结构扭曲的区域，该区域被解释为高度可疑恶性肿瘤（BI-RADS 5 类）；C. 超声显示皮下脂肪大面积、弥漫性回声增强（箭），内含小囊性结构；D. 扩大视野的声像图能更好地显示病变范围（箭），动态操作（压缩）证实，这一大面积的高回声脂肪确实与可触及的肿块相对应（视频 8-7）

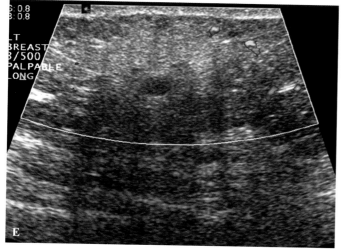

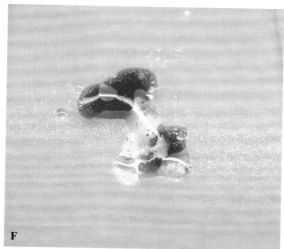

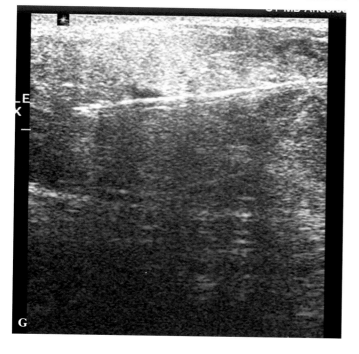

▲ 图 8-11（续）　一名 67 岁女性的脂肪坏死。患者 2 周前于左乳 4 点钟区域触及一小结节，随后发现皮肤变红。在外院行乳腺 X 线检查显示一个 3cm 的可疑肿块，而超声检查发现了该肿块及一个巨大的可疑左腋窝淋巴结。一位医生提到炎性乳腺癌的可能性，建议立即进行乳房切除术。患者前来 MD Anderson 征求第二意见

E. 能量多普勒显示肿块内仅有少量血管；F. 细针抽吸物（视频 8-8）显示了肉眼可见的典型脂肪坏死物质；G. 对高回声区进行粗针活检以确认诊断

（八）乳头状病变

乳头溢液患者通常是最难通过乳腺影像检查尤其是超声来诊断的。对于有清亮的或血性的单孔溢液患者，应仔细搜寻扩张充液导管内的导管内乳头状瘤。

虽然通常认为乳孔的时钟位置可以预测乳房中"渗漏"导管的位置，但关于导管和开口之间的关系仍存在争议。特别是，可在外部计数的乳孔数量与乳头内导管的数量之间存在差异[4]。更为困难的是，在超声检查时，通常很难再现分泌物，尤其是如果近期查体时扩张的导管已经排空。此外，多个导管内乳头状瘤可出现在不同的导管中。

尽管在大多数情况下乳腺 X 线为阴性，但在单发导管内乳头状瘤的情况下，乳腺 X 线也可能显示出单个局限性肿块，不伴任何结构扭曲。超声显示扩张的导管内有明确的中等回声肿块，偶尔伴有微钙化。关键的诊断发现是 PDUS 上存在从中央纤维血管核心分支而来的内部血管。此时，假设只有一个病灶，并且乳腺 X 线上也能显示一个病灶且两者相匹配，则须决定：①在切除之前是否进行经皮穿刺活检，以完全排除非典型或恶性肿瘤成分；②如果需要活检，应选择哪种活检方式。

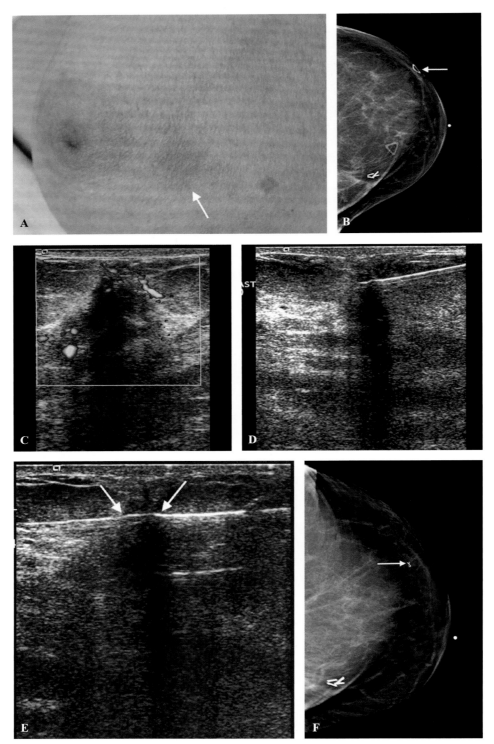

▲ 图 8-12　脂肪坏死。70 岁女性，8 年前曾患左乳内象限三阴乳腺癌，接受了乳腺节段切除术和放射治疗。患者于左乳 3 点钟位置发现触痛结节和轻微皮肤酒窝征及红斑

A. 照片显示了皮肤发红区域；B. 颅尾向乳腺 X 线显示可触及结节部位无孤立肿块（箭）；C. 能量多普勒显示一个可疑肿块，有明显声影和血管增多，然而动态成像（视频 8-9）显示病变的可变形性，这不支持恶性肿瘤诊断；D. 进行细针抽吸（未提供图片），样本与脂肪坏死相符；E. 进行粗针活检以完全排除恶性肿瘤，注意针穿过小病灶时的弯曲伪影（箭）（见第 12 章），病理诊断为间质纤维化和脂肪坏死；F. 活检后颅尾向乳腺 X 线显示活检后部署的金属组织标记物（箭），没有明显的孤立肿块

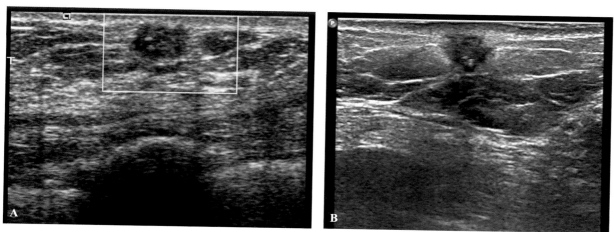

▲ 图 8-13 累及皮肤的皮下脂肪坏死
超声高度怀疑为恶性肿瘤。细针抽吸证实 2 名患者都有脂肪坏死

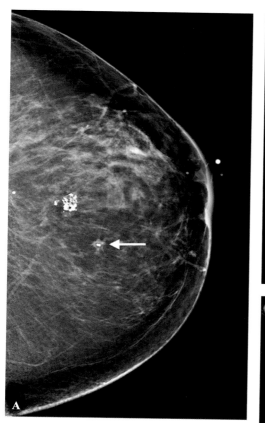

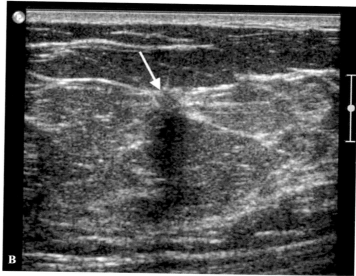

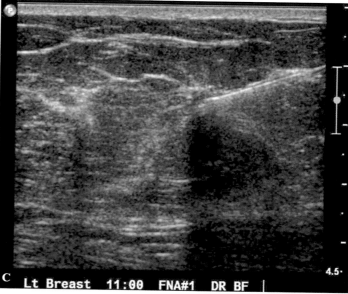

▲ 图 8-14 脂肪坏死。4 年前因良性微钙化在左乳房 11 点钟区域接受立体定向引导的真空辅助活检

A. 颅尾向乳腺 X 线显示一个边缘有毛刺的小肿块（箭），位于先前真空辅助活检后放置的金属夹的中心；B. 超声显示毛刺状、有声影的微小肿块（箭）；C. 细针抽吸。样本显示为红色脂肪坏死

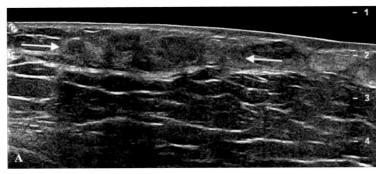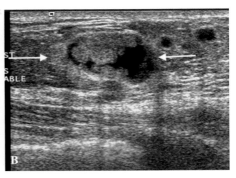

▲ 图 8-15　发生于重建乳房中的典型脂肪坏死，无须任何类型的活检来确认

A. 双侧腹直肌肌皮瓣（TRAM）重建术后 1 年，可触及的大面积脂肪坏死，扩展视野成像显示一个实性、细长、分叶状、不均质的肿块（箭），与邻近脂肪相比，其整体回声增强；B. 补充注射自体脂肪（脂肪移植）6 个月后，重建乳房的 TRAM 皮瓣皮下脂肪中出现大量混合回声（箭）。注意其周围还有一些微小油性囊肿

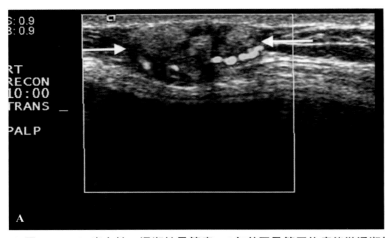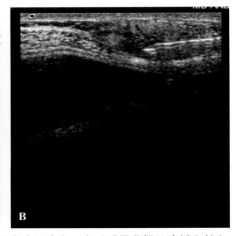

▲ 图 8-16　45 岁女性，浸润性导管癌。6 年前因导管原位癌伴微浸润行乳腺切除术，术后采用背阔肌皮瓣和植入物进行重建

A. 能量多普勒显示新的可触及结节为实性肿块，回声不均，有高回声区（箭）。虽然仍应和脂肪坏死鉴别，但肿块坚实，膨胀生长使植入物变形，并且内部有血管存在，是进行活检的指征；B. 细针抽吸后，细胞学显示导管癌 2 级。随后的粗针活检证实浸润性导管癌

　　FNA 在导管内乳头状肿瘤的诊断中存在争议，在美国不是标准的处置方法。主要原因是缺乏明确的细胞学标准来区分良性、非典型或恶性乳头状瘤。

　　充分的 FNA 涂片后，细胞学检查可能显示特征性的三维乳头状结构（图 8-20）。倾向良性乳头状瘤的特征包括：乳头具有内聚柄，周围有蜂窝状柱状细胞，并且存在肌上皮细胞和顶泌细胞[5-8]。然而，只有经验丰富的细胞病理学医生才会致力于"良性导管内乳头状瘤"的细胞学诊断。

　　通常进行 CNB。如果没有非典型导管增生，则无须切除[9]。然而，对于 CNB 的穿刺取样而言，乳

晕后方的小病灶可能具有挑战性。而 FNA 可以在最小创伤或无创伤的情况下产生足够的抽吸物。

　　与其他类型的活检相比，乳头状瘤的真空辅助活检具有明显的优势，能够完全切除小病灶以进行完整的病理学检查，在提供确定性诊断的同时还进行了治疗（见第 13 章）。

　　在活检证实一个良性乳头状瘤无非典型病理改变后，采用超声对多发性导管内乳头状瘤（乳头状瘤病）患者进行随访。乳头状瘤大小的任何变化都应触发活检程序。

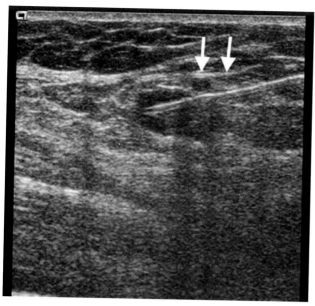

▲ 图 8-17　右乳外上象限 0.7cm 良性淋巴结的细针抽吸，同侧乳腺有大型恶性肿瘤，横切面声像图显示针从外侧胸壁血管（箭）下方通过（视频 8-10）

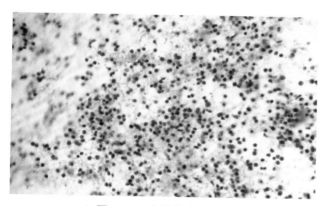

▲ 图 8-18　良性乳腺内淋巴结
细针穿刺样本的中倍显微照片显示正常淋巴细胞群

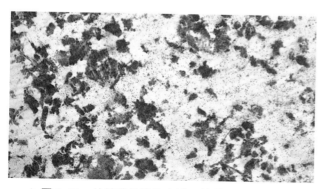

▲ 图 8-19　从转移性乳腺内淋巴结获得的典型涂片
低倍显微照片显示载玻片覆盖着淋巴细胞背景上的转移性腺癌

（九）哺乳期变化

哺乳期腺瘤是由怀孕和哺乳期间发生的生理变化引起的。与纤维腺瘤不同，它们只包含上皮成分（腺泡充满分泌物）而没有基质。它们在超声上的表现多种多样，也可以像恶性肿瘤。如果对诊断有疑问，可以进行穿刺活检。由于哺乳期的变化可能导致 FNA 取样出现恶性肿瘤的假阳性诊断[10]，因此建议使用 CNB。

（十）表现为肿块的罕见良性病变

许多乳腺良性肿瘤不能完全通过细胞学诊断。对于这些病变，成功（诊断性）FNA 的好处是显示没有恶性细胞。经验丰富的乳腺影像医生对肿块进行了适当的取样并获得了细胞样本，会相信病变中没有恶性肿瘤。然而，必须进行 CNB 以充分诊断这些病变，当影像学特征确实不确定或诚然怀疑恶性时，最终病理学报告可能会令人惊讶。此类良性实性肿块包括间质纤维化、颗粒细胞瘤（图 8-21）、血管瘤和血管脂肪瘤（图 8-22，视频 8-12）、神经纤维瘤、叶状肿瘤、硬纤维瘤病、糖尿病性乳腺病和肉芽肿性乳腺炎。对于肉芽肿性乳腺炎，用细针穿刺活检的好处是确认相关脓肿的存在并引流。

（十一）良性高危病变

CNB 和 VAB 样本中检测到越来越多的病变（尽管患病率仍然相对较低），由于常常是在活检其他目标时被偶然发现的，缺乏与影像学的相关性（至少在超声上是如此），这种情况引发了管理上的问题。这些病变包括不典型小叶增生、原位小叶癌、放射状瘢痕 / 复合硬化病变、黏液囊肿样病变、柱状细胞病变、扁平上皮异型性和假血管瘤性基质增生。这些病变在细胞学上无法被很好地识别，因此不太可能通过 FNA 发现。但细胞学检查可以识别不典型的导管增生，诊断后会建议切除病变。

目前，对于是否应该系统切除这些病变，或者仅作影像学随访和临床监测，尚无共识[11]。多学科团队可以为患者提供个性化治疗选择[12]。

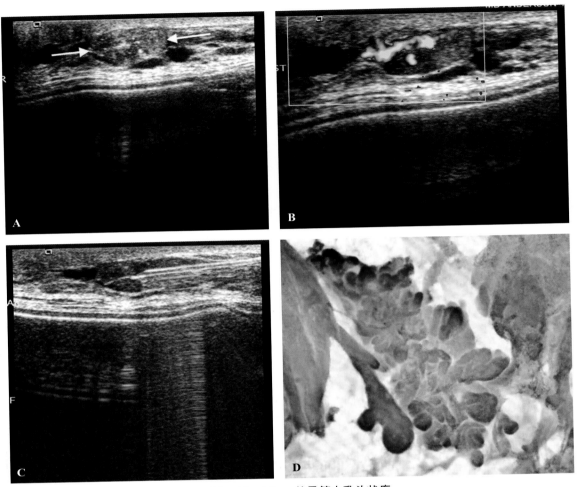

▲ 图 8-20　**1.3cm 的导管内乳头状瘤**

A. 灰阶超声显示细长的导管内肿块（箭），含有少量微钙化，注意植入物的存在；B. 能量多普勒显示典型的乳头状瘤血管：血管通过肿块的蒂，在病变内形成分支；C. 实施细针抽吸；D. 细胞学涂片的低倍显微照片显示病变的三维乳头结构。细胞学倾向良性乳头状瘤，并经组织学穿刺活检证实。手术切除后，乳头状瘤内可见 2mm 的不典型导管增生

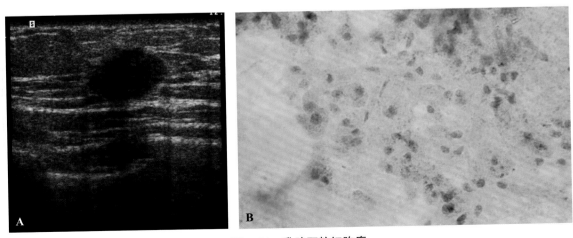

▲ 图 8-21　**乳腺颗粒细胞瘤**

A. 灰阶超声显示恶性肿块，边缘模糊，组织中断；B. 细胞学样本的高倍显微照片显示，大细胞具有丰富的颗粒状细胞质和颗粒

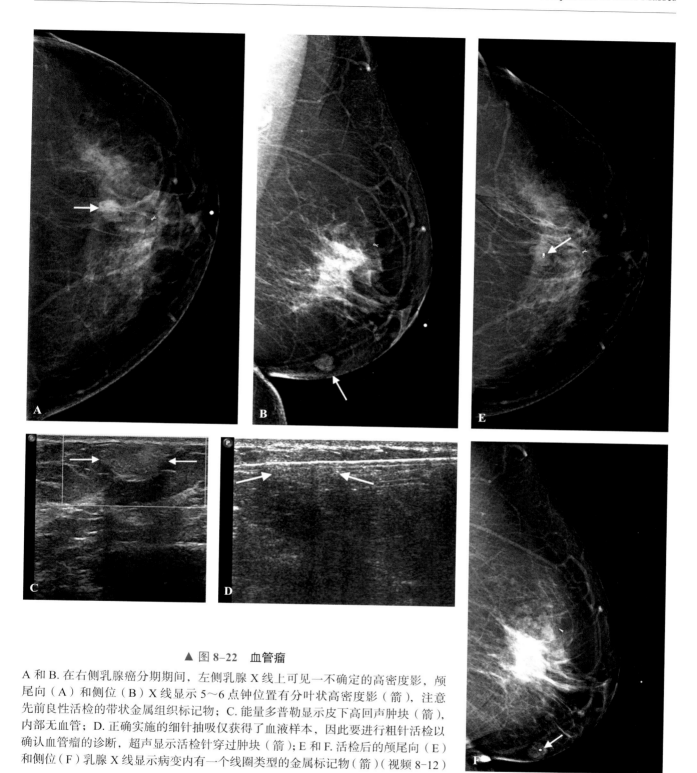

▲ 图 8-22　血管瘤

A 和 B. 在右侧乳腺癌分期期间，左侧乳腺 X 线上可见一不确定的高密度影，颅尾向（A）和侧位（B）X 线显示 5～6 点钟位置有分叶状高密度影（箭），注意先前良性活检的带状金属组织标记物；C. 能量多普勒显示皮下高回声肿块（箭），内部无血管；D. 正确实施的细针抽吸仅获得了血液样本，因此要进行粗针活检以确认血管瘤的诊断，超声显示活检针穿过肿块（箭）；E 和 F. 活检后的颅尾向（E）和侧位（F）乳腺 X 线显示病变内有一个线圈类型的金属标记物（箭）（视频 8-12）

（十二）皮肤病变

超声通常是评估皮肤和皮下乳腺病变最有效的成像方式[13, 14]。然而，对于一些患者，尤其是有乳腺癌病史的患者，可能需要通过穿刺活检获得确认。FNA 能够对许多良性皮肤疾病提供这种确认。

1. 皮脂腺囊肿

乳腺超声所见绝大多数皮肤病变是皮脂腺囊肿。虽然在大多数情况下，可触及的囊肿已经存在很长时间了，但近期长大可能会使患者警觉，并可能需要进行活检。在其他病例中，囊肿是由超声首次发现。仔细的皮肤检查将发现囊肿部位有明显的皮肤凹陷和变色。

在超声上，皮脂腺囊肿的典型表现是低回声、局限性肿块，附着于平坦的真皮层深面。在大多数情况下，仔细检查可显示一条代表受累毛囊的薄的、倾斜的、低回声的通道穿过高回声的真皮层。囊肿内容物通常呈明显低回声，但可能含有碎片回声。这些囊肿在 PDUS 上不显示任何内部血管，但如果发生囊周炎症，可能会出现周围血管。表皮样囊肿具有相似的超声表现，但通常含有代表角蛋白堵塞的强回声。如果皮脂腺囊肿破裂，其外观将发生变化，由此产生的不规则边缘可能引发对肿瘤的怀疑，需

要进行穿刺活检（图 8-23，视频 8-13）。在皮脂腺囊肿和表皮样囊肿中，碎片回声或角蛋白塞可能是彩色多普勒上闪烁伪像的产生原因，看起来像 PDUS 上的血流信号（视频 8-14）（见第 1 章）。

2. 表皮包涵囊肿

表皮包涵囊肿是表皮成分植入和增殖的结果。它们可以在皮肤内或靠近皮肤，但也可以在离皮肤较远的地方发现，并可能形似恶性肿块（图 8-24）。通过显示表皮成分，FNA 可以作出明确诊断（图 8-25 至图 8-27）[15]。

3. 毛母质瘤

毛母质瘤，或称 Malherbe 钙化上皮瘤，是一种良性皮肤肿瘤，起源于毛囊的基质细胞。毛母质瘤通常见于头颈部和上肢，在乳腺中很少见。毛母质瘤是一种边界清晰的低回声肿块，表面平坦，与真皮相邻，因此它们可能看起来像皮脂腺囊肿。毛母质瘤易发生钙化并产生大量声影。PDUS 上没有内部血管[16]。细胞学检查显示基质中有核鳞状细胞，含有钙沉积、基底样细胞、影细胞和异物巨细胞。

（十三）男性乳腺发育症

男性乳腺发育症是男性乳房肿块最常见的原因。它有一个相当典型的超声表现，显示乳晕后方有树

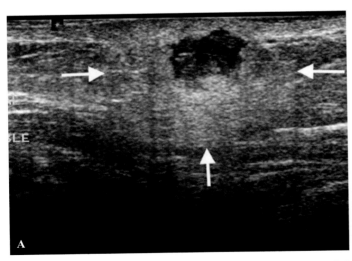
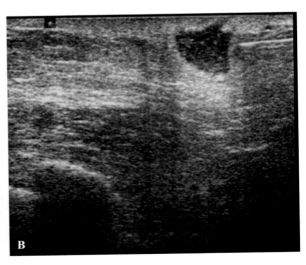

▲ 图 8-23　皮脂腺囊肿发炎、破裂

A. 超声显示不规则的囊肿内有轻微的碎屑回声，注意硬化的皮下脂肪形成了囊肿的高回声边缘（箭）（视频 8-13）；B. 超声显示细针穿透病变时使增厚的囊壁变形，注意在高回声的真皮层内，受累毛囊呈低回声，清晰可见。细胞学检查显示急性炎症背景下有无核鳞状细胞和肉芽组织

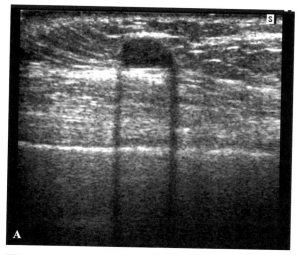

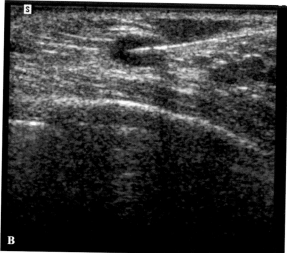

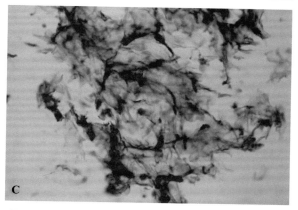

▲ 图 8-24　有左乳浸润性小叶癌病史的患者，曾行双侧乳房切除术和横行腹直肌肌皮瓣重建术。右乳外上象限表皮包涵囊肿

A. 超声显示一个 0.8cm×0.6cm×0.4cm 的边界清楚的椭圆形、低回声、与可触及结节相关的实性结节，在能量多普勒上无血流；B. 行细针抽吸；C. 细胞学检查发现许多退化的鳞状细胞，并确认诊断为表皮包涵囊肿。带蒂横行腹直肌肌皮瓣（TRAM）乳房重建术术史可以解释病变距离皮肤较远的原因

突状边缘的锥形低回声组织。早期男性乳腺发育很少会在超声检查中出现局灶性结节，在绝大多数情况下，没有迹象表明需要进行 FNA 以排除恶性肿瘤。如进行 FNA，样本涂片可显示含有良性导管上皮、散在的单双极细胞和梭形细胞的黏性薄片。

（十四）副乳腺组织

副乳腺组织是正常乳腺解剖结构的常见变体，可在多达 6% 的女性中出现，在日本人群中发病率最高。与男性乳腺发育症类似，副乳腺组织尤其是腋窝的副乳腺组织，在超声上很容易显示和识别，并且不会造成任何诊断困难。

二、恶性肿瘤

对于乳腺恶性肿瘤，从早期的非浸润性导管原位癌到乳房外的恶性肿瘤转移，FNA 的作用各不相同。

（一）导管原位癌

在美国，这种非浸润性乳腺癌约占乳腺癌新发病例的 1/5。DCIS 通常是无症状的，可因乳腺 X 线上的微钙化被发现。而诊断则可通过立体定向引导的 VAB 得到证实。有时，DCIS 可能表现为包含许多微钙化的轮廓清晰的肿块。FNA 对诊断无用，而超声引导下的 CNB 或 VAB 则应进行广泛取样，以排除任何（微小）浸润性病灶。

（二）浸润性乳腺癌

由于 FNA 提供的细胞学样本无法确定组织结构以及癌症的侵袭性，因此必须对每一个新的可疑乳腺肿块进行 CNB（见第 12 章）。然而，在对恶性肿瘤进行初步诊断后，在多种临床情况下，仅需确认恶性肿瘤即可。这可以通过 FNA 轻松优雅地获得。FNA 在乳腺癌的局部分期和区域分期中也有效（见第 9 章）[17]。

绝大多数（90%）原发性浸润性乳腺癌为浸润性导管癌（invasive ductal carcinoma，IDC）非特殊类型（not otherwise specified，NOS），少数为特殊类型（髓样癌、黏液癌、乳头状癌），而浸润性小叶癌（invasive lobular carcinomas，ILC）占 5%～10%。

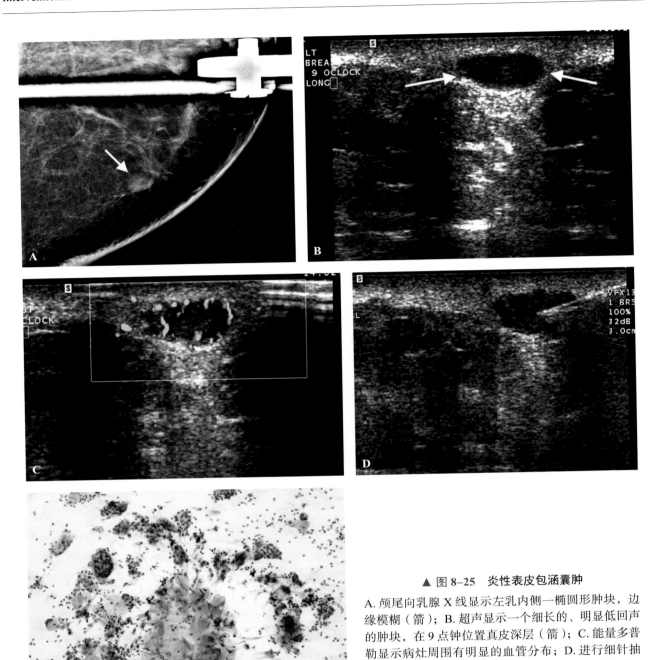

▲ 图 8–25　炎性表皮包涵囊肿

A. 颅尾向乳腺 X 线显示左乳内侧一椭圆形肿块，边缘模糊（箭）；B. 超声显示一个细长的、明显低回声的肿块，在 9 点钟位置真皮深层（箭）；C. 能量多普勒显示病灶周围有明显的血管分布；D. 进行细针抽吸；E. 细胞学检查显示大量中性粒细胞、组织细胞、多核巨细胞和散在无核鳞状细胞，与炎症表皮包涵囊肿相符

　　从技术上来说，小病灶的抽吸可能比大病灶的抽吸更具挑战性（图 8–28 至图 8–30，视频 8–15 至视频 8–18）。然而，作者和同事在 20 世纪 90 年代初证明，超声引导的 FNA 可以诊断体积小于 1cm³（即直径小于 1.2cm）的乳腺癌，敏感度为 94%[18]。由于通常情况下恶性细胞不具黏性，涂片呈高度细胞性，非特殊类型癌中样本不足率通常很低（低于

5%）。由于采用了适当的取样和抽吸技术（见第 6章），对于绝大多数病例，细胞学诊断是通过单次穿刺抽吸完成的（图 8–31 和图 8–32）。例外情况见于硬癌和小叶癌，它们主要由纤维化成分组成，细胞极少，因此难以抽吸。此外，浸润性小叶癌中恶性细胞的缺乏导致 FNA 结果假阴性的风险非常高（图8–33）。

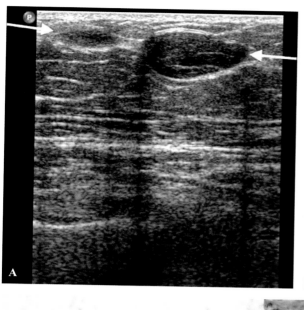
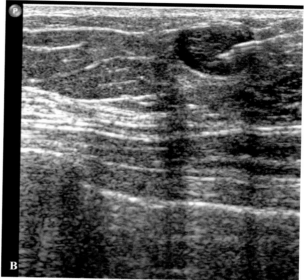

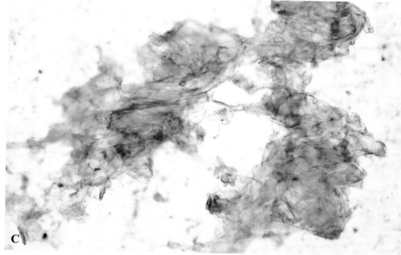

▲ 图 8-26 **60 岁女性患者，表皮包涵囊肿。**患者于 3 年前接受乳房切除术和腹壁下动脉穿支皮瓣重建术，在同侧锁骨下区出现一个新的可触及浅表结节

A. 超声显示一双叶卵圆形囊性病变（箭），内部有轻度回声；B. 细针抽吸，用 20G 针一次就能产生足够的材料；C. 细胞学涂片显示大量无核角质碎片，与表皮包涵囊肿相符

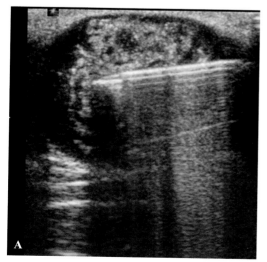
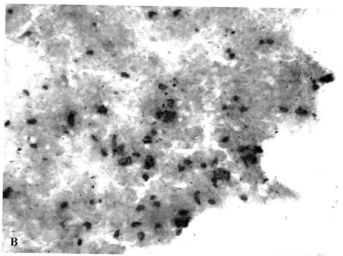

▲ 图 8-27 **包含大量微钙化的大表皮包涵囊肿**

A. 细针抽吸；B. 涂片的低倍显微照片显示退化的鳞状细胞和大量微钙化，与表皮包涵囊肿相符

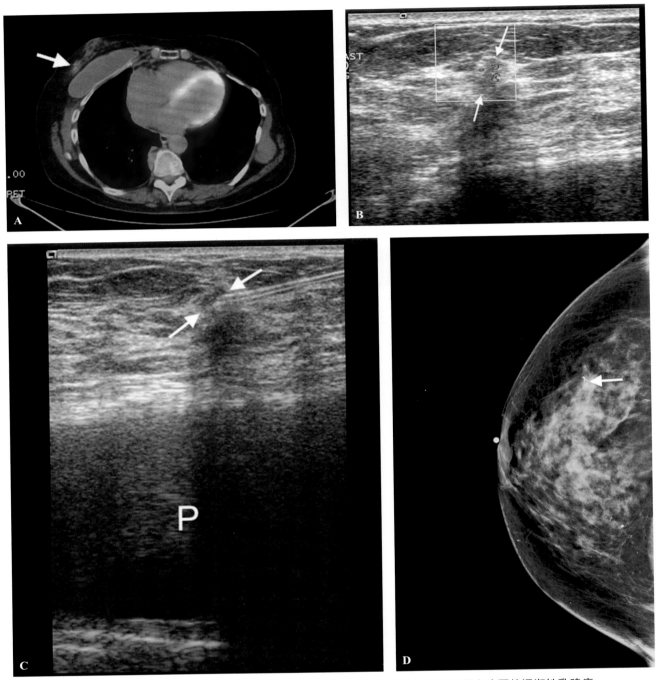

▲ 图 8–28　16 年前曾患对侧黏液性乳腺癌的患者，PET 检测到在乳腺 X 线上隐匿的浸润性乳腺癌

A. 为检测转移性疾病而进行的 PET-CT 检查显示右乳外侧有新的示踪剂摄取（箭）。B. 能量多普勒显示 5mm 结节（箭）内血管增多（视频 8-15）；C. 细针抽吸时获得的超声图像显示针尖在小的目标病变（箭）中。P 为假体（视频 8-16）。细胞学快速诊断为 2 级乳腺癌，随后的粗针活检证实为浸润性导管癌 2 级；D. 术后乳腺 X 线检查显示难以看到的病变内放置了金属组织标记物（箭）

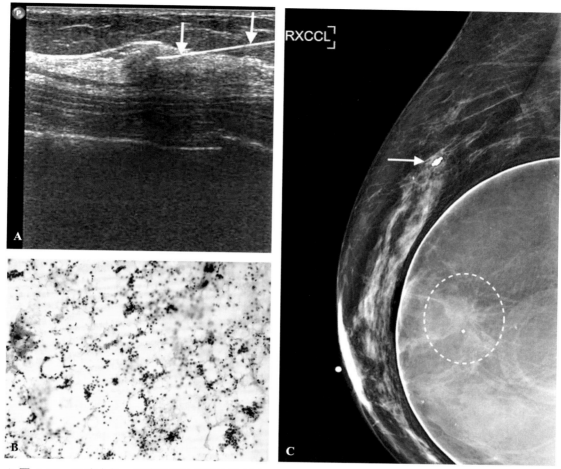

▲ 图 8-29　63 岁女性，近期诊断为双乳浸润性小叶癌。位于 **12 点钟**的右乳肿瘤已在外院活检，**MRI 分期检查发现左乳病变**

A. 在 MD Anderson 进行的分期超声检查于右乳 10 点钟位置检测到一个 6mm 的在乳腺 X 线上隐匿的额外恶性病灶，在 MRI 上未显示，细针抽吸过程中获得的超声图像显示针尖（箭）穿过小的恶性结节；B. 细胞学涂片诊断为小叶癌；C. 放大的颅尾向乳腺 X 线显示在外院（虚线圈）诊断的浸润性小叶癌，其中包含一个 HydroMark 标记物和 Tumark 标记物，该标记物在超声检测到额外的小叶癌病灶时已即时置入（箭）

肿瘤的侵袭性越强（如 3 级三阴乳腺癌），抽吸就越容易，抽吸得到的细胞材料也就越丰富（图 8-34）。

如果需要，FNA 样本可用于检测激素受体（雌激素和孕激素受体）状态、增殖标记物（如 DNA 倍体、Ki-67）和 Her2/neu 基因表达。免疫组化染色和荧光原位杂交也可以在细胞学样本上进行。当恶性肿瘤的细胞学诊断不明确时，免疫组织化学可能非常有用。例如，细胞角蛋白（CK）免疫组织化学鉴定了 90% 以上的乳腺癌；CK8 和 CK7 的组合对检测微小数量的乳腺癌细胞具有最高的灵敏度 [19]。此外，阴性 E- 钙黏蛋白染色是一种敏感和特异的生物标记物，可确认浸润性小叶癌的诊断 [20]。

虽然微钙化通常可在低回声恶性肿块内显示，但当微钙化不在低回声肿块内，而在正常乳腺组织（其本身由许多微小强回声点组成）的背景上时，超声很少能确定微钙化。在这种情况下，超声检查不能 100% 可靠地确定活检目标，也不能将其与乳腺 X 线检查结果相关联。试图在一个难以捉摸的目标上进行活检有很高的失败风险，并使最初的诊断问题复杂化。一般来说，孤立的钙化簇应在立体定向（而非超声）引导下进行 VAB。虽然在少数情况下，对于不能接受立体定向引导活检的患者，可以尝试对无肿块的孤立微钙化簇进行 CNB，但没有证据表明应尝试对孤立微钙化簇进行 FNA。

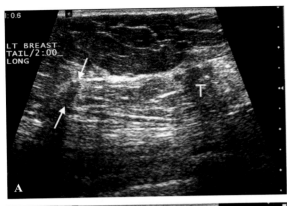

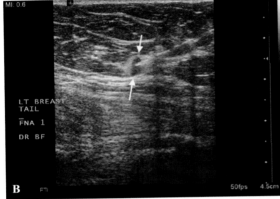

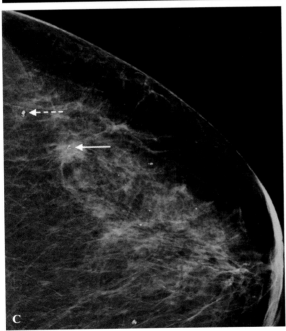

▲ 图 8-30　6 年前有右乳癌病史的患者，在 X 线上发现对侧乳腺可疑病灶

A. 分期超声显示一个主肿瘤（T）和一个 6mm 结节，怀疑是第二个癌灶（箭）；B. 在细针抽吸过程中获得的超声图显示小结节中的针尖（箭）（视频 8-17），20G 针单次穿刺取样，诊断为乳腺癌 2 级，而主肿瘤的粗针活检显示为浸润性导管癌 2 级；C. 术后颅尾向乳腺 X 线显示主肿瘤中有一个翼型 Ultraclip 标记物（箭），卫星病变中有一个线圈型标记物（虚箭）

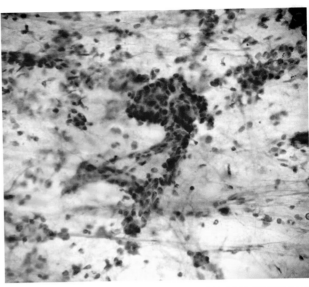

▲ 图 8-31　对 5mm 高分化乳腺癌实施细针抽吸所获得的典型细胞学涂片

中倍显微照片显示许多组不黏附的恶性细胞

1. 少见的浸润性癌

少见的浸润性乳腺癌包括髓样癌、黏液癌（或胶质癌）和乳头状癌。这些癌通常轮廓清晰。如果在标准 CNB 之外进行 FNA，通常是为了快速确认多灶性疾病的存在，这些类型的恶性肿瘤可以通过其细胞学表现来提示。

髓样癌通常会产生一种没有纤维化的"肉质"肿瘤，这种肿瘤可以轻易地传输超声波，而不会遇到任何反射界面。这导致其出现几乎无回声的表现和后方回声增强效应，整体超声表现类似囊肿。PDUS 的应用至关重要，因为显示其内部杂乱的血管是诊断实性恶性肿瘤的关键。细胞学检查时，涂片可能显示特征性的淋巴细胞浸润。

黏液性肿瘤通常也呈轮廓清晰的圆形。相对于邻近的脂肪，它们往往呈等回声，并且内部无血流显示，这可能对乳腺影像医生形成挑战。抽吸液显示丰富的黏蛋白（图 8-35）。

浸润性乳头状癌仅占所有浸润性乳腺癌的 0.5%。它们通常是导致血性乳头溢液的原因。组织学上，它们的特征是存在由上皮细胞排列的树状纤维血管蒂，但与良性导管内乳头状瘤不同的是，它们在乳头内缺乏完整的肌上皮细胞层（图 8-36）。

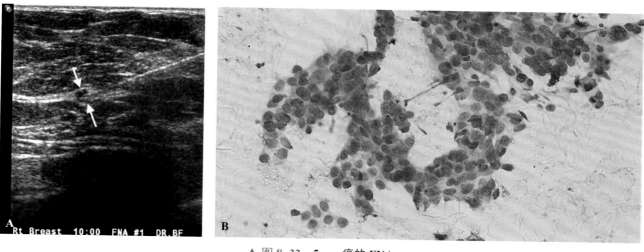

▲ 图 8-32　**5mm 癌的 FNA**

A. 对双灶癌的 5mm 部位（箭）进行 FNA；B. 典型的细胞学涂片显示乳腺癌，导管型，2 级（视频 8-18）

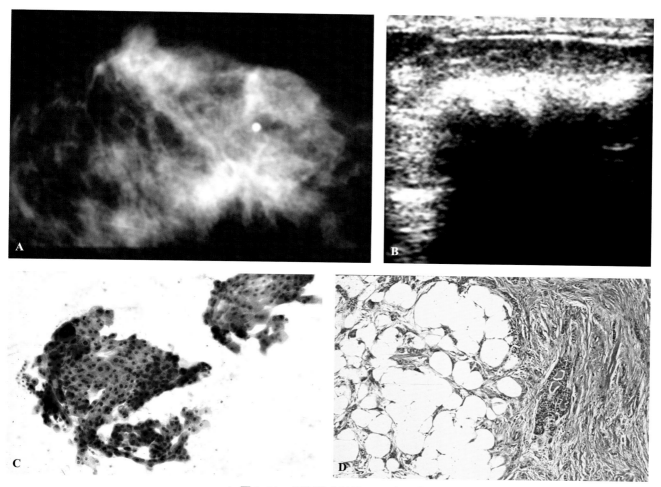

▲ 图 8-33　**浸润性小叶癌 FNA 假阴性**

A. 巨大的可触及肿块，乳腺 X 线显示浸润性小叶癌典型的结构扭曲；B. 超声仅显示大片声影，无孤立肿块；C. 细胞学涂片仅显示良性顶泌上皮的薄片；D. 粗针活检样本显示，细胞呈线性排列，松散地分散在纤维基质和脂肪中，为典型的浸润性小叶癌（HE 染色，200×）

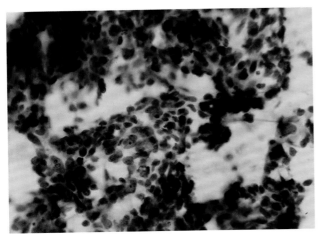

▲ 图 8-34　高级别乳腺癌

由于肿瘤具有明显的细胞结构，单次穿刺抽吸即可很容易地为细胞学检查提供丰富的细胞性样本

其他罕见的乳腺原发性恶性肿瘤包括化生癌、微乳头状癌、肉瘤（包括辐射诱发的血管肉瘤）和恶性叶状肿瘤。虽然这些原发性肿瘤只能通过 CNB 完全诊断，但复发灶或多发病灶中除主病灶外的其他病灶通常可以通过细胞学正确识别或怀疑。

2. 炎性乳腺癌

炎性乳腺癌（inflammatory breast cancer，IBC）是一种临床少见的（1%～3%）浸润性导管癌类型，其典型表现包括乳腺弥漫性肿胀、红斑，并伴有明显的皮肤增厚（橘皮样改变）。在超声上，乳房的结构通常是完全杂乱无章的，可能很难确定一个孤立的肿块来作为 CNB 的靶点。对 IBC 患者而言，FNA 的作用仅限于诊断淋巴结转移（图 8-37）。

3. 男性乳腺癌

组织学上，男性乳腺癌与女性乳腺癌并无区别。值得注意的是，男性浸润性小叶癌的发病率极低。与女性一样，原发肿瘤的诊断需要 CNB，FNA 的适应证仅限于分期（见第 9 章）。细胞学诊断与女性乳腺癌相同。

（三）局部复发

乳房切除术后可在胸壁发生局部复发。保乳术后，复发病灶可以在瘢痕中找到，也可以在乳房的其他部位找到。在再造乳房中，尽管复发病灶可在任何位置，但通常靠近皮肤。

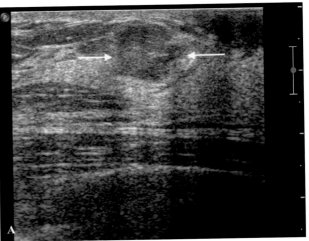

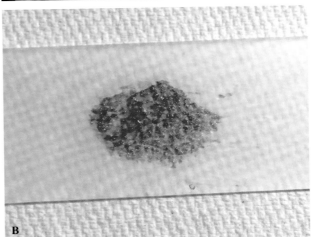

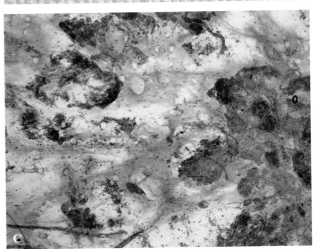

▲ 图 8-35　双灶性黏液癌。通过粗针活检诊断原发性病变

A. 超声显示第二个 1cm 大小的等回声、不规则病变（箭），靠近乳头，有后方回声增强效应；B. 细针抽吸的涂片显示黏液样物质；C. 低倍镜显示黏液背景下的高分化乳腺癌，与黏液癌的表现相符

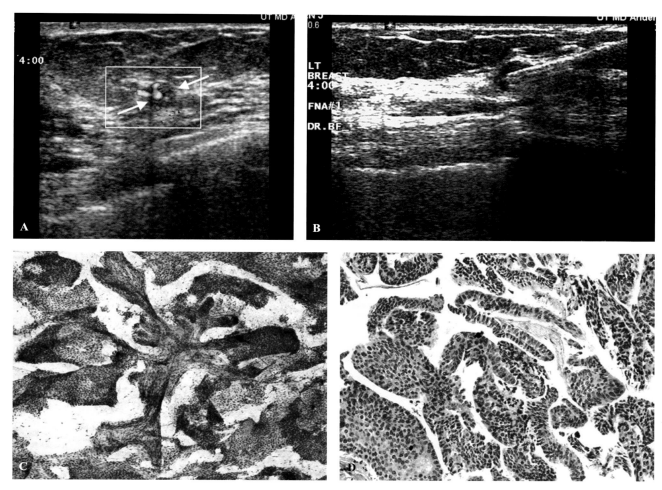

▲ 图 8-36 多灶性乳头状癌

A. 5mm 圆形病变（箭）的能量多普勒成像显示血管增多；B. 细针抽吸过程中的声像图显示穿刺针位于目标病灶内；
C. 低倍镜显示典型的乳头状排列和明显的细胞异型性，提示乳头状癌；D. 从细针抽吸样本洗脱液中获得的细胞块，
组织病理学切片证实为乳头状癌（HE 染色，200×）

如果乳腺或胸壁局部复发（或区域淋巴结局部复发），通常发生在同侧原发性乳腺癌初始诊断数年后。简单的 FNA 可以确认恶性肿瘤的存在，以及获得的细胞材料与初始癌症的相似性（图 8-38 至图 8-41，视频 8-19 至视频 8-21）。

如果可疑复发发生在最初的癌症诊断多年后，与初始肿瘤相同的生物标记物特征将排除新的原发肿瘤的可能性。这可以通过 FNA 轻松获得（见第 6 章）。

如果疑似复发发生在最初的癌症诊断多年后，与初始肿瘤相同的生物标志物特征将排除新的原发肿瘤的可能性。这可以通过细针穿刺细胞学检查很容易地获得（见第 6 章）。

当手术瘢痕的超声表现模棱两可，但尚未出现典型的肿块效应时，FNA 有很高的风险产生非诊断性样本，必须对该部分瘢痕实施 CNB。

在乳房切除和皮瓣重建后，由于理论上没有复发风险，因此不进行乳腺 X 线筛查。然而，据报道，在乳房切除术后重建乳房的患者中，有多达 7% 的患者出现局部复发[21]。我们使用超声评估再造乳房中可触及的结节。硬结节最常见的原因是脂肪坏死。然而，如有任何疑问，超声引导的 FNA 可以排除局部复发并确认脂肪坏死[22]。

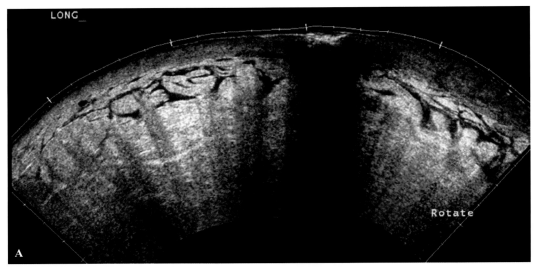

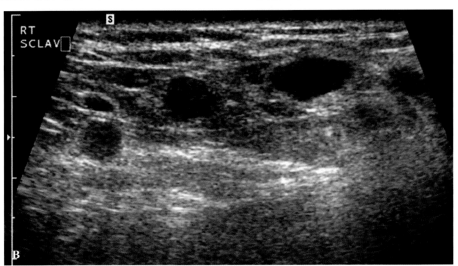

▲ 图 8-37　炎性乳腺癌伴淋巴结转移

A. 扩大视野超声图显示弥漫性皮肤增厚和淋巴水肿，但没有乳腺粗针活检的靶点；B. 同侧锁骨上窝的横切面图像显示数个小于 1cm 的可疑结节。细针抽吸快速确认淋巴结转移

（四）乳腺转移癌

　　乳腺外恶性肿瘤转移到乳腺是罕见的。尽管任何原发性癌症都可能转移到乳腺，但乳腺转移癌最常见于黑色素瘤或肺原发性肿瘤，而较少发生于肾细胞癌或胃肠道恶性肿瘤[23]。乳腺转移癌的病灶可能是单发或多发的。病变为实性、圆形肿块，在乳腺 X 线上看起来可能是良性表现（图 8-42）。因为转移癌是非常细胞化且生长迅速的，所以在超声上经常表现出明显的低回声，在 PDUS 上出现丰富的血流信号（图 8-43）。由于高细胞性，FNA 可产生大量的抽吸物（图 8-44 和图 8-45）。FNA 通常能够通过将抽吸物与原发肿瘤切片进行比较，并在细胞形态不明确的情况下进行一些免疫过氧化物酶染色，从而确定特定类型转移癌的诊断。当患者有两种或两种以上癌症病史时，这可能变得至关重要，因为这两种（及以上的）癌症都可能是转移癌的起源。

　　有任何类型癌症病史的患者出现新的圆形肿块时，切不可忽略该癌症转移到乳腺的可能性，即使原发肿瘤不太可能转移到乳腺，如子宫平滑肌肉瘤或筛窦腺泡状横纹肌肉瘤等（图 8-43 和图 8-46）。

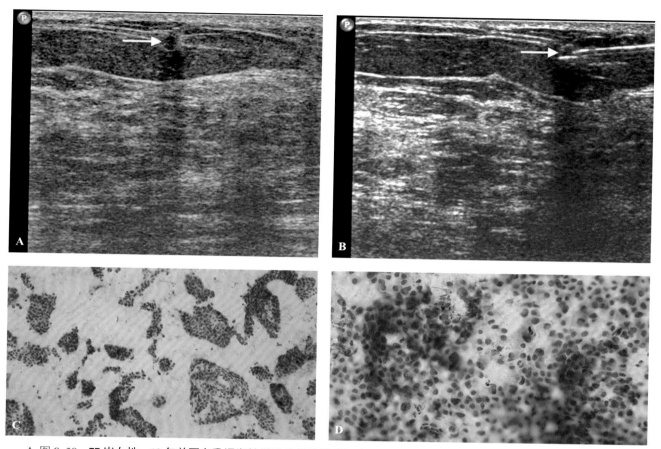

▲ 图 8-38　77 岁女性，10 年前因左乳浸润性微乳头状癌接受保乳治疗，局部复发。除了节段切除术留下的瘢痕，乳腺 X 线阴性。超声检查发现多发性复发性病变，表现为 4 个低回声结节，大小从直径 2mm 到 7mm×5mm×4mm 不等

A. 声像图显示 2mm 浅表病变（箭）；B. 声像图显示目标病灶中的 20G 针（箭）（视频 8-19）；C. 2mm 结节的细胞学检查提示乳腺癌，导管型，具有微乳头特征；D. 从最大结节获得的细胞学检查显示了类似结果（高倍镜）（视频 8-20）

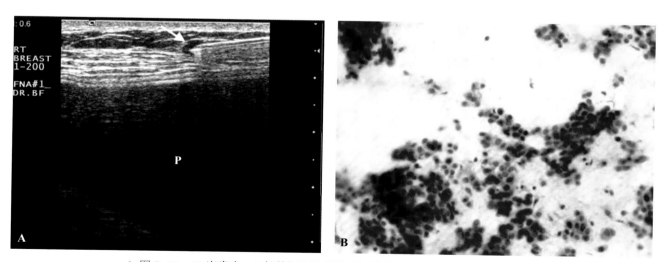

▲ 图 8-39　33 岁患者，3 年前行右乳癌乳房切除术和植入物重建术，局部复发

A. 细针抽吸时获得的超声图像显示 5mm 结节（箭）中的针尖（视频 8-21）；B. 细胞学检查证实为导管型乳腺癌。P. 假体

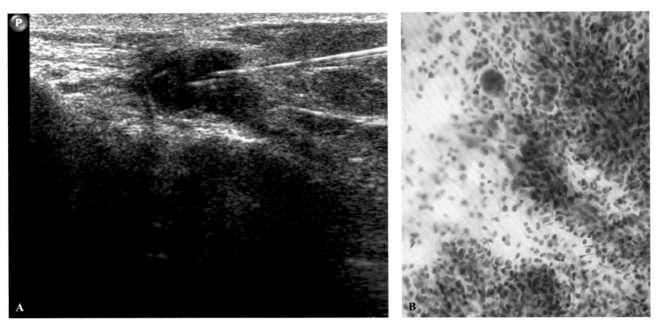

▲ 图 8-40　初次诊断为乳腺高级别肉瘤 2 年后，胸壁局部复发

A. 细针抽吸时的声像图显示锁骨下区有一明显呈低回声的 1cm 复发结节；B. 在 10min 内，细胞学检查即证实为复发

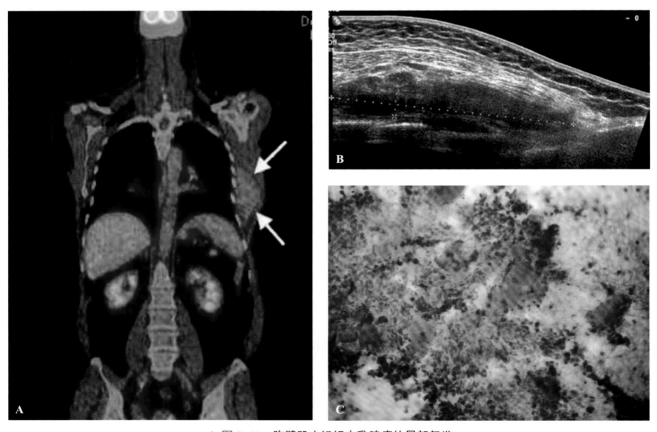

▲ 图 8-41　胸壁肌肉组织内乳腺癌的局部复发

A. PET-CT 扫描显示左侧胸壁有新的示踪剂摄取（箭）；B. 扩展视野冠状切面超声图像显示胸壁深部的大肿块（测量卡尺）；C. 细针抽吸涂片结果与患者已知腺癌复发相符

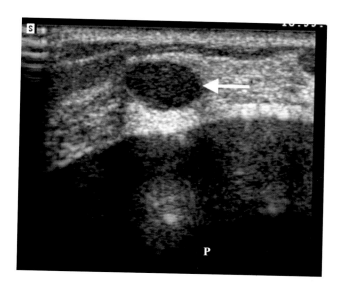

◀ 图 8-42　肛门直肠转移性恶性黑色素瘤患者乳房中可触及 1cm 新结节

使用 7.5MHz 探头（1997 年）获得的声像图显示良性、椭圆形、低回声、均质实性肿块（箭），伴后方回声增强效应。使用 20G 针进行单次穿刺抽吸，证实为转移性恶性黑色素瘤。P. 假体

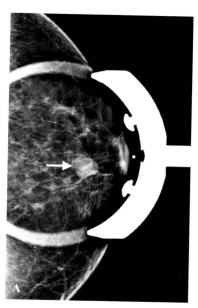

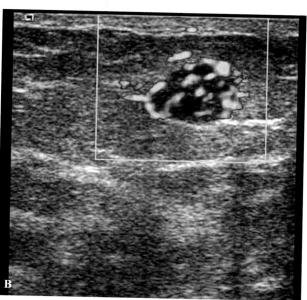

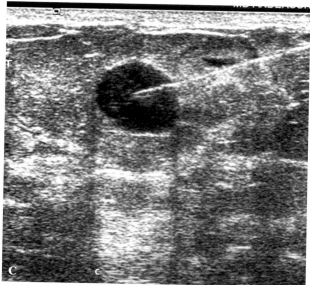

▲ 图 8-43　3 年前曾患子宫平滑肌肉瘤的 53 岁患者，乳腺 X 线上出现新的异常密度影

A. 颅尾向乳腺 X 线显示一轮廓清晰的 1.2cm 等密度肿块（箭）；B. 能量多普勒超声显示呈明显低回声的肿块内有密集血流；C. 超声引导下细针抽吸期间获得的声像图。注意肿块后方回声增强和假囊性外观。细胞学检查证实了转移性平滑肌肉瘤的诊断

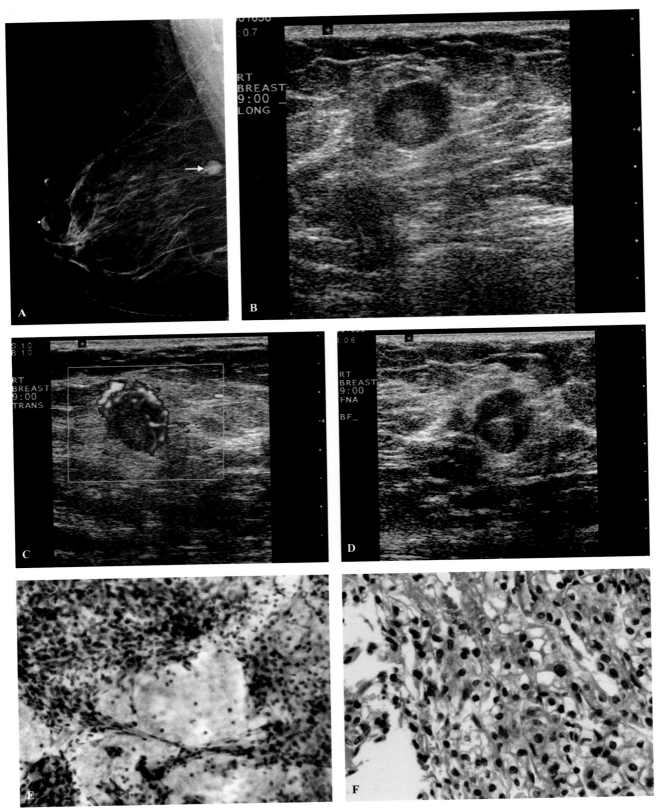

▲ 图 8-44　11 年前因肾细胞癌接受根治性肾切除术的患者，乳腺出现新的可触及肿块

A. 右乳侧位 X 线显示新的圆形异常密度影（箭）；B. 灰阶超声显示肿块中心稍高回声，可能代表中央坏死；C. 能量多普勒超声显示病变周围血管密集；D. 在细针抽吸过程中获得的声像图显示针位于目标部位；E. 中倍镜显示丰富的材料，具有清晰的细胞特征，与肾细胞癌相符；F. 细胞块制备载玻片的显微照片证实转移性肾透明细胞癌（HE 染色，400×）

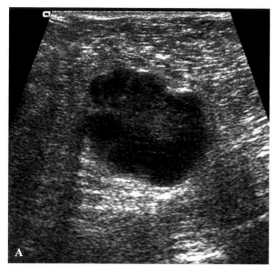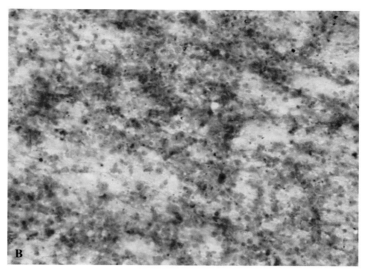

▲ 图 8-45　非小细胞肺癌向乳腺转移

A. 声像图显示一位近期诊断为非小细胞肺癌的患者有一个分叶状肿块，注意肿块呈明显低回声，后方回声增强。肿瘤细胞丰富，有利于超声束在其中传播，类似于高级别和低分化原发性肿瘤；B. 单次采样即可获得大量材料，显示为分化差的非小细胞癌伴广泛坏死

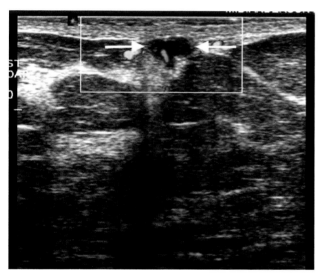

▲ 图 8-46　筛窦腺泡状横纹肌肉瘤向乳腺皮下的微小转移，不常见的超声表现

能量多普勒超声显示 5mm 不规则肿块（箭），血流丰富

（五）淋巴瘤与白血病

有淋巴瘤病史的患者继发性的乳腺受累比原发性乳腺淋巴瘤更少见。淋巴瘤患者任何新的乳腺肿块都应怀疑为淋巴瘤累及。在超声上，淋巴瘤形成的乳腺肿块呈明显低回声。病灶可能是局灶性的、分叶状的，但更多是弥漫性的、浸润性的。通常有丰富的血流。有时，尤其是当病变较小时，一个局限性的淋巴瘤肿块可能会被误认为是囊肿，因此需要利用 PDUS 来显示病变的血管（图 8-47）。淋巴瘤也可以累及一个乳腺内淋巴结，貌似乳腺肿块（图 8-48）。

FNA 的作用是有限的，因为任何新的乳房肿块都需要 CNB。如果 CNB 不可行，FNA 可以提供足够的材料（通常约 100 万个细胞）来进行流式细胞术。在这种情况下，可制作几张切片用于免疫组织化学，其余的吸出物放在液体培养基中用于流式细胞术，并检测淋巴瘤标记物[24]。当进行 CNB 后需要立即得到初步的诊断印象且无须进行单独的 FNA 时，印片技术似乎对淋巴瘤性肿块有效（图 8-49）（见第 12 章）。

急性髓细胞白血病或淋巴母细胞白血病罕见地累及乳腺时，可表现为多发性实性低回声肿块，与淋巴瘤性肿块差别不大。如需通过经皮活检获得确认，CNB 是首选方法，尽管 FNA 可以很容易地确认淋巴母细胞的弥漫性浸润[25, 26]。

多发性骨髓瘤患者极少数会发展为快速生长的明显低回声和高血管性肿块，表现为浆细胞瘤。与白血病病变一样，FNA 足以快速确认骨髓瘤病变（图 8-50）。

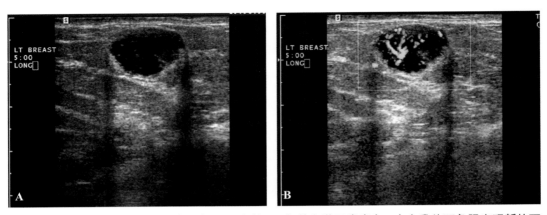

▲ 图 8-47　淋巴瘤累及乳腺。患者为 81 岁女性，7 年前有淋巴瘤病史，在左乳外下象限出现新的可触及肿块

A. 超声显示一个 1.5cm 的"囊性"肿块，伴后方回声增强效应；B. 能量多普勒超声显示肿块并非囊肿，明显低回声的实性肿块有明显的血管增生，与淋巴瘤相符。细针穿刺显示或大或小的淋巴样细胞，流式细胞术免疫分型证实为混合滤泡性淋巴瘤

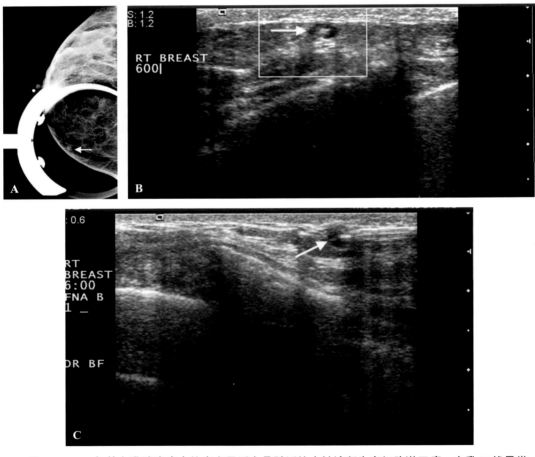

▲ 图 8-48　11 年前有乳腺癌病史的患者最近在骨髓活检中被诊断为套细胞淋巴瘤。右乳 X 线异常

A. 侧位乳腺 X 线摄影显示右乳 5～6 点钟区域有 6mm 分叶状皮下异常密度影（箭）；B. 超声显示一个 4mm 的乳腺内淋巴结（箭）；C. 细针穿刺病灶时获得的声像图（箭）显示水平推进的针尖端到达淋巴结，初步细胞学诊断为不典型淋巴增生，流式细胞术证实了套细胞淋巴瘤的诊断。在超声检查中，在右腋窝、锁骨上下区域、内乳链和下颈部检测到大量提示淋巴瘤累及的异常淋巴结。右腋窝淋巴结的细针穿刺也证实了套细胞淋巴瘤的诊断

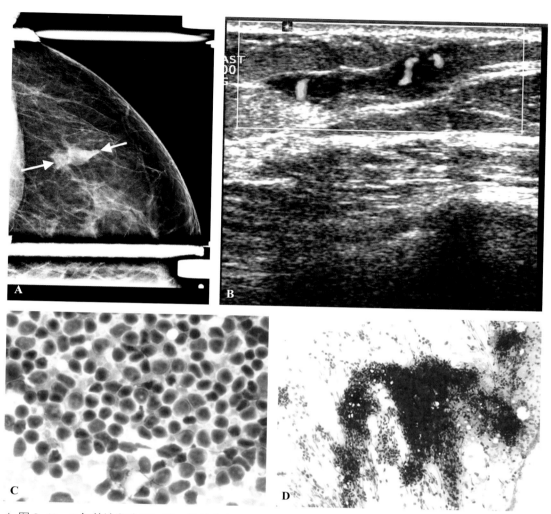

▲ 图 8-49　**6 年前诊断为ⅣB 期 1 级滤泡性淋巴瘤的 42 岁患者的乳腺淋巴瘤，在乳腺 X 线上表现为新的肿块**

A. 颅尾向乳腺 X 线显示不规则异常密度影（箭）；B. 能量多普勒超声显示一个细长的、可变形的、低回声的肿块内有血流信号；C. 首先进行细针抽吸，细胞学样本的高倍显微照片显示可疑淋巴瘤的非典型淋巴增生（Diff-Quik 染色，400×）；D. 行粗针活检，用获得的组织样本制作的印片立即确认存在淋巴组织（Diff-Quik 染色，100×）。粗针活检的最终病理诊断为滤泡性淋巴瘤，2 级

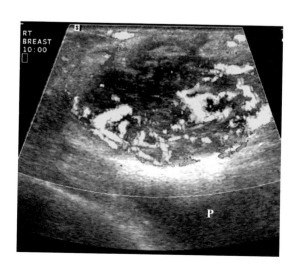

◀ 图 8-50　**累及乳腺的多发性骨髓瘤**

能量多普勒超声显示浆细胞肿瘤内血管丰富。细针抽吸取得的样本显示肿瘤细胞具有浆细胞样形态，免疫组织化学证实为恶性浆细胞病变，与患者已知的多发性骨髓瘤诊断相符。P. 假体

参 考 文 献

[1] Mendoza P, Lacambra M, Tan PH, Tse GM. Fine needle aspiration cytology of the breast: the nonmalignant categories. Pathol Res Int. 2011;2011:547580.

[2] Tse GM, Law BK, Ma TK, Chan AB, Pang LM, Chu WC, et al. Hamartoma of the breast: a clinicopathological review. J Clin Pathol. 2002;55(12):951–4.

[3] Tse GM, Law BK, Pang LM, Cheung HS. Ductal carcinoma in situ arising in mammary hamartoma. J Clin Pathol. 2002;55(7):541–2.

[4] Rusby JE, Brachtel EF, Michaelson JS, Koerner FC, Smith BL. Breast duct anatomy in the human nipple: three-dimensional patterns and clinical implications. Breast Cancer Res Treat. 2007;106(2): 171–9.

[5] Choi YD, Gong GY, Kim MJ, Lee JS, Nam JH, Juhng SW, et al. Clinical and cytologic features of papillary neoplasms of the breast. Acta Cytol. 2006;50(1):35–40.

[6] Gomez-Aracil V, Mayayo E, Azua J, Arraiza A. Papillary neoplasms of the breast: clues in fine needle aspiration cytology. Cytopathol: Off J Br Soc Clin Cytol. 2002;13(1):22–30.

[7] Michael CW, Buschmann B. Can true papillary neoplasms of breast and their mimickers be accurately classified by cytology? Cancer. 2002;96(2):92–100.

[8] Simsir A, Cangiarella J. Challenging breast lesions: pitfalls and limitations of fine-needle aspiration and the role of core biopsy in specific lesions. Diagn Cytopathol. 2012;40(3):262–72.

[9] Agoff SN, Lawton TJ. Papillary lesions of the breast with and without atypical ductal hyperplasia: can we accurately predict benign behavior from core needle biopsy? Am J Clin Pathol. 2004;122(3):440–3.

[10] Mitre BK, Kanbour AI, Mauser N. Fine needle aspiration biopsy of breast carcinoma in pregnancy and lactation. Acta Cytol. 1997;41(4):1121–30.

[11] Javitt MC. Diagnosis and management of high-risk breast lesions: Aristotle's dilemma. AJR Am J Roentgenol. 2012;198(2):246–8.

[12] Krishnamurthy S, Bevers T, Kuerer H, Yang WT. Multidisciplinary considerations in the management of high-risk breast lesions. AJR Am J Roentgenol. 2012;198(2):W132–40.

[13] Fornage BD, Deshayes JL. Ultrasound of normal skin. J Clin Ultrasound. 1986;14(8):619–22.

[14] Fornage BD, McGavran MH, Duvic M, Waldron CA. Imaging of the skin with 20-MHz US. Radiology. 1993;189(1):69–76.

[15] Pujani M, Khan S, Jetley S. Epidermal cyst in the breast: a common entity at an uncommon location. Breast Dis. 2015;35(4): 267–9.

[16] Lin SF, Xu SH, Xie ZL. Calcifying epithelioma of malherbe (Pilomatrixoma): clinical and sonographic features. J Clin Ultrasound. 2018;46(1):3–7.

[17] Fornage BD. Local and regional staging of invasive breast cancer with sonography: 25 years of practice at MD Anderson Cancer Center. Oncologist. 2014;19(1):5–15.

[18] Fornage BD, Sneige N, Faroux MJ, Andry E. Sonographic appearance and ultrasound-guided fine-needle aspiration biopsy of breast carcinomas smaller than 1 cm3. J Ultrasound Med. 1990;9(10):559–68.

[19] Shao MM, Chan SK, Yu AM, Lam CC, Tsang JY, Lui PC, et al. Keratin expression in breast cancers. Virch Archiv: Int J Pathol. 2012;461(3):313–22.

[20] Singhai R, Patil VW, Jaiswal SR, Patil SD, Tayade MB, Patil AV. E-Cadherin as a diagnostic biomarker in breast cancer. North Am J Med Sci. 2011;3(5):227–33.

[21] Kroll SS, Khoo A, Singletary SE, Ames FC, Wang BG, Reece GP, et al. Local recurrence risk after skin-sparing and conventional mastectomy: a 6-year follow-up. Plast Reconstr Surg. 1999;104(2):421–5.

[22] Edeiken BS, Fornage BD, Bedi DG, Sneige N, Parulekar SG, Pleasure J. Recurrence in autogenous myocutaneous flap reconstruction after mastectomy for primary breast cancer: US diagnosis. Radiology. 2003;227(2):542–8.

[23] Yeh CN, Lin CH, Chen MF. Clinical and ultrasonographic characteristics of breast metastases from extramammary malignancies. Am Surg. 2004;70(4):287–90.

[24] Arora SK, Gupta N, Srinivasan R, Das A, Nijhawan R, Rajwanshi A, et al. Non-Hodgkin's lymphoma presenting as breast masses: a series of 10 cases diagnosed on FNAC. Diagn Cytopathol. 2013;41(1):53–9.

[25] Mandal S, Jain S, Khurana N. Breast lump as an initial manifestation in acute lymphoblastic leukemia: an unusual presentation. A case report. Hematology. 2007;12(1):45–7.

[26] Besina S, Rasool Z, Samoon N, Akhtar OS. Acute lymphoblastic leukemia presenting as a breast lump: A report of two cases. J Cytol. 2013;30(3):201–3.

第9章 细针抽吸在乳腺癌分期中的应用 ❶
Fine-Needle Aspiration in Breast Cancer Staging

虽然细针抽吸（FNA）不再是乳腺癌的标准诊断方法，但对乳腺另一象限、另一微小癌灶的准即时细胞学诊断和通过短短 30s 的 FNA 操作来诊断早期淋巴结转移，已彻底改变了浸润性乳腺癌的局部分期和区域分期[1]。以此为目标，在 MD Anderson 癌症中心，我们已经成功地使用超声和超声引导的 FNA 达 30 年之久，并且超声引导的 FNA 在我们针对新发乳腺癌所实施的活检中占据半壁江山。本章将介绍 FNA 的使用，以确认作为乳腺癌局部分期一部分的多灶性和多中心性疾病，并详细描述对各个区域淋巴结池中可疑淋巴结进行超声引导的 FNA 的技术和策略，从而实现目前最有效的乳腺癌区域分期。偶尔通过超声引导下 FNA 对隐匿性远处转移进行超声检测和诊断也将在此一并叙述。

一、局部分期

（一）超声检查

用于指导治疗策略选择的局部分期的两个基本要素是：①原发肿瘤的大小；②乳腺中其他恶性肿瘤病灶的存在和位置。为了发现更多的病变，超声检查必须明确覆盖整个乳房，而且要一丝不苟；因此，检查可能需要 15min，包括记录和测量的时间。此外，任何额外病变的距离必须从乳头和原发肿瘤开始测量。与 MRI 相比，超声能更容易、更快地获得后一种测量结果。不幸的是，乳腺超声检查通常是"有针对性地"和局限性地获得几幅恶性肿瘤的图像，以及在穿刺活检过程中拍摄 1～2 张短暂的快照。

（二）细针抽吸和粗针活检的比较

超声检测到的任何其他将使疾病成为多灶性或多中心性的可疑病变，都必须通过 FNA 进行确认。尽管粗针活检（CNB）可以在任何其他肿瘤上进行，但更有效的方法是用 CNB 对原发肿瘤进行取样，以确定其侵袭性，并为所有必要的生物标记物提供足够的组织进行检测，而对任何其他可疑病变进行 FNA，以确认其恶性肿瘤性质并确定局部分期。如果原发肿瘤的组织病理学类型已知（例如，患者在外院接受了 CNB 并将病理切片带到我处进行审查），如有需要，将 FNA 新获得的涂片与 CNB 材料（或者是病理报告，如果切片尚不可用的话）进行比较，将确认两个样本之间的相似性。与 CNB 相比，FNA 的一个优点是更容易定位和取样非常小的肿瘤病灶，那些仅数毫米大小的病变或靠近皮肤、乳头的病变。使用 FNA 和快速现场评估的最大优点是能够在 15min 内确认疾病的多灶性 / 多中心性。这些信息可以立即与患者及其预约到数小时后、即将第一次就诊的肿瘤医生共享。没有比这更快的局部分期方法。如果必须用 CNB 来替代 FNA，则需要延迟数天才能获得所有 CNB 的结果并确认局部分期。

对新的恶性肿瘤病灶进行 FNA 后，如同对原发肿瘤进行 CNB 后一样，在病灶中部署金属组织标记物，并拍摄双视图乳腺 X 线予以确认（见第 15 章）。

---

❶ 本章配有视频，可登录网址 https://doi.org/10.1007/978-3-030-20829-5_9 观看。

（三）多灶性疾病

多灶性疾病定义为在同一乳房象限内，距离 5cm（通常沿同一导管）内存在两个或多个独立的癌灶。在这种情况下，假定所有肿瘤都起源于原始肿瘤。如果多灶性癌症涉及两个或三个恶性病灶，则需要对所有这些病灶进行活检并放置标记，以确保在节段切除或象限切除的情况下，它们都被包含在切除样本中，尤其是在对新辅助化疗产生完全应答后，当组织标记物将成为其他恶性病灶的唯一痕迹时（图9-1 至图 9-3，视频 9-1 至视频 9-4）。

（四）多中心性疾病

在多中心性疾病中，多个病灶位于不同象限，相距超过 5cm，或累及乳头 / 乳晕复合体而排除了保乳手术的可能性（图 9-4 至图 9-8，视频 9-5A 和 B）。假定所有肿瘤都是单独形成的。在多中心疾病的情况下，预期手术是乳房切除术，通常无须对所有恶性病灶进行活检和标记。只有那些决定多中心性的病变，即原发肿瘤和位于不同象限的病变或离其最远的病变，需要进行活检和标记。

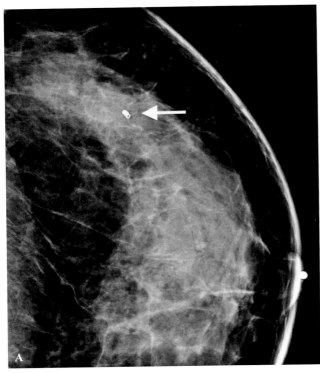

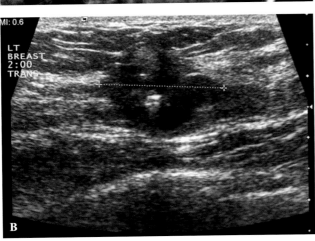

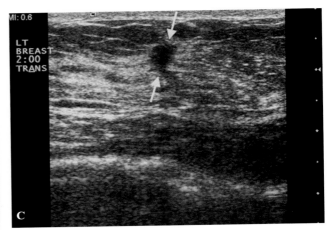

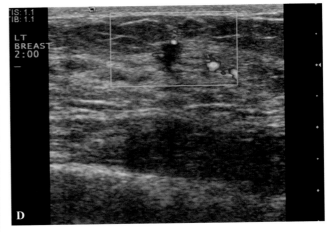

▲ 图 9-1　49 岁女性，被诊断为单灶左乳癌。病变位于 2 点钟位置，最大直径 2.8cm，临床分期 $T_2N_0M_0$。超声检查将局部分期从单病灶改变为多病灶

A. 颅尾向乳腺 X 线显示线圈型金属标记（箭），该标记是在外院进行 CNB 后放置的，乳腺密度不均匀；B. 声像图显示原发肿瘤（测量卡尺）及其金属标记物；C. 沿着相同的 2 点钟方向，在距离原发肿瘤约 2cm 处，超声检测到第二个恶性病灶，纵横比大于 1，测量值仅为 0.7cm×0.4cm×0.4cm（箭）；D. 能量多普勒超声显示与微小可疑病变相关的血管增多（视频 9-1）

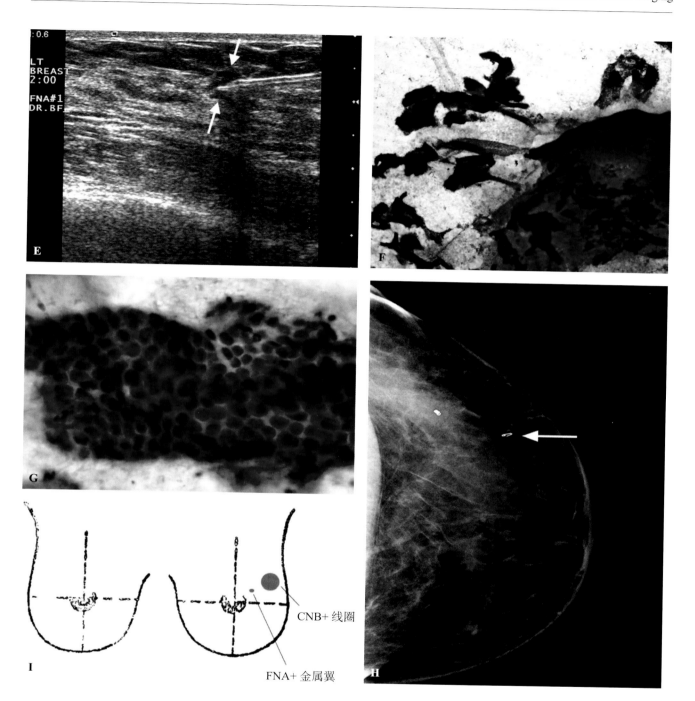

▲ 图 9-1（续）　49 岁女性，被诊断为单灶左乳癌。病变位于 2 点钟位置，最大直径 2.8cm，临床分期 $T_2N_0M_0$。超声检查将局部分期从单病灶改变为多病灶

E. 在对新发现的病变进行 FNA 时获得的超声图像显示了针尖在靶区的位置（箭）（视频 9-2）；F 和 G. 低倍（F）和高倍（G）显微照片显示了丰富的细胞物质，并证实存在乳腺癌，导管型，改良 Black 核 II 级；H. FNA 后颅尾向乳腺 X 线显示新的金属翼型 Ultraclip 活检标记物（箭），该标记物放置在 X 线上隐匿的、超声检测到的第二个恶性病灶中；I. 分期后记录了超声的新发现

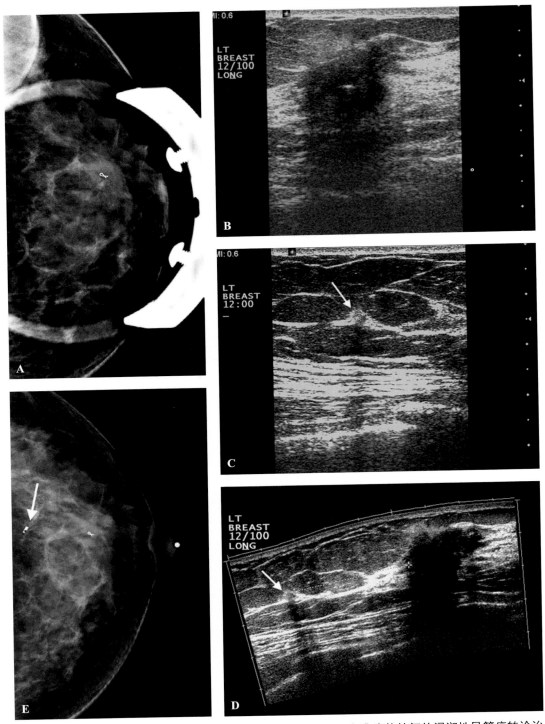

▲ 图 9-2　**52 岁女性，因近期活检确诊左乳 12～1 点钟方向具有乳头状特征的浸润性导管癌转诊治疗。分期超声显示该疾病实际上是多灶性的**

A. 颅尾向乳腺 X 线显示边界不清的异常密度影，内含 CNB 后的金属标记物；B. 声像图显示为典型的恶性肿块，最大直径为 2.6cm（T₂）；C. 除了已知的病灶外，分期超声检测到一个 3mm 的不规则可疑结节（箭），沿着相同的半径，但位置高于原发肿瘤；D. 沿 12～1 点钟半径的扩展视野超声图显示了新发现的病变（箭），并精确测量了两个病变之间的距离（3.5cm，测量卡尺），在超声引导下进行FNA，单次采样提供了足够的样本（视频 9-3），细胞学检查证实存在乳腺癌，导管型，具有乳头状特征；E. FNA 后颅尾向乳腺 X 线显示新的线圈型活检标记物（箭），该标记物已放置在乳腺 X 线上隐匿的第二个癌灶中。在节段切除样本的病理检查中，两个病变的生物标志物相似

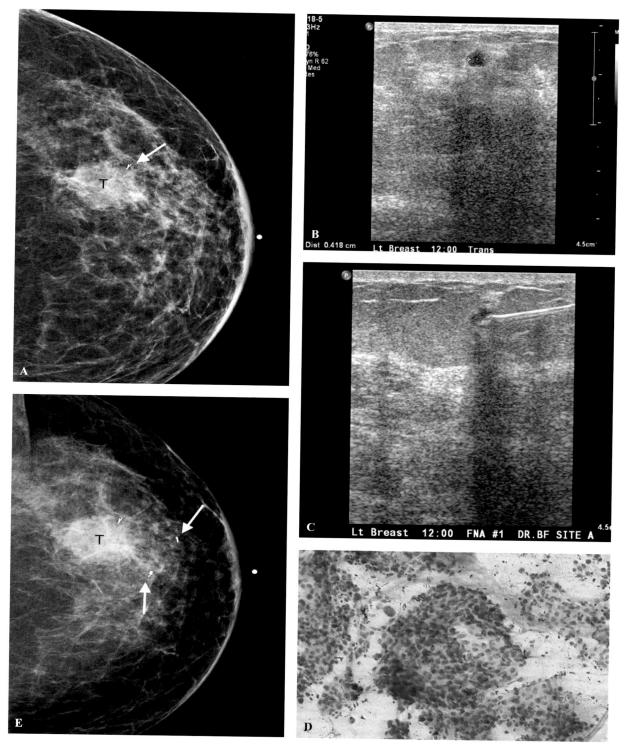

▲ 图 9-3　37 岁女性，自述左乳外上象限触及肿块，超声分期检查发现为多灶性癌

A. 颅尾向乳腺 X 线显示 1 点钟位置有一个 3cm 大肿瘤（T）。在外院进行粗针活检，放置了带状金属组织标记物。注意，标记（箭）位于肿块外围，而非其中心。样本的病理学检查显示为三阴乳腺癌。B. MD Anderson 的超声检查在 12 点钟区域检测到 0.4cm（测量卡尺）的微小卫星病变，在 1 点钟区域检测到 0.7cm 的第二个卫星病变（未提供图片）。C. 超声引导细针抽吸期间获得的声像图显示最小卫星病变内的针尖（视频 9-4）。注意针尖穿透肿瘤时的轻微"刺刀样"变形（关于"曲针"或"刺刀"伪像的解释，见第 12 章）。D. 抽吸物的中倍显微照片显示乳腺癌，导管型。在两个卫星病灶中放置不同形状的金属组织标记物。E. 术后颅尾向乳腺 X 线记录了两个用金属标记物（箭）标记的 X 线上隐匿的卫星结节与原发肿瘤（T）的位置

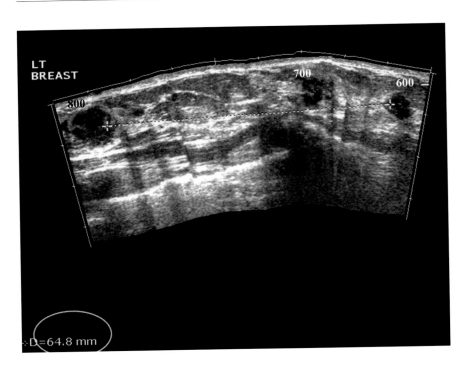

◀ 图 9-4　多中心性乳腺癌
扩大视野的声像图显示内下象限有 3
个明显的恶性病变。虽然从技术上
讲，所有病变都在同一象限，但它们
的跨度超过 5cm（测量卡尺）

当存在多个恶性病变时，肿瘤的临床 T 分期
（Tm）由最大肿瘤的最大尺寸决定，而不对多个肿瘤
的尺寸进行相加[2]。

（五）超声和磁共振成像比较

美国和欧洲的许多机构，将磁共振成像而非超
声，用于乳腺癌的局部分期。对于多灶性 / 多中心性
疾病患者，MRI 能比超声更敏感地检测恶性肿瘤的
其他小病灶[3]。然而，MRI 有很高的假阳性率。由
于假阳性发现可能导致不必要的乳房切除术，MRI
检测到的任何怀疑恶性的额外病变都必须通过病理学
来证实。MRI 引导下的活检比超声引导下的活检更复
杂、更具侵入性、成本更高，并非所有乳腺影像中心
都提供。一种更常用的策略是将患者带到超声诊室进
行第二次超声（second-look US，SLUS，亦称为"第
二眼超声"）检查，以确认 MRI 检测到的病变，如果
超声能检测到 MRI 显示的病变，则在超声引导下对其
进行活检。根据我们的经验，SLUS 识别了大约 2/3 的
MRI 检测到的病变，并且与非肿块样病变相比，更可
能识别出 MRI 上显示为病灶和肿块的病变[4]。

如果在 MD Anderson 进行的局部分期的全乳腺
超声检查已经在另一象限检测到第二个癌灶，并通过
FNA 证明其为恶性，则局部分期已完成，患者不需要

再为此目的进行 MRI 检查。另一方面，文献还没有
明确确定在那些使用良好的局部分期超声检查技术而
明确为单灶（意即没有其他可疑区域）恶性肿瘤的患
者中，哪些患者仍然需要进行确认分期的 MRI 检查。
还需要考虑的是 MRI 的成本，以及即使在发达国家，
并非所有新诊断乳腺癌的患者都能获得乳腺 MRI 的
事实[5]。在 MD Anderson，只有原发肿瘤边界不清
（如浸润性小叶癌）或在超声上看不清楚且无法进行
完整的乳腺超声检查的患者才进行 MRI 分期。

二、区域分期

对于乳腺癌患者，准确评估区域淋巴结状态可
提供重要的预后信息并指导治疗策略的选择。当发现
有治愈可能的潜在"早期"乳腺癌时，必须尽一切努
力确定区域淋巴结是否受累。区域淋巴结受累的存在
与否对疾病的分期有显著影响，详情如下。然而，必
须注意的是，最新版本的美国癌症联合会（American
Joint Committee on Cancer，AJCC）癌症分期手册引入
了基于预后因素的分期，除了经典的 TNM 解剖分期
外，还整合了肿瘤的生物标志物作为分期因素[2]。最
先进的超声设备可以可靠地检测 5mm 以上的淋巴结
转移，尽管它对更小的转移灶显得力不从心。

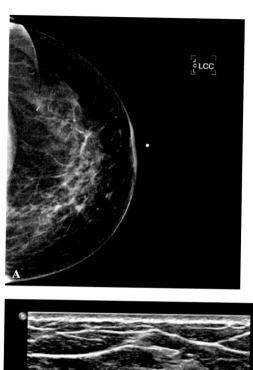

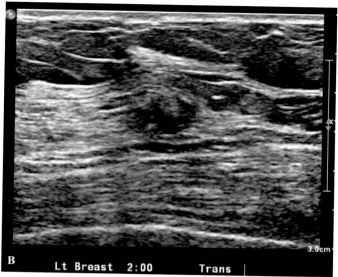

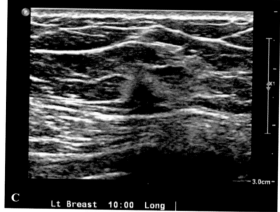

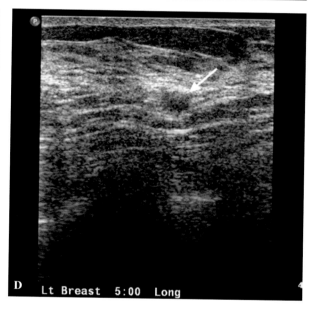

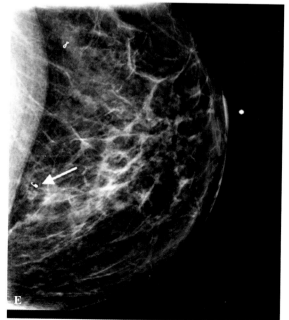

▲ 图 9-5　分期超声检查 40 岁女性多中心乳腺癌

A. 左乳颅尾向乳腺 X 线显示 2～3 点钟位置一界限不清的肿块，其中含有一个带状组织标记物，该标记物是 3 周前在外院进行粗针活检时放置的，活检显示浸润性导管癌。不幸的是，当时仅对外上象限进行了有针对性的超声检查。B 至 D. 在 MD Anderson 进行的超声检查显示了外院活检的病变（B），并在 10 点钟（C）和 5 点钟（D）（箭）检测到其他病变，使癌症成为多中心性疾病，从而排除了保乳手术的可能性。仅对确认存在腺癌的 10 点钟病变进行细针抽吸检查，并在其中部署线圈型活检标记物。E. 术后颅尾向乳线 X 线显示 10 点钟位置的额外活检标记物（箭），记录多中心乳腺癌

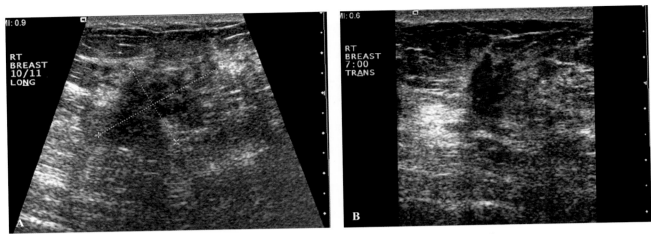

▲ 图 9-6　40 岁女性，右乳外上象限可触及 T₂ 高级别三阴肿瘤

A. 声像图显示右乳外上象限（测量卡尺）有可触及的不规则大肿瘤；B. 超声检查在 7 点钟位置发现第二个较小的恶性病变。超声引导的细针抽吸证实为多中心性疾病

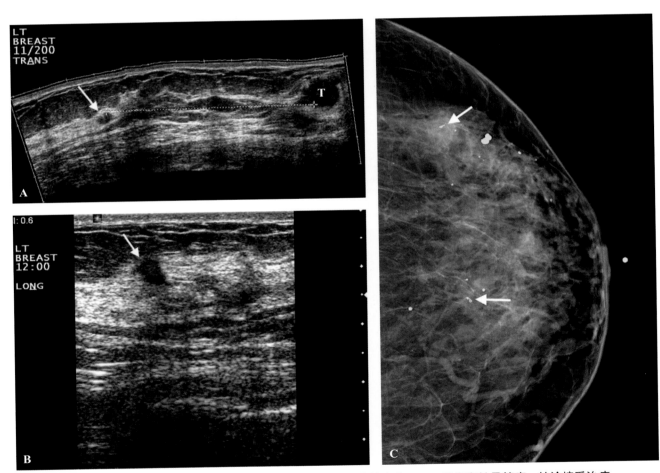

▲ 图 9-7　66 岁女性，最近通过粗针活检诊断为左乳 2 点钟方向 1.5cm 的浸润性导管癌，转诊接受治疗

A. 上象限横向扩展视野超声图显示 2 点钟的病变（T），已在外院活检，并显示 11 点钟位置的另一个 0.7cm 不确定病变（箭），两个病灶之间的距离约为 7.5cm（测量卡尺）；B. 在 12 点钟位置还检测到第三个 0.6cm 的恶性病变（箭），对 11 点钟的病变进行超声引导下的细针抽吸证实其多中心性，在病变中插入金属组织标记物；C. 细针抽吸后颅尾向乳腺 X 线显示两个活检标记物（箭），一个位于外上象限的肿瘤中，另一个位于内上象限的病变中

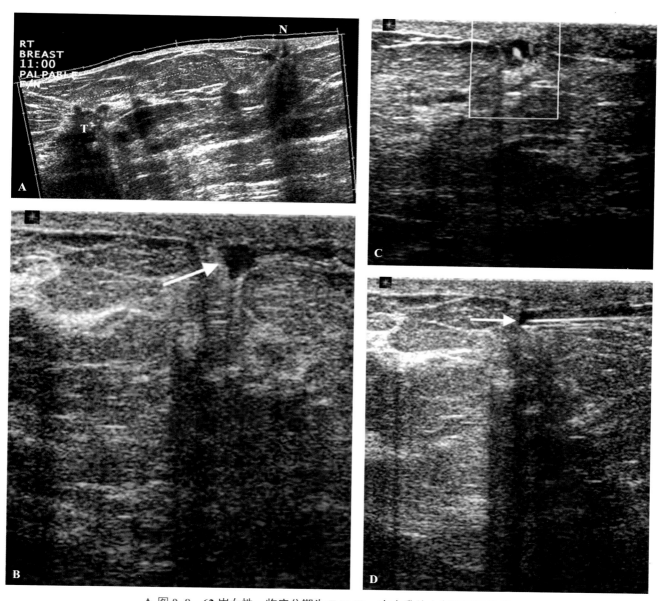

▲ 图 9-8　62 岁女性，临床分期为 $T_2N_0M_0$，在右乳外上象限可见肿瘤

A. 可触及肿块的扩展视野声像图确定肿瘤（T），最长直径达 3cm，位于 11 点钟位置，距乳头 6cm（N）；B. 超声检查发现乳晕后区域有一个 0.5cm 可疑结节（箭）；C. 能量多普勒超声显示微小可疑结节内血管增多（视频 9-5A）；D. 在超声引导下进行细针抽吸时获得的声像图显示了病灶中的针（箭）（视频 9-5B）。用 20G 针进行的一次细针抽吸证实了乳晕后结节的恶性性质。超声检查排除了任何可疑区域淋巴结的存在，患者接受了保留皮肤的全乳房切除术

（一）超声引导下淋巴结细针抽吸的一般注意事项

正如在局部分期期间在乳腺中发现的其他病灶必须经过病理学确认一样，任何可能影响术前区域分期的可疑区域淋巴结也必须通过穿刺活检进行取样。尽管 CNB 对相对较大的腋窝淋巴结而言是可行的并且没有任何技术上的困难，但对其他区域淋巴结而言则并非一个好选择。相反，对于乳腺癌患者同侧（有时是对侧）区域淋巴结池的可疑淋巴结，FNA 几乎总是可行的。此外，抽吸良性和恶性淋巴结比抽吸乳腺实性肿块容易得多。因此，任何可疑的区域淋巴结应立即（即在超声检查之后）由超声引导的 FNA 进行取样，最好是使用现场快速评估来尽快获得细胞学诊断。

淋巴结的 FNA 由于其丰富的细胞结构而易于实

施。通常，单次穿刺采样即足以从良性或恶性淋巴结内获得足够的样本，而从淋巴结获得非诊断性样本的比率应接近 0%（图 9-9）。除非没有细胞病理学医生可用，或者怀疑非乳腺相关恶性肿瘤（如淋巴瘤或白血病），否则几乎不需要 CNB。如果提交的样本足够，淋巴结转移的细胞学诊断相对简单。诊断浸润性小叶癌的少细胞转移是一个例外：从细胞学上确定这一诊断需要仔细筛选载玻片，通常还需要额外的细胞角蛋白免疫染色（图 9-10）。

超声引导下区域淋巴结的 FNA 是 FNA 的最佳应用之一。在对 103 例超声引导下不可触及非确定性淋巴结及可疑/转移性腋窝淋巴结的 FNA 的早期回顾性文献中，超声联合超声引导下 FNA 的诊断敏感性为 86%，特异性为 100%，总体准确性为 79%，阳性预测值为 100%，阴性预测值为 67%[6]。

而 MRI 在检测多灶性/多中心性方面比超声更敏感，但经验丰富的超声医生在评估淋巴结扩散方面优于 MRI，因为超声检查能够快速评估更多的淋巴结区域（如锁骨上链淋巴结和颈静脉下链淋巴结），而超声引导的活检能够很容易地确认转移性疾病的存在（图 9-11）。

（二）淋巴结转移的超声特征

1. 灰阶超声

试图定义描述淋巴结形状的超声指数来区分良性和恶性淋巴结的尝试失败了。到目前为止，还没有可用于此目的的客观、可测量的超声特征，这不幸地成为在对非典型良性淋巴结的解释和是否进行穿刺活检的决定中"仁者见仁、智者见智"的原因。作者依靠两种灰阶超声征象来提高怀疑程度并指导活检决定：淋巴结的形态异常和内部回声减低。这些征象都基于常识，并且仅在经验上得到证实。

（1）淋巴结形态异常：良性反应性增生或炎症通常导致整个淋巴结弥漫性、向心性、平滑增大（图 9-12）。相反，由于输入淋巴管中的淋巴首先到达淋巴结的外围（皮质），在穿过淋巴结到达淋巴门之前（图 9-13），早期转移性成分将在淋巴结的外围驻留、聚集，可能导致淋巴结轮廓形态的局部畸形。因此，

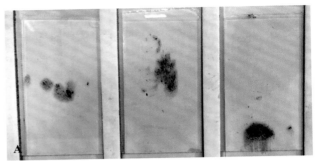
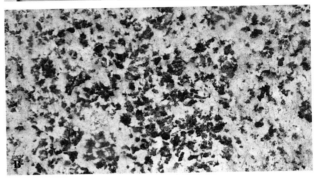

▲ 图 9-9 从转移性腋窝淋巴结的超声引导下细针抽吸中获得的充足细胞学样本

A. 用 20G 针进行单次穿刺采样，只制作了 3 张涂片；B. 每张载玻片上都覆盖着肿瘤细胞

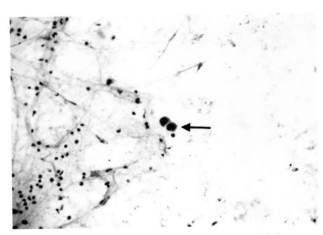

▲ 图 9-10 浸润性小叶癌患者的淋巴结转移
高倍显微照片仅显示少量散在的恶性细胞（箭）

为了检测早期淋巴结转移，超声医生应搜索淋巴结被膜的任何局部隆起，尤其是当其伴有中央高回声的脂肪性淋巴门镜像凹陷时[7]（图 9-14 至图 9-20，视频 9-6 至视频 9-8）。

最终，随着淋巴结自身结构逐渐被肿瘤取代，它失去了正常的长椭圆形，变圆或变得不规则。同

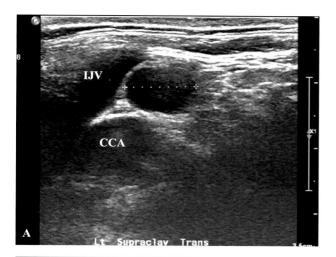

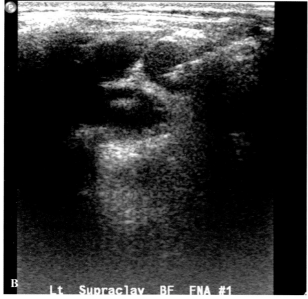

▲ 图 9-11　在乳腺癌区域分期中，超声和超声引导的细针抽吸优于 **MRI**。46 岁女性，3 年前因左乳癌接受治疗。**MRI** 显示左侧内乳链复发，但无法显示 **PET/CT** 检测到的锁骨上淋巴结

A. 左锁骨上窝内侧的横切面声像图显示一个 1cm 的可疑淋巴结（测量卡尺）；B. 在超声引导下对淋巴结进行细针抽吸时获得的声像图。细胞学检查证实存在转移性腺癌，与乳腺原发癌一致。CCA. 颈总动脉；IJV. 颈内静脉

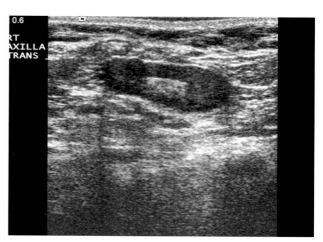

▲ 图 9-12　腋窝淋巴结良性反应性增生
声像图显示低回声的皮质弥漫性、均匀性、向心性增厚

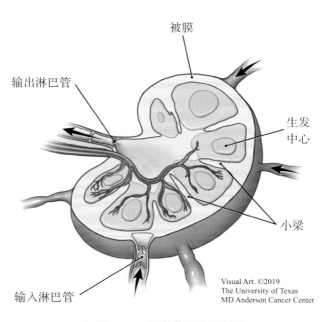

Visual Art: ©2019
The University of Texas
MD Anderson Cancer Center

▲ 图 9-13　正常淋巴结示意图
箭表示淋巴通过输入淋巴管到达淋巴结皮质，穿过淋巴结，然后通过淋巴结门流出。因此，早期转移性成分预计会在淋巴结边缘驻留

时，高回声的脂肪性淋巴门被压缩，逐渐变薄并最终消失（图 9-21 至图 9-23）。圆形或不规则形、完全且显著低回声的淋巴结应视为转移，除非有证据表明是其他病变（图 9-24）。

(2) 淋巴结回声显著降低：淋巴结转移性病灶中充满了细胞，这些细胞构成了超声波传播的良好均匀介质。内部界面的缺失导致回声很少，所以转移

性病灶通常几乎是无回声的。当它们在高回声脂肪替代的淋巴结中形成时，很容易被发现（图 9-25 和图 9-26，视频 9-9）。即使它们直径仅数毫米，并且在低回声的淋巴结皮质中形成，仍然比相邻的皮质回声更低，如果专门寻找就会发现它们（图 9-27 和图 9-28）。为了能够检测灰度的细微差异，必须优化超声扫描仪的设置，确保关闭实时空间复合成像（或

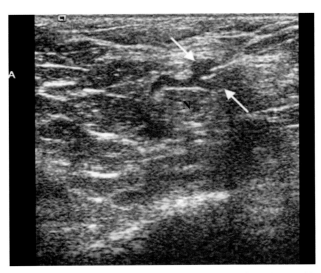

▲ 图 9-14　脂肪替代的腋窝淋巴结（N），皮质内早期转移性成分的驻留和增殖在淋巴结轮廓上表现为局灶性隆起（箭）。细针抽吸期间获得的声像图显示针尖位于 5mm 的瘤灶中（视频 9-6）

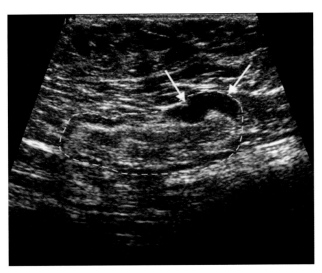

▲ 图 9-16　近期被诊断为乳腺癌的患者
分期超声显示良性的脂肪替代腋窝淋巴结（虚线轮廓），皮质区局部增厚，呈低回声（箭）。细针抽吸证实有转移性成分（视频 9-7）

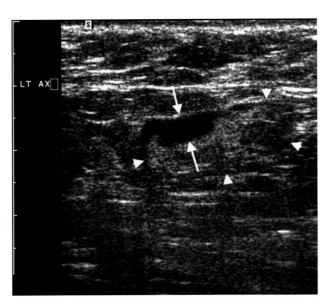

▲ 图 9-15　早期转移性成分驻留在良性的脂肪替代的腋窝淋巴结（箭头）皮质中，几乎无回声的亚厘米级肿瘤成分（箭）向外凸出并向内嵌入中央区的脂肪内

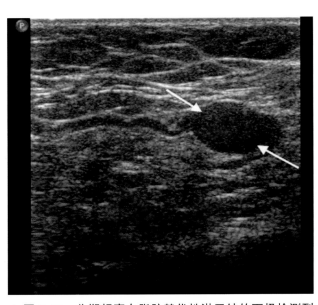

▲ 图 9-17　分期超声在脂肪替代性淋巴结的下极检测到 1cm 圆形、低回声的局限性转移灶（箭）

仅使用其最低参数设置），因为这种成像功能会清除并模糊实性肿块的内部回声纹理并整体降低其内部回声。

　　通常，FNA 应瞄准可疑淋巴结内回声最低的区域。

　　(3) 小叶癌的淋巴结转移：上述标准适用于除浸润性小叶癌外的所有类型的原发性乳腺癌的淋巴结

转移。由于细胞相对稀少，浸润性小叶癌的淋巴结转移就像它们起源的原发肿瘤一样，可能具有虚假的超声外观，并且在灰阶超声上很难识别。这种转移性淋巴结表现为皮质均匀增厚和中央脂肪残留的情形并不罕见，超声表现似良性淋巴结（图 9-29 和图 9-30）。如前所述，在细胞学检查中，仅能看到少

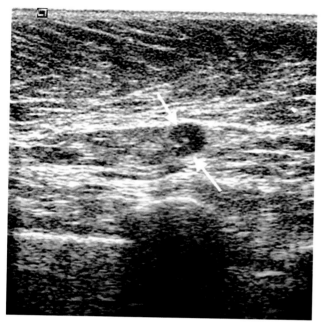

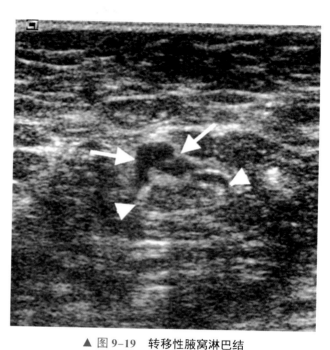

▲ 图 9-18 分期超声在一个小的脂肪替代的腋窝淋巴结的下极检测到一个 4mm 低回声圆形病灶（箭）。细针抽吸证实存在转移（视频 9-8）

▲ 图 9-19 转移性腋窝淋巴结

分期超声检测到一个 5mm 的低回声转移性病灶（箭），它从正常的、小的、脂肪替代的淋巴结（箭头）中隆起。这是在超声引导下细针抽吸时必须采样的区域

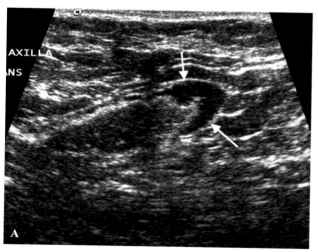

▲ 图 9-20 近期诊断为浸润性小叶癌的患者

A. 分期超声在脂肪替代的腋窝淋巴结下极检测到明显的低回声病灶（箭）；B. 细针抽吸细胞学样本的高倍显微照片证实了转移癌的存在，显示大的浆细胞样细胞分散成单个细胞，核偏心，胞质内黏蛋白和黏蛋白在小淋巴细胞和中性粒细胞的背景下呈簇状分布

数分散的细胞群，通常需要细胞角蛋白免疫染色来确认转移癌累及（图 9-10）。

（4）淋巴结内微钙化：淋巴结中存在微钙化是罕见的，但对于转移性淋巴结来说是特征性的，特别是如果原发肿瘤中也存在微钙化（图 9-31 至图 9-33，

视频 9-10 至视频 9-13）。然而在乳腺癌患者中，存在带有声影的微钙化团块，使转移性淋巴结呈现斑驳的外观，并非常见情形，此时应将卵巢癌伴砂粒体转移的可能性纳入考虑之中（图 9-34 和图 9-35，视频 9-14）。

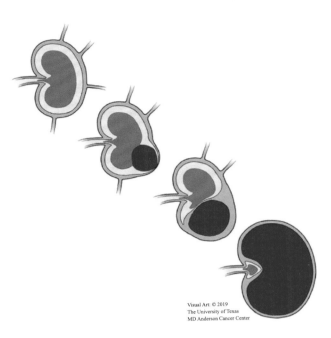

Visual Art: © 2019
The University of Texas
MD Anderson Cancer Center

▲ 图 9-21　肿瘤转移至淋巴结，从皮质小病灶到肿瘤完全替代淋巴结正常结构的进展示意图（红色表示转移性成分）

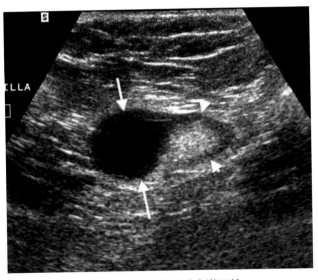

▲ 图 9-22　转移性腋窝淋巴结
增大的肿瘤沉积物（箭）向同心方向扩展，使淋巴结的另一半保持完整（箭头）。注意转移瘤几乎呈无回声

2. 能量多普勒超声

与任何其他实性肿块一样，能量多普勒超声（PDUS）用于评估淋巴结的内部血管，尤其是当灰阶超声上存在无法确定的情况时。对于绝大多数恶性肿瘤而言，PDUS 可用于检测最低程度的血管增多，从而增强对恶性肿瘤的怀疑程度，因为新生血管形

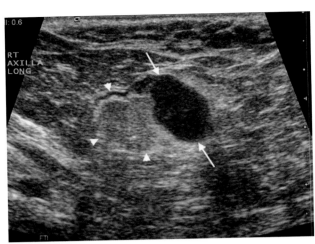

▲ 图 9-23　浸润性导管癌的腋窝淋巴结转移
转移性病灶（箭）累及淋巴结的一半，而另一半有正常的超声表现（箭头）

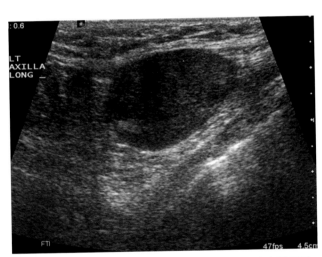

▲ 图 9-24　浸润性导管癌转移，明显增大的腋窝淋巴结
由于淋巴结已被肿瘤完全取代，因此没有可识别的淋巴结结构特征

成是恶性肿瘤的一个特征，并且许多（如果不是大多数的话）恶性肿瘤与增加的、往往是无序的血管有关。然而，这一假设对转移性淋巴结似乎不像对原发性肿瘤那样适用。事实上，与转移性淋巴结相关的多普勒信号，可能从无到多且杂乱，并无定数（图9-36 至图 9-41）。恶性淋巴结宽泛的 PDUS 表现极大地限制了 PDUS 在淋巴结转移诊断中的作用，至少在小的淋巴结转移中如此。

在 PDUS 上，相对较大的、低回声甚至无回声的转移性病灶表现为乏血供的情形并不少见。这类

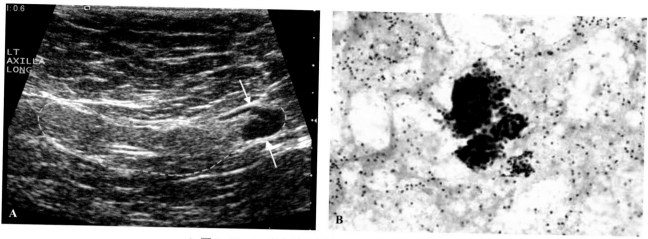

▲ 图 9-25 82 岁女性,新诊断 0.7cm 浸润性导管癌

A.分期超声显示一个细长的脂肪替代的腋窝淋巴结(虚线轮廓),其下极有 0.8cm 的呈显著低回声的局限性结节(箭),FNA 单次穿刺采样诊断为转移癌(视频 9-9);B.中倍显微照片显示了淋巴细胞背景上的恶性细胞

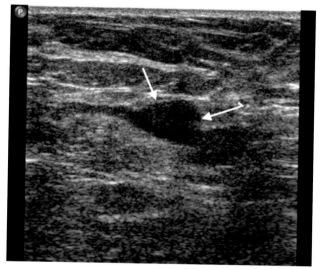

▲ 图 9-26 浸润性导管癌,同侧腋窝淋巴结小转移灶

转移灶(箭)呈显著低回声,是淋巴结转移的标志

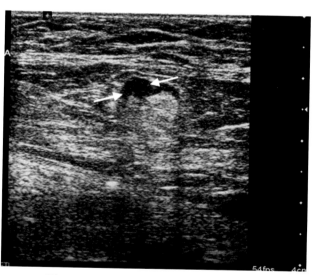

▲ 图 9-27 腋窝小淋巴结皮质中的早期转移灶

皮质轻微隆起,回声降低。病灶(箭)大小约 3mm

转移癌在 FNA 时仍然可以获得丰富的细胞学材料,而且其中并不含有多普勒信号上乏血供状态所对应的坏死。这种情况提示淋巴结转移癌的快速生长显然已超出其血液供应增加的速度(图 9-42)。

在另一些情形中,PDUS 可显示密集均匀的血管网,覆盖中度肿大淋巴结的整个增厚的低回声皮质区域,其方式类似于肾脏的皮质灌注(即抵达被膜下的、细小的、平行的、毛发状的血管),与良性反应性增生的诊断密切相关(图 9-43,视频 9-15)。在这些情况下,虽然微转移仍然可以隐藏在该淋巴结中,但 PDUS 可以排除大于 4mm 的转移灶的存在,因为仅其存在就会破坏在皮质中看到的精细均匀的血管。PDUS 的这种血流信号表现,加上没有发现前述两种灰阶超声恶性征象,将两者结合起来进行判断,可避免进行穿刺活检(图 9-44,视频 9-16 和视频 9-17)。

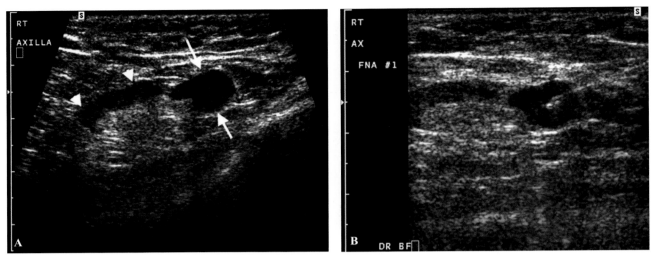

▲ 图 9-28　通过被膜下的形态异常、回声的显著降低来确定淋巴结内的早期转移灶

A. 声像图显示良性淋巴结下极有 0.9cm 的隆起（箭），注意其回声比淋巴结皮质（箭头）更低；B. 细针抽吸期间获得的声像图显示穿刺针位于显著低回声的转移灶内

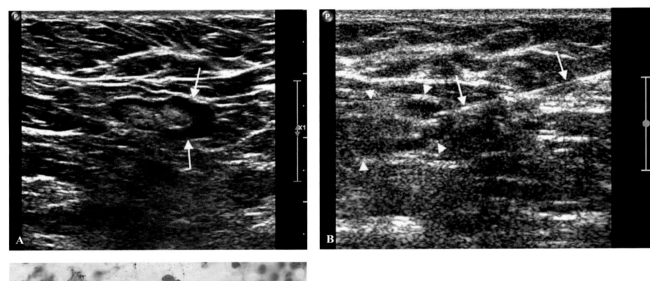

▲ 图 9-29　患者近期被诊断为乳腺浸润性小叶癌

A. 分期超声显示一明显的同侧腋窝淋巴结，中央脂肪无异常，但皮质尤其是下半部轻度增厚（箭）。对于近期无乳腺癌病史的患者，此类淋巴结将被视为良性。在近期被诊断为乳腺癌情况下，由于这是腋窝中唯一显眼的淋巴结，故在超声引导下进行细针抽吸。B. 细针抽吸期间获得的声像图显示针（箭）到达皮质增厚区域（箭头）。C. 高倍显微照片仅显示少数单一恶性细胞，为典型的小叶癌（转移）

3. 弹性成像

　　没有一项严格设计的独立于行业的研究能够证明弹性成像技术在根据硬度区分乳腺良恶性肿瘤方面有任何益处。MD Anderson 进行的一项研究表明，弹性成像在鉴别良性和恶性腋窝淋巴结方面也是无效的[8]。

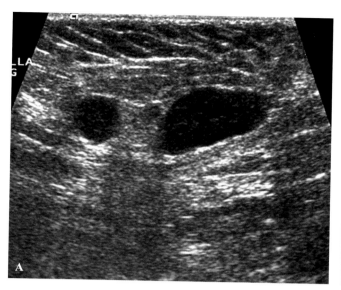

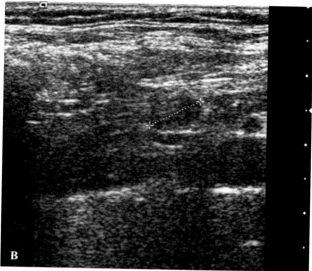

▲ 图 9–30　对一位近期被诊断为左乳中部大范围浸润性小叶癌的患者进行分期

A. 左腋窝声像图显示两个典型的恶性淋巴结，对最大者进行细针抽吸，证实转移；B. 对同侧锁骨上窝的检查显示一个 0.8cm 的等回声、近乎圆形的良性结节（测量卡尺）。超声引导下细针抽吸证实存在转移性小叶癌。本病例说明浸润性小叶癌淋巴结转移的超声表现可能具有欺骗性

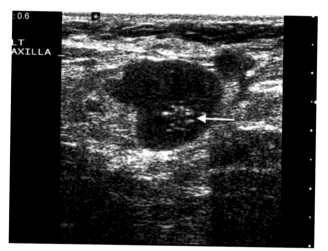

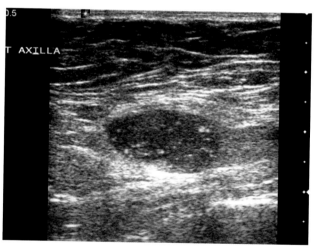

▲ 图 9–31　同侧乳腺浸润性导管癌的转移性腋窝淋巴结声像图显示在肿瘤病灶的低回声背景下，很容易地看到一簇微钙化（箭）

▲ 图 9–32　转移性腋窝淋巴结内显示大量微钙化，表现为转移灶低回声背景上的点状强回声（视频 9–10）

（三）如何选择目标淋巴结？

穿刺活检的靶点选择涉及一些常识性的考虑。

- 理想情况下，对于腋窝，需要对前哨淋巴结进行活检。不幸的是，灰阶超声不能可靠地识别腋窝前哨淋巴结。一些研究人员在进行超声引导的活检之前，使用各种超声对比剂试图识别前哨淋巴结；然而，这种使用仍然主要是研究性的[9-11]。

常识表明，当在腋窝发现多个异常淋巴结时，位于最下方的淋巴结成为前哨淋巴结的可能性最大，应首先瞄准该淋巴结。

- 一般来说，被高回声脂肪完全替代的淋巴结（"白色"淋巴结）是良性的（浸润性小叶癌转移的情况除外）。在另一方面，增大、变形、完全且显著低回声的淋巴结（"黑色"淋巴结）是转移性的，除非另有证据表明是其他病变[7]。

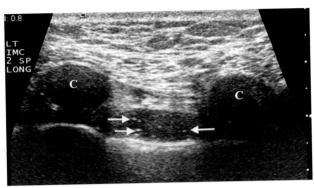

▲ 图 9-33 沿左侧内乳链纵向扫查，声像图显示第二肋间一个转移性淋巴结，包含几个代表微钙化的强回声点（箭）。左乳原发肿瘤也有微钙化（视频 9-13）

C. 肋软骨

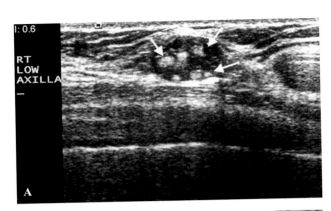

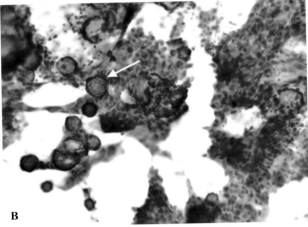

▲ 图 9-35 44 岁患者，有卵巢低级别浆液性癌病史，CA-125 水平缓慢升高

A. 声像图显示腋窝淋巴结有多个强回声团块散布在淋巴结中（箭），无明显声影；B. 细胞学检查证实原发于苗勒管的恶性肿瘤转移，伴砂粒体（箭）

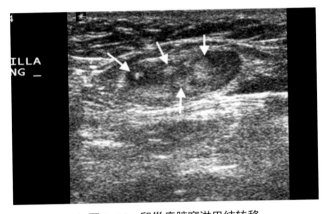

▲ 图 9-34 卵巢癌腋窝淋巴结转移

声像图显示淋巴结中散布的强回声团块（箭）。FNA 显示存在大量砂粒体（视频 9-14）

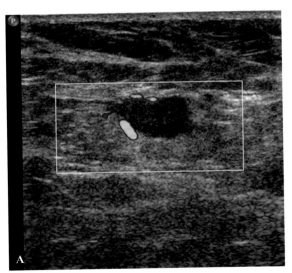

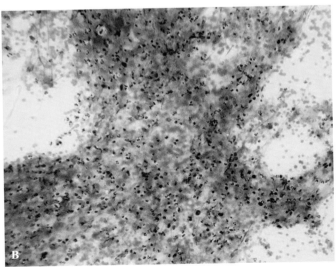

▲ 图 9-36 能量多普勒超声上无内部血流的浸润性导管癌腋窝淋巴结转移

A. 能量多普勒超声检查显示，呈显著低回声的转移灶内无多普勒血流信号；B. 细胞学检查显示转移癌伴广泛坏死

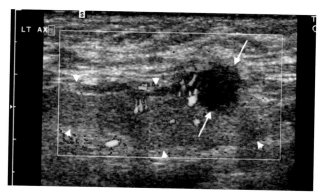

▲ 图 9-37　浸润性导管癌的早期淋巴结转移

腋窝淋巴内可见呈显著低回声的 7mm 转移灶（箭），其余部分表现为高回声的良性脂肪替代（箭头）。能量多普勒超声在淋巴结边缘显示少许多普勒血流信号，而在转移灶内未见血流显示

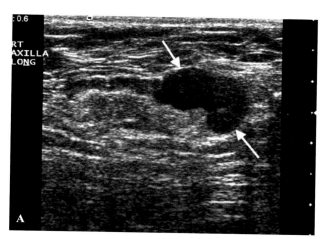

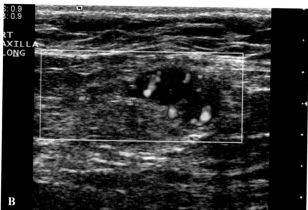

▲ 图 9-38　腋窝淋巴结的局灶性转移在能量多普勒超声上显示出与肿瘤相关的新生血管

A. 灰阶超声显示淋巴结轮廓的典型局灶性畸形（箭），与正常皮质相比，转移灶的回声降低；B. 能量多普勒超声显示转移灶内血管增多

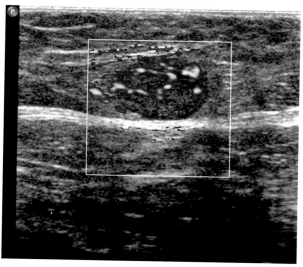

▲ 图 9-39　腋窝转移性小淋巴结

能量多普勒超声显示淋巴结内血管明显增多

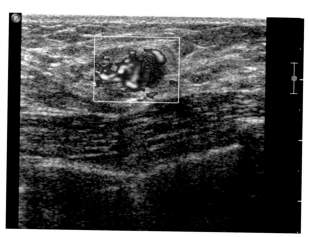

▲ 图 9-40　浸润性导管癌患者腋窝淋巴结转移

能量多普勒超声显示小转移灶内部和边缘均有密集的血管

- 在超声上通常看不到淋巴结的区域［如内乳（internal mammary，IM）淋巴结］出现的低回声淋巴结是可疑的，除非另有证据表明是其他病变。
- 如果给定淋巴结池中显示的所有淋巴结都有轻度异常［大小和（或）回声］，并且对侧淋巴结池的检查结果相似，则淋巴结最有可能为良性（已知或尚未确诊的淋巴瘤或慢性白血病患者除外）。
- 一个（或几个）被严格意义上的正常淋巴结包围的异常淋巴结应被视为可疑转移（图 9-45，视频 9-18）。

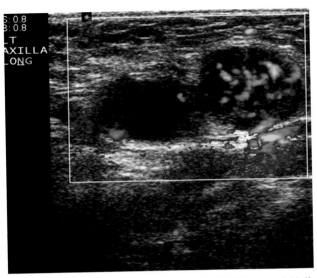

▲ 图 9-41　同侧乳腺 2 级浸润性导管癌腋窝淋巴结转移的能量多普勒超声显示两个大小非常相似的转移淋巴结一个（左）无血管，而另一个（右）有丰富的血管

▲ 图 9-42　大的腋窝淋巴结转移，能量多普勒超声上没有内部血管
声像图显示转移性淋巴结周围有血管，而内部没有血管。这一表现加上病变较大，表明肿块生长速度已经超出了其血液供应

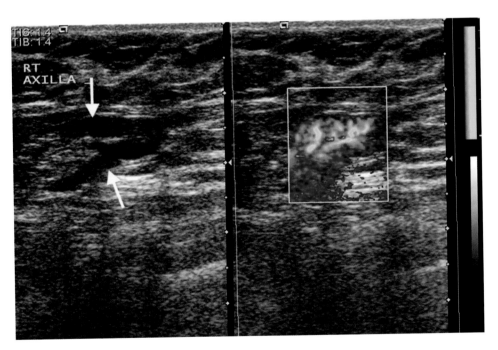

◀ 图 9-43　腋窝淋巴结良性反应性增生
左侧：灰阶超声显示一个显眼的淋巴结，皮质轻度、均匀性增厚（箭）。右侧：能量多普勒超声显示密集的弥漫性血管形成，细小平行的血管几乎到达被膜（视频 9-15）

- 当患者因乳腺癌而接受粗针活检甚或是真空辅助活检术后数天或 1～2 周发现腋窝淋巴结肿大时，超声上不难见到一个显眼的低位腋窝淋巴结（可能是前哨淋巴结）出现皮质增厚。在这种情况下，超声引导的细针抽吸可以快速确认它是由近期活检造成的良性反应性增生（图 9-46，视频 9-19）。

- 在假定诊断为导管原位癌的患者中，如果超声引导的细针抽吸显示引流乳腺的淋巴结池中的淋巴结存在转移性腺癌，事实上证明该乳腺中也存在浸润性癌（图 9-47）。

- 当一个以上的淋巴结池中存在多个异常淋巴结时，超声引导下的穿刺活检应从对分期影响最大的淋巴结开始。如果活检结果为阴性，则应检查

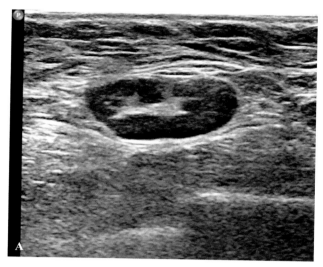

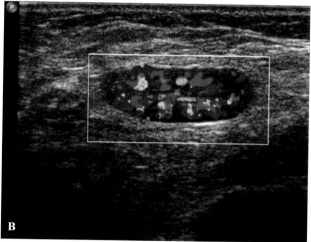

▲ 图 9-44　左侧腋窝淋巴结良性反应性增生

A. 灰阶超声显示皮质均匀性、向心性增厚；B. 彩色多普勒超声显示密集的血管覆盖整个淋巴结（视频 9-16）

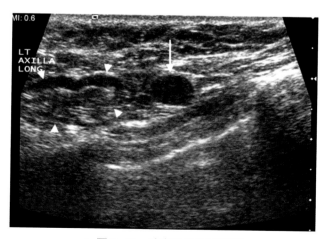

▲ 图 9-45　腋窝纵切面声像图

显示一个小的转移性淋巴结（箭），位于良性淋巴结（箭头）下方。其他良性腋窝淋巴结（图像中未显示）也存在

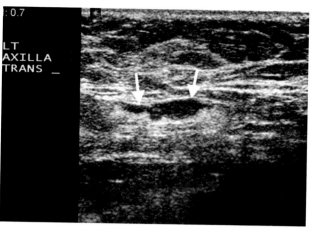

▲ 图 9-46　35 岁女性，1 周前在外院通过粗针活检诊断为左乳高级别浸润癌

分期超声显示腋窝 I 水平淋巴结皮质局灶性增厚、回声显著减低（箭），中央脂肪凹陷，怀疑早期淋巴结转移。对异常皮质区进行细针抽吸，广泛取样采集到淋巴组织，未发现转移癌（视频 9-19）

另一个对分期影响相对较小的淋巴结池内的淋巴结。例如，对于有可疑同侧锁骨上和腋窝淋巴结的患者，应首先对锁骨上淋巴结进行活检。如果现场快速评估未能显示恶性细胞，则应对腋窝淋巴结进行活检（见下文）。

最后，目标越小，解剖区域越难接近，操作者需要的经验就越多。新手可以轻松处理 2cm I 水平腋窝淋巴结，但只有非常有经验的介入超声医生才能尝试在超声引导下对 7mm 内乳淋巴结进行 FNA。

（四）异常淋巴结内的取样位置

可疑淋巴结取样期间，目标区域是使淋巴结可疑的区域，即淋巴结的任何凸起或畸形，以及任何呈显著低回声的区域（两者通常相关）。在绝大多数情况下，对淋巴结的高回声区域采样是毫无意义的。然而，对于浸润性小叶癌或黏液癌患者，如果有一个显眼的、"丰满"的腋下淋巴结，具有弥漫性高回声（没有低回声区域作为靶点），则建议对整个淋巴结进行广泛取样，因为这几类乳腺癌的转移性淋巴结通常呈等回声至高回声，总体上呈良性外观（图 9-30B 至图 9-49）。

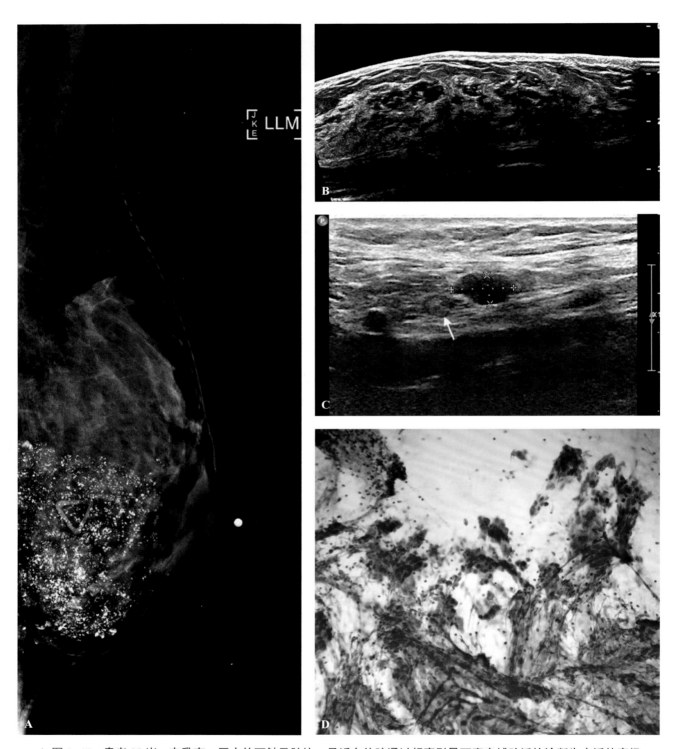

▲ 图 9-47　患者 38 岁，左乳有一巨大的可触及肿块，最近在外院通过超声引导下真空辅助活检诊断为广泛的高级别乳腺导管内原位癌，转诊至我院

A. 侧位乳腺 X 线显示广泛乳腺导管内原位癌，微钙化占据整个乳房下半部；B. 扩大视野声像图显示扩张导管内有许多微钙化；C. 腋窝下份超声检查显示一个突出的淋巴结（0.8cm×0.4cm）（测量卡尺），无淋巴门结构，注意与之相邻的大小约 3mm 的脂肪取代的微小淋巴结（箭）；D. 超声引导下的淋巴结细针抽吸显示腺癌，导致诊断从乳腺导管内原位癌转变为 Ⅱ 期浸润性导管癌

在平常看不到淋巴结的区域，如内乳链和锁骨下区，可疑淋巴结通常很小，完全被肿瘤取代，没有高回声的淋巴门。此时超声医生的唯一目的是在采样过程中命中小淋巴结，然后将穿刺针保持在其内，因为淋巴结尺寸过小，不允许在各个方向进行采样。

（五）细针抽吸和粗针活检如何选择？

对于无法获得专业细胞病理学医生服务的乳腺影像医生，无论是对乳腺还是腋窝，除了对他们遇到的任何可疑肿块进行 CNB 外，别无选择。应使用小口径（18G）切割针，以降低出血并发症的风险。如果觉得切割针通常的偏移长度（23mm）过大，则应选择行程较短的 CNB 针。与 FNA 相比，CNB 的优点在于产生可用于观察组织结构的样本。然而，当淋巴结转移时，病理学家要确定转移性乳腺癌的诊断，只需要在淋巴细胞背景中发现上皮细胞，这在涂片上很容易观察。CNB 的一个缺点是它沿着单个轴向对淋巴结进行采样，由于这个原因，通常会进行多次穿刺，这会增加并发症风险。与此相反，正如前面提到的（见第 6 章），与 CNB 相比（即使 CNB 多次穿刺取样），FNA 通过一次仅需 30s 或 40s 的穿刺和扇形取样就可以对淋巴结内更大范围的区

域进行取样。

CNB 最重要的限制是，由于存在损伤切割针行进及前冲路径上重要相邻结构的风险，因此无法在某些淋巴结池中实施 CNB。这些存在上述风险的淋巴结包括邻近胸廓内血管和胸膜的内乳链淋巴结、与锁骨下血管接触的锁骨下（Ⅲ 水平）小淋巴结、

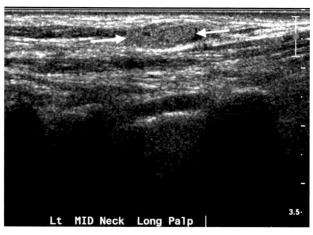

▲ 图 9-48　9 年前诊断为双乳浸润性小叶癌的患者，一个新的、可触及的颈中份淋巴结发生转移性浸润性小叶癌

灰阶图像显示皮下组织中有一个细长、良性、稍高回声的淋巴结（箭）。进行细针抽吸。对恶性肿瘤的初步细胞学评估为阴性。然而，免疫过氧化物酶染色显示少数细胞对细胞角蛋白呈阳性反应，细胞学诊断改为"与已知浸润性小叶癌一致的转移癌"

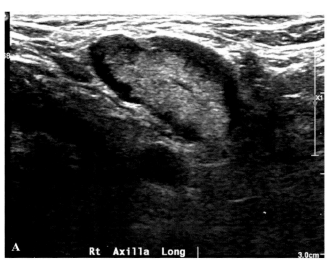

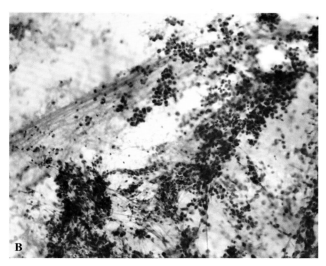

▲ 图 9-49　患者有左乳浸润性小叶癌病史，10 个切除的淋巴结中有 6 个存在转移，13 年前接受双侧乳房切除术。患者主诉双侧腋窝反复出现皮疹

A. 右（对侧）腋窝的超声检查显示一个突出但脂肪替代的良性淋巴结，进行细针抽吸以确认淋巴结的预期良性性质；
B. 中倍镜显示对侧腋窝淋巴结转移，被小叶癌累及

靠近臂丛的深部锁骨上淋巴结及与颈部大血管接触的低位颈静脉淋巴结。对于这些淋巴结，必须使用 FNA。

（六）肿瘤细胞分离与微转移

孤立肿瘤细胞（isolated tumor cell，ITC）被定义为直径不超过 0.2mm 的癌细胞簇，而微转移被定义为直径在 0.2～2.0mm 的癌细胞簇。一个 0.2mm 的三维簇包含大约 1000 个肿瘤细胞。在超声引导下对中度肿大的淋巴结（该淋巴结的皮质呈向心性增厚和回声减低，提示良性反应性增生）进行广泛的多角度 FNA 取样时，可产生大量正常淋巴细胞，但也可产生少量 ITC，这种情况并不罕见。根据这些 ITC 的存在，该淋巴结被宣布为转移性淋巴结。虽然从细胞病理学医生的观点来看该淋巴结是转移的真阳性病例，但从影像学的角度来看这是不正确的，因为促使实施 FNA 的超声异常即皮质增厚是由良性淋巴组织造成的，而事实上超声无法检测到 ITC 和微转移（图 9-50，视频 9-20）。

因为即使进行广泛的取样，FNA 取样的组织体积与淋巴结的总体积相比仍然很小，因此很难准确确定 ITC 在多大程度上代表整个淋巴结的受累。

意外检测到 ITC 对患者预后的影响也不清楚，关于如何管理 ITC 患者或淋巴结微转移患者也存在争议[12-14]。在最新版的 AJCC 癌症分期手册中，对于淋巴结的病理检查，仅具有 ITC 的淋巴结被排除在用于 N 分类的总阳性淋巴结计数之外，但应在病理报告中注明[2]。

（七）细针抽吸证实的转移性腋窝淋巴结内的组织标记物放置

正如我们在原发乳腺肿瘤中放置金属组织标记物，以便于识别、定位和切除对新辅助化疗完美响应后的残余肿瘤一样，我们开始在经活检（FNA）证实的转移性腋窝淋巴结中置入金属组织标记物，以帮助外科医生在有限的腋窝淋巴结清扫过程中切除这些淋巴结，并促进治疗前影像学检查结果与术后病理之间相关性的评估（见第 15 章和第 19 章）。

（八）细针抽吸阳性的区域淋巴结对癌症分期的影响

乳腺的淋巴引流涉及两种不同的途径：最常见的腋窝途径包括三个腋窝水平，从最近的腋窝淋巴结（Ⅰ水平）到锁骨下区（Ⅲ水平），再到锁骨上窝；以及较少涉及的内乳链途径（图 9-51）。尽管在绝大多数乳腺癌病例中，转移扩散从Ⅰ水平进展到Ⅱ水平再到Ⅲ水平，然后转移到锁骨上窝，但在某些患者中，可能会从乳腺上象限的原发癌直接扩散到同侧锁骨下淋巴结。研究表明，这些患者的预后比那些经腋窝递进式扩散的患者差[15]。与其他部位的乳腺肿瘤患者相比，内象限的乳腺肿瘤患者更有可能发生内乳链受累。

胸骨前区和颈前双侧淋巴网络之间存在吻合，这是交叉转移到对侧淋巴结池的原因。

超声不仅可以在易于触诊的淋巴结池（腋窝、锁骨上窝和下颈部）中检测到不可触及的淋巴结转移，而且还可以在乳腺 X 线（内乳链和锁骨下区域）或乳腺 MRI（锁骨上窝和下颈部）未良好成像的淋巴结池中观察到淋巴结转移。

在 MD Anderson，浸润性乳腺癌的分期除了全乳腺超声检查外，还包括同侧腋窝、锁骨下区和内乳链的系统性超声检查。如果发现可疑的腋窝淋巴结，则检查范围扩大到包括同侧锁骨上窝。如果在锁骨上窝发现可疑淋巴结，检查将向上延伸至包括下颈部。根据需要与任何对侧淋巴池进行比较，作为可能的正常参考，同时也要牢记可能导致双侧对称性淋巴结肿大的系统性疾病（如红斑狼疮）或情况（如母乳喂养）的可能性。

区域淋巴结池中临床隐匿性转移的检测和确认对乳腺癌分期的影响很大[1, 16]。例如，在腋窝检测到一个不可触及的转移淋巴结，使疾病至少达到Ⅱ期。在同侧锁骨下淋巴结（N_{3a}）、腋窝淋巴结阳性的同侧内乳链淋巴结（N_{3b}）或同侧锁骨上淋巴结（N_{3c}）中检测到转移，使疾病进入ⅢC 阶段（表 9-1）。任何颈部或对侧淋巴结转移的检测和诊断使疾病进入Ⅳ期。

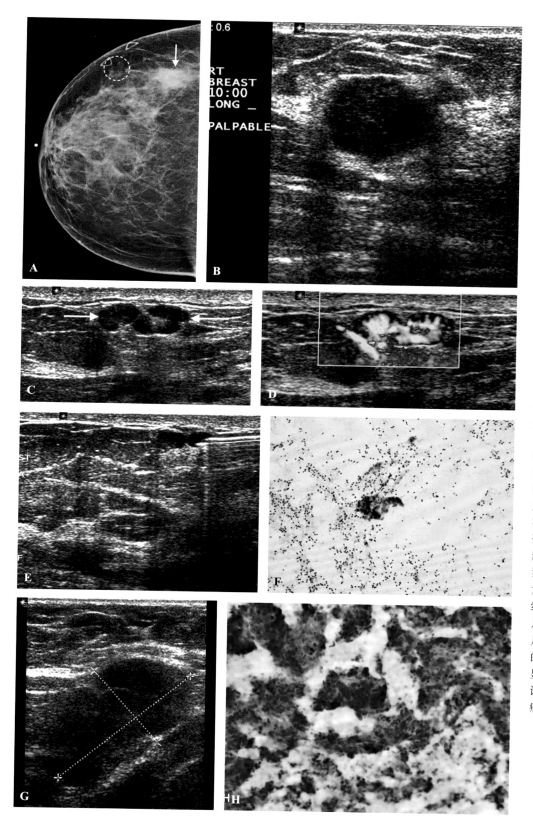

A. 颅尾向乳腺 X 线显示 10 点钟位置可疑肿块（箭），9 点钟位置表浅双叶状密度（虚线圈）与可触及的较小结节相对应；B. 声像图显示 1.7cm 的原发肿瘤，超声引导下粗针活检证实为高级别浸润性导管癌；C. 9 点钟可触及结节的声像图显示一个双叶状乳腺内淋巴结（箭）；D. 能量多普勒超声显示淋巴结血管密集，似乎与良性病因如良性反应性增生形成的血管生长规律一致（视频 9-20）；E. 在超声引导下对乳腺内淋巴结进行细针抽吸时获得的声像图显示了淋巴结中的针尖；F. 中倍显微照片显示正常淋巴细胞群中有一簇恶性细胞，在抽吸物中仅发现少数孤立肿瘤细胞；G. 腋窝超声显示一个大的、典型的恶性腋窝淋巴结（测量卡尺）；H. 腋窝淋巴结抽吸物的低倍显微照片显示肿瘤覆盖整个玻片。尽管两个淋巴结中的肿瘤细胞数量存在明显差异，但最终细胞学诊断均为"与乳腺原发癌一致的转移性腺癌"

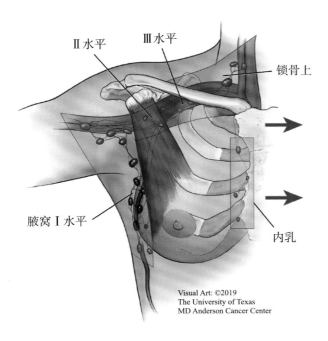

▲ 图 9-51　乳腺淋巴引流示意图

涉及三个腋窝水平，包括下腋（Ⅰ水平）、中腋（Ⅱ水平）和上腋（Ⅲ水平），以及锁骨上窝和较少受累的内乳链。红箭显示交叉转移的可能途径

表 9-1　乳腺区域淋巴结池中淋巴结转移的检测和诊断对患者分期的进展影响

N	T	分期
N₀	T_1	ⅠA
	T_2	ⅡA
	T_3	ⅡB
N₁（仅腋窝淋巴结，Ⅰ水平或Ⅱ水平）	T_1	ⅡA
	T_2	ⅡB
	T_3	ⅢA
N₂（仅内乳淋巴结）	T_1	ⅢA
	T_2	ⅢA
	T_3	ⅢA
	T_4	ⅢB
N₃（内乳淋巴结 + 腋窝淋巴结、锁骨下淋巴结或锁骨上淋巴结）	T（任意）	ⅢC

引自参考文献 [2]

有 T_4 病变的患者：如为 $N_{0\sim2}$，则分期为ⅢB；如为 N_3，则分期为ⅢC。

上述分类适用于无远处转移（M_0）的患者。任何远处转移（包括同侧颈部或任何对侧淋巴结转移）都将使患者进入Ⅳ期。

（九）腋窝淋巴结

1. 解剖

识别腋窝淋巴结的标志是腋窝和锁骨下血管及胸小肌。腋窝淋巴结分为三个水平，解剖上由胸小肌的边缘确定（图 9-51）：

- Ⅰ水平淋巴结是最低的一组，位于胸小肌外侧缘的外侧，前哨淋巴结通常（但不总是）在这一组中发现。
- Ⅱ水平淋巴结位于胸小肌后方。Rotter 淋巴结（包括胸肌间淋巴结）包括在该组中（图 9-52）。
- Ⅲ水平（顶端）淋巴结是最高的一组，位于胸小肌内侧缘的内侧，也常被称为锁骨下淋巴结。

2. 超声检查

患者取倾斜仰卧位，用楔形垫子保持舒适姿势，进行低腋区超声检查。同侧手臂抬高（见第 4 章）。腋窝的超声检查应从乳房外侧开始。

Ⅱ水平和Ⅲ水平淋巴结的检查通常在患者手臂沿身体放下后，以严格仰卧位完成。可能需要一个低频探头来评估这个解剖区域，尤其是对肥胖患者而言。

对于浸润性乳腺癌腋窝淋巴结扩散的超声检查，关键步骤是确定胸小肌的边界，它位于胸大肌深面，以之为界，将转移淋巴结分配至适当的腋窝水平（图 9-53 至图 9-60，视频 9-21 至视频 9-24）。识别胸小肌并非易如反掌，尤其是对老年患者而言，他们的肌肉经常处于萎缩状态并被脂肪浸润，从而与邻近的脂肪混在一起，很难识别。

3. 超声引导的细针抽吸技术

超声引导下Ⅰ水平淋巴结的 FNA 很容易实施，因为在到达目标淋巴结之前，针只需穿过疏松脂肪。超声引导下Ⅱ水平和Ⅲ水平淋巴结的 FNA 可能更具挑战性，尤其是对于毗邻锁骨下血管的小（小于 1cm）而深的淋巴结。图中显示了患者、右手操作人员和超声引导的Ⅰ～Ⅲ水平腋窝淋巴结 FNA 时探头的标准位置（图 4-4D 和 E、图 4-5C 和 D）。

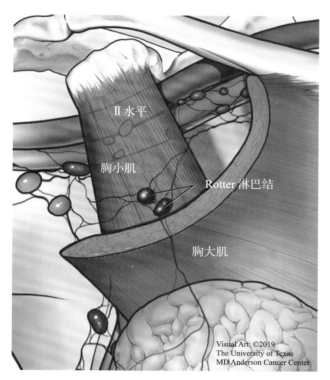

▲ 图 9-52　胸肌间淋巴结示意图
胸肌间淋巴结被认为是 Ⅱ 水平淋巴结

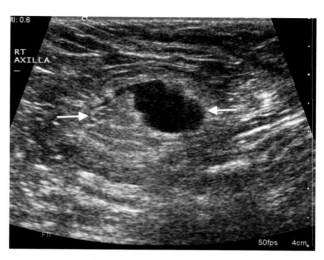

▲ 图 9-54　右腋窝纵向声像图显示一个典型的 Ⅰ 水平转移淋巴结（箭），完全被腋窝脂肪包围。淋巴结超过一半的结构被显著低回声的肿瘤病变所取代

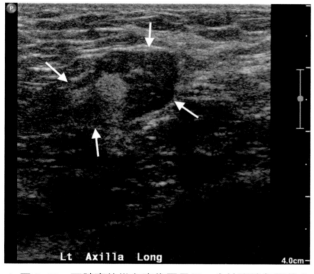

▲ 图 9-53　下腋窝的纵向声像图显示一个被脂肪包围的 Ⅰ 水平转移淋巴结（箭）

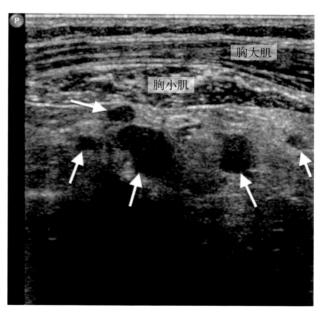

▲ 图 9-55　多发性腋窝淋巴结转移
左侧上腋水平的横向超声图显示了胸大肌和胸小肌。胸小肌后方可见数个亚厘米 Ⅱ 水平转移淋巴结（箭）（视频 9-21）

对于许多患者尤其是非常瘦的患者，不可能将探头矢状放置在锁骨下窝（和锁骨）上方，以获得到达目标的最短路径，因为锁骨下区域的凹陷妨碍了探头的平坦表面与患者皮肤的充分接触。唯一可使目标显示满意，并留出足够空间以正确角度插入针

头的探头方位可能是倾斜放置，探头位于锁骨正下方并与之平行。只要目标的超声访问"窗口"很小，如果可能的话，就应该尝试使用小尺寸扇形相控阵探头（小凸阵探头）。

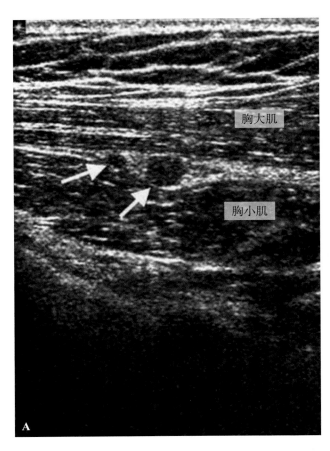

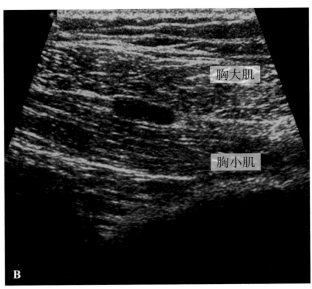

▲ 图 9-56　转移性 Rotter 淋巴结

A. 左上胸壁的横向超声图显示胸大肌和胸小肌之间两个非常小的可疑淋巴结（箭）；B. 纵向声像图显示两块肌肉之间的较大结节，大小为 1.2cm×0.5cm×0.5cm，经超声引导下 FNA 证实为转移。Rotter 淋巴结为 II 水平腋窝淋巴结

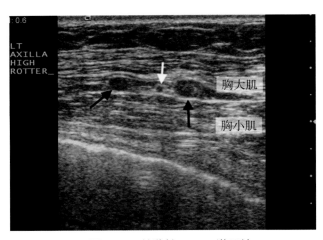

▲ 图 9-57　转移性 Rotter 淋巴结

左上胸部的横向声像图显示两个微小的转移结节，分别为 3mm 和 4mm（黑箭），位于胸大肌和胸小肌之间，胸外侧动脉分支的两侧（白箭）（视频 9-24）

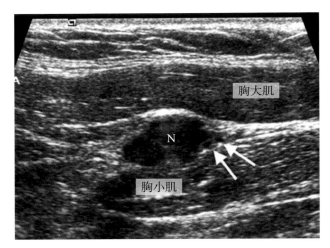

▲ 图 9-58　转移性 Rotter 淋巴结

右上胸部的横向声像图显示转移性淋巴结（N）。箭指向侧胸血管分支的相邻横截面

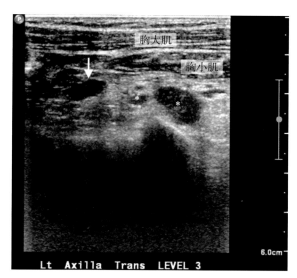

胸大肌

胸小肌

Lt Axilla Trans LEVEL 3

6.0cm

▲ 图 9-59 Ⅲ水平（锁骨下）转移淋巴结

左锁骨下区的横向超声图显示了胸大肌和胸小肌。除了两个Ⅱ水平淋巴结（*）外，还有一个Ⅲ水平（锁骨下）淋巴结（箭），位于胸小肌的内侧边缘

非常大的乳房也可能妨碍探头和针在锁骨下淋巴结取样时的良好放置。在这种情况下，可能需要利用重力，将患者置于半斜倚甚至坐姿，以降低乳房并便于进入锁骨下区域。

Ⅱ水平和Ⅲ水平淋巴结活检的另一个困难可能是存在突出的肌肉组织，尤其是对年轻的运动女性或男性而言。肌肉是有丰富神经支配的器官。尽管大多数浅表淋巴结的 FNA 不需要任何局部麻醉，但是经过胸大肌实施的淋巴结的 FNA 通常需要在超声引导下沿着进针路径注射数毫升利多卡因。有人可能会说，这种局部麻醉本身就和插入活检针一样痛苦，有经验的超声医生可能会跳过局部麻醉这个步骤。

在大多数情况下，下腋区Ⅰ水平淋巴结周围有足够的空间允许进行安全的穿刺活检，包括 CNB，但对于体形瘦小的患者而言，也存在一定的气胸风险。因此，在对这些淋巴结进行 FNA 时，必须始终遵守经皮穿刺活检的基本安全规则，即保持穿刺针尽可能平行于胸壁（图 9-61 至图 9-63，视频 9-25、视频 9-26A 和 B）。对于Ⅱ水平和Ⅲ水平淋巴结的 FNA，发生气胸及锁骨下血管损伤的风险更大。虽然用细针头刺穿锁骨下静脉并不危险，但这会导致血液喷入注射器内并稀释吸入物，使其几乎无法诊断（视频 9-27）。

对于具有挑战性的活检操作，必须：①使用 PDUS 检测可能位于活检针计划路径内或靠近目标淋巴结的任何血管，并确保血管横截面未与小淋巴结混淆（图 9-64，视频 9-28）；②使用低频探头显示深层解剖结构，以清楚地识别肋骨和胸膜，从而使针与肋骨和胸膜保持安全距离。

如前所述，超声引导下的腋窝淋巴结穿刺必须对准淋巴结中回声最低（最暗）和变形最严重的部位（视频 9-29）。例外情况是浸润性小叶癌的可疑转移性淋巴结，应进行更详尽的抽样。

当在腋窝检测到多个可疑淋巴结时，应首先抽吸的淋巴结是对手术影响最大的淋巴结。如果在腋窝的三个水平上都能看到多个异常淋巴结，则应首先进行Ⅲ水平（锁骨下）淋巴结的 FNA。如果该淋巴结的初步评估结果为阴性，则接下来应对Ⅱ水平或Ⅰ水平腋窝淋巴结进行 FNA。

4. 腋窝淋巴结阳性的影响

如果患者最初是小的单灶肿瘤（T_1），拟行前哨淋巴结活检和保乳手术，至少一个腋窝淋巴结转移阳性的检测和确认，将会改变这一诊疗计划：它使肿瘤分期至少进入Ⅱ期（如为Ⅲ水平淋巴结阳性，则为Ⅲ期），并且必须在保乳手术之前进行新辅助化疗。FNA 对腋窝淋巴结阳性的识别也使得前哨淋巴结活检变得不必要，患者通常会在手术时进行完整的腋窝清扫[17-21]。

5. 不确定性腋窝淋巴结的鉴别诊断

肿大（或仅仅是突出而显眼的）但保留了大体正常结构（包括高回声的淋巴门）的双侧腋窝淋巴结，需要进行鉴别诊断，了解其良、恶性病因。双侧淋巴结良性反应性增生的原因包括系统性自身免疫性疾病［如类风湿性关节炎、红斑狼疮（图 9-65）、硬皮病或皮肌炎］、感染［如单核细胞增多症、HIV 感染（图 9-66）或猫抓病］，肉芽肿性淋巴结炎（如结节病或结核）。母乳喂养是双侧腋窝淋巴结肿大的另一个众所周知的原因（假设母乳喂养来自双侧乳房）（图 9-67）。上述所有情况均可导致淋巴结肿大，皮质增厚，回声减低。除了双侧肿大外，这些淋巴结良性性质的依据还包括淋巴结保持椭圆形外观和基本的内部结构，皮质通常（但并不总是）均匀性、向心性增厚。

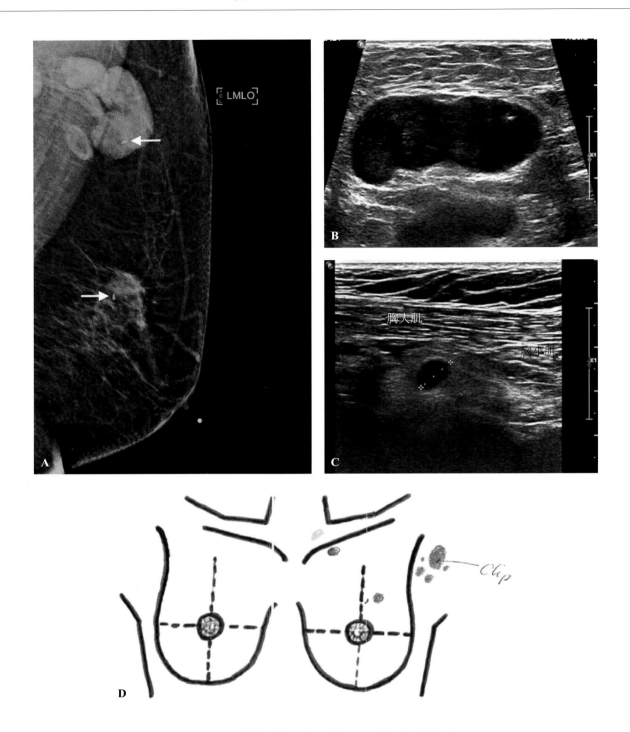

▲ 图 9-60　转诊接受假定 Ⅱ 期左侧乳腺癌治疗的患者

A. 侧斜位乳腺 X 线显示原发肿瘤和大的 Ⅰ 水平腋窝淋巴结，这些淋巴结已在外院进行了活检并用金属标记物（箭）标记；B. 左侧下腋窝的声像图显示经活检证实的转移性腋窝淋巴结；C. 锁骨下区内侧的横向声像图显示一个 0.7cm 的转移性 Ⅲ 水平淋巴结（测量卡尺），几分钟内，超声引导的锁骨下淋巴结 FNA 证实了其转移性质，患者的临床试验分期从 Ⅱ 期升级到 Ⅲ C 期；D. 由技术人员绘制的结果图，经乳腺影像医生检查后以数字方式归档在患者图表中

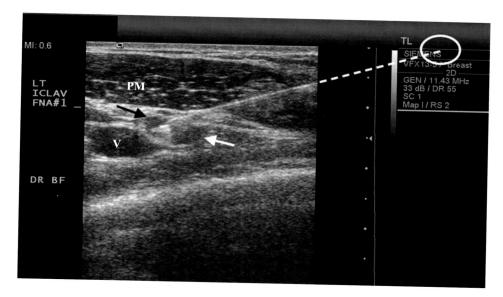

◀ 图 9-61 锁骨下静脉附近的锁骨下（Ⅲ水平）小淋巴结的细针抽吸在技术上具有挑战性

左锁骨下区的斜向声像图显示了 5cm 长的 21G 针的轨迹。针必须从距离探头边缘约 2cm 的远点（白色圆圈）插入，以确保在操作过程中与下方胸膜几乎平行，从而达到最大安全性。在可疑亚厘米淋巴结内可以看到针的斜面（箭）。PM. 胸大肌；V. 锁骨下静脉横截面（视频 9-25）

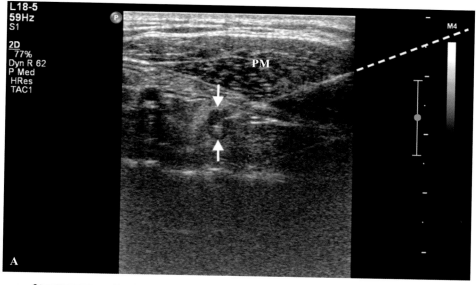

◀ 图 9-62 近期在外院被诊断为 Ⅱ 期右乳癌的年轻女性。重复超声检查显示 2 个小的同侧腋窝（Ⅲ水平）可疑淋巴结，较大者约 0.6cm

A. 细针抽吸期间获得的纵向声像图显示目标淋巴结中 5cm 长的 21G 针的尖端（箭），注意针在远点以小角度插入，注射利多卡因后，胸大肌（PM）出现轻微肿胀；B. 由于取样量小，只能制作两张涂片；C. 两张涂片质量良好，细胞学检查证实存在与乳腺原发癌一致的转移性腺癌，将患者的临床分期从 Ⅱ 期提高到 Ⅲ C 期

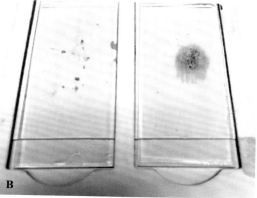

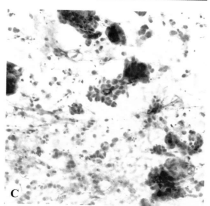

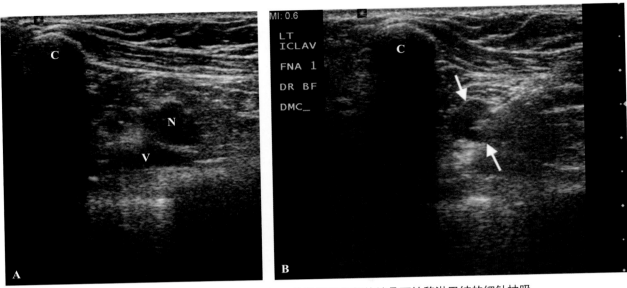

▲ 图 9-63　超声引导下，与锁骨下静脉紧密相邻的锁骨下转移淋巴结的细针抽吸

A. 左锁骨下区的纵向声像图显示可疑淋巴结（N）邻近并压迫锁骨下静脉（V），C. 锁骨（视频 9-26A）；B. 超声引导下 FNA 期间获得的声像图显示了目标淋巴结中的针尖（箭）（视频 9-26B）

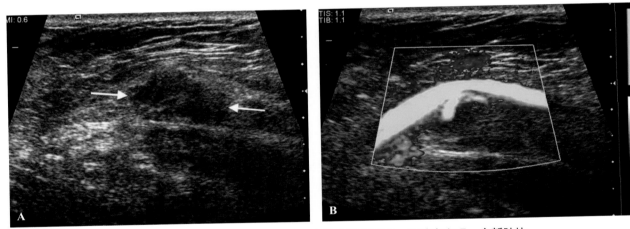

▲ 图 9-64　69 岁患者，18 年前有浸润性小叶癌病史，左腋窝出现一个新肿块

A. 穿刺活检前的腋窝倾斜位超声图显示 2cm 的肿块（箭）；B. 在探头施加最小压力的情况下进行的能量多普勒超声显示腋静脉覆盖在肿块上，提示操作者改变活检针的路径（视频 9-28）

对于保留有高回声淋巴门的、显著低回声的同侧腋窝淋巴结的鉴别诊断，要考虑到对近期感染或引流至腋窝的任何解剖区域的急性炎症的反应。最常见的原因是乳腺炎和乳腺脓肿，另一个常见原因是近期乳腺活检（切除或经皮）导致的炎症反应（图 9-46）。近期在手臂上接种流感疫苗是一种罕见的原因。一个突出的良性腋窝淋巴结甚至可能是乳腺中存在恶性肿瘤的仅有反应。

如本章前面所述，根据作者的经验，彩色多普勒超声或 PDUS 上覆盖整个增厚皮质直至包膜的致密均匀血管是良性反应性增生的重要依据（图 9-68，视频 9-30）。然而这一征象的确切诊断准确性尚不清楚，因此，对于近期诊断为乳腺癌的患者，超声引导下的这种淋巴结的 FNA 仍然是合理的（图 9-69，视频 9-31）。相反，在淋巴结内增厚的皮质区域出现紊乱的血管，而靠近被膜的部分区域缺失血管，则应高度怀疑淋巴结转移（图 9-70，视频 9-32 A 和 B）。

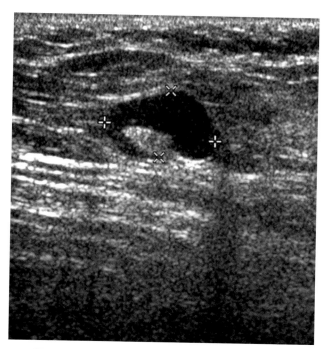

▲ 图 9-65 54 岁女性，患有红斑狼疮，无乳腺癌病史

腋窝声像图显示突出的腋窝淋巴结（测量卡尺），皮质增厚，呈明显的低回声

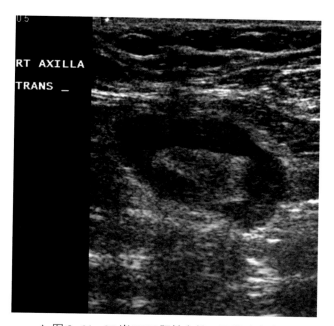

▲ 图 9-66 37 岁 HIV 阳性女性，无乳腺癌病史

右腋窝声像图显示一个突出的腋窝淋巴结，有增厚的、规则低回声皮质，高回声的淋巴门存在且位置居中。细胞学检查显示多形性淋巴样细胞群，大细胞数量增加，与反应性增生一致；流式细胞术免疫分型证实了这一诊断

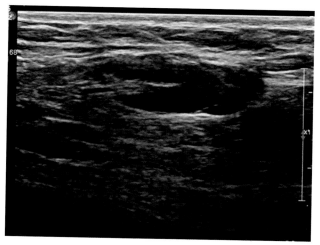

▲ 图 9-67 35 岁哺乳期女性的突出良性腋窝淋巴结

硅树脂诱发的淋巴结肉芽肿很容易通过"暴风雪"伪像的存在来识别，即淋巴结后方同时出现声影和混响伪像（图 9-71 和图 9-72）。由于超声表现具有特征性的诊断意义，因此无须进行针吸活检。然而，在极少数情况下，发生硅油沉积的淋巴结亦可发生转移。在这种情况下，必须注意高回声的淋巴结内任何的低回声区域，FNA 必须专门针对该区域进行采样（图 9-73）。

腋窝的其他良性病变如表现为小的、细长的、非特异性的低回声肿块，可能貌似可疑淋巴结。这些良性病变包括术后神经瘤、神经鞘肿瘤、脂肪瘤（图 8-3）、纤维化区域和肉芽肿等。虽然很难从小脂肪瘤、肉芽肿或纤维化区域获得诊断性抽吸物，但细针刺穿神经瘤和大多数（尽管不是全部）神经鞘肿瘤时引发的敏锐的放射性"电击样"疼痛本身即可提示该疾病的诊断（图 9-74 图 9-75）。当神经鞘肿瘤增大并在腋窝可触及时，其在灰阶超声和 PDUS 上的超声表现变得更为典型，与恶性淋巴结的相似度就越小，尽管不考虑切除，也需要经皮穿刺活检并进行适当的影像学随访（图 9-76）。

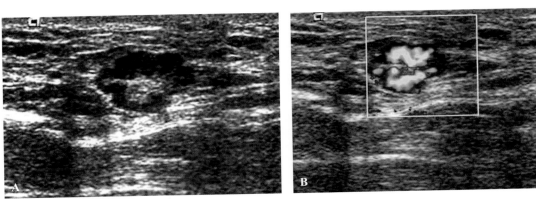

▲ 图 9-68　腋窝淋巴结良性反应性增生

A. 灰阶声像图显示淋巴结呈分叶状，皮质弥漫性增厚。注意保留的非常细的高回声间隔，从淋巴门向淋巴结内分布；B. 能量多普勒超声显示覆盖整个皮质区的致密均匀血管（视频 9-30）

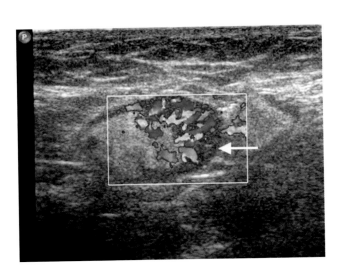

◀ 图 9-69　腋窝淋巴结良性反应性增生

该患者 9 天前在同侧乳房外下象限进行了切除活检，拟行再分期和治疗。彩色多普勒超声显示不对称性皮质增厚区域有密集的血管，由紧密排列的平行小动脉和小静脉组成。有一个小区域没有多普勒信号（箭）。因为该区域的小血管垂直于超声波束，因此没有多普勒信号。超声引导下的细针抽吸证实没有转移（视频 9-31）

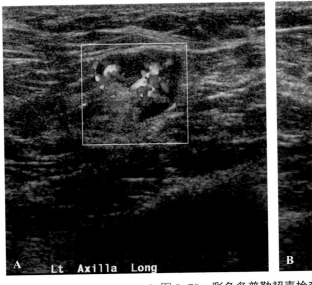
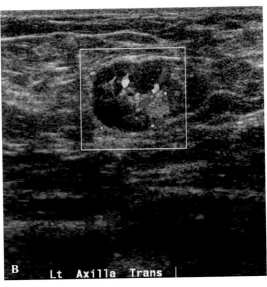

▲ 图 9-70　彩色多普勒超声检查腋窝转移淋巴结

腋窝的纵向（A）和横向（B）声像图显示皮质增厚和变形。转移性病变呈显著低回声，大部分区域无血管，仅少数区域有扭曲血管（视频 9-32A 和 9-32B）

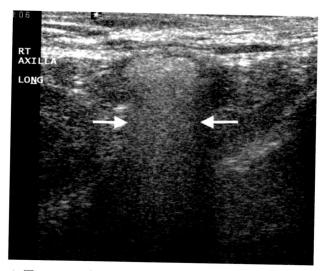

▲ 图 9-71　一名 20 多年前曾有硅胶植入物破裂史的患者，腋窝淋巴结中的硅胶诱导肉芽肿

淋巴结有典型的"暴风雪"伪像，即淋巴结后方同时出现声影和混响伪像（箭）

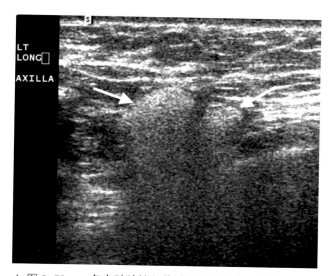

▲ 图 9-72　一名有硅胶植入物破裂史的患者，腋窝 2 枚淋巴结发生硅胶诱导的肉芽肿

强回声淋巴结（箭）与特征性的"暴风雪"伪像有关

还有一些其他的陷阱需要记住。一个小的、圆形的、明显无回声的、边界清晰的残余血清肿亦可貌似淋巴结。灰阶超声上出现后方回声增强伪像，多普勒上完全无血流信号，这些是正确诊断的线索。当使用空间复合成像时，小积液后方的回声增强伪像被消除，则更容易踩中这一陷阱。在超声引导下FNA 时，积液的减少和液腔的塌陷很容易证实其诊

断（图 9-77）。应向细胞病理学医生传达载玻片由吸入液体制成且无实性肿块的信息，因为载玻片上大量淋巴细胞的存在可能导致"良性淋巴结"的错误细胞学诊断（图 7-32）。

在尝试 FNA 之前，应确定与血管结构相关的其他陷阱。扩张的腋静脉在灰阶超声上可以貌似可疑淋巴结，使用 PDUS 可以很容易地显示管腔内的血流信号。然而，在罕见的锁骨下静脉囊状扩张的情况下，PDUS 在貌似淋巴结的异常血管腔内很难显示血流信号，但使用探头直接压迫可能会使可疑病变消失（图 9-78）。突出和（或）弯曲的静脉可以貌似包括腋窝在内的许多淋巴结池中的小淋巴结，因此需要使用 CDUS/PDUS 或用力按压来进行正确判断（图 9-79）。

任何与关节相邻的"不确定性"高位腋窝淋巴结也应与扩张的滑囊进行鉴别诊断，其中最常见的是胸廓下囊和肩胛下囊（图 9-80 和图 9-81）。

恶性腋窝淋巴结并不总是来源于乳腺癌，也可能代表其他原发性恶性肿瘤的转移，最常见的原发性肿瘤是黑色素瘤、肺癌、卵巢癌（图 9-34 和图 9-35）和肾细胞癌（图 9-82）。

鳞状细胞癌很少发生腋窝转移（图 9-83）。

最后，腋窝淋巴结肿大可能是淋巴瘤或白血病（慢性淋巴性白血病或慢性髓性白血病）患者的初始表现或复发时的第一个迹象。淋巴瘤或白血病可能与乳腺癌共存（见下文）。通常超声可以提示正确的诊断，因为除了淋巴结的分布以外，受乳腺癌累及的转移淋巴结与受淋巴瘤或白血病累及的淋巴结，其超声表现在灰阶上和 PDUS 上都有所不同。受淋巴瘤或白血病累及的淋巴结常呈弥漫性肿大，很少发生畸形，在灰阶超声上可分辨一些固有的结构，而在 PDUS 上则保留了和谐自然的血管分布，虽然存在血管增多的现象（图 9-84 至图 9-86）。当怀疑淋巴瘤时，如果技术可行，FNA 后应使用流式细胞术进行分析，因为它通常足以确认诊断并描述病变特征。如果流式细胞术不可用或不能明确诊断，则应在技术上可行的情况下进行 CNB。

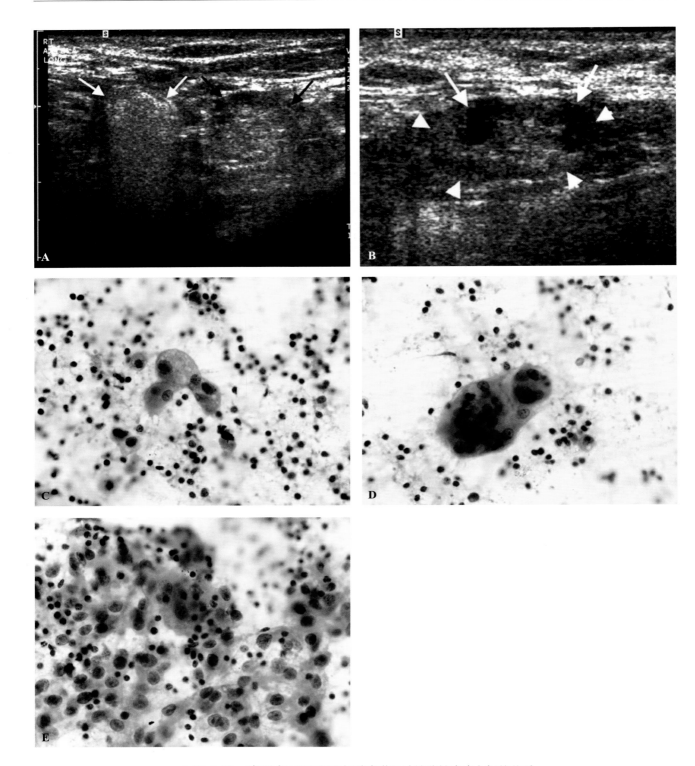

▲ 图 9-73　硅酮诱导的肉芽肿与腋窝淋巴结转移性疾病之间的关系

A. 腋窝声像图显示两个淋巴结，一个是完全强回声（白箭），伴典型的暴风雪伪像，另一个（黑箭）有边缘低回声成分；B. 沿不同扫描平面的声像图识别两个不同的低回声病灶（箭），由细针抽吸取样，箭头勾勒出强回声淋巴结的轮廓；C 至 E. 抽吸物的高倍细胞学检查显示组织细胞带有硅胶（C）、多核巨细胞（D）和转移性乳腺癌（E）

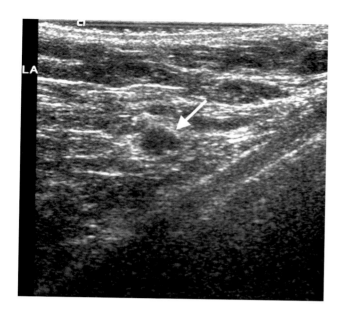

◀ 图 9-74　68 岁女性术后微小神经瘤。3 年前曾因乳腺癌行双侧乳房切除术。该患者因外院右腋窝超声检查中描述的 0.4cm 可疑囊肿而被转诊

重复超声检查显示圆形的 0.4cm 低回声肿块（箭）。鉴别诊断包括微小的残余积液、脂肪坏死和术后神经瘤。尝试行超声引导下细针抽吸。当针头刺入病变部位时引发剧烈疼痛。虽然抽吸物无法诊断，但剧烈的放电样疼痛支持术后神经瘤的诊断

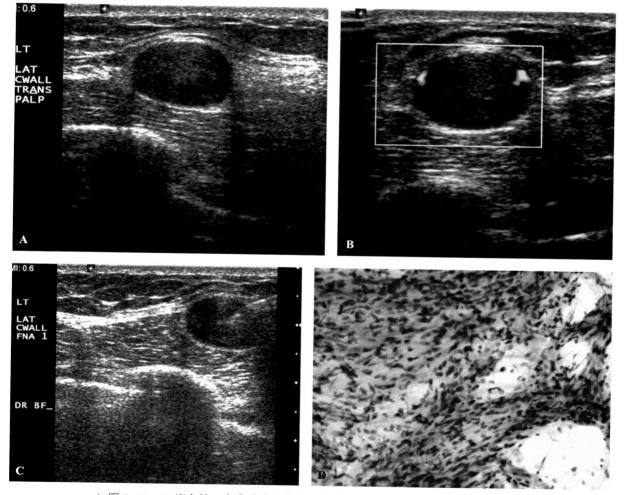

▲ 图 9-75　43 岁女性，有乳腺癌家族史，左腋下可见一个小肿块，乳腺 X 线阴性

A. 声像图显示一个边界清晰、边缘光滑、明显低回声的实性肿块，伴后方回声增强；B. 能量多普勒超声显示肿块周围仅有少量血管；C. 在警告患者可能出现剧烈疼痛后，在超声引导下行细针抽吸，当针头穿透肿块时引发典型的放射性疼痛，取得足够的样本；D. 高倍显微照片显示梭形细胞群，细胞核边缘光滑，与神经鞘瘤相符

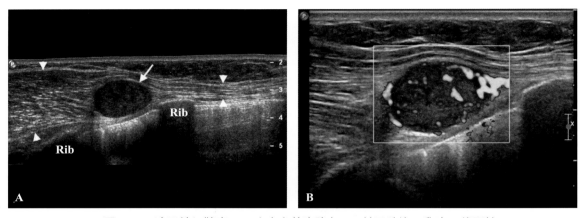

▲ 图 9–76　胸肌神经鞘瘤。73 岁患者前胸壁有一可触及肿块，乳腺 X 线阴性

A. 扩展视野超声图显示胸大肌（箭头）深部有一个 2cm 的包裹性肿块（箭）；B. 能量多普勒超声显示肿块内及周围血管明显增多。首先进行细针抽吸，发现梭形细胞肿瘤。粗针活检和一个小的免疫组化检测证实为良性神经鞘瘤。细针抽吸和粗针活检都是无痛的

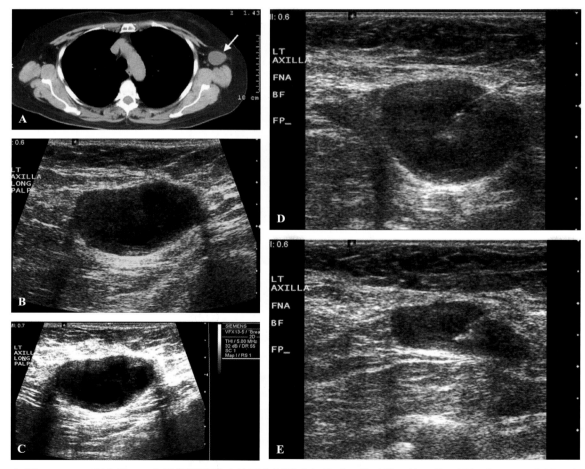

▲ 图 9–77　64 岁女性，8 个月前因乳腺癌接受左侧乳房切除术、前哨淋巴结活检和横行腹直肌肌皮瓣重建（TRAM）。有肺转移并转诊接受治疗

A. 近期在外院进行的 CT 扫描显示左腋窝有一个新的肿块（箭）；B. 声像图显示腋窝低回声肿块伴后方回声增强；C. 使用组织谐波成像的声像图清楚地显示了其中心液体成分和厚壁；D. 细针抽吸过程中获得的声像图显示针头位于充满液体的中心腔中，吸出透明黄色液体（2.5ml），证实为术后出现的小淋巴囊肿；E. 细针抽吸后声像图显示一个残余肿块，代表积液壁的塌陷

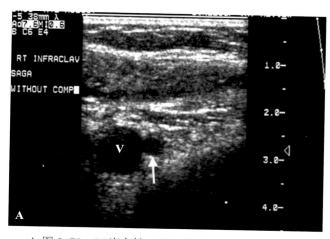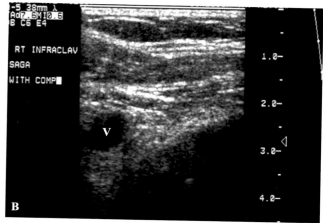

▲ 图 9-78　56 岁女性，罕见的锁骨下静脉囊状扩张，貌似锁骨下淋巴结。有 9 年前双侧乳腺癌治疗史，无复发迹象。在常规乳腺超声检查中，腋窝声像图显示一个小肿块，报告为"右腋静脉附近的低回声小淋巴结"，乳腺影像医生尝试细针抽吸，抽出 4ml 血液。2 周后再次进行超声检查，以复现先前的超声检查结果

A. 通过标准检查技术，再次发现邻近锁骨下静脉（V）下缘的小圆形低回声亚厘米"淋巴结"（箭）；B. 用力按压（如中间软组织厚度明显减少所示）导致病变消失，证实为锁骨下静脉囊状扩张（V）

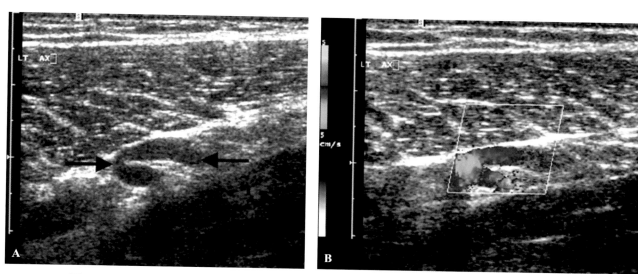

▲ 图 9-79　2 年前前哨淋巴结活检阴性的同侧乳腺癌患者，其突出、弯曲的静脉貌似左腋窝的小淋巴结

A. 腋窝前部的纵向声像图显示可疑的良性淋巴结（箭）；B. 彩色多普勒超声显示淋巴结实际上是一条突出的、弯曲的静脉

（十）乳腺内淋巴结

　　根据定义，乳腺内淋巴结是指位于乳腺内的淋巴结。它们应该与低水平腋窝淋巴结和深胸淋巴结区分开来。约 5% 的筛查乳腺 X 线可以看到乳腺内淋巴结。虽然理论上它们可以在所有乳房象限中找到，但在乳腺 X 线或超声检查中很少在内象限发现。

　　典型的良性乳腺内淋巴结较小（<1cm），在乳腺 X 线上显示特征性的淋巴门透射性，这与我们所见的高回声的脂肪性淋巴门密切相关（图 9-87）。

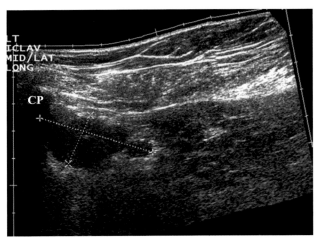

▲ 图 9-80　**82 岁患者，近期被诊断为左乳癌**

纵向扩展视野声像图显示一个 4cm 扩张的、分叶状的胸腔下囊（测量卡尺），囊液成分有轻微的回声，不应被误认为是淋巴结肿大。CP. 喙突

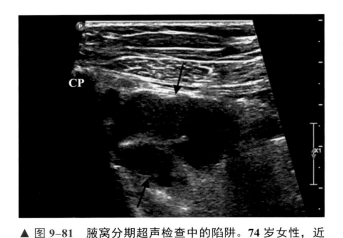

▲ 图 9-81　**腋窝分期超声检查中的陷阱。74 岁女性，近期被诊断为乳腺癌，有左肩关节炎病史**

左腋窝纵向声像图显示一团混合回声，代表扩张的胸下囊（箭）的下部和内部分隔。CP. 喙突

　　一个典型的微小卵圆形乳腺内淋巴结发生良性反应性增生，在随后的乳腺 X 线筛查中显得更大，甚至失去其典型的淋巴门透射性，这并不罕见。在这种情况下，超声可显示为圆形、完全低回声、非特异性的结节。PDUS 上可看到淋巴门血管分支增多。这种良性的"反应性"淋巴结应在超声引导下经 FNA 证实。如果患者当前或先前患有乳腺癌，则更需要对虽然较小但与前相比仍有增大的乳腺内淋巴结进行 FNA（图 9-88，视频 9-33）。

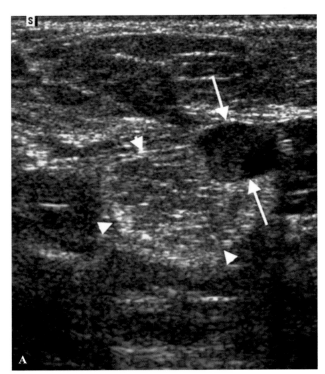

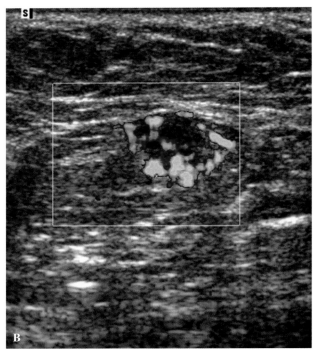

▲ 图 9-82　**肾细胞癌腋窝淋巴结转移**

A. 灰阶声像图显示病灶 1cm，呈显著低回声（箭），位于一个良性的脂肪替代性高回声淋巴结内（箭头）；B. 能量多普勒超声图像显示与转移性肾细胞癌相关的密集血管

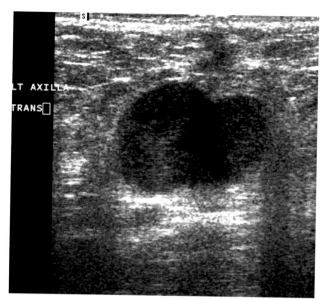

▲ 图 9-83　50 岁女性，宫颈鳞状细胞癌转移

左腋窝声像图显示明显低回声的淋巴结，完全被肿瘤取代，伴后方回声增强。细针抽吸证实为转移性鳞状细胞癌

　　乳腺内淋巴结的转移性受累并不罕见，但尚未引起足够重视（图 9-89，视频 9-34）[22]。在某些情况下，增大的异常乳腺内淋巴结的超声表现高度提示转移性疾病，其特征与典型转移性腋窝淋巴结相似（图 9-90，视频 9-35A 和 B）。靠近乳腺癌的乳腺内淋巴结可因转移性受累、近期原发肿瘤活检引起的反应性增生或仅因靠近肿瘤而增大。在后两种情况下，持续存在的高回声淋巴门和同心增厚的大分叶状皮质及 PDUS 上覆盖整个增厚皮质的自然和谐的"毛发状"血管是支持良性反应性淋巴结诊断的依据。

　　然而，在乳腺癌患者的超声分期时，只有超声引导的 FNA 才能在数分钟内提供关于附近淋巴结真实性质的关键信息（图 9-50 和图 9-91，视频 9-36A 和 B）。

　　在 AJCC 分期系统中，同侧乳腺内淋巴结被分配为腋窝淋巴结，有乳腺内淋巴结转移的患者被定义为 II 期，无论腋窝淋巴结状态如何。

　　关于乳腺内淋巴结转移作为不良预后的独立预测因素的重要性仍存在一些争议。它通常被认为是

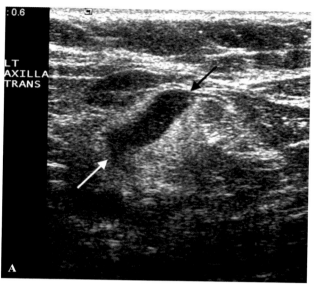

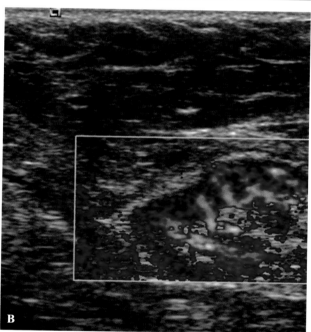

▲ 图 9-84　76 岁女性，6 年前诊断 IIA 期 1 级滤泡性淋巴瘤。左腋窝淋巴结肿大，在乳腺 X 线筛查中可见

A. 左腋窝声像图显示一个淋巴结，皮质局灶性增厚，回声减低（箭）；B. 能量多普勒超声显示淋巴结内低回声区血管密集，血管排列和分支保存良好。超声引导的粗针活检证实为低级别滤泡性淋巴瘤

一个不良的预后标志物，因为大多数有乳腺内淋巴结转移的患者也有腋窝转移[23, 24]。然而，对于少数患者而言，乳腺内淋巴结转移是唯一存在的淋巴结转移。

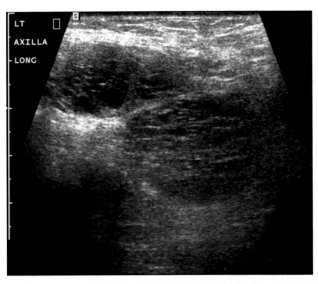

▲ 图 9-85 98 岁女性，双侧腋窝淋巴结肿大，无乳腺癌病史

左腋窝纵向声像图显示淋巴结明显增大。淋巴结的超声表现与转移性淋巴结的常见表现不同，部分内部结构得以保持，整体形状无明显扭曲，内部结构中无明显的低回声区。FNA 和流式细胞术证实为低级别 B 细胞淋巴瘤。在双侧锁骨上窝、下颈部以及内乳链中也发现多个类似淋巴结

目前尚不清楚一个乳腺内淋巴结是否代表一个真正的前哨淋巴结，或者引流至该淋巴结的淋巴管是否来自异位的、独立发展的通路[25]。因此，对位于近期诊断的浸润性癌附近的任何突出的乳腺内淋巴结，均应持怀疑态度并实施超声引导下 FNA，如果结果为阴性，则应对任何不确定的腋窝淋巴结也实施积极的超声引导下 FNA，因为淋巴扩散可能绕过该淋巴结并直接进展至腋窝淋巴结（"跳跃"转移）（图 9-92 至图 9-94）。

如果超声引导下 FNA 证实乳腺内淋巴结存在转移，则必须在其中放置金属组织标记物。如果病变对新辅助治疗完全响应，保乳治疗可行，则需要将淋巴结部位与原发肿瘤的残余一并切除（图 9-91）。

（十一）锁骨上淋巴结

图 4-3F 和 G、图 4-4E 显示了超声引导下锁骨上淋巴结 FNA 的患者、探头和右手操作者的标准位置。

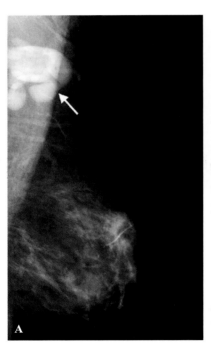

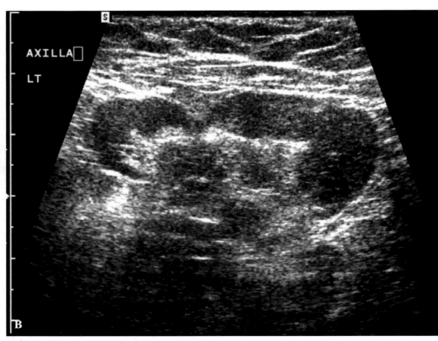

▲ 图 9-86 患者双侧腋窝淋巴结肿大。近期诊断为左乳外上象限浸润性导管癌。3 年前诊断为慢性淋巴细胞白血病，采用期待疗法

A. X 线显示腋窝大淋巴结（箭）；B. 左腋窝纵向声像图显示最大的淋巴结（4.5cm），其整体结构（包括淋巴门）保持不变。弥漫性增厚的皮质显示均匀的回声结构和与皮下脂肪相当的整体回声。未见提示转移性病变的明显低回声区或形状及内部结构的破坏。注意，由于未使用空间复合成像，因此可以对皮质的回声纹理进行精细分析（见第 1 章）。超声引导下细针抽吸和流式细胞术免疫分型证实了慢性淋巴细胞白血病（CLL）的诊断

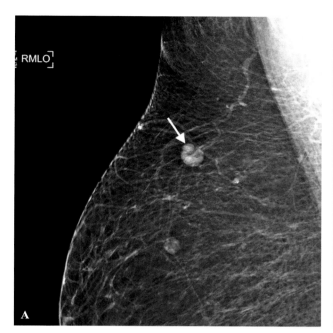
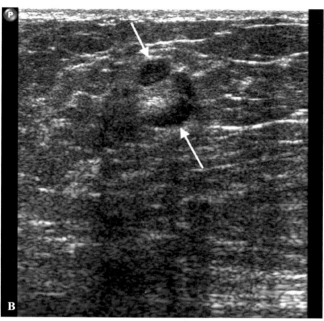

▲ 图 9-87 良性乳腺内淋巴结

A. 侧斜位乳腺 X 线显示右乳外上象限有一个突出的乳腺内淋巴结（箭），并有一个典型的脂肪性淋巴门，第二个较小的类似淋巴结也位于外象限；B. 声像图显示良性、轻度分叶状淋巴结（箭）及其高回声的脂肪性淋巴门

在 AJCC 癌症分期手册第 5 版中，转移性锁骨上淋巴结被认为是远处转移（M_1），锁骨上淋巴结 FNA 阳性自动指向Ⅳ期疾病。由于这一发现对分期有重大影响，锁骨上窝的淋巴结往往是 FNA 的首选靶点。在手册的第 6 版中，锁骨上淋巴结被"降级"为 N_3 类，使转移性锁骨上淋巴结的患者与ⅢC 期对应。因此，转移性锁骨上淋巴结对患者分期的影响与锁骨下淋巴结转移或内乳链、腋窝淋巴结转移的影响相同。然而，在多个区域淋巴结池中有不确定淋巴结的大多数患者中，超声引导下锁骨上浅淋巴结的 FNA 在技术上比锁骨下深部的小淋巴结或内乳淋巴结的 FNA 更容易，风险更低。在这种情况下，策略是从最可疑（最容易到达）锁骨上淋巴结的 FNA 开始。如果现场快速评估结果为阴性，则以最可疑（最容易到达）的锁骨下淋巴结为靶点，只有当现场快速评估出现另一个初步阴性细胞学结果的情况时，才对腋窝淋巴结和可能的内乳淋巴结进行取样。

锁骨上窝和颈部大血管沿线的良性小淋巴结并不少见。在进行耗时、困难且可能非诊断性的 FNA 之前，务必扫描对侧锁骨上窝，以验证双侧是否都存在此类小的良性淋巴结，如都存在，则可能并无临床意义。

超声检查在锁骨上窝发现的良性的细长、高回声、脂肪替代的淋巴结与通常在腋下看到的淋巴结相似，其早期转移性病变可表现为皮质局灶性隆起和脂肪性淋巴门凹陷。因此，转移性锁骨上淋巴结的超声诊断更依赖于不规则、严重变形、低回声的淋巴结的存在（图 9-95 至图 9-98）。几个小的转移性淋巴结重叠在一起是不常见的情况（图 9-99）。

在超声引导下对位于锁骨上窝内侧靠近血管的淋巴结进行 FNA 之前，使用 CDUS 或 PDUS 是至关重要的：①确认低回声的目标肿块是实际的肿块而不是血管；②确保进针路径上没有突出的血管（图 9-100）。与腋窝淋巴结一样，转移性锁骨上淋巴结的 PDUS 表现也各不相同，可能无血管，也可能血管密集，血管的分布可能具有恶性特征也可能具有良性特征（图 9-101，视频 9-37 和视频 9-38）。

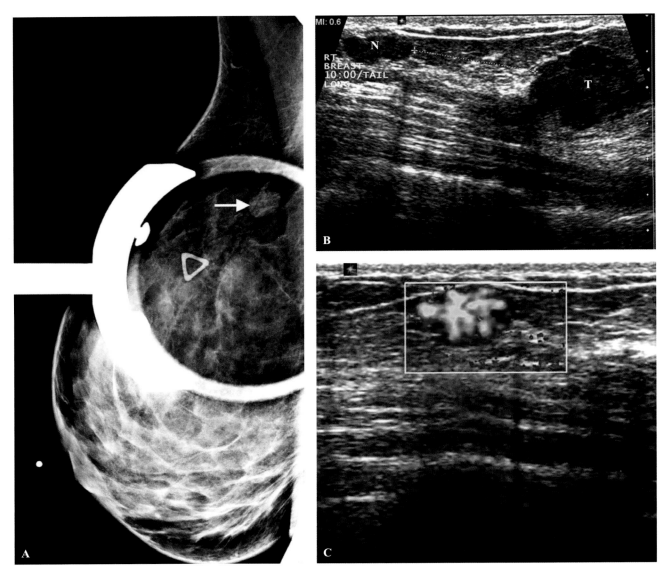

▲ 图 9-88 34 岁女性，右乳高级别浸润性导管癌附近的不确定性乳腺内淋巴结

A. 侧位乳腺 X 线显示外上象限（三角形标记）有一个界限不清、可触及的原发肿瘤，乳房尾部有一个轮廓清晰的高密度影（箭）；B. 外上象限的纵向声像图显示 1.6cm 不规则高级别肿瘤（T）伴后方回声增强，以及距离肿瘤不到 2cm（测量卡尺）的乳腺内淋巴结（N）；C. 能量多普勒超声显示密集的血管覆盖整个皮质，没有局部缺损，这是一个良性表现（视频 9-33）。超声引导的细针抽吸证实没有转移。区域淋巴结池中没有其他可疑淋巴结，患者可以继续进行保乳手术

关于 FNA 技术，由于锁骨上淋巴结在其脂肪环境中是"松散"的，因此许多小而坚固的转移淋巴结非常易移动，并且会从细针处移开，使得针难以实际穿透淋巴结。在尝试通过增加探头施加的压力来固定目标淋巴结时，需要短促用力将针尖推入淋巴结。采样期间，在针来回移动期间，当淋巴结随针移动时，应注意将针尖保持在淋巴结内（图 9-102，视频 9-39）。

浸润性小叶癌和偶尔的黏液癌的转移性锁骨上淋巴结，尤其是小而深的转移性锁骨上淋巴结，可能会被超声忽略，因为它们往往不会显示出大多数其他原发性乳腺肿瘤转移性淋巴结的特征性低回声（图 9-30B）。相反，良性增大的锁骨上淋巴结，如结节病中的淋巴结，可能具有不确定甚至可疑的超声表现，必须通过 FNA 和 CNB（如有必要）进行验证（图 9-103）。

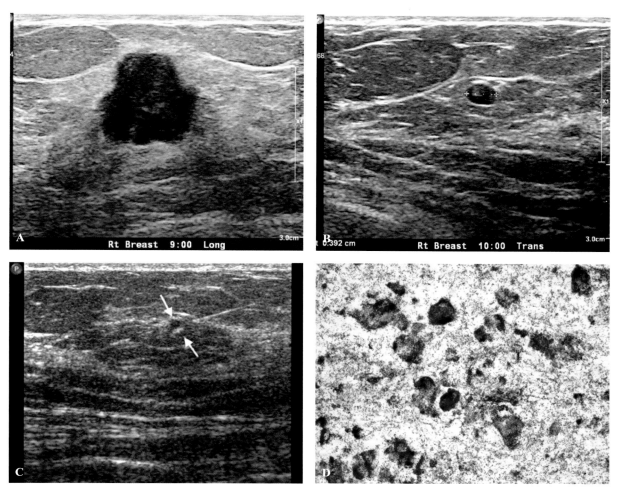

▲ 图 9-89　分期超声检测到一个 4mm 的转移性淋巴结

A. 纵向声像图显示右侧乳腺 9 点钟方向 1.3cm 的原发肿瘤；B. 横切面声像图显示 10 点钟方向有一个 0.4cm 的圆形乳腺内淋巴结（测量卡尺）；C. 细针抽吸期间获得的声像图显示针尖在微小目标内（箭）（视频 9-34）；D. 细针抽吸单次采样的细胞学样本的低倍显微照片显示淋巴细胞背景下有大量转移性腺癌

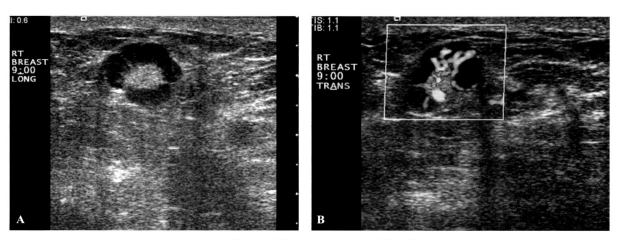

▲ 图 9-90　右乳多中心性癌，9 点钟方向有可疑的乳腺内淋巴结

A. 灰阶超声显示一个弥漫性肿大的淋巴结，保留了一个中央高回声淋巴门，仍需与良性反应性增生鉴别；B. 能量多普勒超声显示血管增多，但并不覆盖整个皮质。有一些无血管病灶和一些血管扭曲。对细针抽吸确诊为转移性疾病的淋巴结进行广泛取样（视频 9-35A 和 9-35B）

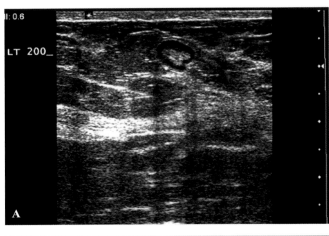

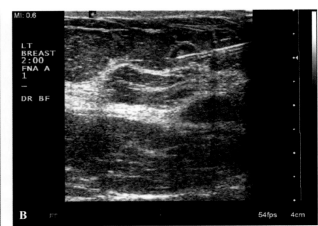

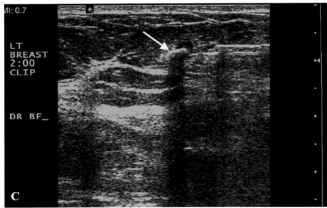

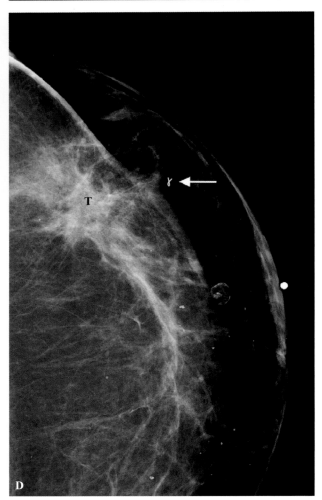

▲ 图 9-91　37 岁女性，近期被诊断为双侧三阴乳腺癌，左腋窝淋巴结出现 I 水平大转移灶

A. 左乳超声检查发现外上象限有一个 0.7cm 的圆形良性乳腺内淋巴结，中央高回声的淋巴门保留，皮质相对较薄但呈明显低回声，彩色多普勒超声显示皮质血管丰富；B. 在超声引导下对淋巴结进行 FNA，对皮质进行广泛取样（视频 9-36A 和 9-36B），采集到一些恶性细胞；C. 已在淋巴结内置入金属组织标记（Ultraclip ribbon type）（箭）；D. 术后颅尾向乳腺 X 线显示原发肿瘤（T）和在乳腺 X 线上隐匿的转移淋巴结内的金属组织标记物（箭）

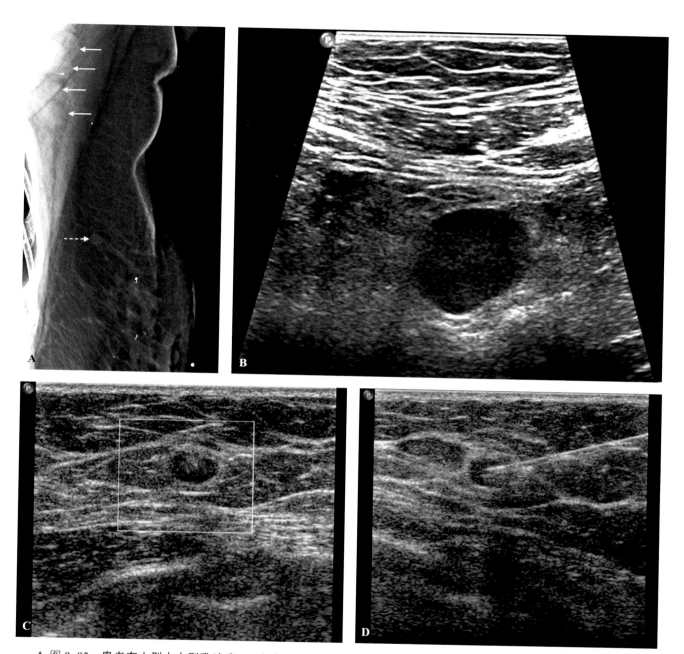

▲ 图 9-92　患者有大型中央型乳腺癌、1 个良性乳腺内淋巴结和多个腋窝转移性淋巴结：跳跃转移至Ⅰ水平腋窝淋巴结

A. 乳腺 X 线显示几个典型的恶性腋窝淋巴结（箭），其中一个已经在外院进行了活检，并用金属组织标记物标记。存在不确定的圆形亚厘米级异常密度（虚箭）；B. 腋窝灰阶超声显示一个大的、典型的深部转移性淋巴结；C. 在外上象限检测到一个微小的 7mm 乳腺内淋巴结，与乳腺 X 线上的异常密度相关，皮质突出，彩色多普勒超声显示微小的淋巴门血管，超声检查不能完全排除恶性肿瘤，超声引导下细针抽吸是必要的；D. 细针抽吸证实没有恶性肿瘤

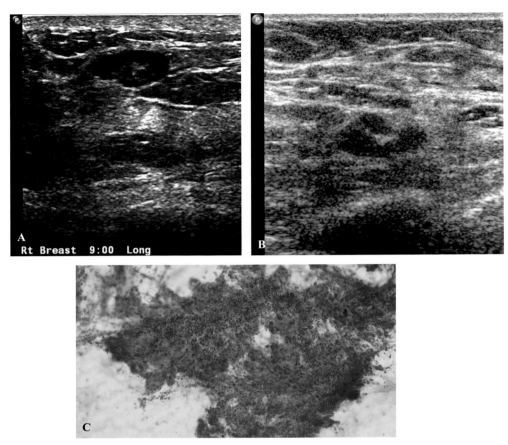

▲ 图 9–93 　患者原发肿瘤位于右乳内上象限（2 点钟区域），9 点钟方向为良性乳腺内淋巴结。跳跃转移至腋窝 I 水平淋巴结

A. 右乳 9 点区域的声像图显示经活检证实的良性乳腺内淋巴结；B. 对深部可疑 I 水平淋巴结进行细针抽吸，声像图显示针尖位于目标淋巴结内；C. 低倍显微照片显示腋窝淋巴结内大量转移性腺癌

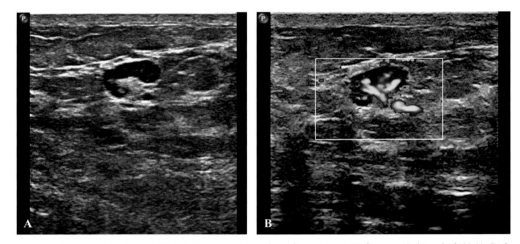

▲ 图 9–94 　40 岁女性，右乳 10 点钟位置有一个大癌，距原发肿瘤 3cm 处有一个良性的乳腺内淋巴结。跳跃转移至 I 水平腋窝淋巴结

A. 声像图显示外上象限距原发肿瘤约 3cm 处有一个 1cm 的突出的乳腺内淋巴结；B. 能量多普勒超声显示淋巴结血管走行自然协调。尽管灰阶和能量多普勒超声表现都倾向于良性淋巴结，但必须进行细针抽吸以排除转移性疾病。细胞学检查证实了淋巴结的良性性质

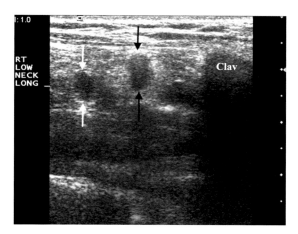

▲ 图 9-95　乳腺癌患者在分期超声检查中发现典型的小（亚厘米级）转移性右锁骨上淋巴结

锁骨（Clav）上方的纵向声像图显示两个恶性淋巴结纵横比大于 1（箭）

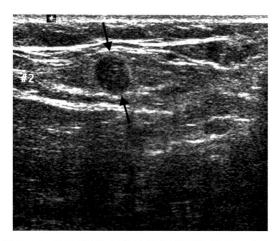

▲ 图 9-96　左侧锁骨上窝的横向超声图显示一个 0.7cm 的纵横比大于 1 的转移性淋巴结（箭）

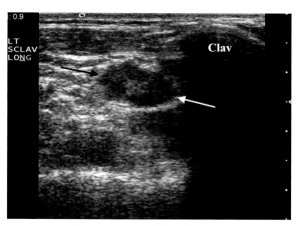

▲ 图 9-97　典型锁骨上淋巴结转移

左侧锁骨上窝的纵向声像图显示一个低回声肿块，边缘不规则（箭），几乎看不到残留的中央回声。注意锁骨（Clav）产生的显著声影

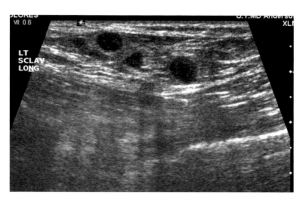

▲ 图 9-98　乳腺癌患者典型的锁骨上转移性小淋巴结

左锁骨上窝的纵向声像图显示三个显著低回声的不规则小淋巴结。最大者尺寸仅为 6mm

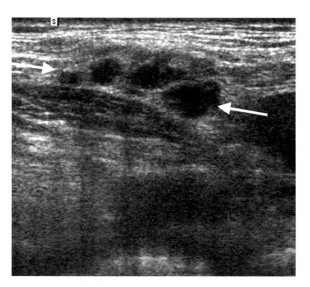

▲ 图 9-99　锁骨上窝纵向声像图显示一簇（4 个）重叠的转移淋巴结（箭）

　　检查左锁骨上窝内侧淋巴结的一个主要陷阱是扩张的胸导管可以貌似明显低回声的淋巴结。超声引导下对"假淋巴结"进行 FNA 将产生淋巴。识别突出导管的线索是该导管沿着锁骨下静脉和颈内静脉交汇处的锥形端走行（图 9-104 和图 9-105，视频 9-40 和视频 9-41）。在纵切面上，扩张的导管可能呈特征性的串珠样。瓣膜通常位于其末端。导管内淋巴的自发流动不足以产生多普勒信号，但连续按压可在扩张的导管内产生旋转回波；导管的易压缩排除了转移性淋巴结的可能性（视频 9-41A 至 C）。理论上，这个陷阱也可能发生在右锁骨上窝内侧的右淋巴管末端扩大的情况下，尽管作者未曾遇到这种情况。

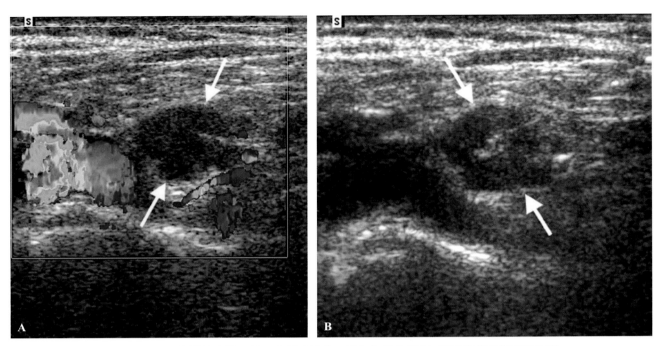

▲ 图 9–100　左锁骨上淋巴结，选择目标前，彩色多普勒超声 / 能量多普勒超声的作用

A. 细针抽吸前彩色多普勒超声检查用于显示颈内静脉及其内侧的颈总动脉，并确认转移淋巴结的实性性质（箭）；
B. 细针抽吸期间获得的声像图显示目标淋巴结内的倾斜针尖（箭）

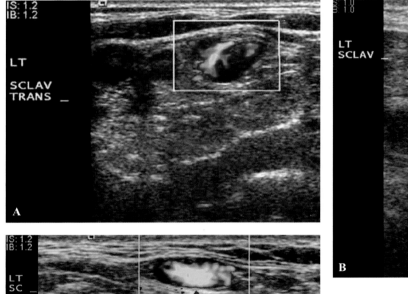

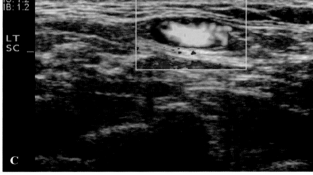

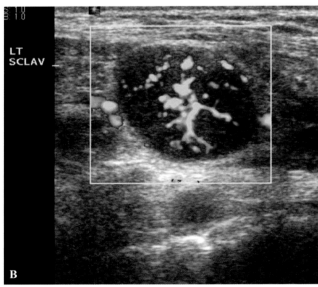

▲ 图 9–101　三名乳腺癌患者锁骨上转移性淋巴结的能量多普勒超声图

A. 能量多普勒超声显示血管增多，主要分布于淋巴结边缘区（视频 9-37）；B. 能量多普勒超声显示淋巴结的血管大部分位于中央区，分布紊乱；C. 细长淋巴结的良性血管增生。虽然这种显著的血管增生在相当程度上提示良性反应性增生，但于本例，细针抽吸证实了转移癌的存在（视频 9-38）

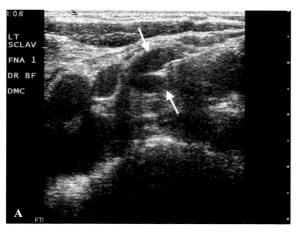
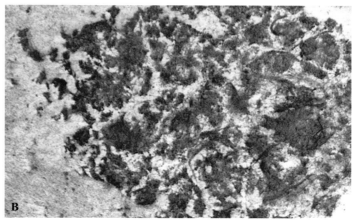

▲ 图 9-102 超声引导下对邻近左颈内静脉和锁骨下静脉汇合处的 1cm 转移性锁骨上淋巴结进行细针抽吸

A. 左侧锁骨上窝内侧的横向灰阶超声图显示了淋巴结中针头的斜面（箭），在采样过程中，要注意将针尖保持在淋巴结内，不要穿过它（视频 9-39）；B. 细针抽吸单次采样获得的涂片，低倍显微照片显示大量转移性腺癌碎片

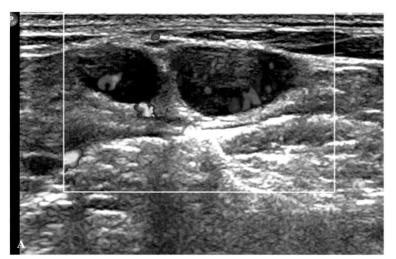
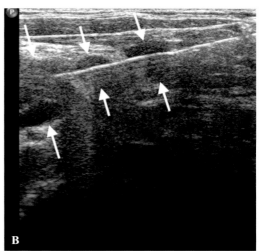

▲ 图 9-103 53 岁非裔美国女性，近期被诊断为右乳癌，同侧腋窝淋巴结高度可疑。患者还有双侧锁骨上窝可疑淋巴结

A. 右锁骨上窝的横向彩色多普勒超声图像显示两个可疑淋巴结，注意淋巴结保持椭圆形态，残存模糊的淋巴门回声，细针抽吸未显示恶性肿瘤，但亦无法确定良性淋巴结的性质；B. 在超声引导下对左锁骨上窝三个类似的淋巴结（箭）进行粗针活检时获得的声像图，粗针活检证实淋巴结内存在与结节病相符的多发肉芽肿，可以看到切割针穿过三个淋巴结中的两个。超声引导下对可疑右腋窝淋巴结进行细针抽吸，证实存在转移癌

（十二）颈部淋巴结

长期以来，颈部淋巴结转移被视为锁骨上淋巴结转移的同类情况，即远处转移[26]。自 AJCC 癌症分期手册第 6 版以来，锁骨上淋巴结被归类为 N_3 淋巴结（ⅢC 期），但转移到颈部淋巴结，包括颈静脉和后三角淋巴结，仍被视为远处转移（M_1）。因此，

在对乳腺癌患者进行分期时，首先对任何可疑的颈部淋巴结进行 FNA 仍然至关重要，因为 FNA 阳性结果将自动将该癌症归类为Ⅳ期（图 9-48 和图 9-106）。此外，颈部淋巴结（尤其是后三角）可能比某些深部锁骨上淋巴结更容易活检。

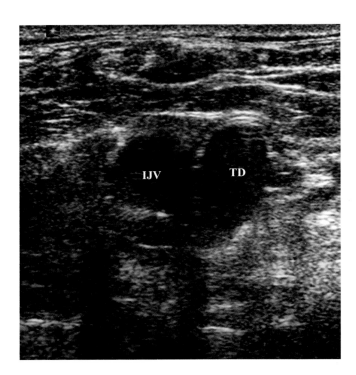

◀ 图 9-104　在乳腺癌患者的分期超声检查中，突出的胸导管貌似可疑的左锁骨上内侧淋巴结

左锁骨上窝内侧的横向声像图显示，在颈内静脉外侧有一个明显的椭圆形低回声结构，当探头倾斜以对准颈内静脉和锁骨下静脉的汇合处时，该结构逐渐变细（视频 9-40）。IJV. 颈内静脉；TD. 胸导管

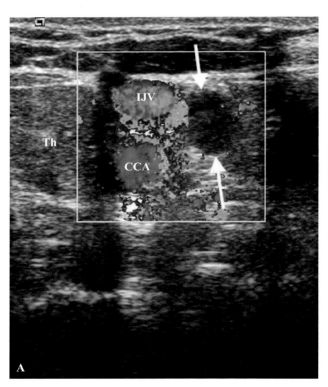

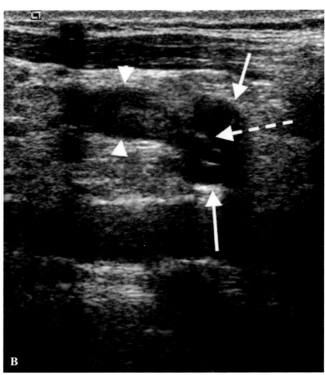

▲ 图 9-105　突出的胸导管貌似左锁骨上窝内侧的可疑淋巴结

A. 左锁骨上窝内侧的横向彩色多普勒超声图显示颈内静脉外侧可能有一个小淋巴结（箭）；B. 沿胸导管末端（箭头）的纵向超声图显示其通过瓣膜（虚箭）在锁骨下静脉（箭）中排空。胸导管直径为 6～7mm（视频 9-41A、9-41B 和 9-41C）。CCA. 颈总动脉；IJV. 颈内静脉；Th. 甲状腺左叶

超声引导下颈部淋巴结 FNA 通常需要患者配合特殊体位：斜卧位，肩部下方垫枕头使颈部处于过伸位；头部转向对侧，给操作者尽可能多的空间以操作探头和注射器而不会遇到任何障碍物（图 4-4E）。

与锁骨上淋巴结一样，在颈部淋巴结 FNA 前选择最安全的进针路径时，需要使用 CDUS 或 PDUS 了解进针路径上是否存在突出的血管（图 9-106 和图 9-107）。

不熟悉颈部超声解剖结构的乳腺影像医生可能会遇到罕见的陷阱，即在颈部横切面上，有血栓充填的颈内静脉可能貌似可疑的颈内静脉旁淋巴结。这很容易通过适当的纵切面灰阶图像和 PDUS 对错误的印象进行修正（图 9-108）。

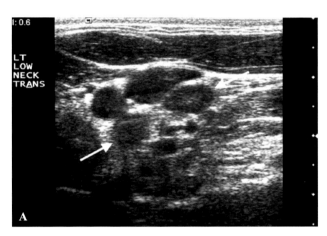

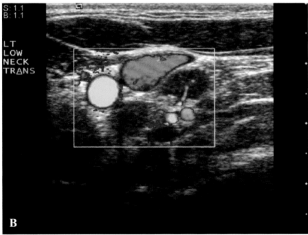

▲ 图 9-106　超声引导下细针抽吸，定位左颈静脉淋巴结前，彩色多普勒超声 / 能量多普勒超声的作用
A. 左颈部横向灰阶超声图显示两个转移淋巴结（箭），邻近颈总动脉和颈内静脉；B. 能量多普勒超声清楚地识别了细针抽吸容易活检的两个转移性小淋巴结和相邻的两条血管

在近期诊断的乳腺癌的分期过程中，如果超声在多个淋巴结池中，尤其是在锁骨上窝和颈部，检测到多个肿大淋巴结，则应考虑到乳腺癌与淋巴瘤 / 白血病的可能关联（图 9-109 至图 9-111）。

（十三）内乳淋巴结

与腋窝淋巴结一样，内乳淋巴结代表乳腺癌第一梯队的淋巴引流部位。内乳淋巴结池无法通过触诊或乳腺 X 线检查进行评估，但超声可以很容易地对其进行检查[27]。

在我们开始倡导对诊断为乳腺癌的患者进行区域淋巴结池的检查二十多年后[28]，在乳腺癌患者的分期中，超声对内乳淋巴结的检查仍然被忽视，并且直到最近，超声引导的内乳淋巴结 FNA 技术才在文献中被报道[29]。

1. 解剖

内乳淋巴链平行于胸廓内（internal thoracic，IT）血管。尽管每侧只有 1 条胸廓内动脉（internal thoracic artery，ITA），但可能有 1 条或 2 条胸廓内静脉（internal thoracic vein，ITV）（图 9-112）。当有 2 条胸廓内静脉时，它们可在不同水平汇合。胸廓内动脉通常位于外侧，而胸廓内静脉位于内侧，但会发生变异[30]。当有 2 条胸廓内静脉时，它们通常在胸廓内动脉的两侧走行。

正常内乳淋巴结非常小，最长直径通常小于 4mm。

2. 超声检查

超声检查内乳淋巴结时使用的高频探头与扫描乳房时使用的探头相同。然而，对于肥胖患者和肌肉组织较厚的患者，可能有必要使用较低频率的探头以获得更大的穿透力。对于胸部较小、肋间隙狭窄或胸壁畸形（如漏斗胸）的患者，小尺寸探头（如用于儿科神经病学的短半径凸阵探头）最适合用于该部位的扫查。用扩展视野技术获得的胸骨边缘矢状位超声图可在一个视图上显示多个肋间隙和肋软骨横截面，便于识别。横向扫描图像是通过将探头放置在每个肋间隙，而其内侧端覆盖在胸骨外侧边缘获得的（图 9-113）。

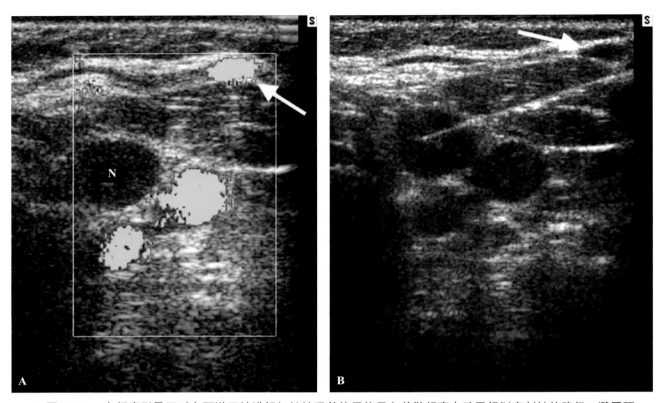

▲ 图 9–107　在超声引导下对左颈淋巴结进行细针抽吸前使用能量多普勒超声有助于规划穿刺针的路径，避开颈部血管

A. 左颈部横向能量多普勒超声图像显示颈内静脉和颈总动脉前方有一可疑淋巴结（N），注意浅部的颈外静脉（箭）；
B. 细针抽吸期间获得的横向超声图显示了穿刺针，其路径经过调整，以避开颈外静脉（箭）

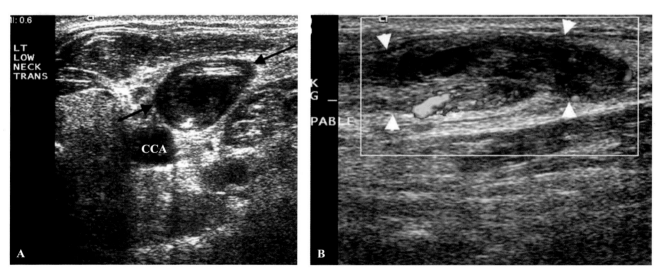

▲ 图 9–108　有血栓形成的颈内静脉，在横切面上貌似淋巴结

A. 颈部横切面声像图显示颈总动脉（CCA）外侧和前方有一个椭圆形肿块（箭）；B. 纵向能量多普勒超声图像证实是一个巨大的血栓（箭头），充满整个颈内静脉腔

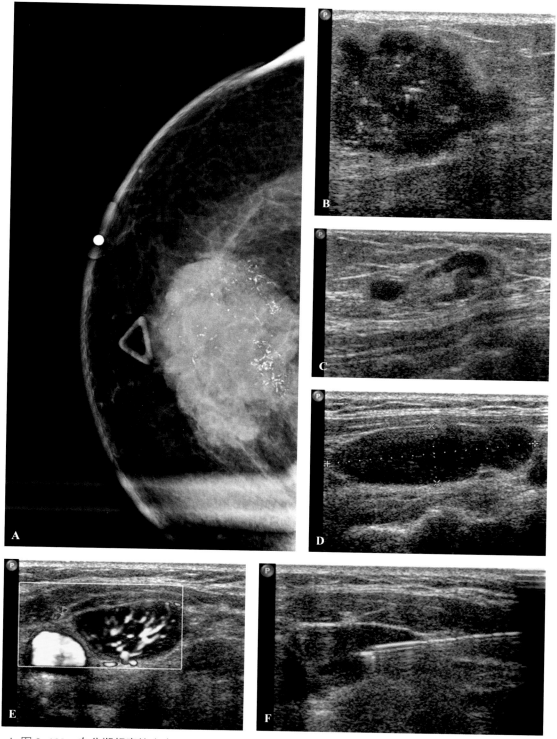

▲ 图 9-109 在分期超声检查中发现一名 66 岁女性双侧颈部淋巴瘤，其右乳有一个可触及的可疑肿块

A. 颅尾向乳腺 X 线显示有微小钙化的大分叶状肿块；B. 声像图显示大肿块内有许多微钙化，在超声引导下进行粗针活检，并在肿瘤中插入线圈型金属组织标记物；C. 右腋窝检查显示一个可疑淋巴结，超声引导的细针抽吸证实转移；D. 颈部检查显示双侧颈静脉区域有几个大的椭圆形淋巴结，虽然呈显著低回声，但与转移性淋巴结不同，这些淋巴结保留了相对均匀的内部回声结构，左颈部纵向声像图显示一个大的、显著低回声的淋巴结，回声均匀；E. 同一淋巴结的横向能量多普勒超声图像显示淋巴结内部血管密集但分布自然协调，基于这些超声表现，应考虑淋巴瘤，并应实施细针抽吸及流式细胞术，或实施粗针活检；F. 于本病例，细针抽吸后流式细胞术证实为 B 细胞淋巴瘤

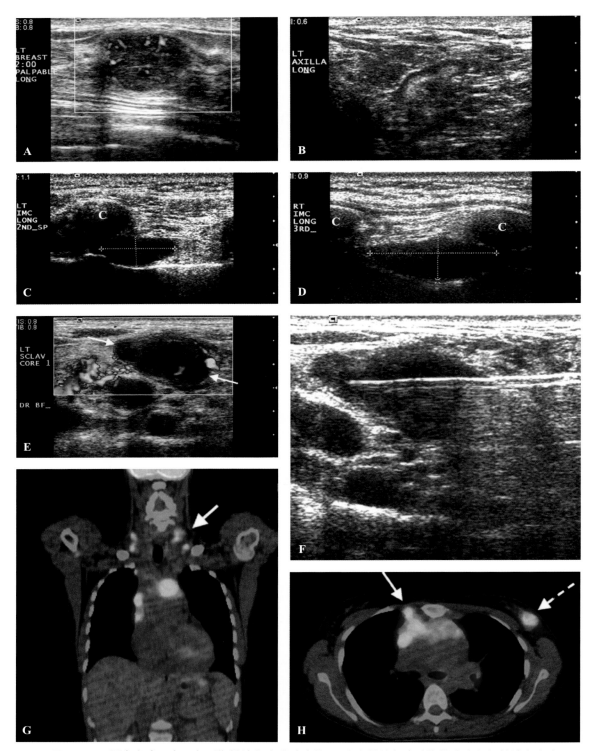

▲ 图 9-110　霍奇金病，在一名近期被诊断为乳腺癌的 45 岁女性的超声分期检查中偶然被诊断出来

A. 能量多普勒超声检查左乳外上象限可触及的恶性肿块，显示血管增多，粗针活检显示为 3 级浸润性导管癌，伴有髓样特征；B. 同侧腋窝超声检查显示无任何可疑淋巴结；C. 第二肋间隙纵向声像图显示一个显著低回声的肿大内乳淋巴结（测量卡尺）（C. 肋软骨）；D. 右侧第三肋间纵向声像图显示另一个肿大的内乳淋巴结（测量卡尺）；E. 检查范围扩大到双侧颈部，显示与内乳淋巴结相似的肿大的、显著低回声的淋巴结，左颈部横向能量多普勒超声图像显示一个肿大的颈静脉淋巴结（箭）；F. 粗针活检证实为典型的霍奇金淋巴瘤，击发后，纵向超声图显示淋巴结内 Tru-Cut 切割针；G. 随后的冠状位 PET-CT 扫描显示双侧颈静脉和锁骨上淋巴结摄取示踪剂（箭）；H. 轴位 PET-CT 扫描显示受淋巴瘤累及的右侧内乳淋巴结（箭）、其他纵隔淋巴结和左侧乳腺原发肿瘤（虚箭）的示踪剂摄取

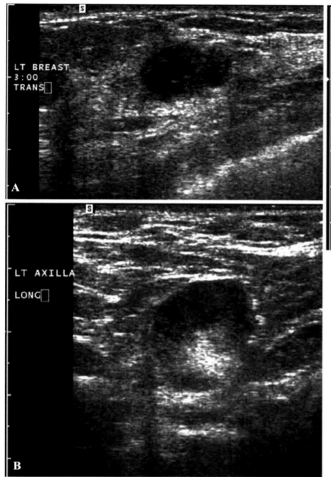

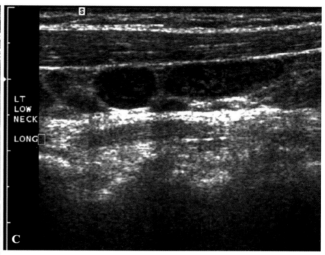

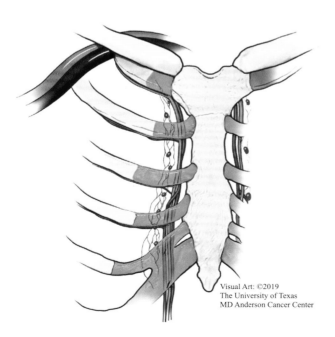

▲ 图 9-111　**68 岁患者，有 4 年慢性淋巴细胞白血病（CLL）病史，正接受观察，未接受治疗。患者近期被诊断为乳腺黏液癌**

A. 左乳 3 点钟位置的声像图显示 1cm 的原发肿瘤；B. 左腋窝声像图显示淋巴结肿大，注意高回声的淋巴门存在，淋巴结内回声均匀，未见通常见于转移性淋巴结的局灶性低回声，细针抽吸证实没有转移癌而存在单一形态的淋巴细胞群，与 CLL 一致；C. 左侧颈部纵向声像图显示颈静脉淋巴结肿大，回声均匀，与 CLL 一致

为了准确地将超声与 MRI 和计算机断层扫描结果相关联，识别和标记每个肋间隙非常重要。这是通过在中线矢状位超声图上首先找到胸骨前表面的路易斯角来完成的。横向移动探头，然后识别第二肋软骨，这样，随后可以对所有肋间隙进行编号。

超声识别的第一个标志是胸廓内血管。虽然可以通过其独特的脉动在实时灰阶图像上猜测其存在，但 CDUS 和必要时的频谱多普勒分析可用于确认对 ITA 和 ITV 的识别（视频 9-42A 至 H）。虽然在纵切面上很容易获得最佳显示角度，但在横切面上扫描穿过肋间隙的血管时具有挑战性，因为超声波束垂直于血流，不会产生多普勒频移，为了获得多普勒信号，探头必须向患者头侧或足侧倾斜。尽管在横切面上获得的信号很少达到最佳状态，但它们通常足以用来识别血管，这在进行穿刺活检之前是至关重要的（见下文）。

Visual Art: ©2019
The University of Texas
MD Anderson Cancer Center

▲ 图 9-112　示意图显示胸廓内血管与内乳淋巴结链的关系

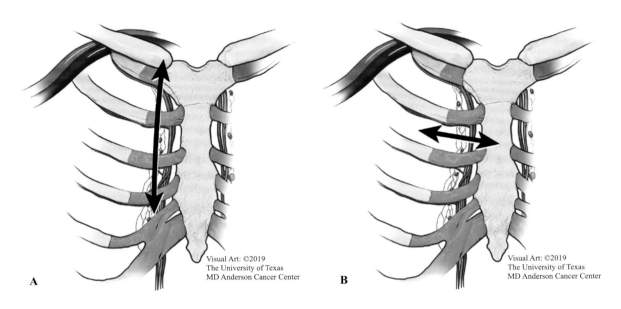

Visual Art: ©2019
The University of Texas
MD Anderson Cancer Center

A

Visual Art: ©2019
The University of Texas
MD Anderson Cancer Center

B

▲ 图 9-113　显示探头位置的示意图（双箭），用于检查内乳淋巴结链
A. 显示了前三个右侧肋间隙的矢状面（扩展视野）扫描；B. 显示右侧第二肋间隙的横向扫描

在纵切面上，可以看到胸廓内血管在胸膜上方经过（图 9-114）。在前方，肋软骨之间，胸廓内血管被肋间内肌和肋间外肌肌膜覆盖，肋间外肌肌膜本身被插入胸骨外侧边缘的胸大肌覆盖（图 9-115）。

在横切面上，胸廓内血管的横截面被位于内侧肋间和胸大肌下方的三角形脂肪组织包围（图 9-116和图 9-117）。扁平的脂肪三角通常呈稍高回声，有助于发现小的低回声的转移性淋巴结。有时，三角形可能更厚、更低回声，增加了肿块的可能性（图9-118）。

对于接受了全乳房切除术并进行游离肌皮瓣重建的患者，术后改变通常包括肋软骨的"缺失"，以及在皮瓣蒂与胸廓内血管之间的吻合部位存在多个手术夹（图 9-119）。

由于体积小，尽管正常内乳淋巴结经常在 MRI上看到，但不能可靠地在超声上检测到。因此，当超声上显示内乳淋巴结时，通常意味着它们有异常肿大。对于有乳腺癌病史的患者，任何可见的低回声内乳淋巴结事实上都应怀疑存在转移。

3. 内乳淋巴结转移

内乳淋巴结转移更常见于年轻患者、位于乳房内侧或中央的肿瘤患者、大肿瘤患者和腋窝受累

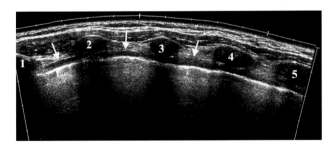

▲ 图 9-114　左侧胸骨旁纵切面扩展视野声像图上 5 个肋软骨
胸廓内血管（箭）从胸膜上方经过

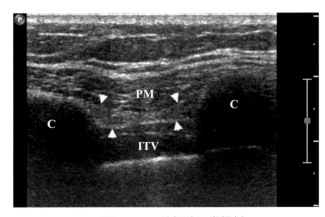

▲ 图 9-115　肋间隙正常解剖
左侧第一肋间隙的纵向声像图显示由肋间内肌和由胸大肌覆盖的肋间外膜组成的强回声组织带（箭头）。胸廓内静脉（ITV）走行于胸膜前方。C. 肋软骨；PM. 胸大肌

患者。

大多数内乳淋巴结转移发生在前 3 个肋间隙，第二个肋间隙发生率最高[27, 31]。由于可能通过胸骨后淋巴吻合发生交叉转移，内乳淋巴结转移可以是双侧的。

内乳淋巴结转移通常位于胸廓内血管外侧，但也可以在血管内侧或两侧，甚至在血管之间发现，这使得超声引导的 FNA 非常具有挑战性（图 9–120）。绝大多数内乳淋巴结转移发生在肋软骨之间的肋间隙（图 9–121）。很少情况下内乳淋巴结转移可位于肋软骨后方甚至胸骨后方，因此在超声上难以发现，而在 CT 或 MRI 检查中可以很好地看到。

除了识别胸廓内血管外，CDUS 或 PDUS 还可以显示转移淋巴结内的异常内部血管，尽管对于极小的淋巴结来说这可能很困难（图 9–122 和图 9–123，视频 9–43）。

与其他区域淋巴结一样，内乳淋巴结中微钙化的存在实际上是恶性肿瘤的特征（如果原发肿瘤中存在任何微钙化灶）（图 9–33）。

在几个肋间隙中出现大的、显著低回声的椭圆形淋巴结对乳腺癌转移而言是不常见的（除非肿瘤局部进展）。出现这种情况，应提高对淋巴瘤或白血病的警惕性，并检查对侧内乳链和其他淋巴结池，包括也可能受累的双颈部。乳腺癌和淋巴瘤可以共存（图 9–110）。

4. 不确定性内乳淋巴结的鉴别诊断

内乳链中很少显示轻度增大、含脂肪的良性淋巴结（图 9–124）。乳房整形手术（隆胸或重建）并发感染后，可能（尽管很少）会出现一个或两个残留的、表现为良性声像的、尚未恢复到正常大小（超声上不可见）的同侧内乳淋巴结。结节病中也可见到肿大的内乳淋巴结。

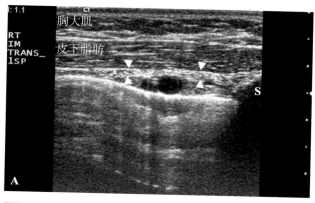

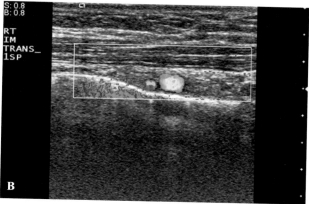

▲ 图 9–116　胸廓内血管的正常解剖

A. 右侧第一肋间隙的横向灰阶超声图显示胸廓内动脉（外侧）和静脉（较大，位于内侧），位于后方胸膜和代表肋间内肌与肋间外膜的薄层强回声（箭头）之间的平坦脂肪间隙中，由胸大肌和皮下脂肪覆盖；B. 彩色多普勒超声显示血管内的血流（注意倒置的色标）。S. 胸骨

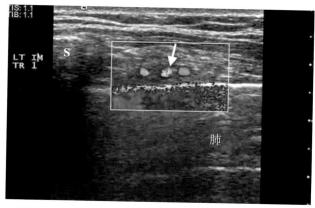

▲ 图 9–117　左侧第一肋间隙的横向彩色多普勒超声图像显示两条胸廓内静脉之间的胸廓内动脉（箭）（注意倒置的色标）

当有两条胸廓内静脉时，它们通常位于动脉的两侧。S. 胸骨（视频 9–42E）

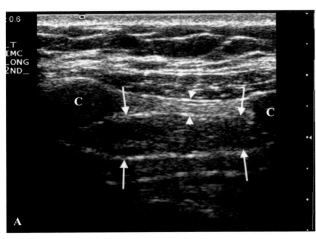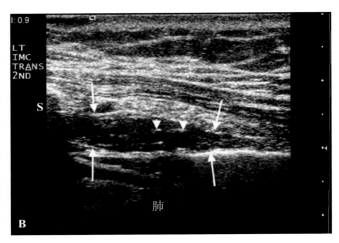

▲ 图 9-118　正常解剖变异

A. 左侧第二肋间隙纵向声像图显示胸廓内血管周围脂肪间隙弥漫性增厚和回声减弱（箭），注意肋软骨之间强回声的肋间内肌（箭头）（C）；B. 横向超声图显示包裹胸廓内血管的脂肪组织（箭），血管（箭头）几乎不可见。S. 胸骨的边缘

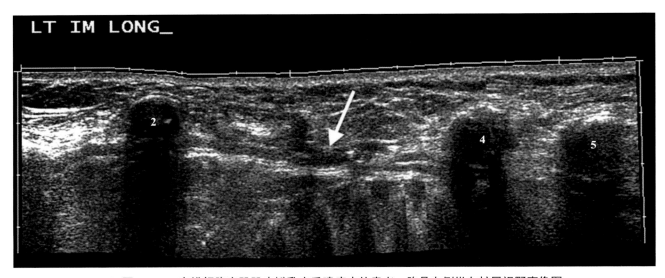

▲ 图 9-119　有横行腹直肌肌皮瓣乳房重建病史的患者，胸骨左侧纵向扩展视野声像图

注意第三肋软骨缺失。重建过程中切除横行腹直肌肌皮瓣与胸扩内血管吻合。有手术夹。吻合口可见（箭），可通过彩色多普勒超声进行评估。软骨产生声影是由于其钙化，这是正常表现。非钙化肋软骨不产生声影

与其他区域淋巴结池一样，累及内乳淋巴结的硅诱导肉芽肿具有明亮强回声和暴风雪伪像并存的特征性表现。这些肉芽肿并不罕见，代表了先前或当前同侧硅胶植入物渗漏的永久特征（图 9-125）。如前所述，由于超声波束交叉，实时空间复合成像具有消除包括暴风雪伪像在内的诊断性伪像（如后方回声增强和声影）的有害效应（见第 1 章）（图 9-126，视频 9-44）。

并非所有沿胸廓内血管的低回声肿块都是淋巴结。"陷阱"包括肋间可见的神经纤维瘤。神经纤维瘤在已诊断为神经纤维瘤病和有其他部位典型神经纤维瘤的患者中容易诊断（图 9-127）。

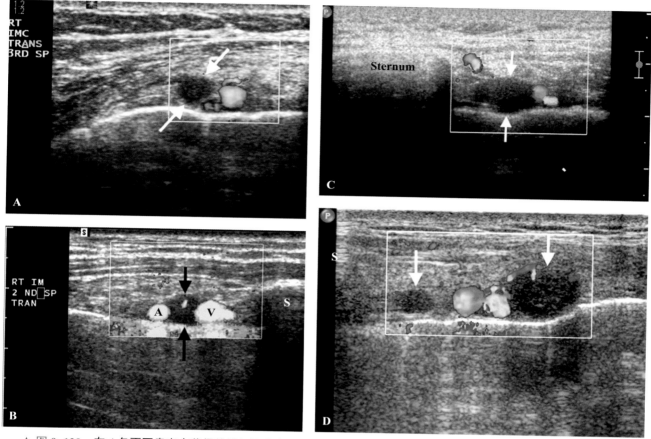

▲ 图 9-120 在 4 名不同患者中获得的横切面彩色多普勒超声或能量多普勒超声显示了与胸廓内血管相关的内乳淋巴结转移的各种可能位置

A. 右侧第三肋间隙的能量多普勒超声检查显示胸廓内血管外侧有一个小的（0.5cm）转移淋巴结（箭）。B. 右侧第二肋间隙的能量多普勒超声检查显示一个小的转移淋巴结（箭），位于胸廓内动脉（A）和胸廓内静脉（V）之间。S. 胸骨。C. 彩色多普勒超声检查左侧第二肋间隙，显示一个 1cm 的转移淋巴结（箭），位于胸廓内血管的内侧。D. 左侧第二肋间隙的横切面能量多普勒超声检查显示胸廓内血管两侧均有转移淋巴结（箭）。S. 胸骨的边缘

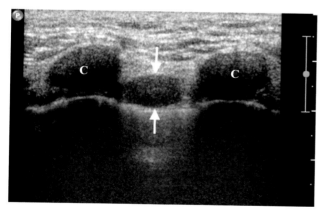

▲ 图 9-121 左侧第二肋间隙的纵向声像图显示肋软骨低回声横切面（C）之间有内乳淋巴结转移（箭）

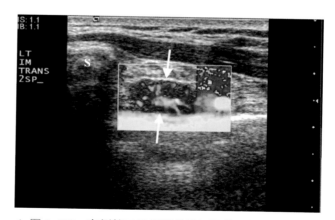

▲ 图 9-122 左侧第二肋间隙的横切面能量多普勒超声图像显示胸廓内血管内侧的富血供型转移淋巴结（箭）。S. 胸骨的边缘

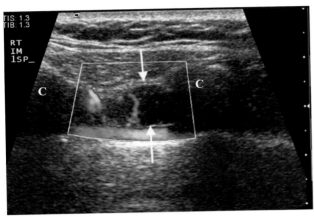

▲ 图 9-123　右侧第一肋间隙的纵切面能量多普勒超声图像显示一个内部血管紊乱的转移淋巴结（箭）。C. 肋软骨的横截面（视频 9-43）

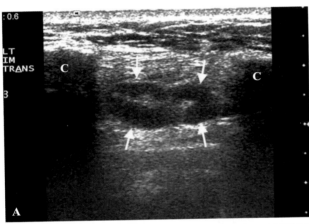

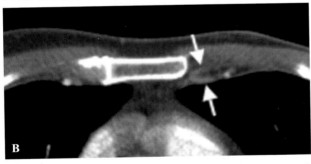

▲ 图 9-124　59 岁男性，有浸润性小叶癌病史，同侧内乳淋巴结肿大

A. 左侧第三肋间隙纵切面声像图显示一个内乳淋巴结（箭），保留有高回声的淋巴门，FNA 证实没有转移 C. 肋软骨；B. 胸部 CT 扫描显示为含脂肪的良性淋巴结（箭）。

其他重要"陷阱"包括血管起源等，在超声引导下对内乳链中的任何微小可疑肿块进行 FNA 前，都必须警惕并排除这些"陷阱"。在某些情况下，突出的胸廓内静脉形似拉长的淋巴结（图 9-128 和图 9-129，视频 9-45A 和 B）。在其他情况下，胸廓内静脉局部扩张的属支可显示为一个小结节（图 9-130）。在某些情况下，胸廓内静脉在其终止点附近沿着略微倾斜的侧向汇入头臂静脉，在第一肋间隙的严格矢状切面上，胸廓内静脉的截面将显示为一个平坦的椭圆形低回声区域而非预想的管状外观，可能貌似一个淋巴结（图 9-131 和图 9-132）。

使用 CDUS 或 PDUS 及频谱多普勒分析（如果必要的话）可以很容易地识别上述血管陷阱。然而，由于使用探头直接按压无法确认突出的胸廓内静脉，如果静脉血流过慢且多普勒检查不确定，另一种选择是应用 Valsalva 动作并观察静脉管径的变化。

另一个陷阱是胸廓内血管周围脂肪组织的结节状外观和回声减低。对于没有经验的操作者来说，这种脂肪可能被误认为是淋巴结。确认它是陷阱的依据是，假结节与邻近的脂肪组织具有完全相同的回声。应结合横切面扫查和纵切面扫查，确定并回避陷阱（图 9-118 和图 9-133）。

5. 超声引导下细针抽吸技术

超声引导的内乳淋巴结 FNA 是乳腺癌区域分期的突破。然而，这项手术并非没有严重风险，只能由精通介入超声的乳腺影像医生来完成。

由于出血时无法进行有效按压，因此应仔细筛选可能损害凝血功能的药物。

必须首先进行详细的超声检查，并在横切面声像图上清晰地显示目标可疑结节。对于屏幕上看不清楚的目标，不应尝试进行活检。在明确识别可疑结节后，进行 CDUS 或 PDUS 检查，以显示目标和胸廓内血管之间的关系，并确定针的最安全路径。这一步骤至关重要，因为横切面声像图上微小的可疑圆形"结节"可能在 CDUS 上显示为胸廓内静脉的横截面。

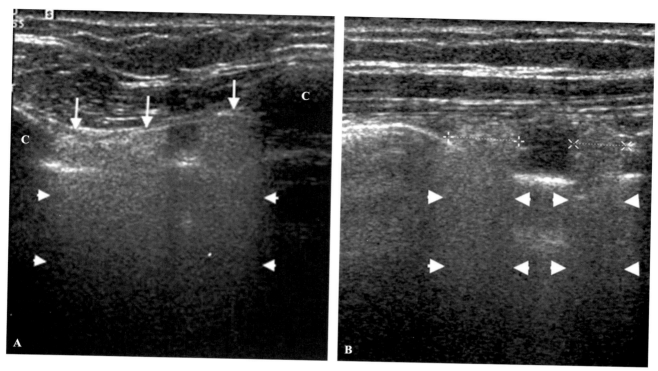

▲ 图 9-125 硅酮诱导的内乳淋巴结肉芽肿

A. 右侧第一肋间隙纵切面灰阶超声图显示多个硅酮诱导的肉芽肿（箭），具有典型的强回声和声影及混响并存的暴风雪伪像（箭头）。暴风雪伪像是由于受累淋巴结中存在硅微滴所致。硅酮引起的肉芽肿证实先前或当前同侧硅胶植入物存在渗漏。B. 同一肋间隙横切面声像图显示两个硅酮诱导的肉芽肿（测量卡尺）及其相关的特征性暴风雪伪像（箭头）。C. 肋软骨

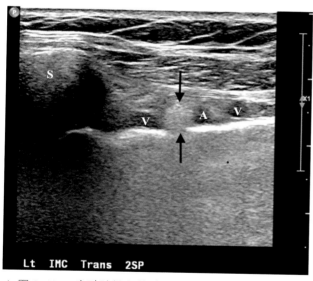

▲ 图 9-126 有硅胶植入物破裂史的患者发生硅胶诱导的肉芽肿，累及一个微小（**0.4cm**）的内乳淋巴结

通过实时空间复合成像获得的横切面灰阶超声图显示了胸廓内动脉和胸廓内静脉之间的强回声结节（箭）。结节后方特征性的暴风雪伪像丢失，因为它被空间复合成像功能抵消（视频 9-44）。A. 胸廓内动脉；V. 胸廓内静脉；S. 胸骨

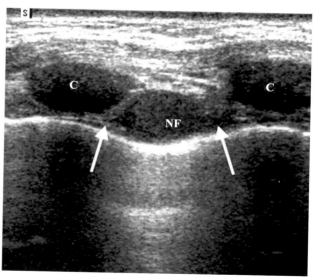

▲ 图 9-127 神经纤维瘤病患者，貌似内乳淋巴结的神经纤维瘤

第二肋间隙的纵切面声像图显示低回声实性肿块，可能被误认为内乳淋巴结。然而，仔细观察，梭形肿块在其上下极逐渐变细（箭），标志着与神经纤维瘤（NF）起源的小神经的连接。注意其上极有一个小的囊性区域，这在淋巴结中是不常见的。C. 肋软骨

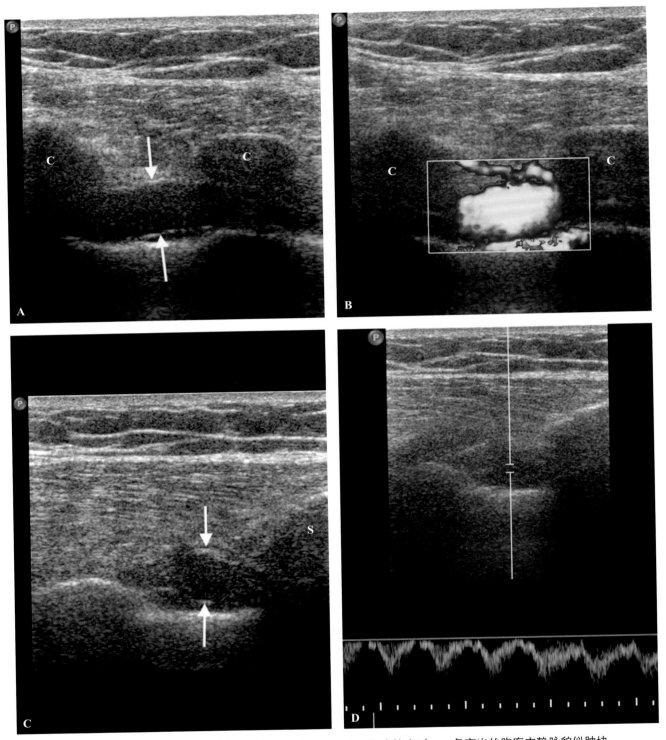

▲ 图 9-128　在对一位近期诊断为右乳癌的患者进行分期超声检查时，一条突出的胸廓内静脉貌似肿块

A. 右侧第一肋间隙的纵切面声像图显示可疑的、拉长的低回声肿块，假性肿块的血管本质，其线索是存在薄壁（箭）；B. 能量多普勒超声证实了假结节的血管本质；C. 横切面灰阶声像图显示突出的胸廓内静脉的圆形横截面（箭）；D. 频谱多普勒分析验证了典型的静脉频谱（视频 9-45A 和 9-45B）。C. 肋软骨；S. 胸骨的右侧边缘

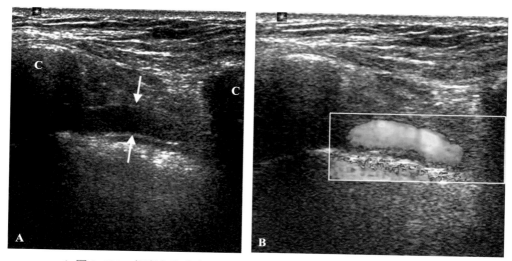

▲ 图 9-129　超声在乳腺癌分期期间评估内乳淋巴结时遇到的血管 "陷阱"

A. 右侧第二肋间隙纵切面声像图显示可疑的、拉长的低回声肿块，可疑肿块的血管本质，其线索是存在薄壁（箭）；B. 能量多普勒超声证实可疑肿块是突出的胸廓内静脉。C. 肋软骨

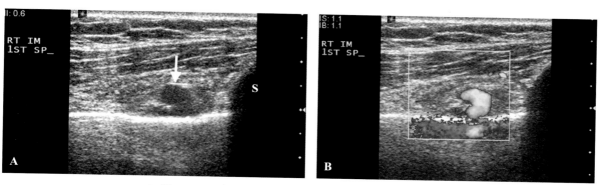

▲ 图 9-130　乳腺癌分期过程中内乳淋巴链的血管 "陷阱"

A. 右侧第一肋间隙的横切面灰阶超声图显示可疑的圆形低回声结节（箭）；B. 横切面能量多普勒超声检查确认其为胸廓内静脉的一个局限性扩张属支，并无可疑淋巴结。S. 胸骨边缘

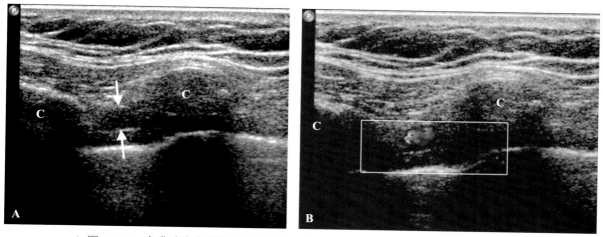

▲ 图 9-131　在乳腺癌患者的分期超声检查中，一条突出的胸廓内静脉貌似可疑淋巴结

A. 左侧第一肋间隙纵切面灰阶超声图像显示可疑低回声结节（箭）；B. 彩色多普勒超声显示疑似淋巴结实际上是略微倾斜的胸廓内静脉的一段。C. 肋软骨

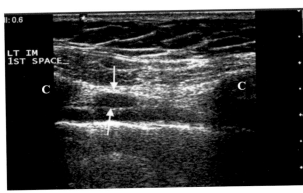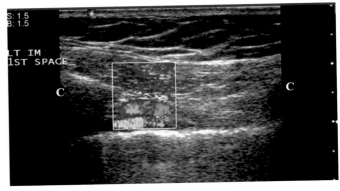

▲ 图 9-132　乳腺癌分期过程中内乳链中的血管"陷阱"

A. 左侧第一肋间隙纵切面灰阶超声显示可疑微小低回声结节（箭）；B. 彩色多普勒超声检查证实椭圆形假性肿块与位于胸廓内动脉前方的胸廓内静脉的略微倾斜部分相关。C. 肋软骨

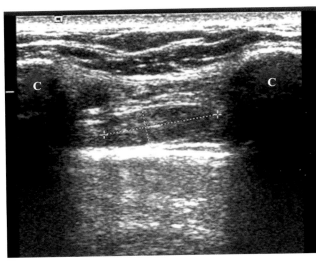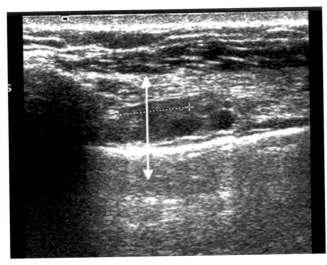

▲ 图 9-133　乳腺癌分期过程中内乳链检查的"陷阱"：血管周围空间中的脂肪貌似等回声的淋巴结

A. 左侧第二肋间隙的纵切面声像图显示一椭圆形肿块，类似一个淋巴结（测量卡尺），然而应注意，假结节是均质的，与皮下脂肪等回声；B. 横切面声像图显示不存在孤立的肿块，双头箭指示了获取声像图 A 的方向。纵切面声像图上发现的假结节和横切面声像图上错误测量的假结节（测量卡尺）明显与脂肪相关。C. 肋软骨

图 4-3H 和图 4-4F 显示了患者和右手操作者的标准位置，操作者手持探头，用于内乳淋巴结的超声引导下 FNA。对于采用从外侧到内侧入路的右侧内乳淋巴结的 FNA，一名右手操作者站在检查台的头部，并在患者头部上方弯腰（图 4-3H 和图 9-134）。这需要适当改变检查台和扫描仪的位置，以便操作者可以直接看到扫描仪的监视器（或从监视器，如果有的话）。由于乳腺影像医生现在在探头处于"反向"位置的情况下工作，因此被活检的右侧内乳淋巴结的图像显示在监视器上，就好像活检是在左侧内乳淋巴结上进行一样。因此，必须在图像一侧对方位进行正确的标记。

外侧至内侧入路是超声引导下内乳淋巴结 FNA 的唯一安全入路（图 9-135）。尽管对于大多数Ⅰ水平腋窝淋巴结、锁骨上淋巴结和颈部淋巴结的 FNA，通常可以安全地省略局部麻醉，但对于内乳淋巴结的 FNA，建议使用约 5ml1% 利多卡因局部麻醉胸大肌，因为骨骼肌确有感觉神经支配。麻醉必须在超声引导下进行，以确保局部麻醉剂沿着进针路径安全注射（图 9-136，视频 6-2 和视频 9-46）。

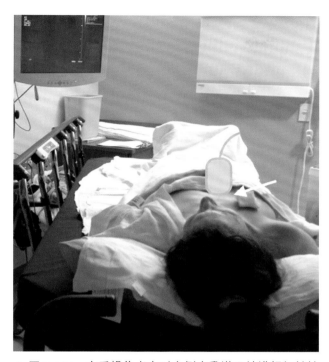

▲ 图 9-134　右手操作者在对右侧内乳淋巴结进行细针抽吸时患者的体位

此时操作者站在患者头部后方，观察壁挂式从属监视器（左上角）。左手握持探头，右手握持注射器，注射器针头组件以自外向内的入路插入。灰色圆角矩形表示探头，箭表示穿刺活检针的方向

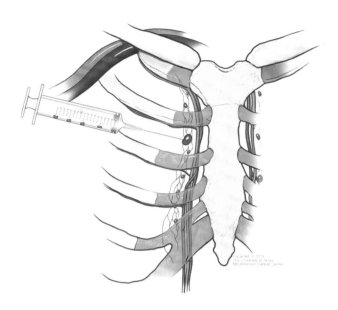

▲ 图 9-135　该图显示了对右侧第二肋间隙一个内乳淋巴结进行超声引导下细针抽吸时，由外向内的安全入路

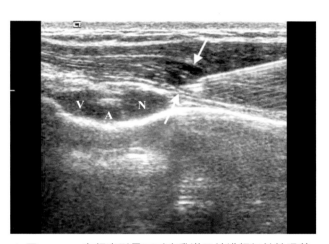

▲ 图 9-136　在超声引导下对内乳淋巴结进行细针抽吸前，先进行超声引导下局部麻醉

肋间隙横切面超声图显示 21G 针沿着 FNA 的计划路径输送麻醉剂。注意低回声利多卡因溶液引起的胸大肌肌纤维扩张（箭）（视频 6-1 和图 9-138）。A. 胸廓内动脉；N. 微小转移性淋巴结；V. 胸廓内静脉

对于 FNA，针头应几乎平行于壁层胸膜插入。由于几乎与超声束垂直，针轴和针尖都清晰可见（图 9-137，视频 9-47）。为获得针尖的最佳可见度，插入针头时必须使其斜面朝上。根据要穿过的组织的厚度来调整进针点，有时需要从较远的位置进针以实现小角度的路径。一根 5cm 长的 21G 的皮下注射针通常足够长。确保手术安全的一个绝对必要条件是，必须在整个手术过程中（而非间歇性地）保持针头可见并进行记录。最好通过视频剪辑而不是静态图片来记录操作过程（图 9-138 至图 9-140，视频 5-8、视频 9-48 至视频 9-50）。应避免任何其他入路（如自下而上或由内向外的入路），因为这将导致针与胸膜形成陡峭的角度，增加损伤胸廓内血管和使胸膜破裂而产生气胸的风险。如果无法选择由外向内的入路，则只有在预期的手术益处大于其高风险且极度谨慎的情况下，才应尝试另一种入路（图

9-141，视频 9-51）。

内乳淋巴结的抽吸技术与任何其他淋巴结相同。然而，在内乳淋巴结较小的情况下，几乎不可能通过改变针的方向来增进采样质量。对于所有其他淋巴结转移的 FNA 而言，有经验的操作者只需 20～30s 的单次采样即足以产生足够的样本。

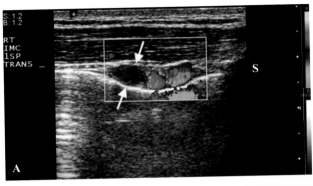

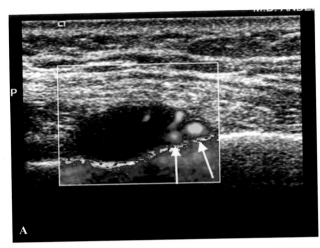

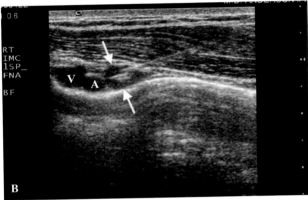

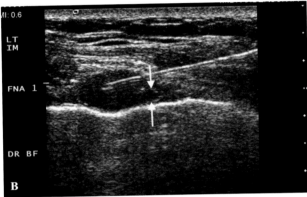

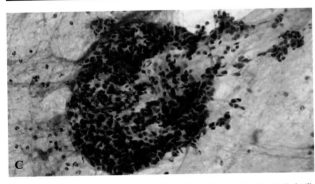

▲ 图 9-137　左侧乳晕后方乳腺癌；第二肋间隙可疑内乳淋巴结

A. 肋间隙横切面能量多普勒超声图像显示胸廓内血管内侧的可疑淋巴结（箭）；B. 细针抽吸期间获得的横切面灰阶超声图像显示针以非常小的角度插入，并在进入淋巴结之前从血管（箭）前方穿过，单次 15s 的细针抽吸足以获得满意的细胞学样本；C. 中倍显微照片显示了大群恶性细胞（视频 9-47）

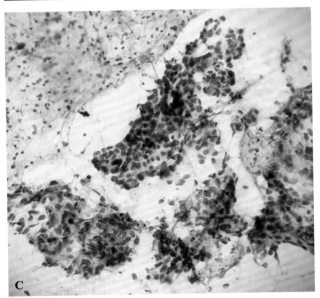

▲ 图 9-138　超声引导下细针抽吸检查右侧第一肋间隙 0.5cm 的转移性淋巴结

A. 肋间隙横切面彩色多普勒超声图像显示胸廓内血管外侧的可疑小淋巴结（箭）；B. 细针抽吸期间获得的横切面超声图显示了淋巴结内针的斜面（箭），当其斜面朝上时，针尖最容易识别，注意活检时探头方向已反转（视频 5-8）；C. 细胞学检查证实存在转移癌。S. 胸骨的边缘；A. 胸廓内动脉；V. 胸廓内静脉

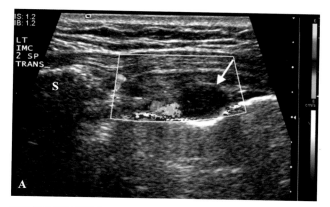

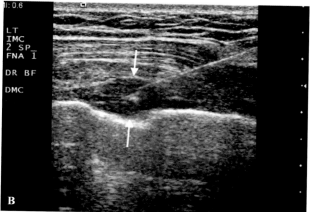

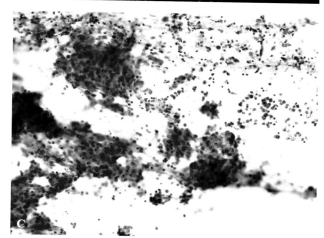

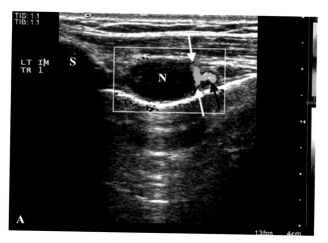

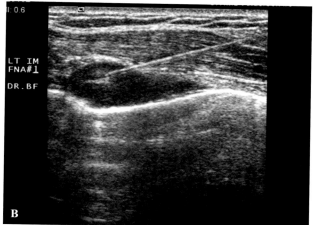

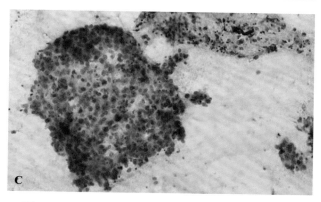

▲ 图 9-139　对一位左乳中央区三阴乳腺癌患者进行分期超声检查，于左侧第二肋间隙发现可疑内乳淋巴结

A. 横切面彩色多普勒超声显示位于胸廓内血管周围的低回声可疑淋巴结（箭）；B. 细针抽吸期间获得的声像图显示倾斜的针尖到达淋巴结（箭），注意注射利多卡因后胸肌肿胀；C. 数分钟内，细胞学检查证实样本中存在转移性腺癌（视频 9-49）。S. 胸骨

▲ 图 9-140　在对内乳淋巴结进行细针抽吸之前，彩色多普勒超声检查对于识别胸廓内血管和设计安全进针路径的重要性

A. 左侧第一肋间隙的横切面彩色多普勒超声显示位于胸廓内血管内侧的可疑淋巴结（N）。黑箭指示胸廓内动脉，白箭指示胸廓内静脉，该静脉被淋巴结压缩，覆盖于其表面。在细针抽吸过程中，针头在血管前方穿过并对淋巴结顶部进行取样。B. 细针抽吸期间获得的横切面声像图显示，穿刺针安全地对淋巴结的上半部分进行了采样。C. 细胞学检查证实存在转移癌（视频 9-50）。S. 胸骨

内乳淋巴结周围空间有限，没有足够的空间来安全地容纳自动弹簧加载的 CNB 设备的切割套管或放置小规格 VAB 设备。唯一的 CNB 选项是使用了鲜为人知的零掷技术的某些设备（见第 12 章）。在开发和（或）测试新的安全 CNB 系统之前，超声引导下的 FNA 仍然是唯一可用于内乳淋巴结的活检技术，因为细针抽吸可以在连续实时监测下以无与伦比的

准确性进行。事实上，在对内乳淋巴结进行 FNA 时，针尖与胸廓内血管或胸膜之间通常仅有数毫米的距离（图 9-142，视频 9-52）。

6. 内乳淋巴结细针抽吸阳性结果的影响

在 AJCC 癌症分期手册中，N_{2b} 类被分配给与临床上明显的Ⅰ水平或Ⅱ水平腋窝淋巴结转移无关的同侧内乳淋巴结转移患者，N_{3b} 类被分配给在同侧内

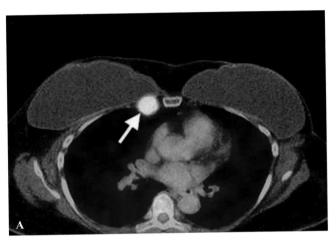
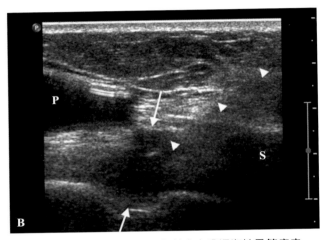

▲ 图 9-141　一种非常规方法引导细针抽吸检测可疑右侧内乳淋巴结。59 岁肥胖患者，17 年前有左乳浸润性导管癌病史，无淋巴结转移，接受双侧乳房切除术和植入物重建治疗。近期，PET-CT 在右侧第三肋间发现一个 2cm 的内乳淋巴结，临床医生要求在超声引导下进行细针抽吸。此外，该患者有杂合因子 V Leiden 突变，正在接受终身华法林治疗
A. PET-CT 显示右侧第三肋间 2cm 的内乳淋巴结（箭）代谢异常（SUV max，19.3）。有大型（800ml）双侧硅胶植入物，妨碍了标准的由外向内的进针入路，因此只能使用非传统的由内向外的入路，进针路径陡直，需要对针尖进行持续监测。B. 右侧第三肋间隙横切面声像图显示边界不清的实性肿块（箭）和倾斜的针轴（箭头），靶体内可见针尖。单次 FNA 采集到令人满意的样本，证实了对侧淋巴结转移。P. 假体内侧缘；S. 胸骨（视频 9-51）

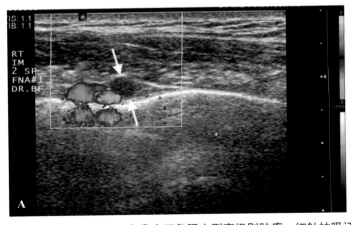
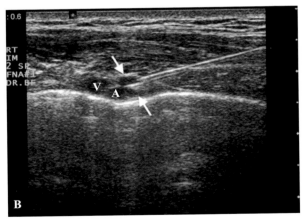

▲ 图 9-142　右乳内下象限大型高级别肿瘤。细针抽吸证实右侧乳腺内淋巴结及右侧腋窝淋巴结均无转移
A. 右侧第二肋间隙横切面彩色多普勒超声（图像方向从左到右颠倒）显示一个 0.3cm 的淋巴结（箭），位于胸廓内血管旁；B. 细针抽吸过程中获得的横切面超声图显示针头在小结节内的斜面（箭），距离胸廓内动脉仅 1mm。在针不偏移的情况下进行取样（视频 9-52）。A. 胸廓内动脉；V. 胸廓内静脉。细胞学检查证实了淋巴结的良性性质

乳链和腋窝有淋巴结转移的患者。因此，转移性内乳淋巴结的诊断自动将乳腺癌分为Ⅲ期：无腋窝淋巴结转移的 $T_{0\sim3}$ 和 T_4 原发肿瘤患者分别为Ⅲ A 和Ⅲ B 期；腋窝淋巴结转移患者为Ⅲ C 期，无论原发肿瘤大小（表 9-1）[2]。

7. 患者选择

由于存在发生严重并发症的风险，超声引导下的内乳淋巴结穿刺活检应仅限于预期手术结果会对其分期和临床管理产生影响的患者。因此，与治疗医师进行活检前讨论至关重要。

肿瘤团队可能需要对不确定的内乳淋巴结的转移性质进行细胞病理学确认，如果这将导致治疗方案的调整，例如，实施最初未考虑的新辅助化疗（譬如对于新检测到内乳淋巴结转移而无任何其他淋巴结转移的患者），调整放射治疗的辐照范围，或对淋巴结进行外科切除。据报道，在发现内乳淋巴结转移的患者中，有 29% 的患者发生了疾病管理上的改变：制定或免除内乳链的放疗，辅助全身治疗，不进行腋窝淋巴结清扫[32]。

到目前为止，只有通过淋巴闪烁成像和随后的外科前哨淋巴结活检才能获得内乳淋巴结受累的证据。然而，据报道，淋巴闪烁成像仅在 11%～25% 的病例中显示内乳前哨淋巴结，并且只有 63%～88% 的病例在手术中成功地找到了此类通过淋巴闪烁成像识别的前哨淋巴结[32-34]。超声引导下的 FNA 是一种期待已久的、有效的、快速的、低成本的和安全的技术，可获得内乳淋巴结转移所需的病理学确认，从而改善患者的分期并影响治疗决策。

（十四）对侧淋巴结

单侧乳腺癌患者的对侧淋巴结受累并不罕见（图9-49 和图 9-143）。任何对侧淋巴结受累（内乳淋巴结、腋窝淋巴结或锁骨上淋巴结）均被视为远处转移，患者属于Ⅳ期。因此，为了进行分期，必须在超声引导下进行穿刺活检，以确认对侧区域任何可疑淋巴结的性质。

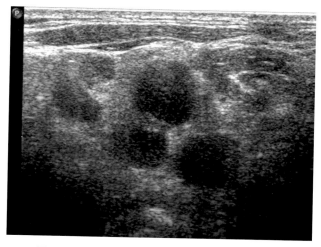

▲ 图 9-143　右侧乳腺大肿瘤，同侧腋窝淋巴结恶性

分期超声检查额外发现双侧锁骨上淋巴结和对侧腋窝淋巴结肿大。对侧锁骨上窝声像图显示多个重叠的转移淋巴结。细针抽吸证实了对侧淋巴结转移，使疾病分期至Ⅳ期

（十五）导管原位癌是否应由超声分期？

根据定义，乳腺导管内原位癌（DCIS）局限于导管内，从理论上讲，DCIS 患者无须筛查区域淋巴结池。然而，并不令人意外的是，患者在外院通过立体定向引导的 VAB（活检对象通常是一簇微钙化灶）获得 DCIS 的诊断后，在评估时，用于进行局部分期的超声检查在近期活检部位附近发现一个小肿块，怀疑有相关的浸润成分，这种肿块需要通过 CNB 予以确认，而淋巴结池也必须同时进行超声检查（图 9-144）。

此外，对于近期诊断为 DCIS 的患者，尤其是高级别癌患者，粗略检查腋窝可能会发现一个不确定的淋巴结。超声引导下的 FNA 可能会发现意外的转移性腺癌，这不仅会将 DCIS 转变为浸润性导管癌，而且根据淋巴结受累的程度，可能将疾病定义为Ⅱ期或更晚分期（图 9-47）。

然而，在常规实践中，超声对 DCIS 患者进行区域筛查的低收益率并不能证明这一点，高级别 DCIS 患者除外。

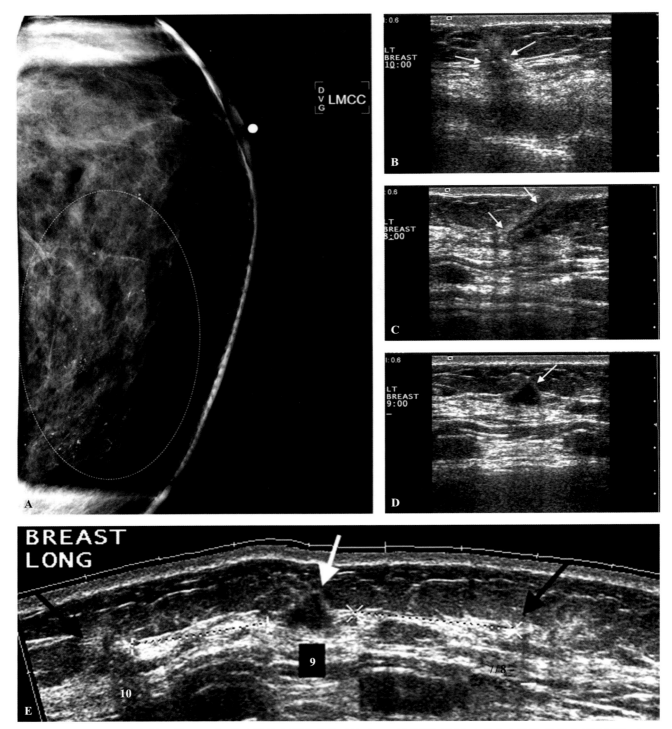

▲ 图 9-144　52 岁女性，因 2～3 级乳腺导管内原位癌接受治疗。3 周前通过两个立体定向引导的真空辅助活检对左乳两个不同部位的簇状微钙化进行活检得以确诊，一簇微钙化位于 8 点钟位置，另一簇微钙化位于 10 点钟位置

A. 左乳活检前颅尾向乳腺 X 线显示从 8 点钟位置延伸到 12 点钟位置的广泛线性多形性钙化（椭圆点），在 8 点钟位置和 10 点钟位置可以看到两组突出的钙化；B. 10 点钟位置的声像图显示真空辅助活检后的变化（箭），含有一些代表残余微钙化的强回声；C. 8 点钟活检部位的超声图显示真空辅助活检轨迹（箭），没有残留肿块；D. 在 9 点钟位置，两个真空辅助活检部位之间有一个不规则的 6mm 低回声肿块（箭），怀疑为浸润性成分；E. 通过左乳内象限纵切面扩展视野超声图显示两个真空辅助活检部位（黑箭）和它们之间的可疑微小浸润性肿瘤（白箭）的活检后变化。对肿块进行粗针活检，最终诊断为伴有乳腺导管内原位癌的 2 级浸润性导管癌

（十六）结论

在许多乳腺影像中心，在发现乳腺癌并实施CNB 后，会常规进行腋窝超声检查。超声检查结果可能导致活检，显示腋窝淋巴结转移，并将最初假定的 I 期癌升级为 II 期癌。但很少对其他区域淋巴结进行系统性检查，这可能导致疾病的低估。在同侧锁骨下、锁骨上或内乳淋巴结池检测到额外的淋巴结转移，并通过超声引导的 FNA 进行确认，可将 II 期癌升级为 III 期癌，同时，诊断同侧颈部淋巴结转移或任何对侧淋巴结转移，可使疾病进入 IV 期[2]。

重新定义乳腺癌患者的区域分期可能会对患者的管理产生重大影响。诊断 T_1 期肿瘤患者的隐匿性腋窝淋巴结转移或孤立性内乳淋巴结转移后，通常需要在手术前进行新辅助化疗。在新辅助化疗后，放射治疗师可能会将相关内乳链纳入放疗靶区，也可对先前确认存在转移的锁骨上淋巴结进行强化放疗。

还需记住的是，区域淋巴结池（如锁骨下区和内乳区）的超声检查通常可以检测到在乳腺癌常规临床分期中未进行评估的非常小的转移灶。在分期过程中用超声筛查这些区域是检测疾病最早期淋巴扩散和改善患者预后的最具成本效益的方法。

三、超声分期时远处转移灶和其他病变的检测

在对整个乳房和同侧淋巴结池进行超声检查时，有许多其他解剖区域进入扫查范围，有时会发现一个或多个区域的病变。这些病变可以是已知乳腺癌的转移，可能影响患者的临床分期，也可以是偶然发现的良性病变（"偶然瘤"），几乎没有或完全没有临床意义。在许多情况下，超声引导下的 FNA 可以通过提供必要的病理学样本来解决这个问题。

（一）肌肉内转移癌

在 AJCC 癌症分期手册中，胸壁被定义为包括肋骨、肋间内外肌和前锯肌在内的结构，但不包括胸肌。胸大肌位于大部分乳房组织和胸壁之间。出于分期目的，胸大肌被视为乳腺的一部分，诊断为侵犯胸大肌而不侵犯胸壁（如上所述），并不将肿瘤归入 T_4 类（及 III B 组）[2]。虽然相邻乳腺癌局部直接侵犯胸大肌的情况已变得罕见，但超声在距离原发肿瘤较远的胸大肌内发现一个或多个孤立的恶性肿块并不罕见。关于胸大肌的这种血行转移性受累及其在乳腺癌患者中的预后意义，鲜有报道。

大多数胸大肌转移瘤表现为一个圆形的、低回声的、富血供的实性结节，使纵切面超声图像上骨骼肌正常、典型的平行纹理被中断（图 9-145）。事实上，由于骨骼肌典型的回声纹理发生局灶性破坏，胸大肌或胸小肌内微小的早期血源性转移很容易被发现，并可通过超声引导的 FNA 确认（图 9-146 和图 9-147）。因此，当超声对乳腺癌患者进行分期时，应注意检查胸肌。在大规模转移的情况下，多个低回声、富血供结节散布在整体肿胀的肌肉中（图 9-148 和图 9-149）。一种少见情况是转移性病灶局限于胸大肌在胸骨处的附着点上。在 PDUS 上，附着部肿胀，呈显著低回声，血供丰富（图 9-150 至图 9-153）。

在所有胸大肌受转移灶累及的病例中，超声引导的 FNA 很容易通过涂片证实转移性疾病的存在，涂片通常显示恶性细胞与正常肌纤维碎片混合（图 9-145 和图 9-150）。

全乳房切除术后，超声检查胸壁可发现真胸壁肌肉组织中的恶性肿块，通常代表局部复发。如果肿瘤在肋骨之间深入发展，超声引导下的 FNA 可能具有挑战性（图 9-154，视频 9-53）。

（二）骨转移癌

在对乳腺癌患者进行超声检查时，包括胸骨、肋骨和锁骨在内的骨皮质表面都可以很容易地进行检查。正常骨皮质完全反射超声波，形成平滑的、不间断的、强回声的皮质线，勾勒出骨浅表面的轮廓，并伴有完全的后方声影。转移灶破坏骨皮质，形成一个透声窗，使转移灶通过透声窗部分可见（图 9-155 和图 9-156）。

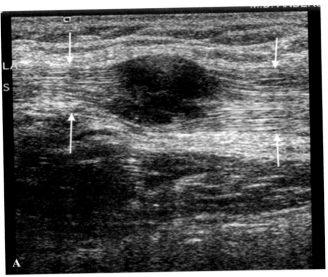

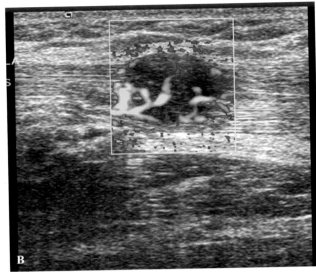

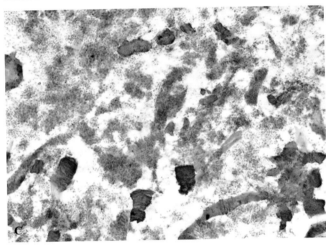

▲ 图 9-145　乳腺癌向胸大肌转移

A. 上胸壁胸大肌的灰阶纵切面超声图显示呈显著低回声的 1.4cm 转移性结节中断了正常骨骼肌的回声纹理（箭）；
B. 能量多普勒超声显示肌肉转移癌有丰富的新生血管；
C. 经细针抽吸获得的细胞学样本的低倍显微照片显示转移性腺癌，伴有散布的肌纤维碎片

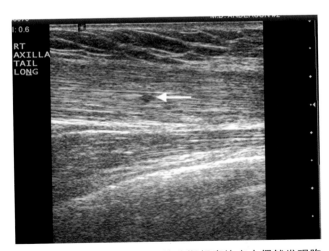

▲ 图 9-146　在乳腺癌患者的分期超声检查中偶然发现胸大肌微小的肌肉内转移癌

声像图显示 2mm 低回声病灶（箭），破坏了肌肉平滑的纤维回声结构

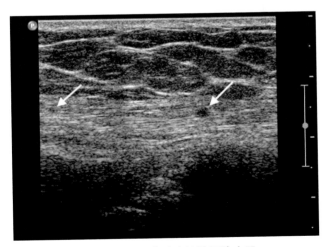

▲ 图 9-147　乳腺癌转移至胸大肌

乳腺癌患者胸大肌的超声图显示两个直径分别为 1mm 和 2mm 的微小转移灶（箭）

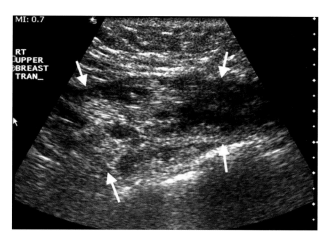

▲ 图 9-148 乳腺癌患者胸大肌内大量转移

使用 3～7MHz 探头获得的声像图显示肿胀的肌肉（箭）和许多低回声转移癌

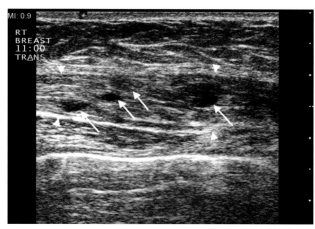

▲ 图 9-149 乳腺癌患者胸大肌弥漫性转移

声像图显示多个低回声结节（箭），大小为 2～5mm。三角形图标勾勒出胸肌轮廓

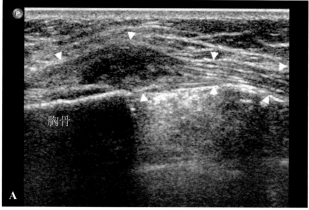

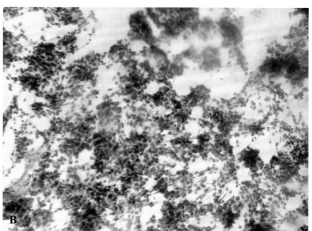

▲ 图 9-150 从乳腺癌转移到胸大肌与胸骨的附着部

A. 左侧胸骨旁区域横切面声像图显示肌肉在胸骨附着处的局部肿胀（箭），转移灶呈显著低回声，肌纤维回声中断；B. 超声引导下的细针抽吸样本的中倍显微照片显示转移性腺癌

　　显示骨转移性病灶的关键是沿着平滑的骨皮质扫查，直到发现一个中断部位形成的透声窗，并且在该"窗口"处出现一个低回声的肿瘤。如果转移性肿瘤大量替换骨本身的结构，并且皮质明显变薄（或消失），则伴有声影的平滑强回声线消失，取而代之的是呈显著低回声的肿块，其内通常含有强回声的碎骨片（图 9-157）。在前部皮质缺失部位，骨的后缘可以显示（图 9-158）。PDUS 通过显示内部新生血管来确认肿瘤的存在（图 9-155 和图 9-157）。

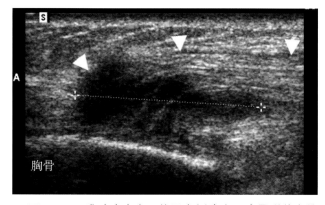

▲ 图 9-151 乳腺癌患者，位于左侧胸大肌胸骨附着点的转移性浸润

左侧胸骨旁区横切面超声图显示显著低回声的肿瘤（测量卡尺），导致肌纤维分离。箭头描绘了肿胀肌肉的前表面

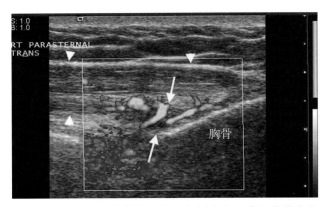

▲ 图 9-152　乳腺癌患者，位于右侧胸大肌胸骨附着点的转移性浸润

右侧胸骨旁区横切面能量多普勒超声显示局灶性转移性病变（箭），回声减弱，血管密集。还应注意肌肉整体呈中度弥漫性增厚和回声减弱（箭头）

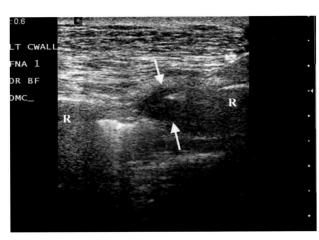

▲ 图 9-154　乳腺癌切除术后，超声检查胸壁时发现 1cm 复发灶，行超声引导的细针抽吸

超声图显示低回声肿块（箭）内的倾斜针尖。肿块位于两根肋骨（R）之间，靠近移动的胸膜。因为细针的行进是在完全的视觉监视下进行的，所以可以安全地执行该操作。标准 CNB 不可行（视频 9-53）

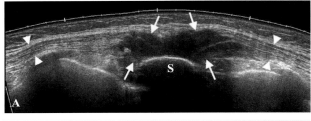

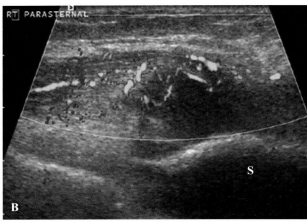

▲ 图 9-153　乳腺癌患者胸骨两侧胸大肌附着部的大量转移性浸润

A. 胸骨前区横切面扩展视野声像图显示两块肌肉在胸骨上的附着处双侧对称性增厚（箭），注意恶性肿块的回声明显降低，箭头勾勒出正常肌肉的轮廓；B. 右侧胸大肌附着处的横切面能量多普勒超声图显示与转移病灶相关的大量血管增生。S. 胸骨

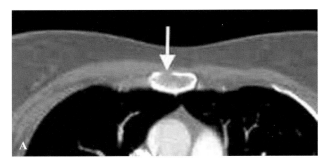

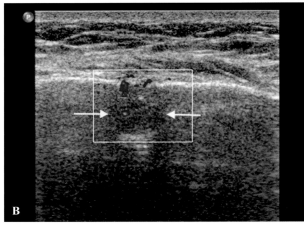

▲ 图 9-155　小的、浅表的胸骨转移癌，骨皮质局部中断

A. CT 扫描显示皮质不连续（箭）；B. 胸骨的横切面彩色多普勒超声图显示 8mm 的圆形、低回声转移灶（箭），内部可见血流

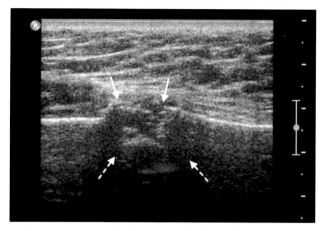

▲ 图 9-156 69 岁女性，三阴乳腺癌，行乳腺切除术后 3 年，胸骨转移

纵切面声像图显示皮质不连续（实箭），显露出深面的低回声肿块（虚箭）

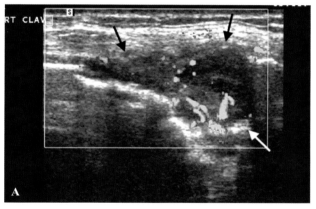

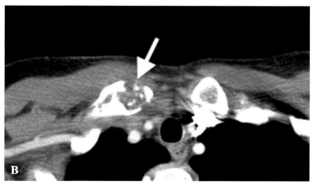

▲ 图 9-157 从乳腺癌转移至锁骨头

A. 能量多普勒超声显示显著低回声和富血供的肿块（箭），破坏了右侧锁骨头；B. CT 扫描显示锁骨头皮质破坏（箭）

如果可以通过皮质的中断部位看到转移灶，则可以通过该"窗口"轻松完成超声引导的 FNA（图 9-158）。

（三）其他器官的转移癌

在扫描乳房或胸壁时，可偶然发现与胸膜相邻的肺转移瘤（图 9-159，视频 9-54）。有时，在乳腺超声检查期间可能偶然发现原发性肺癌（图 9-160）或间皮瘤（图 9-161）。

在对锁骨上窝内侧份进行超声检查时，探头视野中可能出现可疑的甲状腺病变。甲状腺中偶然显示的恶性肿块可能是原发性甲状腺癌，但超声引导的 FNA（如进行适当的免疫染色）可确认已知乳腺癌的甲状腺转移（图 9-162 和图 9-163）[35]。

（四）各种良性病变

创伤性术后神经瘤可在任何手术部位的附近发现（图 9-74），而起源于神经鞘的肿瘤几乎可在身体任何部位发生。神经鞘肿瘤很少在乳房中发生，但可以在胸肌中发生（图 9-164）。神经纤维瘤和神经鞘瘤具有独特的超声表现，尤其是在可以看到起源神经的情况下[36]。它们在超声上的表现是绝对良性的，边缘光滑，轮廓清晰，呈长椭圆形。PDUS 可显示密集的内部血管，尤其以神经鞘瘤显著（图 9-76）。当神经鞘瘤被纳入鉴别诊断时，可以尝试在超声引导下进行 FNA 或 CNB，但必须警告患者当针头进入肿块时可能会出现剧烈的放射状电击样疼痛。这种无法忍受的疼痛可能会妨碍操作者获得诊断样本，但这种症状的出现支持神经鞘瘤的诊断（图 9-75）。

最后，硬纤维瘤病可累及乳房超声检查期间扫描区域内的胸壁，并且诊断困难，在手术切除前，超声引导的 FNA 和 CNB 可能都无法解决其诊断问题（图 9-165）。

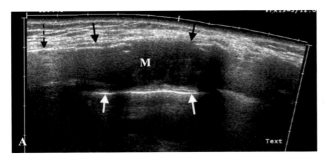

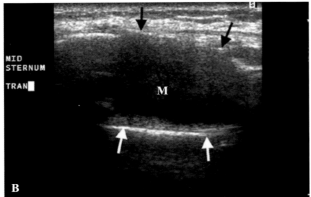

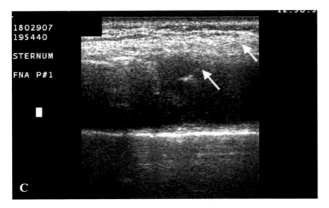

▲ 图 9-158　10 年前接受乳腺癌治疗的患者，胸骨大量转移

A. 胸骨中线矢状扩展视野声像图显示大的低回声肿块导致骨骼肿大。前部皮质骨变薄、消失（黑箭），使声波可以通过转移瘤（M）传播，并可以看到后皮质（白箭），是肿瘤大量替换骨组织的标志，注意图像最左侧的正常胸骨（由于骨皮质对声波的完全反射而基本无法显示）（虚箭）；B. 胸骨横切面声像图显示大部分前皮质消失（黑箭），使转移瘤（M）和后皮质骨（白箭）得以显示；C. 行超声引导下 FNA 时获得的声像图显示，取样过程中，转移瘤中强回声的倾斜针尖（箭）。单次采样即证实转移

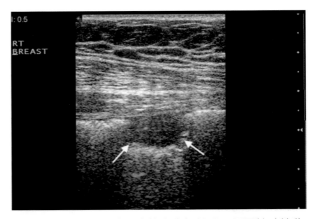

▲ 图 9-159　在乳腺超声检查中偶然发现周围性肺转移

声像图显示肺表面有一个 1.5cm 的低回声结节（箭）。实时检查显示结节随着患者的呼吸移动（视频 9-54）

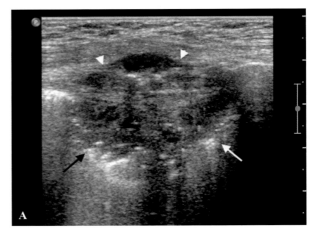

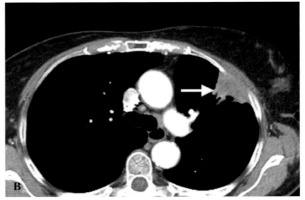

▲ 图 9-160　74 岁女性，有左乳癌病史，18 年前接受过乳腺节段切除术，因左腋窝疼痛就诊。在对正常左侧乳房进行超声检查时，发现一个大的周围性肺肿块

A. 声像图显示不规则、不均质的低回声的肺肿块（箭和箭头之间），随后的活检显示肺鳞状细胞癌，注意肿瘤侵犯浅面的胸壁（箭头），肿块内存在空气微泡产生的强回声（箭）；B. 相应的 CT 扫描显示肺部肿瘤（箭）

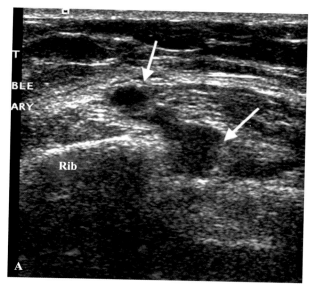

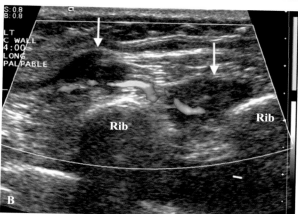

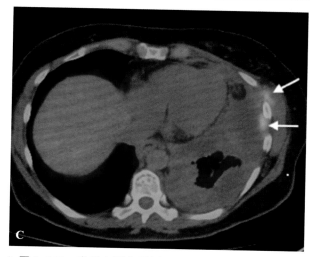

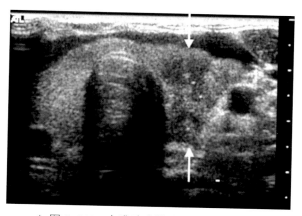

▲ 图 9-162　左乳腺癌转移至甲状腺左侧叶

甲状腺横切面声像图显示不规则的低回声病变伴微钙化，已取代左叶（箭）的大部分正常腺体组织。超声引导的细针抽吸证实转移性疾病

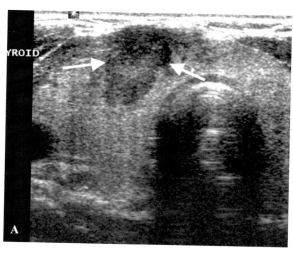

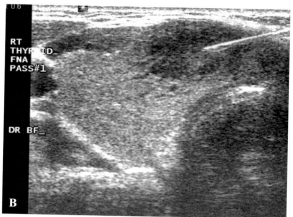

▲ 图 9-161　患者主诉左乳侧面和腋下可见结节。乳腺超声检查阴性

A. 沿腋中线扫查的胸壁超声图像显示一个形状奇特的低回声肿块，呈哑铃状（箭），其浅表部分与可触及的结节相对应；B. 能量多普勒超声显示肿块内血管增多（箭），其浅表部分的粗针活检支持间皮瘤的诊断；C. 随后的 PET-CT 显示原发肿瘤的两个组成部分（箭）和大量胸腔积液

▲ 图 9-163　29 岁女性，左乳三阴乳腺癌伴双侧锁骨上和颈部淋巴结转移，在分期超声检查中偶然发现甲状腺转移

A. 甲状腺右侧叶横切面声像图显示一个不规则的低回声结节（箭），突破浅面被膜；B. 超声引导下细针抽吸。细胞学检查显示为低分化癌，免疫细胞化学分析证实为已知乳腺癌的转移

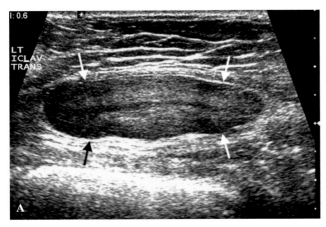

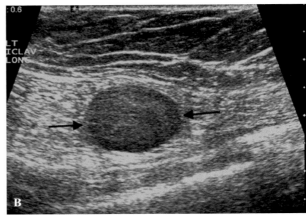

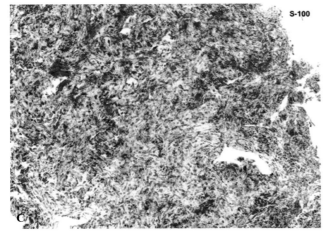

▲ 图 9-164 45 岁女性的胸大肌神经纤维瘤，表现为左上乳房可触及的肿块，乳腺 X 线阴性

A 和 B. 锁骨下横切面（A）和纵切面（B）超声图显示胸大肌内一个良性的、卵形的、低回声的、包裹性的肿块（箭）；C. 进行无痛粗针活检。低倍显微照片显示一个组织样本的 S-100 免疫染色阳性，支持神经纤维瘤的诊断

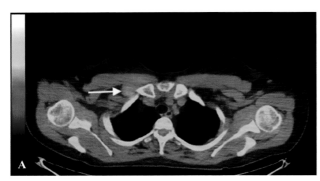

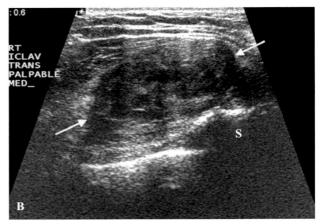

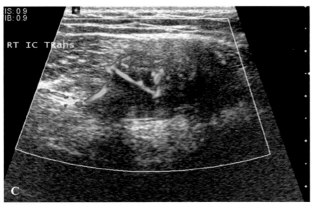

▲ 图 9-165 43 岁女性，右乳三阴乳腺癌病史，3 年前曾接受保守治疗，其右侧胸锁关节区域出现疼痛性肿块，担心疾病复发

A. PET-CT 检查显示肿块内有轻度 FDG 摄取（箭）；B. 横切面声像图显示在变薄的胸大肌下方存在与胸骨边缘（S）接触的 4cm 的、轮廓清晰但不均质的实性肿块（箭）；C. 能量多普勒超声显示肿块内血管增多。先行超声引导下 FNA，发现组织非常坚硬，抽吸物无法诊断。粗针活检产生玻璃样纤维组织。将肿块连同锁骨内侧半部分、胸骨部分和前两根肋骨一起切除。最终病理诊断为硬纤维瘤病

参 考 文 献

[1] Fornage BD. Local and regional staging of invasive breast cancer with sonography: 25 years of practice at MD Anderson Cancer Center. Oncologist. 2014;19(1):5–15.

[2] Amin MB, Greene FL, Byrd DR, Brookland RK, Washington MK, editors. AJCC cancer staging manual. 8th ed. New York: Springer International Publishing; 2017.

[3] Riedl CC, Ponhold L, Flory D, Weber M, Kroiss R, Wagner T, et al. Magnetic resonance imaging of the breast improves detection of invasive cancer, preinvasive cancer, and premalignant lesions during surveillance of women at high risk for breast cancer. Clin Cancer Res. 2007;13(20):6144–52.

[4] Candelaria R, Fornage BD. Second-look US examination of MR-detected breast lesions. J Clin Ultrasound. 2011;39(3):115–21.

[5] Shin HC, Han W, Moon HG, Yom CK, Ahn SK, You JM, et al. Limited value and utility of breast MRI in patients undergoing breast-conserving cancer surgery. Ann Surg Oncol. 2012;19(8):2572–9.

[6] Krishnamurthy S, Sneige N, Bedi DG, Edeiken BS, Fornage BD, Kuerer HM, et al. Role of ultrasound-guided fine-needle aspiration of indeterminate and suspicious axillary lymph nodes in the initial staging of breast carcinoma. Cancer. 2002;95(5):982–8.

[7] Fornage BD. Ultrasound evaluation of the lymphatic spread of breast cancer. In: Kuerer HM, editor. Kuerer's breast surgical oncology. New York: McGraw-Hill; 2010. p. 403–8.

[8] Park YM, Fornage BD, Benveniste AP, Fox PS, Bassett RL Jr, Yang WT. Strain elastography of abnormal axillary nodes in breast cancer patients does not improve diagnostic accuracy compared with conventional ultrasound alone. AJR Am J Roentgenol. 2014;203(6):1371–8.

[9] Cox K, Sever A, Jones S, Weeks J, Mills P, Devalia H, et al. Validation of a technique using microbubbles and contrast enhanced ultrasound (CEUS) to biopsy sentinel lymph nodes (SLN) in pre-operative breast cancer patients with a normal grey-scale axillary ultrasound. Eur J Surg Oncol. 2013;39(7):760–5.

[10] Omoto K, Hozumi Y, Omoto Y, Taniguchi N, Itoh K, Fujii Y, et al. Sentinel node detection in breast cancer using contrast-enhanced sonography with 25% albumin--initial clinical experience. J Clin Ultrasound. 2006;34(7):317–26.

[11] Sever AR, Mills P, Weeks J, Jones SE, Fish D, Jones PA, et al. Preoperative needle biopsy of sentinel lymph nodes using intradermal microbubbles and contrast-enhanced ultrasound in patients with breast cancer. AJR Am J Roentgenol. 2012;199(2):465–70.

[12] Houvenaeghel G, Classe JM, Garbay JR, Giard S, Cohen M, Faure C, et al. Prognostic value of isolated tumor cells and micrometastases of lymph nodes in early-stage breast cancer: a French sentinel node multicenter cohort study. Breast. 2014;23(5):561–6.

[13] Pepels MJ, de Boer M, Bult P, van Dijck JA, van Deurzen CH, Menke-Pluymers MB, et al. Regional recurrence in breast cancer patients with sentinel node micrometastases and isolated tumor cells. Ann Surg. 2012;255(1):116–21.

[14] Tjan-Heijnen VC, Pepels MJ, de Boer M. Prognostic impact of isolated tumor cells and micrometastases in axillary lymph nodes of breast cancer patients. Breast Dis. 2010;31(2):107–13.

[15] Newman LA, Kuerer HM, Fornage B, Mirza N, Hunt KK, Ross MI, et al. Adverse prognostic significance of infraclavicular lymph nodes detected by ultrasonography in patients with locally advanced breast cancer. Am J Surg. 2001;181(4):313–8.

[16] van Wely BJ, de Wilt JH, Schout PJ, Kooistra B, Wauters CA, Venderinck D, et al. Ultrasound-guided fine-needle aspiration of suspicious nodes in breast cancer patients; selecting patients with extensive nodal involvement. Breast Cancer Res Treat. 2013;140(1):113–8.

[17] de Kanter AY, van Eijck CH, van Geel AN, Kruijt RH, Henzen SC, Paul MA, et al. Multicentre study of ultrasonographically guided axillary node biopsy in patients with breast cancer. Br J Surg. 1999;86(11):1459–62.

[18] Deurloo EE, Tanis PJ, Gilhuijs KG, Muller SH, Kroger R, Peterse JL, et al. Reduction in the number of sentinel lymph node procedures by preoperative ultrasonography of the axilla in breast cancer. Eur J Cancer. 2003;39(8):1068–73.

[19] Gilissen F, Oostenbroek R, Storm R, Westenend P, Plaisier P. Prevention of futile sentinel node procedures in breast cancer: ultrasonography of the axilla and fine-needle aspiration cytology are obligatory. Eur J Surg Oncol. 2008;34(5):497–500.

[20] Leenders MW, Broeders M, Croese C, Richir MC, Go HL, Langenhorst BL, et al. Ultrasound and fine needle aspiration cytology of axillary lymph nodes in breast cancer. To do or not to do? Breast. 2012;21(4):578–83.

[21] Sahoo S, Sanders MA, Roland L, Pile N, Chagpar AB. A strategic approach to the evaluation of axillary lymph nodes in breast cancer patients: analysis of 168 patients at a single institution. Am J Surg. 2007;194(4):524–6.

[22] Edeiken-Monroe BS, Monroe DP, Monroe BJ, Arnljot K, Giaccomazza M, Sneige N, et al. Metastases to intramammary lymph nodes in patients with breast cancer: sonographic findings. J Clin Ultrasound. 2008;36(5):279–85.

[23] Shen J, Hunt KK, Mirza NQ, Krishnamurthy S, Singletary SE, Kuerer HM, et al. Intramammary lymph node metastases are an independent predictor of poor outcome in patients with breast carcinoma. Cancer. 2004;101(6):1330–7.

[24] Nassar A, Cohen C, Cotsonis G, Carlson G. Significance of intramammary lymph nodes in the staging of breast cancer: correlation with tumor characteristics and outcome. Breast J. 2008;14(2): 147–52.

[25] Troupis T, Michalinos A, Skandalakis P. Intramammary lymph nodes: a question seeking for an answer or an answer seeking for a question? Breast. 2012;21(5):615–20.

[26] Sesterhenn AM, Albert US, Barth PJ, Wagner U, Werner JA. The

status of neck node metastases in breast cancer--loco-regional or distant? Breast. 2006;15(2):181–6.

[27] Scatarige JC, Hamper UM, Sheth S, Allen HA 3rd. Parasternal sonography of the internal mammary vessels: technique, normal anatomy, and lymphadenopathy. Radiology. 1989;172(2):453–7.

[28] Fornage BD. Ultrasound of the breast. Ultrasound Q. 1993;11:1–39.

[29] Fornage BD, Dogan BE, Sneige N, Staerkel GA. Ultrasound-guided fine-needle aspiration biopsy of internal mammary nodes: technique and preliminary results in breast cancer patients. AJR Am J Roentgenol. 2014;203(2):W213–20.

[30] Loukas M, Tobola MS, Tubbs RS, Louis RG Jr, Karapidis M, Khan I, et al. The clinical anatomy of the internal thoracic veins. Folia Morphol (Warsz). 2007;66(1):25–32.

[31] Urban JA, Marjani MA. Significance of internal mammary lymph node metastases in breast cancer. Am J Roentgenol Radium Therapy, Nucl Med. 1971;111(1):130–6.

[32] Estourgie SH, Tanis PJ, Nieweg OE, Valdes Olmos RA, Rutgers EJ, Kroon BB. Should the hunt for internal mammary chain sentinel nodes begin? An evaluation of 150 breast cancer patients. Ann Surg Oncol. 2003;10(8):935–41.

[33] Farrus B, Vidal-Sicart S, Velasco M, Zanon G, Fernandez PL, Munoz M, et al. Incidence of internal mammary node metastases after a sentinel lymph node technique in breast cancer and its implication in the radiotherapy plan. Int J Radiat Oncol Biol Phys. 2004;60(3): 715–21.

[34] Leidenius MH, Krogerus LA, Toivonen TS, Leppanen EA, von Smitten KA. The clinical value of parasternal sentinel node biopsy in breast cancer. Ann Surg Oncol. 2006;13(3):321–6.

[35] Debnam JM, Kwon M, Fornage BD, Krishnamurthy S, Clayman GL, Edeiken-Monroe BS. Sonographic evaluation of intrathyroid metastases. J Ultrasound Med. 2017;36(1):69–76.

[36] Fornage BD. Peripheral nerves of the extremities: imaging with US. Radiology. 1988;167(1):179–82.

第 10 章　超声引导下细针抽吸的优点和局限性
Advantages and Limitations of Ultrasound-Guided Fine-Needle Aspiration

在这短短一章中，作者总结了超声引导下细针抽吸的优点和局限性。

一、超声引导下细针抽吸的优点

超声引导的细针抽吸在评估一般乳腺疾病，尤其是乳腺癌方面具有许多优势。

（一）准确

对经验丰富的操作者而言，超声引导的细针抽吸（FNA）在将针尖放置（并保持）在微小目标内这一方面具有无与伦比的准确性。利用超声引导下的 FNA，可对小至 2mm 的实性结节进行取样（图 8-38）。

（二）安全

FNA 的精确定位，加上在视野范围内针向目标前进过程中的持续可见性，保证了命中因与关键解剖结构相邻而无法实施粗针活检（CNB）的目标并在其内进行采样的总体安全性。这类病例包括植入物附近的病变（尤其是位于起伏不定的植入物凹陷处的病变）、内乳淋巴结，以及一些锁骨下淋巴结和锁骨上淋巴结[1-3]。

（三）可对实性肿块进行广泛采样

如前所述，超声引导的徒手 FNA 允许操作者在 30s 的单次采样过程中，在目标肿块的整个体积内向多个方向进针。因此，尽管 FNA 产生的组织体积无法与 CNB 获得的组织体积相比，但 FNA 样本通常比一个或两个单向 CNB 样本更能代表靶病变。

（四）简单

超声引导的 FNA 所需器材（即注射器、针头、酒精和纱布等）最少，可在几分钟内备齐[4]。

FNA 无须任何皮肤切口，在皮肤上几乎不留下任何痕迹。FNA 也不会使乳房内部的组织发生任何变形，而真空辅助活检后偶尔出现在活检部位的残留瘢痕和变形，可能影响后续的影像学检查。

（五）可吸入液体并注入空气或对比剂

皮下注射针头可以让超声医生排出乳腺病变内的液体（黏性液体需要大口径针头），或将空气或对比剂注入腔内或导管内。因此，如果要取样的肿块实际上可能是一个充满了貌似实性肿块回声的液腔，如浓缩囊肿或脓肿，则应在 CNB 之前尝试使用超声引导下的 FNA。

（六）患者耐受性极佳，并发症极为罕见

由于 FNA 使用的针头规格很小，当其穿过皮肤、皮下脂肪和大部分目标病变时，实际上是无痛的，所以在很多情况下无须局部麻醉。通常可向患者解释，FNA 带来的疼痛与抽血的疼痛相当，如果进行局部麻醉，则需进针两次；如果无须麻醉，则只需进针一次即可完成操作程序。但是当针需要穿过骨骼肌时，建议进行局部麻醉。疼痛耐受性非常低的患者也可能需要局部麻醉。

对经验丰富的操作者而言，FNA 是一种非常快速（20～30s）的程序。手术持续时间短，加之患者只需经历低水平的疼痛，使得 FNA 在生理上和心理

上都是创伤最小的经皮穿刺活检技术，如果对 CNB 没有绝对的需要，则最适合于非常年轻的成人和青少年女性患者。并发症极为罕见（见第 16 章）。

（七）可迅速得到结果

如果可以进行快速现场评估，FNA 样本的涂片可以在程序完成后 10min 内进行解读。对于医疗团队来说，这在对乳腺癌患者进行分期时尤其有价值，使肿瘤科医生或外科医生得以在 FNA 的同一天接见患者并制定治疗决策[5]。对于患者而言，这也是非常值得称道的，因为超声引导的 FNA 不仅可以确认，而且可以排除原发病变和区域淋巴结中的癌症诊断，并可避免标准 CNB 后需要等待数日才能得到病理学结果所带来的相关焦虑情绪。

虽然不能低估现场快速评估（ROSE）的好处，但没有这项服务不应成为乳腺影像医生进行超声引导下 FNA 的阻碍，这仍然是诊断乳腺癌患者淋巴结转移和对任何不能用 CNB 或 VAB 取样的靶病变进行活检的最有效的活检技术。样本涂片也可邮寄到细胞病理学实验室，结果可在几天后发布，所需等待时间类似 CNB。

（八）低成本

在大多数国家，特别是在发展中国家，FNA 的成本非常低，这与所涉及的低技术水平相称。在美国，FNA 的成本高于其他国家，但仍低于 CNB 或 VAB 的成本；与 CNB（或 VAB）相比，乳腺 FNA 的报销金额低得多，这可能是后者更广泛使用的原因，即使这两种技术可以提供相同的诊断信息（例如，当对乳腺内潜在的其他癌灶或可疑腋窝淋巴结进行活检时）。

二、超声引导下细针抽吸的局限性

超声引导下的 FNA 有几个局限性，这导致其在美国乳腺癌的检查和分期中使用不足。

（一）对细胞病理学医生的要求

使用超声引导下乳腺 FNA 的一个主要障碍是缺乏训练有素、在乳腺细胞学方面具有足够专业知识的细胞病理学医生。不幸的是，尽管最近在全国范围内细胞病理学研究项目重新兴起，在美国，细胞病理学医生仍长期面临着培训不足的困境。此外，目前许多乳腺影像医生没有接受过 FNA 操作方面的适当培训，导致非诊断样本的比例高得令人无法接受。因此，毫不奇怪，对许多内科医生和外科医生而言，FNA 被认为是一种不可靠的诊断方法，甚至在淋巴结活检中也被 CNB 完全取代而被放弃[6]。

（二）对介入乳腺影像专家的要求

对初学者而言，超声引导的 FNA 比看起来更难。它需要乳腺影像医生在三个领域的专业知识（见第 6 章）：①掌握目标和针的超声可视化，以成功命中目标；②掌握抽吸技术；③掌握扇形取样技术，以优化细胞抽吸量。由于成功率的个体差异很大，FNA 通常被认为需要艺术性。

专业知识来自实践，在超声引导的 FNA 中快速进步和成功的一个要求是有足够的实践量。每周仅实施一次超声引导的 FNA 将永远不会使初学者达到所需熟练程度。

（三）少细胞肿块取样困难

当靶病变高度纤维化或细胞稀少时，如玻璃样纤维腺瘤和浸润性小叶癌，尽管采用了正确的超声引导下 FNA 技术，仍可能出现非诊断性样本。失败的另一个原因是病变中存在大量血液，如血管瘤或血管脂肪瘤；即使进行广泛采样，这些病变的 FNA 也只能产生血液（图 8-22）。在所有上述情形中，FNA 的失败不是操作者的或技术上的错误，而是"肿瘤的错误"。当遇到少细胞病变时，继续使用同样的失败技术是没有意义的。解决方案是切换到 CNB。

（四）无法确定癌症的侵袭性

FNA 最重要的局限性在于它不能显示病变的组织病理学结构，因此，在面对癌症时，它不能判断肿瘤是否具有侵袭性。出于这个原因（同时也因为病理医生更容易对组织样本而不是涂片进行额外的检测，包括生物标记物研究），CNB 已经成为任何新的不确定或可疑乳腺实性肿块的标准活检技术[7]。但是，如果一个区域淋巴结的 FNA 产生与乳腺癌一致的恶性细胞，则可在已知恶性肿块的 CNB 结果出来之前推断其侵袭性。

参 考 文 献

[1] Fornage BD. Ultrasound evaluation of the lymphatic spread of breast cancer. In: Kuerer HM, editor. Kuerer's breast surgical oncology. New York: McGraw-Hill; 2010. p. 403–8.

[2] Fornage BD, Dogan BE, Sneige N, Staerkel GA. Ultrasound-guided fine-needle aspiration biopsy of internal mammary nodes: technique and preliminary results in breast cancer patients. AJR Am J Roentgenol. 2014;203(2):W213–20.

[3] Fornage BD, Sneige N, Singletary SE. Masses in breasts with implants: diagnosis with US-guided fine-needle aspiration biopsy. Radiology. 1994;191(2):339–42.

[4] Fornage BD. Sonographically guided needle biopsy of nonpalpable breast lesions. J Clin Ultrasound. 1999;27(7):385–98.

[5] Fornage BD. Local and regional staging of invasive breast cancer with sonography: 25 years of practice at MD Anderson Cancer Center. Oncologist. 2014;19(1):5–15.

[6] Pisano ED, Fajardo LL, Tsimikas J, Sneige N, Frable WJ, Gatsonis CA, et al. Rate of insufficient samples for fine-needle aspiration for nonpalpable breast lesions in a multicenter clinical trial: the Radiologic Diagnostic Oncology Group 5 Study. The RDOG5 investigators. Cancer. 1998;82(4):679–88.

[7] Cobb CJ, Raza AS. Obituary: "alas poor FNA of breast-we knew thee well!". Diagn Cytopathol. 2005;32(1):1–4.

第 11 章　超声引导下细针抽吸的错误和陷阱
Errors and Pitfalls in Ultrasound-Guided Fine-Needle Aspiration

从识别目标、决定进行活检到细胞病理学解读，超声引导下细针抽吸的错误可发生在这一流程的任何一个阶段。

除了与细胞病理学解读相关的错误和陷阱外，细针抽吸的大多数错误和陷阱也发生在粗针活检和真空辅助活检的过程中，这将在单独的章节中介绍。

一、其他影像学检查发现的病灶在超声上显示不清

如果我们对超声上勉强看到的病变是否与其他影像学方法检出的病变相关存在丝毫怀疑，或者这一病变在超声上显示不清，那么这一病变的穿刺活检不应由超声引导，而应由显示得最好的方式引导（如立体定向、断层融合成像或磁共振成像）。

二、超声上存在多个潜在目标

如果超声显示待活检的肿块区域内有两个或两个以上的病灶彼此靠近，则必须格外小心，以确保超声图像与仅显示一个不确定病灶的其他检查方式所获得的图像之间有 100% 可靠的相关性。待 FNA 完成且组织标记物放置后，再次进行影像学检查，可能会显示活检标记物并不在真正需要活检的病变之中。

三、机动误差

超声引导下的介入手术需要良好的手眼协调和大量练习，才能达到 100% 的目标命中率。对初学者而言，在对小肿块进行超声引导下 FNA 时，导致假阴性结果的最常见原因是穿刺针未命中目标（图 11-1 和图 11-2）。在这种情况下，如果存下来的资料里没有显示针头在目标内的图片，则提示针头未命中目标——尽管也存在一种可能，即由于超声没有全程监控取样过程，所以针头仍有可能偶然击中目标，只是未被记录在案。

另一种发生错误的原因是，单个静态图像上记录了针尖在目标内的情形，但实际上在抽吸开始时，针尖已移出目标，取而代之的是对病变附近的组织进行了采样。使用定制模具进行练习可以帮助初学者避免这些陷阱，缩短他们的学习曲线（见第 5 章）。

四、在肿瘤的少细胞区域抽吸取样

在对大面积坏死癌进行 FNA 时，吸入液化坏死物质可能产生非诊断性样本。解决方案是避开坏死区域，并以肿瘤最有活性的部位为靶点，这些部位通常以肿瘤边缘部的实性成分为代表。可以通过能量多普勒超声来特异性地识别和瞄准肿瘤中血管最多（因而是有活性的）的区域。

五、抽吸技术不合格

将针尖置于目标病变内是必要的，但不足以成功进行 FNA。更重要的是提取（抽吸）足够数量和质量的样本。正如一位病理学同僚所言，"不能仅仅因为针在病变中就认为这意味着病变在针中"。如果没接受过足够的抽吸技术培训（见第 6 章），新手很可能无法获得诊断性样本。

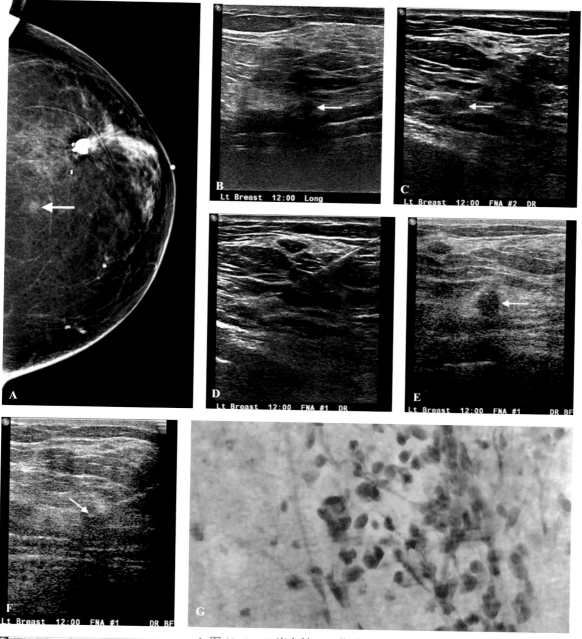

▲ 图 11-1　63 岁女性，T_1 期乳腺癌保乳治疗后 15 年，怀疑局部复发，由于机动误差导致细针抽吸假阴性结果

A. 轴位乳腺 X 线摄影显示 12 点钟方向中心位置有一个小的密度增高区（箭）。B. 纵切面声像图显示一个模糊的、小而深的低回声肿块（箭）。C. 在第 1 次超声引导下细针抽吸时存储的声像图上，未能记录针尖在目标病变中的位置（箭）。D. 再次行超声引导下细针抽吸的过程中获得的声像图显示了针体的一部分，但未能显示其尖端。不幸的是，未对这一过程进行录像。请注意，在这两种情况下，目标病变在声像图上都看不清楚。最终的细胞病理学结果为恶性阴性，仅提示脂肪坏死。建议患者 6 个月后随访复查。E. 8 个月后获得的 12 点钟区域的声像图显示恶性肿块的典型表现。纵横比大于 1 的肿块（箭）大小为 9mm×8mm×7mm。注意，由于未使用空间复合成像，因此分辨率更高。F. 细针抽吸期间获得的声像图显示深部肿块内的针尖（箭）。G. 细胞学检查证实存在恶性细胞。H. 粗针活检期间，活检针弹射后的声像图显示活检针穿过目标（箭）。穿刺针的"弯曲伪像"（箭头）确认针穿过的介质（肿瘤）的声阻抗高于相邻脂肪的声阻抗（见第 12 章）。病理学检查证实局部复发

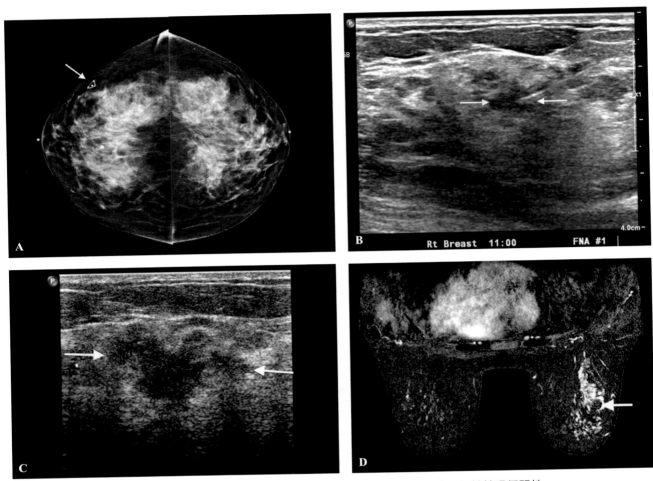

▲ 图 11-2　49 岁女性，右乳外上象限可触及的浸润性小叶癌，细针抽吸假阴性

A. 双侧轴位乳腺 X 线显示腺体非常致密，没有与皮肤标记显示的右乳外上象限可触及肿块相关的孤立肿块（箭）。B. 声像图显示可触及肿块区域有一个模糊的亚厘米级结节（箭）。小结节与较大的可触及肿块无关。另外，请注意图像的过度放大。尽管声像图上没有令人信服的目标，但仍尝试了超声引导的细针抽吸。细胞学报告显示"良性乳腺上皮"，反映未命中目标。未进行粗针活检或其他成像。C. 6 个月后的灰阶超声显示，可触及的肿块现在呈明显的恶性肿瘤表现（箭）。超声引导下粗针活检证实为浸润性小叶癌。这种情况表明，最初应选择超声引导下粗针活检和其他额外的影像学检查，包括磁共振成像。D. 在进行超声引导下粗针活检后，行磁共振检查进行肿瘤分期，图像上显示右乳外上象限广泛的病变。注意粗针活检期间放置的金属组织标记物（箭）造成的信号空白区域

六、非诊断性样本

"样本组织是问题所在"。正如一个超声医生可能会因为无法检测到病变而责怪一个有缺陷的超声扫描仪一样，细胞病理学医生也会因为自己不能作出明确诊断而归咎于一个不好的样本。必须向细胞病理学医生提供质量最好的样本。从抽吸开始的所有 FNA 步骤，包括载玻片的制备、收集、运输和染色，都会影响样本的质量，这些步骤中的任何差错都可能导致非诊断性样本的出现。

保持 FNA 非诊断性样本率尽可能小的重要性再怎么强调也不为过，因为非诊断性样本率高是 FNA 在美国的乳腺病变检查中不被认可的一个主要原因。所谓经验丰富的人员，意味着通过出色的技术和目标病变的正确选择，其 FNA 的非诊断性样本率应在5% 以下。将事实上是脂肪小叶甚至正常乳腺组织的"不存在的"或"幽灵般的"假性病变作为取样目标，铁定产生大量让人无法接受的非诊断性样本，这将使超声医生和细胞病理学医生双双感到沮丧。

如果可以进行快速现场评估，则第一个非诊断

性 FNA 样本可能会促使第二次穿刺（可能使用更粗的针）。然而，如果第二次穿刺的结果也是非诊断性的，FNA 应转换为 CNB。在特殊情况下，当 CNB 在技术上不可行时，获得明确诊断的替代方法是在适当的超声引导定位后进行手术活检。

一个常见的错误是将非诊断性样本视为良性病变的指标。从非诊断性样本中得出的唯一结论是，无法判断被取样的病变或组织的真正性质，并且诊断性检查仍停留在尝试 FNA 之前的原点，即 FNA 完全是徒劳无功的。

一些研究者在计算 FNA 在乳腺癌诊断中的准确率之时，把非诊断性样本排除在外，从而得出了令人满意的（但错误的）高准确率值。这种做法是不正确的。在计算 FNA 的敏感性、特异性和总体诊断准确率时，非诊断性样本的数量应添加到分母中[1]。

七、细胞病理学解读中的错误

与超声引导下乳腺活检徒手穿刺的专业技能一样，乳腺细胞病理学医生的专业技能也从实践中来，即需要通过足够数量的病例来训练。

为了减少细胞病理学对 FNA 样本诊断错误的数量并分析错误发生的原因，必须在细胞病理学科实施内部质量控制措施和质量改进计划。

（一）乳腺癌的假阴性诊断

乳腺癌的假阴性细胞学诊断非常罕见，但可能发生于少细胞肿瘤和具有明显促结缔组织增生特性的肿瘤，如浸润性小叶癌。通常，细胞缺乏和大量纤维化是产生无细胞涂片的原因（图 8-33）[2]。与低分化肿瘤相比，高分化肿瘤（如核 1 级导管癌）由类似于正常细胞的肿瘤细胞组成，更容易出现假阴性诊断，而前者仅需少量非常异常的细胞即足以确定恶性肿瘤的诊断。造成假阴性细胞学结果的另一个罕见的潜在原因是乳腺小管癌，这种恶性肿瘤可与纤维腺瘤混淆[3]。

（二）乳腺癌的假阳性诊断

乳腺癌细胞学诊断的假阳性比假阴性更为罕见。据报道，假阳性诊断多见于富细胞的良性病变，如乳头状瘤、某些管状腺瘤和非典型导管增生[4, 5]。此外，在细胞学上，辐射诱导的变化可能形似复发癌[6]。

最近我们遇到一个新的、潜在的假阳性来源（以凝胶为基质的 HydroMark 组织标记物的残留），给细胞病理学医生造成了困惑。在超声上，残留的亲水凝胶可能形似呈显著低回声的残留肿块，在怀疑恶性肿瘤的临床背景下，可能会促使超声引导下的 FNA 对其进行取样。在这种情况下，抽吸物（主要由标记物的聚乙二醇聚合物组成）可能会迷惑细胞病理学医生，如果乳腺影像医生没有提到过去曾放置 HydroMark 组织标记物的病史，则他们可能会担心存在黏液性病变（包括恶性）的可能性（见第 15 章）[7]。

八、回避陷阱

（一）一致性规则

无论影像引导下经皮穿刺活检是 FNA、CNB 还是 VAB，活检结果与影像学和临床结果的一致性是保证准确可靠诊断的黄金法则。如果存在任何差异，例如在体检或任何乳腺影像检查中有可疑发现时，若针吸活检结果为阴性，则必须仔细审查，并重复检测或做其他检测，直到不一致性得到解决。

（二）团队合作

影像引导的乳腺活检，尤其是超声引导的 FNA 实践中的另一个关键是团队合作。通过与细胞病理学医生和治疗团队成员（外科医生、内科肿瘤学家和放射治疗师）持续地、直接地沟通，尤其是在乳腺介入影像医生培训期间，超声引导的 FNA 会取得进展，避免错误。另一方面，乳腺影像医生提供的关于病变的超声表现可帮助细胞病理学医生改进细胞学诊断。

参 考 文 献

[1] Fornage BD. Guided fine-needle aspiration biopsy of nonpalpable breast lesions: calculation of accuracy values. Radiology. 1990;177(3):884–5.

[2] Boerner S, Sneige N. Specimen adequacy and false-negative diagnosis rate in fine-needle aspirates of palpable breast masses. Cancer. 1998;84(6):344–8.

[3] Fischler DF, Sneige N, Ordonez NG, Fornage BD. Tubular carcinoma of the breast: cytologic features in fine-needle aspirations and application of monoclonal anti-alpha-smooth muscle actin in diagnosis. Diagn Cytopathol. 1994;10(2):120–5.

[4] Kline TS, Joshi LP, Neal HS. Fine-needle aspiration of the breast: diagnoses and pitfalls. A review of 3545 cases. Cancer. 1979;44(4):1458–64.

[5] Boerner S, Fornage BD, Singletary E, Sneige N. Ultrasound-guided fine-needle aspiration (FNA) of nonpalpable breast lesions: a review of 1885 FNA cases using the National Cancer Institute-supported recommendations on the uniform approach to breast FNA. Cancer. 1999;87(1):19–24.

[6] Peterse JL, Thunnissen FB, van Heerde P. Fine needle aspiration cytology of radiation-induced changes in nonneoplastic breast lesions. Possible pitfalls in cytodiagnosis. Acta Cytol. 1989;33(2):176–80.

[7] Landon G, Krishnamurthy S, Caraway N. Axillary lymph node FNA findings after gel tissue marker placement. Recognition and avoidance of potential pitfalls. J Am Soc Cytopathol. 2015;4(6):S51.

第 12 章　粗针活检[❶]
Core-Needle Biopsy

　　乳腺肿块的粗针活检并非新鲜事物。尽管它在提供组织学样本方面的优点（所有病理学家都能理解）早已为人所知，但原始的手动 Tru-Cut 活检针由于缺乏用户友好性（需要双手操作）及缺乏精确的影像学引导，多年来其应用受到了限制，成为排在细针抽吸后的、可触及肿块活检的第二选择。立体定向引导和超声引导的出现，加上易于使用的自动 CNB 设备的发展，标志着影像引导经皮乳腺活检领域一个新时代的开始。

一、粗针活检设备

各种类型的设备可用于执行超声引导的 CNB。

（一）弹簧式切割装置

　　Lindgren 在 20 世纪 80 年代初开发了第一台基于 Tru-Cut 活检针的自动活检装置[1, 2]。瑞典乌普萨拉的 Radiplast AB 公司将其商业化，随后，佐治亚州科文顿的巴德泌尿学公司又将其作为 Biopty 活检枪进行了商业化（图 12-1）。它最初的成功应用是在超声引导下使用 18G 切割针进行经直肠前列腺活检，而 18G 切割针过去是、现在仍然是这一程序的标准[3]。从那时起，许多 Tru-Cut 型自动设备的变体陆续商业化，其设计特点是使设备更易于使用或产生更大的组织样本。

　　对于乳腺活检，使用 18G、16G 或 14G 的活检针均可，而 14G 活检针已经成为事实上的标准（见下文）。在大多数情况下，10cm 的针长是合适的。

CNB 装置也可以根据其切割作用和获得的样本形状（半圆柱形与圆柱形）、长度进行分类。

　　CNB 设备可以是一次性的或可重复使用的。一次性设备通常更容易安装、使用和丢弃，但成本更高。由坚固金属制成的可重复使用设备体积更大、重量更重，但其成本明显更低，使用时仅需更换一次性切割针即可，即使用成本仅仅是一次性切割针的成本。

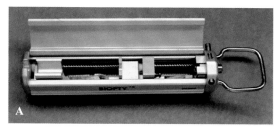

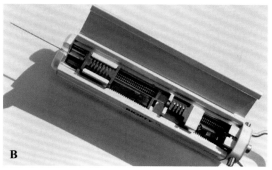

▲ 图 12-1　第一套由自动弹簧装置激活的商业化自动活检设备，使用 Lindgren（**Biopty Radiplast AB，Uppsala，Sweden**）设计的 **Tru-Cut** 切割针

A. 打开盖子，可以看到依序迅速启动活检针和切割套管的两个弹簧；B. 设备装有一次性 Tru-Cut 切割针

---

❶ 本章配有视频，可登录网址 https://doi.org/10.1007/978-3-030-20829-5_12 观看。

1. 使用标准 Tru-Cut 切割针的 CNB 设备

绝大多数设备都基于传统 Tru-Cut 针的铡刀式切割动作。内针（针芯）末端有一个侧方凹槽，在切割套管迅速滑动并切割后，被切割下来的组织（芯，即样本）留在凹槽中（图 12-2）。

基于凹槽的设计形状，这些活检针不能获取一个完整的圆柱形样本，而是获得一个略大于半圆柱形的样本（图 12-3）。此外，样本的最大可能长度和针的冲程由槽口长度预先确定，而槽口长度不能更改（也有一个例外，见下文）。大多数设备使用大约 2.5cm 的弹射距离，取得的样本长度略小于 2cm（图 12-4）。此外，还有弹射距离较短、取得的样本相应也较短的设备。有一种活检装置（SelectCore，Inrad Inc.，Grand Rapids，MI）的设计允许操作者在活检前手动调整弹射距离，从而调整获取的样本长度。

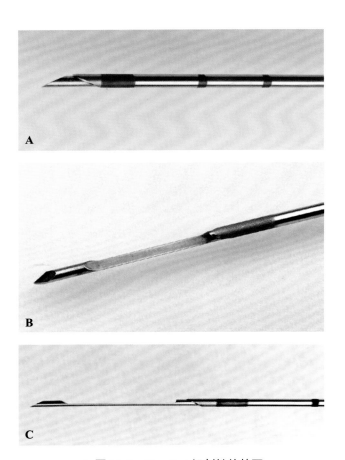

▲ 图 12-2　Tru-Cut 切割针的特写

A. 显示切割针（针芯与切割套管）的闭合状态；B. 俯视图显示切割套管缩回，露出固定被切割组织（样本）的凹槽；C. 侧视图显示针芯凹槽部分极为纤薄

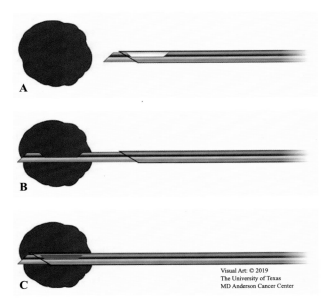

Visual Art: © 2019
The University of Texas
MD Anderson Cancer Center

▲ 图 12-3　图示 Tru-Cut 活检针的切割机制

A. 准备击发的活检针靠近要采样的病变；B. 带有侧向凹槽的锋利针芯在病变内部推进（手动或自动）；C. 切割套管在针芯上前进（手动或自动），以切割组织并将其固定在凹槽内。将设备从身体中退出，缩回套管，露出凹槽，回收样本

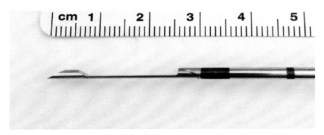

▲ 图 12-4　与自动 Maxcore 活检装置（Bard）配合使用的 14G Tru-Cut 针尖端的侧面特写视图

击发后，针的射程为 27mm。凹槽长度（样本的理论最大长度）为 17mm

使用 Tru-Cut 设计时，每次击发都会获得一个样本，并且没有像真空辅助活检那样将样本运出乳房的系统。因此必须将活检针从乳房中取出以回收样本，然后重新插入以获得另一个样本。

(1) 全自动设备：使用 Tru-cut 切割针的全自动 CNB 设备都具有相同的基本作用机制。手柄中的强力弹簧几乎同时推动针芯和切割套管，套管在几分之一秒内跟随针芯击发（视频 12-1 和视频 12-2）。这种类型的可重复使用设备和一次性设备所获得的样本的质量似乎没有差异。因此，如果成本是主要选择标准，则可以使用各种坚固的、可重复使用的、能容纳一次性 Tru-cut 切割针的金属设备，如原始的 Biopty、Magnum 或 ProMag 设备。这些设备存在如重量大、难以在手柄上实现舒适的抓握及缺少侧方扳机等缺点，迫使操作者将握持设备的手移动到不同的位置以按下扳机，从而有针尖在击发时移位的风险。

理想的活检"枪"应该轻巧，具有符合人体工程学设计的舒适手柄，并且触发器位于手柄侧面，正好位于操作者拇指所在的位置，以便在将针尖置于目标前方后立即击发，无须做出任何破坏装置稳定性的动作即可触及击发按钮。虽然保险锁有其可取之处，但它并非必不可少。一个理想的设计应尽量满足单手操作模式，当操作者需要首先缩回套管以回收被切割下来的样本，然后通过再次拉动手柄以缩回针芯来完成设备的下一次操作准备时，单手操作尤其有用。

20 多年前，在尝试了多种类型的可重复使用设备和一次性设备后，作者选择了满足上述要求的 Maxcore（Bard）活检针，自那以后，该设备一直在我们部门成功使用（图 12-5）。

延迟自动装置：使用延迟自动（亦称半自动）CNB 设备，如 Achieve（Becton Dickinson，Franklin Lakes，NJ）、SelectCore（Inrad Inc.，Kentwood，MI）或 Sertera（Hologic，Marlborough，MA），一次触发首先推动内部针芯，一旦在目标的长轴切面和

短轴切面声像图上都确认了内部针芯的位置令人满意，即可通过按压第二个扳机来发射切割套管（图 12-6，视频 12-3）。与全自动设备相比，这种两步机

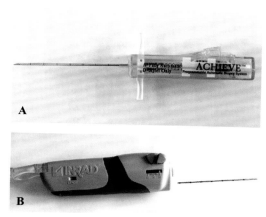

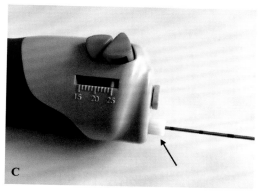

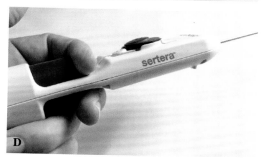

▲ 图 12-6　能够在全自动模式或延迟自动模式下运行的 CNB 设备（也称为可编程活检设备）

A. Achieve CNB 设 备（Becton Dickinson，Franklin Lakes，NJ）。在延迟模式下，首先按下标记为 D（延迟）的触发器来启动内部针芯。在检查了针芯凹槽的正确位置后，外部切割套管用标记为 A（自动）的第二个触发器启动，以切割样本。该设备还可以通过按下标记为 A 的触发器在标准全自动模式下使用。B. SelectCore（Inrad Inc.，Kentwood，MI）具有独特的功能，可以将针的射程从 15mm 调整到 25mm。C. 用于调整切割针射程的旋转指轮（箭）的特写视图。D. Sertera（Hologic，Marlborough，MA）提供了一种方便的单手操作设备，以方便设备的启动、样本的回收和设备的重置

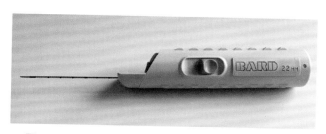

▲ 图 12-5　带有 10cm 长的 18G Tru-Cut 活检针的一次性自动 Maxcore 活检装置（Bard）的侧视图

设备处于待击发状态。设备上有一个便于使用的侧面触发器，无须改变手的位置即可轻松击发（视频 12-2）。注意活检针的位置不在手柄的中心轴线上。操作时活检装置应以本图所示的方位（即手柄长的一面靠近乳房）插入乳房，使手柄尽量不接触乳房或胸壁，以免限制针的前进

制在理论上具有优势，可以在实际进行活检之前验证切割针在目标中的正确放置。但是，由于无法重置第一个触发器，因此只能通过推或拉来调整纵切面声像图上针芯的位置（例如将一个小肿块置于凹槽中央）（图 12-7，视频 12-4）。如果针芯未命中目标，并且在横切面声像图上可以看到针芯的横截面在目标外部，则要拉动针芯，纠正其方向，并手动（不利用装置的弹簧启动机构的动量）将针芯推回目标内部。这在质地坚硬的病变中可能非常困难。因此，在实践中，这些半自动活检设备在培训新手和缩短他们的学习曲线方面没有太大帮助，有经验的操作者通常无须预先检查针的位置。

（2）零弹射模式：某些 CNB 设备（Acreat 和 Precise-Core、Inrad、Kentwood、MI）可以在"零弹射（零掷）"模式下工作，该模式没有切割针的自动前向运动。在该模式下，手动打开未锁定设备的尖端并在超声引导下安全地穿过目标，直到针头完全穿过目标为止。此时内部针芯中的凹槽仍被切割套管覆盖。然后，在不改变针尖位置的情况下，通过拉动扳机杆将切割套管手动缩回，从而暴露出内部针芯的凹槽，该凹槽显眼地出现在超声图像上，并且可以根据需要进行调整，如上述延迟自动模式中所述。此时，只有按下专用按钮才能释放弹簧，击发切割套管，而针尖则不会移动（图 12-8，视频 12-5）。相

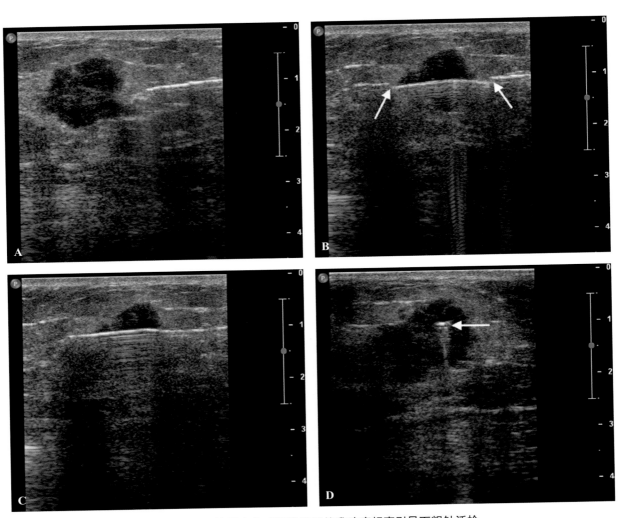

▲ 图 12-7　使用半自动活检装置的乳腺癌超声引导下粗针活检

A. 活检前长轴切面声像图显示 Tru-Cut 针尖靠近靶点；B. 推出内部针芯后获得的长轴切面声像图，调整针的位置以使其特征性凹槽（箭）包围肿瘤，注意针芯的弯曲伪像；C. 切割套管发射后获得的长轴切面声像图；D. 发射后，垂直切面声像图确认针（箭）在目标内的位置

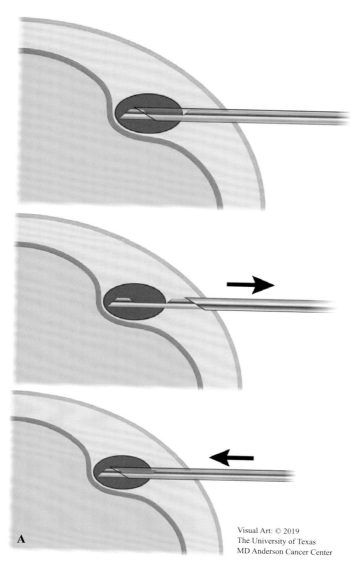

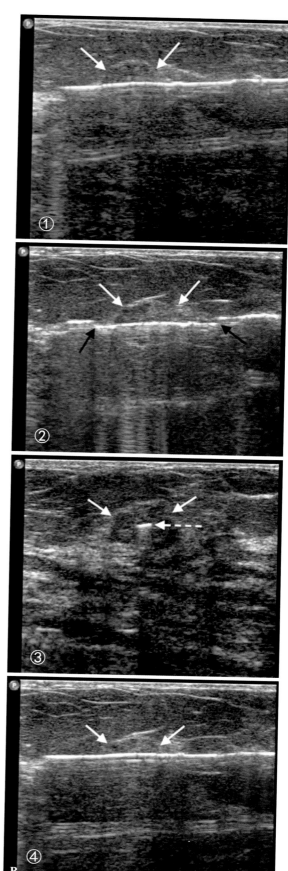

▲ 图 12-8　使用零弹射模式的粗针活检（CNB）

A. 图示零弹射模式 CNB 技术用于植入物附近肿块的活检。由于病变与植入物距离很近，因此无法使用标准的 Tru-Cut 活检设备，即使是短距离的弹射也会将切割针的尖端推至肿块之外，从而有可能刺穿植入物。上图：切割针已被手动推进到肿块中（假设肿块足够软，易于安全地被针穿透）。中图：切割套管缩回。下图：击发套管的按钮被按下，套管向前推动，切割组织样本（红色显示）。B. 四张声像图展示了 CNB 过程中的零弹射技术。患者有淋巴瘤病史。病理检查证实乳腺病变为纤维腺瘤。①手动推进活检针，穿过肿块（注意针的弯曲伪像）；②切割套管被手动收回，暴露出针芯中的凹槽（黑箭）；③探头旋转 90° 后获得的声像图证实活检针（虚箭）在目标肿块中心位置，令人满意。此步骤也可在步骤②之前执行；④击发切割套管进行活检，而 Tru-Cut 切割针的尖端保持静止（视频 12-5）

对于全自动和半自动（延迟）模式，零弹射模式的一个特殊优势在于，可以手动将穿刺活检针插入肿块，即在持续不断的实时监控下进行穿刺，从而确保其精确地、安全地放置在病变内，类似于进行 FNA。此外，在标准的全自动模式下，切割针前移超过 2cm 或更远距离（远远超过小目标），而在零弹射模式下，针尖在 CNB 期间保持静止。从理论上讲，这使人们可以安全地对非常接近必须回避的器官或结构的病变进行活检。人们寄望通过消除未命中目标的弹射来减少进针次数，对较小的病变进行活检。

不幸的是，这种技术的缺点是，操作者必须首先用针手动刺穿目标，这在肿瘤质地坚硬的情况下通常是不可能的，尤其是使用大规格、短斜面的切割针时。相比之下，由于有强大的内部弹簧，传统的弹簧驱动全自动装置不难穿透任何肿块。但是，零弹射模式对于较软的目标（如淋巴结）可能会更好。

（3）手动装置：有几种商用的半自动一次性 CNB 设备，使用 Tru-Cut 切割针并手动展开针芯（图 12-9）。设计的变化主要涉及把手的形状。它们都有相同的机制和操作模式。在插入之前，通过向后拉动针芯，

直到感觉到牢固的咔嗒声，表明针芯弹簧锁定在就绪位置，从而使设备处于待击发状态。一些设备可设置采样长度为 7mm 或 17mm。当针芯完全缩回（凹槽被切割套管覆盖）时，针向前推进，靠近或接触目标。当设备保持静止时，手动将针芯推进目标病变。此时，凹槽（即将切割组织样本的位置）显露在目标内部，并且清晰可见。一旦确认凹槽在适当位置，则通过按下触发器（图 12-10，视频 12-6）来启动弹簧，击发切割套管。由于手柄的形状，并且扳机在装置末端，可能很难在不引起某些运动的情况下触发手动装置，可能会使微小而坚硬的病变的穿刺复杂化。手动装置的一个主要限制是，在没有弹簧机构协助的情况下，手动推进针芯以穿透坚硬的肿块可能很难，有时甚至不可能。由于只有细的针芯被推进靶病变，因此手动穿透病变可能比在上述零弹射模式下手动放置延迟自动活检装置的完整组件更为困难。

这些手动设备是最简单、最轻便、最便宜的 CNB 设备。与上述零弹射装置一样，它们也是最安全的装置，因为该装置的前进完全由操作者控制，

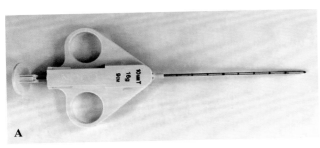

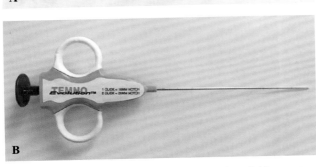

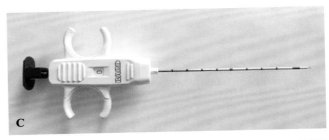

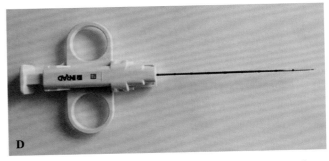

▲ 图 12-9　几种商用的、手动击发的一次性 Tru-Cut 针 CNB 装置。许多设备都有双选模式，可获得 10mm 或 20mm 的样本，亦有不同规格（针径）

A. Quick core（Cook Medical，Bloomington，IN）；B. Temno Evolution（Becton Dickinson，Franklin Lakes，NJ），套管的两个不同预设位置可将凹槽长度设置为 10mm 或 20mm；C. 此设备（Bard Biopsy Systems，Tempe AZ）也可预先设置 10mm 或 20mm 长的凹槽；D. Accucore（Inrad® Kentwood，MI）

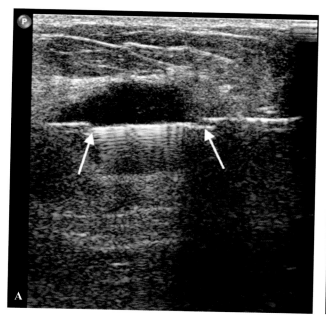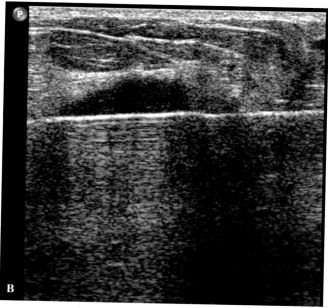

▲ 图 12-10　使用 Temno 半自动活检设备在超声引导下对乳腺恶性肿瘤进行 CNB

A. 长轴切面声像图显示针被推过柔软的高级别三阴乳腺癌，箭指示凹槽边缘，注意凹槽平面上的强烈彗星尾伪像（视频 12-6）；B. 弹簧击发套管并切割组织后的长轴切面超声图

并且不会像全自动 CNB 装置那样产生 2cm 甚至更长的瞬时推进。因此，在经验丰富的人员中，这种先进的手动 CNB 设备可用于对接近必须回避的结构的病变进行活检，并且需要仔细地、完全地控制 CNB 活检针的放置。

全自动 CNB 设备具有速度优势，而手动 CNB 设备和提供零弹射模式的设备能提供更好的控制和更高的精度，这将减少经验丰富的操作者的穿刺次数，减少新手的挫折感（提供更高的准确性）。

然而，当手术速度很重要时（例如，面对儿科患者、体弱患者或极度紧张或不合作的患者），或者需要强大的穿透力来穿透坚硬的肿瘤时，并且靶点位于容易到达且安全的位置时，首选自动 CNB 装置。

(4) 针的弯曲：凹槽部位的针芯纤薄，使得 Tru-Cut 切割针在穿透非常坚硬的肿瘤时容易弯曲。这种弯曲更可能发生在细的（18G 或 16G）CNB 切割针上。虽然当套管缩回以回收样本时针芯的弯曲可能会令人印象深刻，但它似乎不会对针的切割能力产生太大影响，甚至可以成功地重复使用。作者曾多次看到 18G 针的针芯弯曲，但从未见过针芯断裂，这一点也从未被报道过。尽管如此，如果针芯弯曲，建

议切换到更大规格的 CNB 装置（或使用圆柱针代替 Tru-cut 切割针的装置）（图 12-11）。

2. 使用圆柱切割套管的 CNB 系统

一些活检设备使用圆柱形切割套管代替传统的 Tru-Cut 切割针。这些设备切割的圆柱形样本比使用相同规格的 Tru-Cut 切割针获得的半圆柱形样本要大（图 12-12）。完全对称的针头和圆柱形切割套管在活检过程中也不受偏转和弯曲的影响（图 12-11）。

(1) Argovac：在 20 世纪 90 年代初期，作者使用 Argovac（Argon Medical Devices，Athens，TX）进行 CNB。与两部分式铡刀式 Tru-Cut 针相比，该系统使用单个弹簧驱动的圆柱形切割套管。手柄允许操作者首先缩回活检针并压缩手柄装置中的单个弹簧。可在手柄上放置挡块，以将针的弹射距离限制在 10~40mm（图 12-13）。然后用一个侧面触发器击发该装置。在声像图上，针头显示为两条明亮的平行线（图 12-11E）。使用锋利的圆柱形套管获得的样本具有优异的质量（图 12-14）。病理学家喜欢非常长的样本，因为它们包括病变两侧的相邻正常组织。然而，在某些情况下，圆柱形样本不会从乳腺组织中分离，而是留在乳腺内，导致"干抽（或空

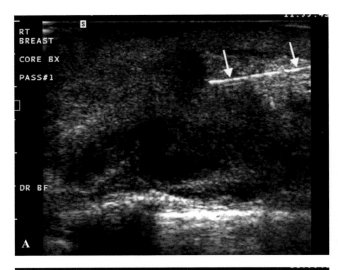

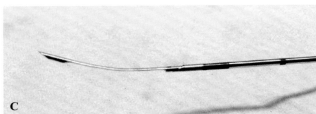

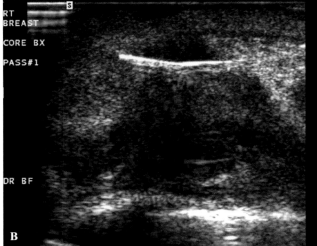

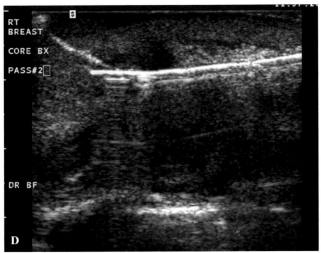

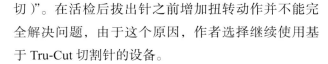

▲ 图 12-11　大范围的硬癌，累及乳房大部。皮肤明显增厚，导致小口径 **Tru-Cut** 针芯弯曲

A. 弹射前超声显示 18G（Maxcore）活检针（箭）与硬癌接触；B. 弹射后，超声显示针向上弯曲；C. 照片显示了弯针的形态；D. 使用 16G Maxcore 设备重复穿刺，再次出现针的弯曲；E. 使用 16G 圆柱针重复粗针活检过程（BioPince，参见说明书），针未弯曲

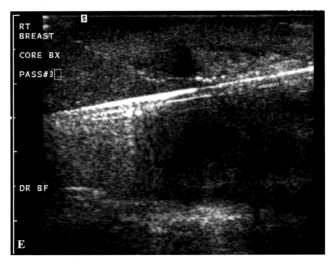

切）"。在活检后拔出针之前增加扭转动作并不能完全解决问题，由于这个原因，作者选择继续使用基于 Tru-Cut 切割针的设备。

（2）BioPince：BioPince 全芯活检设备（Argon Medical Devices，Frisco，TX）是 Argovac 的改进版。它使用与锋利的圆柱形切割套管相同的原理，该套管自动推进到内部针芯上，其弹射距离可以从 13mm 调整为 23～33mm，分别产生 9mm、19mm 和 29mm

的样本。但是，为解决样本难以从乳房中分离的问题，BioPince 设计了一个密闭器，即一种小的金属舌头，它是外部套管的一部分，沿着套管滑动并封闭针尖处的管腔，这样可以确保在拔出设备之前将样本从乳房上物理性分离并固定在针芯内部（图 12-15）。该设备的最新版本（BioPince Ultra）现在含有一个便于使用的横向触发器。

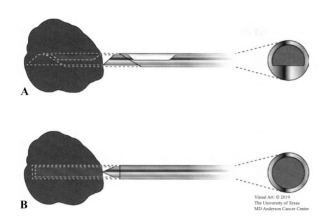

▲ 图 12-12　与使用粗针活检（CNB）装置（B）使用相同规格和相同弹射距离的完整圆柱形切割套管的 CNB 设备获得的样本相比，经典 Tru-Cut 针（A）获得的样本体积更小

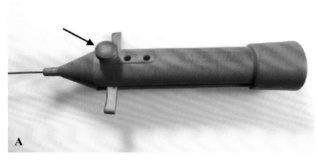

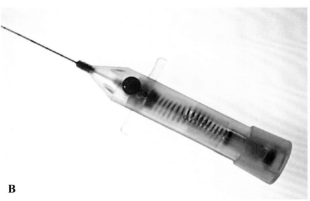

▲ 图 12-13　第一个提供圆柱形样本的自动全芯活检设备（Argovac）

A. 设备图显示了带限位器（箭）的手柄，可以将其放置在三个不同的孔中，以进行 10mm、20mm 或 30mm 的弹射，或者完全移除以进行 40mm 的弹射；B. 该设备的半透明版本显示了手柄内部的单个中央强力弹簧

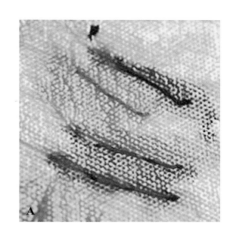

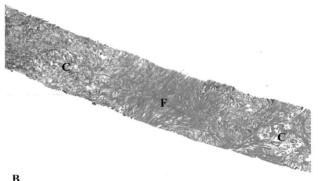

▲ 图 12-14　使用 18G 的 Argovac full-core 粗针活检（CNB）设备（1994 年），设置的最大长度为 4cm

A. 放在 Telfa 纱布上的四个长圆柱形样本；B. 来自浸润性小叶癌的样本，低倍显微镜下，照片显示样本的切缘完美，没有破碎。C. 癌；F. 纤维化（HE 染色）

（二）非弹簧式粗针活检装置

1. Cassi Ⅱ 活检系统

Cassi Ⅱ 系统（Scion Medical Technologies，Newton，MA）最初由一家专门从事冷冻消融的公司（Sanarus Medical Inc.，Pleasanton，CA）开发。其概念是用一个细的（19G）中央"引导"针刺穿病变，制冷剂气体（来自加压药筒的 CO_2）循环，短暂冻结并固定（"黏住"）病变内的针，同时快速向前抛出一个锯齿状套管以切割样本（图 12-16，视频 12-7）。这个独立的装置由一个 9V 的电池供电。切割套管的规格是 12G 或 10G。该系统的一个优点是没有超出引导针尖端的前向冲程，而缺点是需要一个小的皮肤切口来满足大直径旋转套管的插入。

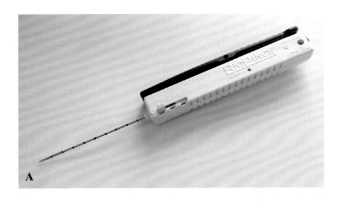

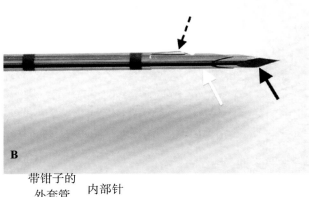

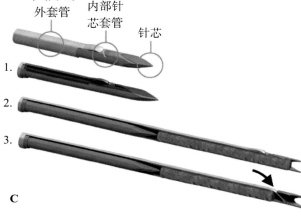

带钳子的
外套管　内部针
　　　芯套管　　针芯

1.

2.

3.

C

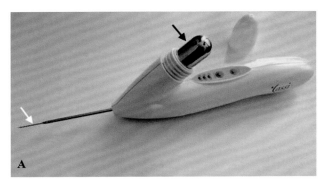

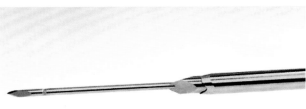

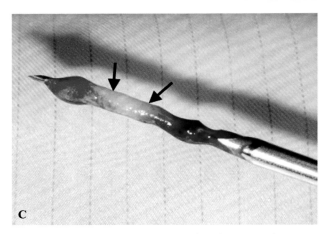

▲ 图 12-16　原始的 Cassi 旋转式 CNB 设备

A. 该设备的照片显示了 CO_2 药筒（黑箭），在 10G 或 12G 的套管向固定病变弹射以切割组织前，它将对处于初始的"黏冻"状态的 19G 针芯起到制冷作用；B. 针尖放大图显示了中心的 19G 针芯和已缩回的外部锯齿状切割鞘；C. 示例来自 0.9cm 恶性肿瘤的 10G 样本（箭）

▲ 图 12-15　BioPince 全芯 CNB 设备（Argon Medical Devices，Athens，TX）

A. 设备图，可以将圆柱形切割设备的射程调整为 13mm、23mm 或 33mm，产生的样本分别达到 9mm、19mm 或 29mm；B. 针尖特写视图显示了锋利的针芯（黑箭），切割状的花环形套管（白箭）将被向前推进以切割圆柱形样本，金属小舌头或"钳子"（虚箭）是外部金属套管的一部分，将跟随切割套管从乳房组织上切下样本；C. 该装置的运作机制示意图，包括一个内部针芯，在活检过程中不移动，（1）采样套管（末端有一个小缝隙）向前移动，（2）带有"钳子"的外部套管，该钳子穿过采样套管尖端的缝隙（箭）以从乳腺组织上切下样本，（3）并将其捕获在套管内（图片由 Argon Medical Devices 提供）

2. NeoNavia 系统

NeoNavia 装置（NeoDynamics AB，Lidingo，Sweden）是一种新系统，它使用气动脉冲代替切割针的标准弹簧驱动推进。插入机构基于气动驱动的不锈钢砝码，该砝码在 4.5bar（约 3375.28mmHg）的压力下通过活塞将能量传递给活检针。针的穿透模式让人想起气锤的作用。切割套管以完全受控的慢动作逐步推进，最大行程为 2.5mm（图 12-17）[4]。当针头逐渐进入病变时，真空辅助将使组织样本保留在圆柱形的切割套管内。组织收集结束时，套管的扭转运动将其与周围组织分离。在第二代设备中，微脉冲驱动器可用于插入全芯圆柱形切割套管、Tru-Cut 切割针或带有采样室的经典 VAB 套管。

这种新系统的一个潜在优势是便于对由于其体积小和（或）非常坚硬而难以活检的病变进行采样。该系统理论上有助于对靠近胸壁、皮肤或植入物等结构的小病变进行活检，这些结构可能因标准自动 CNB 装置在靶点远端的长距离移动而受损。

二、如何选择针的规格

（一）历史沿革

1990 年 Parker 等报道，在一系列立体定向引导的、使用自动活检装置（Biopty gun，Bard）进行的 CNB 中，与 18G 和 16G 切割针相比，14G Tru-Cut 切割针产生了更大、更高质量的样本，与手术病理结果的符合率更高[5]。随后，同一作者报道了他们使用相同类型的装置和 14G 切割针在超声引导下进行 CNB 的初步经验[6]。但是，作者没有比较超声引导下 CNB 时 14G 切割针和更小号切割针的性能，可能假设对立体定向引导的 CNB 最有效的方法对超声引导的 CNB 也最有效。

1995 年，一个由 3 名病理学医生组成的小组使用短距离（12mm）活检枪和 14G、16G 及 18G 切割

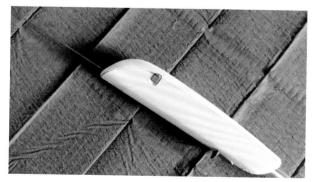

▲ 图 12-17　NeoNavia 活检装置（NeoDynamics AB，Lidingo，Sweden）
该装置使用气动脉冲将圆柱形切割套管逐渐推进病变，并借助真空辅助将样本固定并保留在套管内

针对 57 个手术切除的 1cm 或更大的乳腺肿块进行了 CNB。活检是在没有影像引导的情况下进行的，仅通过对切除样本的触诊进行。作者报道说，较小规格的针在恶性肿瘤的诊断中不太准确，但在良性病变的诊断中令人惊讶地表现良好[7]。

1998 年，在 66 个由立体定向引导的乳腺肿块、结构扭曲和微钙化的 CNB 中，14G 切割针的性能优于 16G 和 18G 切割针，然而，这种差异仅在与微钙化相关的病变中具有统计学意义[8]。值得注意的是，这项研究和 Parker 等对切割针规格的初步比较都不是在超声引导下进行的。在超声引导下，许多后续研究仅使用 14G 切割针得出结论，使用 14G 切割针的超声引导 CNB 具有较高的诊断准确率[9-15]。很快，一个标准被制定出来，随后出版的超声引导 CNB 系列文献绝大多数是使用自动 CNB 设备（通常是最初的 Biopty gun 或其随后的变体）和 14G 的 Tru-Cut 切割针。

也有一些研究的确比较了超声引导下使用 14G、16G 和 18G 切割针进行 CNB 的诊断准确性。2001 年，Margolin 等使用射程 22mm 的自动装置（ProMag，Manan Medical Products，Wheeling，IL），报道说 16G 针为可靠的组织学诊断提供了足够的样本[16]。2007 年，Uematsu 等报道用射程 22mm 或 15mm 的 18G 切割针对孤立肿块进行超声引导下 CNB，取得了满意的结果，并且通常仅需 1 次采样[17]。2013 年，Lai 等报道，与手术病理结果相比，14G 或 16G 切割针在超声引导下进行 CNB 的敏感性和特异性没有显著差异，尽管 14G 切割针具有更好的总体准确率、更低的癌症低估率和更低的假阴性率[18]。2014 年，Zhou 等报道，使用 16G 和 18G 切割针（15mm 或 22mm 的弹射距离）对大于 10mm 的乳腺肿块和非肿块性病变进行超声引导下 CNB，与手术病理结果的符合率相似[19]。最近一项对使用 14G、16G 和 18G 切割针实施的 1118 次 CNB 的研究显示，三种规格的活检针的诊断准确率没有差异[20]。

（二）作者在 MD Anderson 的经验

自 20 世纪 90 年代初以来，作者主要使用 18G

Tru-Cut 切割针进行乳腺 CNB，很少使用 16G 或 14G 切割针。多年来，作者之所以继续使用 18G 切割针，是因为患者的耐受性更好，出血并发症极为罕见，更重要的是，作者所在机构在乳腺癌诊断方面表现出色，令所有临床医生和病理医生满意。然而，随着乳腺影像科的发展及一些在其他机构接受过培训并接受 "14G-CNB 标准" 的教员被聘用，我们很快就出现了使用三种不同规格的切割针进行乳腺 CNB 的情况，尽管使用的是同一种一次性活检设备（Maxcore，Bard）。在这种情况下，很容易对使用三种不同规格的活检针进行的大量 CNB 病例进行回顾，并确定它们的诊断性能是否存在任何差异。该研究包括 703 例超声引导下的乳腺肿块 CNB，肿块大小的中位数为 1.5cm，使用 14G、16G 或 18G 切割针进行活检。三组中恶性、高危和良性病变的分布无差异。三种不同尺寸的切割针在样本不足、与手术病理结果不一致、与影像学随访不一致、导管原位癌随后升级为浸润性癌及随后高风险病变升级为原位癌或浸润性癌的比率等方面无统计学上的显著差异[21]。

与 14G 切割针相比，18G 切割针等小规格切割针的一个主要优点是，小规格切割针更锋利，更容易穿透坚硬、致密的乳腺组织。另一个优点是不需要做皮肤切口。尽管我们的研究没有评估并发症的发生率，但作者在过去 20 年的观察中发现，18G 切割针比大口径切割针造成的创伤并发症更少。

一些病理医生认为，用 18G Tru-Cut 切割针获得的样本大小不足以建立可靠的诊断。这是导致 18G Tru-Cut 切割针未能获得广泛接受的主要障碍。如果病理医生已经习惯于接受较大的样本，那么在开始使用 18G 切割针之前，乳腺影像医生应与之会面，向其说明只要切割针穿过了靶病变，则较小样本的代表性与较大样本的代表性并无不同。

最后应记住，虽然采集的样本量取决于切割针的规格，靶组织的代表性取决于操作者的 "弹射技巧"，但样本的质量主要取决于病变的性质，这是操作者无法控制的。操作者必须检查每个样本并评估其大体性状。在作者的实践中，如果用 18G 切割针获得的样本不充足（即小的、易碎的或破碎的样本，该类情况 <5%），将在随后的过程中换用 16G 或 14G 切割针，但是这也不能保证获得更好的样本，因为即使使用更大的切割针，易碎肿块的核心可能仍然是碎片，完全坏死肿块的大样本仍然是非诊断性的。

总之，作者强烈建议常规使用 18G 切割针进行乳腺肿块的 CNB。

三、粗针活检前的准备

（一）无菌托盘

超声引导下乳腺 CNB 的无菌托盘不同于 FNA 的无菌托盘（见第 6 章）（图 12-18）。包括以下用物。

- 含 70% 异丙醇的杯子。
- 含聚维酮碘溶液（倍他定）或葡萄糖酸氯己定溶液（洗必泰或氯丙嗪）（皮肤对碘过敏时）的杯子。
- 含 1% 利多卡因（赛罗卡因）的 10ml 注射器。
- 21G、5cm 长的皮下注射针（Becton Dickinson，Franklin Lakes，NJ）用于局部麻醉（传统上用于局部麻醉剂注射的 23G、25G 或 30G 皮下注射针太细、太短、太灵活，无法在超声引导下进行适当的局部麻醉）。
- 一堆 "4cm×4cm" 规格的纱布。
- #11 刀片（如果要在皮肤上切口）。

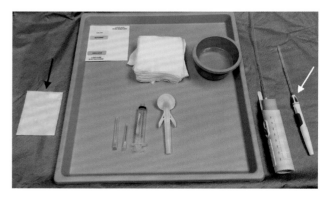

▲ 图 12-18　超声引导的 CNB，无菌托盘基本套件

包括：1 个装有 70% 异丙醇的杯子；葡萄糖酸氯己定（ChloraPrep）的涂药器；10ml 注射器，21G、5cm 长的皮下注射针头，注射用 1% 利多卡因（Xylocaine）；自动 CNB 设备（Maxcore，18G）；一堆 4cm×4cm 规格的网眼纱布和不粘纱布（Telfa）（黑箭）（用于放置样本）。另外还准备了在肿瘤内放置组织标记物的装置（白箭）

- 不粘纱布（Telfa、Covidien、Mansfield、MA），将样本卸载到纱布上。
- 粗针活检（CNB）设备。

必须准备一个装满福尔马林的容器，将包裹样本的折叠 Telfa 纱布放入其中，以便在病理科整夜固定。

（二）患者评估

CNB 术前对患者的评估与 FNA 术前的评估仅略有不同（见第 4 章）。

计划接受超声引导下 CNB 的患者首先由护士评估病史、过敏史和用药史，记录他们的生命体征。向患者详细解释该程序、替代方法和可能的并发症，并以适当的纸质形式或电子形式获得书面知情同意。

与 FNA 不同，CNB 前需要沿着针的预期路径进行局部麻醉。在对所有局部麻醉剂都过敏的特殊情况下，根据作者的经验，可以在不进行任何局部麻醉的情况下使用 18G 切割针在超声引导下进行 CNB。事实上，作者用于 FNA 的 18G 切割针和 20G 切割针在尺寸上几乎没有差别。

与任何其他程序一样，必须注意评估患者对乳胶和胶带是否过敏，如过敏则应使用适当的替代产品。

14G CNB 切割针的出血并发症风险高于 20G 或 21G FNA 针，但如果使用 18G CNB 切割针，这种差异几近消失。如果使用 14G 或更大的切割针，许多临床医生建议将接受抗凝治疗的患者的 CNB 延迟至抗凝停止 3～5 天后。然而，这是有争议的，如果不能停止抗凝治疗，那么如果活检的好处大于局部血肿的小风险，则仍应进行 CNB[22]。

如前所述，根据我们的经验，每天服用"婴儿剂量（81mg）"阿司匹林并不是任何类型经皮乳腺活检的禁忌证。患者血压升高也不是禁忌证，这通常是由与活检相关的焦虑引起的。

（三）设备定位

如同前面章节对超声引导下 FNA 所述一样，必须注意检查床周围设备的设置是否复合人体工程学要求。

- 超声扫描仪和从属监视器的位置放置得当，超声医生无须扭头即可观察图像（图 12–19）。
- 调整诊床的高度。
- 将垃圾桶放在合适的位置。
- 将患者放置在合适的位置。

准备完成后，暂停操作。

四、皮肤消毒

尽管 CNB 报告中经常提到"无菌皮肤准备"，

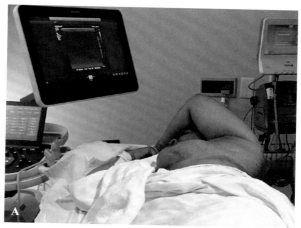

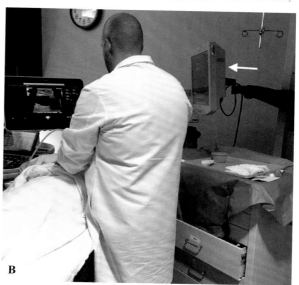

▲ 图 12–19　左乳 3 点钟病变。粗针活检（CNB）时，扫描仪监视器和活检托盘均被放置在令人满意的位置

A. 患者处于右后斜位，左臂抬高，超声监视器可供站在患者左侧的操作者直接查看；B. 无菌托盘被放置在靠近操作者的位置，取用方便。操作者可以舒适地在左乳外侧工作，并且可以直接看到监视器。请注意壁挂式从属监视器（箭），它用于右乳活检，此时操作者应站在床的另一侧

但超声引导下的乳腺活检很少在无菌环境下进行，事实上 CNB 的操作环境更适合描述为"经过消毒的"。手术期间及任何感染率高的长时间侵入性手术（例如放置中央导管）都需要无菌技术。相较而言，超声引导下的乳腺活检，尤其是那些不涉及皮肤切口和不使用大口径装置的活检，是采用消毒技术来进行皮肤准备的。该程序不是在专门的房间内而是在进行超声检查的房间内进行；操作者未使用长效消毒溶液进行手部的外科擦洗，未使用无菌毛巾擦干手部，未穿戴无菌长袍、口罩和外科帽。

一旦选择了进针部位，即如同实施 FNA 那样，用大量的 70% 异丙醇对皮肤进行消毒，而异丙醇也可用作超声耦合剂（图 12-20）。由于 CNB 切割针比 FNA 针头大，在碘过敏的情况下，可使用聚维酮碘（倍他定）或葡萄糖酸氯己定（洗必泰中浓度为 4% 或氯丙嗪中浓度为 2%）进行更强力的消毒。对糖尿病患者和其他易感染患者进行更严格的皮肤准备。虽然过去曾被推荐使用，但目前的共识是，二尖瓣脱垂或心脏瓣膜置换术患者不需要使用抗生素。

像许多其他人一样，我们不使用无菌洞巾来准备活检区域。我们也不会给探头套上无菌保护套。用酒精毛巾擦拭探头的接触面，然后将其短暂浸入含有 70% 异丙醇的杯子中（图 12-21）。在操作过程中要特别小心，不要用活检装置或任何针头接触探头。

在作者的个人经历中，没有发生 1 例 CNB 后感染（见第 16 章）。

五、超声引导下局部麻醉

因为 CNB 针比 FNA 针粗，CNB 必须进行局部麻醉。选择利多卡因（1% 或 2%）或布比卡因，可以添加碳酸氢盐缓冲液、肾上腺素，可以对麻醉剂进行加温。最常用的麻醉剂是 1% 利多卡因。然而，它的低 pH 值（6.1）被认为是注射过程中疼痛的原因，添加 1∶100000 的肾上腺素可使溶液的酸性增加 1000 倍（pH 值为 4.2）[23]。因此，1% 利多卡因（不含肾上腺素）通常与 8.4% 碳酸氢钠以 9∶1 的比例进行缓冲，尽管对比研究得出的结果好坏参半。

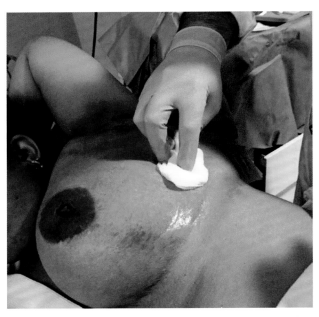

▲ 图 12-20　如果皮肤对碘过敏，在使用聚维酮碘（倍他定）或葡萄糖酸氯己定溶液（洗必泰中浓度为 4%，氯丙嗪中浓度为 2%）之前，可使用大量 70% 异丙醇对皮肤进行消毒

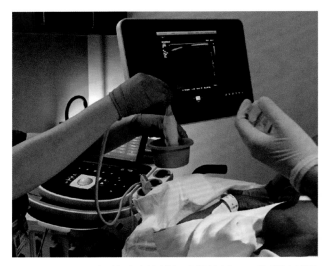

▲ 图 12-21　用酒精毛巾擦拭探头的接触面，将其短暂浸入含有 70% 异丙醇的杯子中，然后由技师交给操作者

对于报告自己对"卡因"类麻醉剂过敏的患者，注射 1% 苯海拉明是一种安全、廉价且有效的局部麻醉选择[24]。

局部麻醉剂的起效速度和作用持续时间必须牢记。利多卡因起效快（1～2min），但不会立即起效，因此需要在注射后等待 1～2min 再插入活检装置。

利多卡因的作用时间约为 45min，这对于超声引导的 CNB 来说已经足够了。布比卡因的作用时间更长，但起效比利多卡因慢。如果利多卡因不能使用或无效，布比卡因可作为二线麻醉剂。

最后，一项 Meta 分析表明，将麻醉剂加热到体温而非室温，可以减少注射过程中的疼痛 [25]。然而这不太实际，在日常实践中很少做到。

如前所述（见第 6 章），必须彻底排空含有麻醉溶液的注射器，因为即使沿针头轨迹注入最少量的空气也将立即产生一道明亮的回声，使注射组织和潜在目标变得模糊（图 6-8 和图 12-22）。

传统意义上，局部麻醉开始于皮内注射麻醉剂（"皮丘"）。事实上，由于皮肤有丰富的末梢神经，这种皮内注射是非常痛苦的，而这种痛苦可以通过下述技术轻松避免。沿着 CNB 切割针的预设路径注射利多卡因，最好在超声引导下进行。由于 CNB 时需尽量平行于胸壁进针，因此路径较长，故而建议使用长（5cm）的皮下注射针来注射麻醉剂（图 12-23）。针头刺穿皮肤后，向目标前进，接触目标，然后向皮肤撤回，在此过程中将 3～5ml 麻醉溶液缓慢推注（以尽量减少组织扩张造成的疼痛）在组织内（视频 12-8）。当针头回撤至针尖位于真皮下时，再推注 1～1.5ml 麻醉剂对皮肤进行麻醉（替代"皮丘"）。

麻醉溶液的超声表现不尽相同。在大多数情况下，它像大多数水溶液一样是无回声的，但在某些情况下，注射会导致皮下脂肪回声增强，这不应被误认为是正在形成的血肿（图 6-9）。

一个经常被问到的问题是麻醉剂是否应该注射在靶病变的前面、后面和远端，类似于经皮 VAB 或消融前使用的深部局部麻醉技术。根据作者的经验，这是不必要的，因为假设：①绝大多数靶病变没有神经支配；②许多病变被不敏感的脂肪包围；③唯一需要麻醉的组织是沿针的直线投射路径分布的组织（因此需要使用超声引导下局部麻醉）；④弹簧加载装置的动作非常快。如果需要将麻醉剂注射到相对于靶点较深的地方，唯一的原因是利用麻醉剂来"抬起"一个离胸壁或植入物表面太近的肿块。不过，提醒患者 CNB 装置刺穿靶病变时实际引起疼痛的可能性很小，并解释注射局部麻醉剂不能完全消除这种风险，这仍然是一种良好的做法。

再次强调，与麻醉剂用量同样重要的是麻醉剂开始起效的时间。许多学员希望在完成麻醉剂注射后立即插入活检枪，但正确的做法是等待 1～2min，待麻醉剂起效后再插入 CNB 设备。这段短暂的时间可以用来与患者进一步讨论手术或任何其他相关话题。谈话有助于减轻患者的焦虑，提高患者对操作

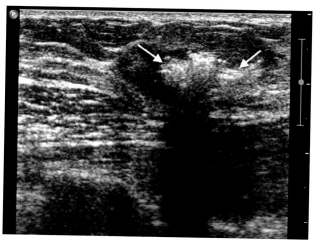

▲ 图 12-22　粗针活检之前局部麻醉的陷阱
充满局部麻醉药的注射器排气不彻底，注射后形成一团与空气相关的强回声（箭），伴声影，掩盖了部分低回声的目标病变

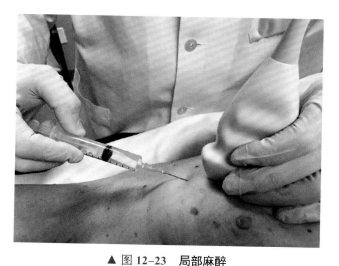

▲ 图 12-23　局部麻醉
在超声引导下，沿着预设的粗针活检进针路径注射利多卡因溶液

者的信任。

六、超声引导下粗针活检技术

由于大多数 CNB 装置的切割针存在自动的前向冲程，因此超声引导的 CNB 在技术上与超声引导的 FNA 不同。

（一）规划进针路径

选择靶点后，超声引导下乳腺 CNB 最重要的步骤是找到到达靶点的最佳路径并确定进针点。这方面没有明确的规则，只有一些基本的常识。就像飞机驾驶员在起飞前花时间研究（有时会修改）飞行计划一样，操作者不应匆忙行事，在选择方法之前，应该花必要的时间探索替代方法，以确保成功地对患者疼痛风险或出血风险最低的目标进行采样。

没有乳房的哪一部分或哪种组织是经皮穿刺活检针不能穿过的，唯一的技术限制在于对乳房进行 CNB 时有击中胸壁、肺或植入物的风险，以及在对区域淋巴结进行 CNB 时有击中肺或大血管的风险。

虽然致密乳房中的腺体组织通常有丰富的神经支配，因此对针的穿透很敏感，但脂肪的情况并非如此，用活检针穿过皮下脂肪几乎总是无痛的。在规划活检针到达目标的路径时，应充分利用这种差异。最好从乳房周围开始，在到达目标之前，让切割针沿着一条长路径穿过皮下脂肪组织。腺体组织（尤其是乳晕后或乳晕下区域）病变的 CNB 可能需要比脂肪环境中病变的 CNB 注射更多的局部麻醉溶液。

在规划自动 Tru-Cut 型 CNB 设备的进针路径时，为确保程序的最大安全性，操作者应确定活检枪发射后针尖的位置。为了达到最大安全性，理想情况下发射后针尖位置应至少与发射前一样远离胸壁（或植入物），或者离胸壁更远（图 12-24）。这一经验法则将保证所有情况下程序的安全性。这个规则在给胸部下垂的患者摆体位时特别有用。对于这些病例，内象限病变可以由内向外进针，而患者则取严格仰卧位。相比之下，对于大型下垂乳房外象限病变的活检，应利用重力，将患者置于斜卧位（甚至

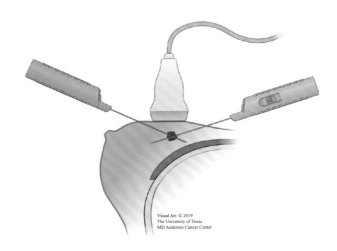

▲ 图 12-24　乳房活检时选择切割针入路的简单规则

使用自动粗针活检（CNB）设备。操作者应在脑海中弄清楚穿刺针弹射后针尖的位置。为了获得最大的安全性，弹射后针尖位置应至少与弹射前一样远离胸壁（活检装置以绿色显示）。红色显示活检装置危险地朝向胸壁

侧卧位），使下垂乳房向内侧移位，并使外象限均匀分布在胸壁上。这种体位具有以下额外好处：①降低靶目标的深度；②拉伸覆盖组织，这有助于降低病变的活动性。在上述基础上，从外侧到内侧的入路提供了通往目标的安全通道（图 12-25）。在非常小的乳房、含有植入物的乳房或乳房切除术后的胸壁上进行 CNB 时，遵循穿刺针应始终平行于胸壁并尽可能远离胸壁的规则是最关键的（图 12-26 和图 12-27）。

确定到达靶点的最安全路径和选择活检设备的最佳入口是 CNB 的一个关键步骤，应投入足够的时间和注意力，尤其是如果使用 14G 切割针和皮肤切口，方案的任何更改都意味着需要第二次切口。

（二）进针

在进针之前，操作者应向患者解释标准弹簧激活的 CNB 设备在其操作过程中会发出独特的咔嗒声，以免患者对此感到惊讶。然后对活检设备进行一次测试，使患者熟悉该声音。

与超声引导下 FNA 一样，在插入切割针之前，操作者必须验证超声探头的方向是否正确，即探头的右侧缘与监视器上图像的右侧相对应，以便切割针在预期的图像一侧进入视野。同样，快速的验证

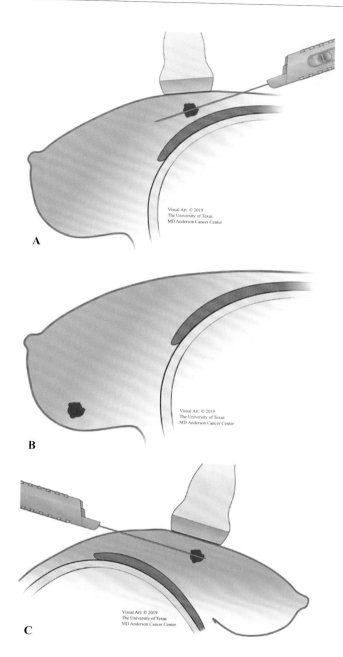

▲ 图 12–25　对于乳房下垂的患者，当使用标准的自动粗针活检（CNB）设备时，患者的体位在选择最佳（最安全）路径时的重要性

A. 患者仰卧位，以便实施乳房内侧病变的 CNB，由于在弹射过程中针头远离胸壁，由内向外的入路较为安全；B. 对于外象限的病变，如果患者保持仰卧位，下垂乳房的柔软性将使超声引导下的 CNB 在技术上非常具有挑战性；C. 将患者置于斜卧位（甚至侧卧位），使下垂的乳房向内侧移位，让乳房外象限均匀分布在胸壁上，此时由外向内的入路是非常安全的路径

方法是抬起探头右侧缘，并确认超声图像的右部消失。如果图像的另一面受到影响，则应将探头从右向左快速翻转。如果由于某种原因无法将探头的位置进行物理翻转，则应以电子方式左右翻转图像，这在所有超声仪上都可以实现。

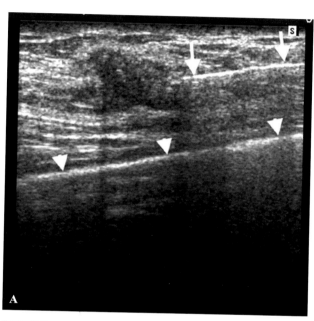

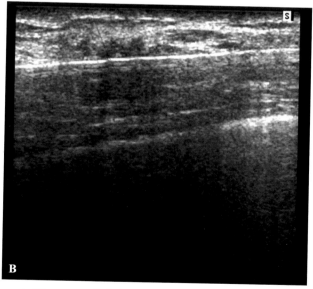

▲ 图 12–26　小乳房中恶性肿瘤的粗针活检（CNB）

A. 超声检查，箭指向 CNB 切割针，该针平行于胸膜（箭头）并与病变接触；B. 击发后的超声图像。针头穿过病变后，针头与胸膜的距离比击发前还要大

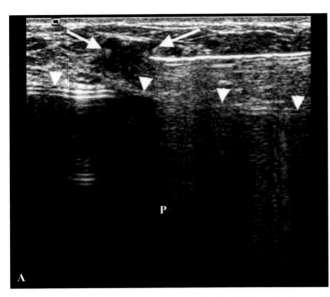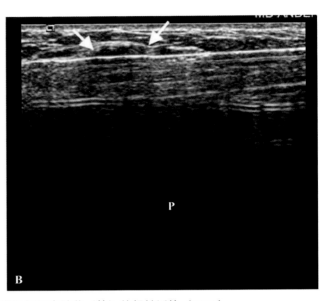

▲ 图 12-27　与植入物相邻的不确定的亚厘米级低回声结节（箭）的粗针活检（CNB）

A. 发射前的纵切面超声图显示了 Tru-Cut 针的完整回声，包括其尖端和独特的尖端伪像，针头在远点插入，因此可以安全地平行于植入物表面（箭头）并延伸；B. 发射后的纵切面超声图，穿过结节（箭）的切割针保持与植入物（P）的表面平行。病理检查发现纤维囊性变。P. 假体

　　操作者握持探头的方式是初学者经常忽略的一个重要问题。如前所述（见第 5 章），双手的位置［左手持探头，右手操作活检装置（对于右手操作者）］必须尽可能自然舒适。左手将探头保持在病变上方的横向位置，而右手从探头右侧插入活检装置（图 5-13 和图 12-28A）。这相当于做腹腔镜手术的外科医生的手的位置。通过这种方法，观察活检部位的操作者可以精确地监测穿刺针插入的角度，同时可以稍微倾斜探头，验证针与扫描平面的对齐情况。

　　然而，随着经验的积累，针与扫描平面的对齐很容易通过针的轻微侧向、扇形移动来检查。此操作可瞬间"检索"刚从扫描平面消失的针头（见下文的"针尖"伪像）。相比之下，握住探头以便从侧面观察给新手的印象是，针与扫描平面更容易对齐，但不提供针倾斜的信息，更重要的是，它使双手和手腕处于尴尬的、不舒服的位置（图 12-28B）。然而，由于解剖限制，在极少数情况下，这可能是唯一可能的定位技术。

　　当使用 14G 或更大规格的切割针时，操作者需要用刀片在皮肤上制作 2～3mm 的切口，以便 CNB 切割针插入。这样的皮肤切口需要在手术后用 Steri

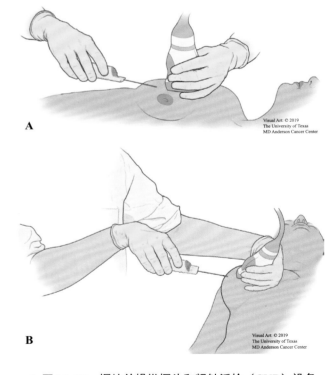

▲ 图 12-28　握持并操纵探头和粗针活检（CNB）设备

A. 一只手握住探头、另一只手握住 CNB 设备的自然、舒适的方式，握持探头的手可以舒适地放在乳房上，有助于稳定目标病变，当对松弛的脂肪性乳房中的微小活动性病变进行活检时，这尤其有用；B. 将探头放在侧面时，这种姿势会给腕部甚至肩膀造成过大的压力

条封闭。当使用 18G 甚至 16G 切割针时，此步骤是不必要的，因为这些针比 14G 或更大规格的针锋利得多，对针头施加短促的推力就足以使针尖穿过皮肤。一个常见的错误是，操作者不是短促地用力将针头刺入皮肤，而是逐渐加力，导致针头突然刺穿皮肤，然后不受控制地在乳房中推进数厘米。虽然这在大乳房中可能无关紧要，但对于小乳房的患者，穿刺针可能会击中深面的胸壁或植入物，存在严重风险。

为了便于活检针穿透皮肤，特别是对于皮肤松弛的大乳房而言，在进针部位拉伸皮肤是有用的。这可以通过握探头的手或助手来完成。

在大多数自动装置上，穿刺针并未装置在手柄的中心轴上，因此活检枪的手柄一侧较厚、一侧较薄（图 12-5）。握住设备时，将手柄的厚重部分朝上是一个好习惯。否则，在进针过程中，手柄的厚重部分可能会与乳房或胸壁接触而阻止针的进一步插入（图 12-29）。

与超声引导的 FNA 技术相似，超声引导的 CNB 徒手穿刺技术采用"平面内"进针技术，因此需要在扫描平面内完美地对准切割针，以获得最佳的可见度。但是，对于超声引导的 CNB，没有与探头相连的引导装置，因此只能使用徒手法进行。在过去 20 年里，研究人员已经尝试开发出"智能"电子制导技术，旨在寻找与扫描平面不对齐的针头，这可能是有意为之，例如在解剖可及性有限的区域进行的手术中，进针路径只能偏离超声扫描平面；而更多的则属无意为之，是为了满足那些未掌握平面内徒手进针技术的操作者的需要。第 5 章讨论了这些装置。最近的一项研究是使用多阵列（1.5D 或 1.75D）探头或矩阵探头，能够"看到"略偏于中间平面的平面，并"捕捉到"不在中间平面的倾斜穿刺针，确定其路径，以及预先确定不可见的倾斜穿刺针与扫描平面相交的点。

由于自动 CNB 装置的切割针可在超过 2cm 的距离上发生突然而又不可阻挡的前向弹射，因此安全性应是操作者首要关注的问题。为避免击中小乳房患者的胸壁或病变附近的植入物，超声引导下 CNB

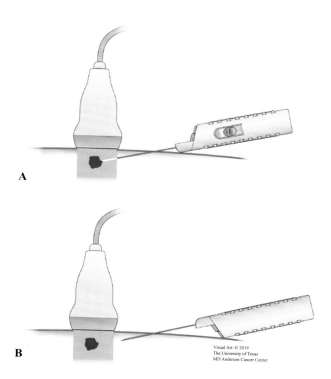

Visual Art: © 2019
The University of Texas
MD Anderson Cancer Center

▲ 图 12-29　插入粗针活检（CNB）装置的示意图。在该装置中，切割针并未装置在手柄的中心轴上，手柄的厚重部分朝上

A. 当手柄的厚重部分朝上时，针可以顺利到达目标；B. 当手柄的厚重部分朝下时，手柄可能与乳房接触并阻止针到达目标

最重要的安全规则是尽可能平行于胸壁（同时平行于线阵探头的表面）进针。切割针平行于探头平面的另一个好处是，因为它垂直于声束而提供了最佳反射率，因此在声像图上回声最强。但是为了实现这种需求，切割针必须在距离探头末端一定距离的位置插入（图 12-30）。该距离随着目标在胸部的深度增加而增加（图 12-31）。根据病变的深度和乳房的大小，进针位置可能距离探头末端数厘米。这意味着，除非操作者将探头滑向针头的进入位置，"抓住"它，然后再将探头滑回目标，同时保持针头在视线范围内，直到它靠近目标，否则声像图上会缺失一长段的进针轨迹。

如果目标非常深，需要在距探头非常远的位置进针，则可以使用以下技术缩短距离：在操作者对装置手柄施加压力以改变针的方向并使其沿着水平轨迹（图 12-32）之前，将针以一定角度短距离插入皮下组织。这在脂肪替代的乳房中效果很好，在那

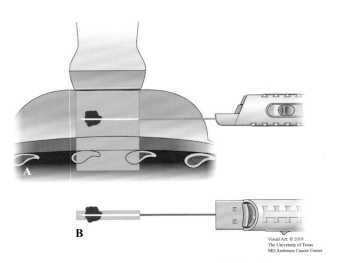

▲ 图 12-30 使用自动 Tru-Cut 装置的超声引导下 CNB 的标准技术

A. 侧视图显示针与胸壁平行，因为与扫描平面对齐，所以 FOV 中针的整个部分看起来呈强回声，注意，初始路径上有较长一段针头不可见；B. 鸟瞰图显示针与扫描平面对齐

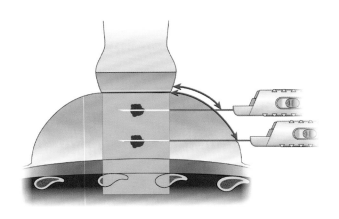

▲ 图 12-31 随着目标深度的增加，进针点与探头边缘（双头箭）之间的距离增加

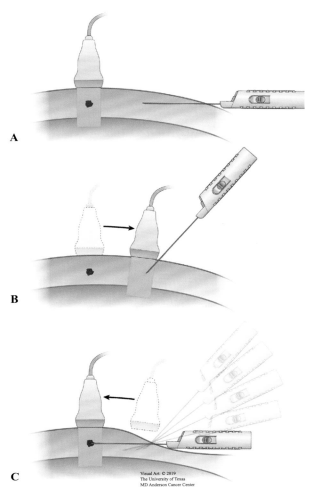

▲ 图 12-32 减小进针点与目标之间距离的进针技术

A. 针头需要很长的距离才能到达靶点。B. 选择一个较近的进针点，将针以一定角度插入皮肤，直到到达病变的深度。当针对准胸壁时，要非常小心，不要太深。这种斜向插入应在超声引导下进行。滑动探头，接近进针点。C. 随后压低 CNB 装置的手柄，使针的轨迹水平化

里活检针几乎可以向任何方向移动。

在启动活检枪之前，将切割针与扫描平面对齐是至关重要的，尤其是对于非常小的目标。因此，除了目标之外，还希望可视化切割针的最长可能部分，以确认其与扫描平面的正确对准。这可以通过将探头放置在图像左侧显示目标的方式来实现，从而显示穿过大部分视野的 CNB 切割针。相比之下，在超声引导下的 FNA 中，无须长径路，反而是将靶点放置在靠近倾斜细针的超声图像边缘，以尽量减少其路径（图 12-33）。

为了更可靠地检查切割针的对准情况，一种方法是使用扫描仪的电子束控制，将超声图像的传统矩形格式扩展为梯形格式（见第 1 章）。另一种方法是使用具有更宽视野的低频线阵探头。使用低频探头的一个好处是，只要目标大于数毫米，由于相关的体积平均伪像，"较厚"的扫描平面在显示针时就更"给力"。

（三）优化针的可见度

当操作者试图可视化并对准目标和针头时，同时更改两只手的位置可能会造成混乱。相反，操作

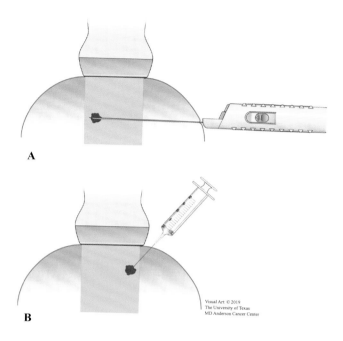

A

B

▲ 图 12-33 带自动活检装置的粗针活检（CNB）和细针抽吸（FNA）在超声视野内靶点位置的差异

A. 对于 CNB，如果从右侧进针，则放置探头以在图像的左侧显示目标（右手操作者），CNB 针穿过大部分视野，可以更有效地检查其与扫描平面的对齐情况，从而确保安全性；B. 对于 FNA，将靶点放置在视野的右半部分，以最小化斜向细针的路径

者应将握持探头的手稳定在最能显示目标的位置，并保持探头固定，同时以侧向运动的方式重新定位针，直到在屏幕上看到包括针尖在内的整个远端针轴（图 12-34）。此时针可以缓慢推进，直到其尖端与目标接触。与立体定向引导活检不同，无须将针向后拉数毫米以补偿 Tru-Cut 针的实心尖端所代表的死区。

Tru-Cut 针尖端的识别因"尖端"伪像的可见性而大大方便了。这种彗星尾征与 Tru-Cut 针头末端未被切割套管覆盖的 5～8mm（取决于针的规格）的固体金属相关。在这个裸露金属的实心部分内发生混响会产生明显的、独特的彗星尾伪像，这是 Tru-Cut 针远端的特征（图 12-35）。因此，目标是从一侧到另一侧操纵活检针，直到显示出整个穿刺针的强回声轴，直至其尖端与尖端伪像与目标接触为止（图 12-36，视频 12-9）。此时操作者可 100% 确信针头与扫描平面已完全对准，可启动活检枪。当处理尺

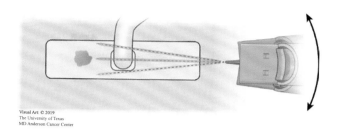

▲ 图 12-34 将针与扫描平面对齐（俯视图）
放置探头以对目标成像，并与进针点对齐。然后保持探头固定，让针头进行侧向移动，直到其整个远端轴（包括其尖端）出现在屏幕上

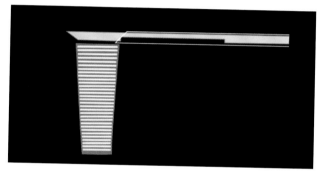

▲ 图 12-35 独特的彗星尾伪像可识别出 Tru-Cut 针头最末端的裸露金属实心部分，该部分未被切割套管覆盖
此处显示切割针凹槽朝下，就像 Maxcore 粗针活检（CNB）设备一样

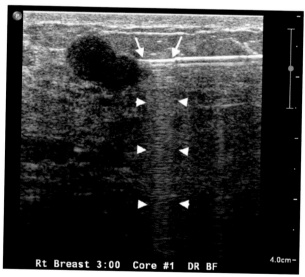

▲ 图 12-36 对纤维腺瘤进行粗针活检（CNB）时，针头的尖端伪像
目标清晰可见，自动 CNB 设备的 Tru-Cut 针完全可见，"彗星尾伪像"（箭）验证了与目标接触的针尖（箭头），从而确认可以"锁定"目标并可以启动活检（视频 12-9，该视频显示了如何通过轻微的侧向扫动运动来达到完美对准）

寸在厘米以下的目标时，尖端伪像变得至关重要（图 12-37 至图 12-42，视频 12-10 至视频 12-12）。使用空间复合成像功能时，这一特征性伪像会减少或完全消失。这是不使用（或至少最小化）空间复合成像的另一个原因。还须记住，这种非常有用的伪像是 Tru-Cut 针所特有的，使用圆柱形切割套管的全芯系统不会产生这种伪像。

（四）击发活检枪

操作者仅在以下情况下才应触发活检枪。

- 在视野内可以看到切割针的整个长度。
- 最大限度地显示了肿块。
- CNB 针的尖端（在使用 Tru-Cut 切割针的情况下带有尖端）已与目标物接触。

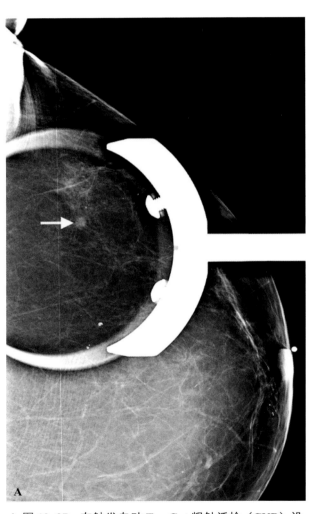
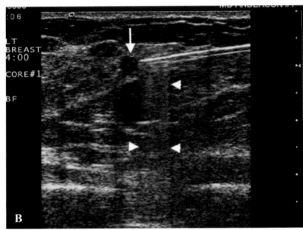
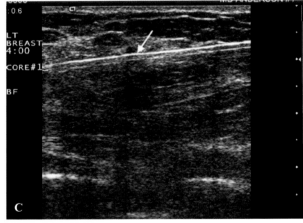
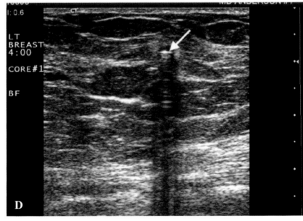

▲ 图 12-37 在触发自动 Tru-Cut 粗针活检（CNB）设备之前显示"尖端伪像"的重要性

A. 颅尾位乳腺 X 线显示微小的浸润性导管癌（箭）；B. 超声显示 4mm 低回声病变（箭）和与病变接触的 18G Tru-Cut 针，伪像（箭头）清楚地标识出了切割针的尖端；C. 发射后的纵向超声图显示，瞬时穿过细小结节的针头（箭）有非常细微的弯曲（"弯针"现象，请参见本书相关部分）；D. 探头旋转 90° 后，横切面声像图证实强回声的针头横截面（箭）位于小病变中心。注意混响伪像和来自针的干净声影，以及来自肿瘤两个边缘的相邻横向"折射"声影

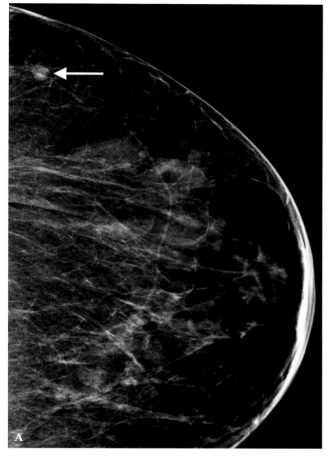

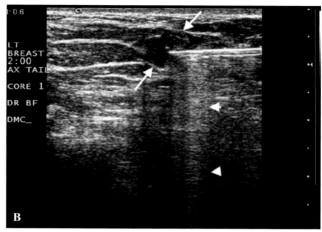

▲ 图 12-38　小（0.8cm）乳头状瘤的粗针活检（CNB）

A. 左乳颅尾位乳腺 X 线显示了新的不确定肿块（箭）；B. 发射前纵切面超声图显示 Tru-Cut 针已与病变（箭）接触。通过观察针尖伪像（箭头），可以确认针尖与目标已完美对准。目标锁定则可以启动设备

　　自动弹簧装置加载的切割针运动是如此之快，以至于无法对其进行实时监控（除了在视频记录中），并且只能在静止图像上记录切割针击发后的位置。应努力获取一张超声图片，能显示整个视野范围内针杆的完整长度而不仅仅是针头短而倾斜的部分（图12-39、图 12-40 和图 12-42）。尤其是，当清晰的图片显示穿过目标的针头部分时能够见到"弯曲"伪像，这样的图像非常重要（见下文）。

　　在纵切面声像图上记录了穿过目标的针头后，立即将探头旋转 90° 以显示针头的横切面，验证并记录其位于目标内（图 12-37、图 12-40 和图 12-41）。这相当于对切割针确实穿过了目标病变进行了三维确认。

　　如果目标病变和乳房较小或者 Tru-Cut 针的冲程超过 2cm，在这些情况下，切割针尖端都可能靠近胸壁、植入物或其他需要回避的结构，此时，在击发活检针后务必要记录以下内容（图像）：针尖与该结构仍然保持了安全距离。

　　对于活动度好的"移动性"目标，则应使用握持探头的手掌对其进行固定：将掌侧边缘和第五指（小指）弯曲起来形成杯状结构，以此固定目标或包含目标的组织。

　　对于非常坚硬但活动度很好的肿块，如钙化纤维腺瘤或硬癌，针头可能会反冲并弹离靶点或偏离肿块表面。解决方案是在击发 CNB 设备之前，用翘起的针刺穿肿块，进入目标数毫米（图 12-43 和图12-44）。此外，当针与目标病变接触时，可以通过用针轻轻"挑动"病变来实时检查其运动和（或）变形能力，这有可能提供有关其硬度或柔软度的有用信息（图 12-45，视频 12-13 和视频 12-14）。

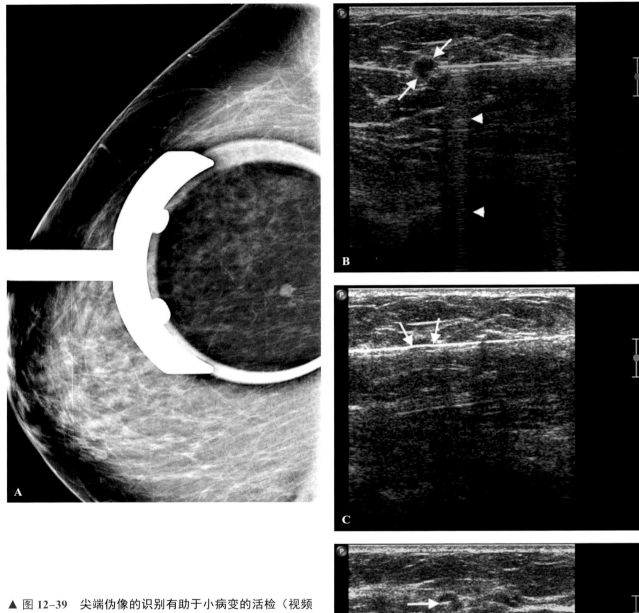

▲ 图 12-39　尖端伪像的识别有助于小病变的活检（视频 12-10）

A. 乳腺 X 线显示乳房上象限出现新的高密度结节；B. 声像图显示 5mm 的小病变（箭），Maxcore 粗针活检（CNB）设备的 18G Tru-Cut 针已与目标对准，其尖端产生的混响伪像（箭头）可予证实，此时可以击发活检设备；C. 击发后的纵切面声像图显示针头贯穿病变，注意针轻微向上弯曲这一伪像（箭），确认成功命中（有关详细信息，请参见本文）；D. 发射后，探头旋转 90° 得到的声像图可确认目标内部有针头的强回声横截面（箭），注意声影，由于关闭了空间复合成像，因此声影可显示

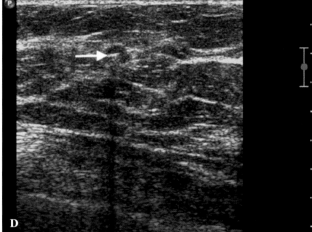

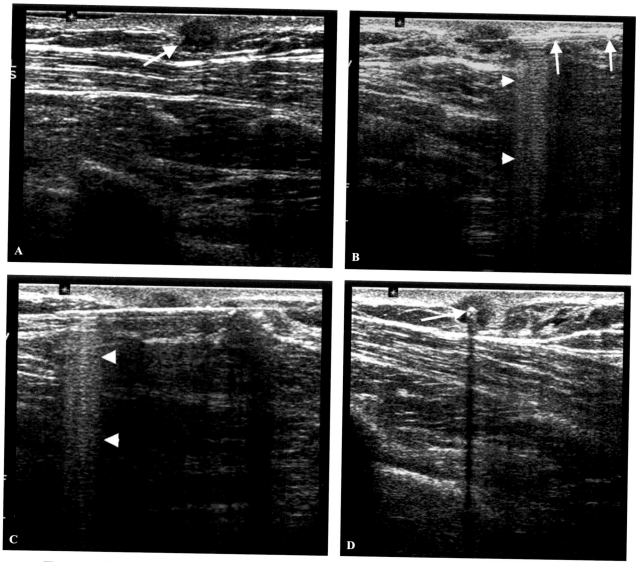

▲ 图 12-40 患者有 Li-Fraumeni 综合征（一种易患特定的而且通常是罕见的多种癌症的家族遗传性倾向），并且 13 年前有对侧乳腺癌病史。对锁骨下区可疑皮肤病变进行粗针活检（CNB）

A. 声像图显示真皮层内不规则的 5mm 结节（箭）；B. 发射前的纵切面声像图显示皮下 Tru-Cut 针（箭），彗星尾伪像（箭头）可以确认针尖与小肿瘤接触，出现该伪像意味着可以触发活检装置，病变内的水平线是第一次活检留下的痕迹；C. 发射后的声像图显示穿过低回声结节的强回声针，尖端伪像仍然可见（箭头）；D. 击发后，横切面声像图显示圆形结节中心针的横截面呈强回声（箭），注意针的后方有明显的干净声影。病理检查发现良性纤维组织细胞瘤（皮肤纤维瘤）

　　半自动（或延迟）活检装置引入了一种触发活检枪的变型技术，允许操作者独立激活（触发）两片 Tru-cut 切割针（带凹槽的针芯和在针芯上滑动的切割套管）。当针与扫描平面对齐且针尖与目标接触时，首先推进针芯，此时实际的活检并没有发生，在声像图上可以清楚地看到针芯上的凹槽并仍然可以根据需要重新定位，直到在纵向和横向扫描中确认采样凹槽对准了需要活检的部位（图 12-7，视频 12-4），此时切割套管才被击发并进行实际的活检。如前所述，虽然该技术允许操作者在纵向视图上调整目标在针芯凹槽中的位置，但如果针槽在横切面上未对准目标，则可以收回针槽，但手动将其推回目标可能非常困难（如果并非不可能）。因此，这种技术并不能真正帮助初学者减少穿刺次数。

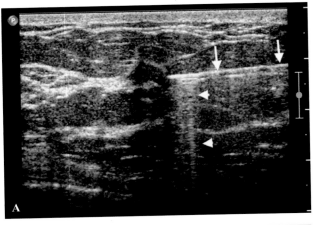
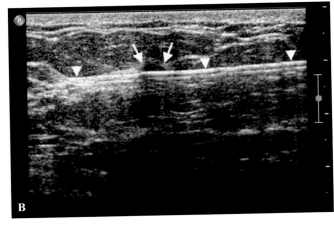

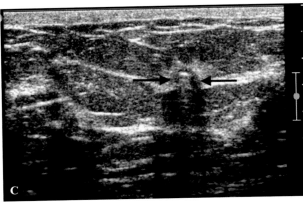

▲ 图 12-41　使用 18G Tru-Cut 针对 0.8cm 病变进行粗针活检（CNB）

A. 击发前，纵切面声像图显示针杆（箭）和尖端，以及独特的混响伪像（尖端伪像）（箭头），证实针头与小目标完美对准（视频 12-11）；B. 发射后，纵切面声像图显示 Tru-Cut 针（箭头）穿过小癌，注意肿瘤内针头的细微阶梯状变形（箭）（请参见说明文字）；C. 发射后，探头旋转 90° 的声像图记录了小癌（箭）内针头的强回声横截面

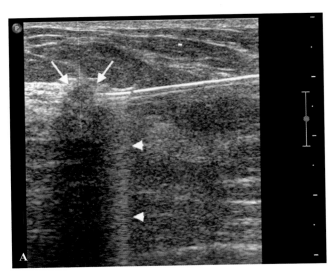
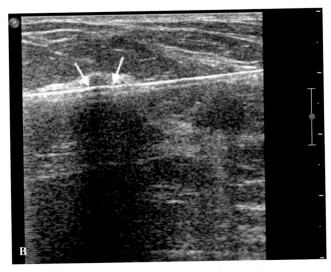

▲ 图 12-42　使用 Tru-Cut 针进行粗针活检（CNB）时，将"尖端伪像"用于"目标锁定"的重要性

A. 发射前，纵切面声像图显示了针杆、针尖和独特的针尖伪像（箭头）与 5mm 小癌（箭）的对齐（视频 12-12）；B. 发射后的纵切面声像图显示针已成功穿过小目标，如肿瘤内针段（箭）轻微的假性弯曲所证明的那样

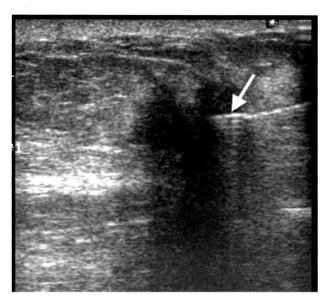

▲ 图 12-43　伴有玻璃样纤维化的硬浸润性导管癌的粗针活检（CNB）

为防止穿刺针弹离目标，发射前先推进 Tru-Cut 针，刺入肿块数毫米（箭）。注意针的阶梯状变形（声速伪像，参见文中"弯针伪像"相关部分）

七、资料归档

在进行活检之前，除了基本的患者信息和检查数据外，技术人员还应将活检目标所在乳房的左右、精确的时钟方位输入到超声诊断仪屏幕上不会干扰超声图像的位置，通常是显示屏的底部或侧面。活检类型及使用的设备类型（理想状态下）也应与每次穿刺活检时的序列编号一起出现在图像上。进行活检的医师的姓名缩写和辅助技术人员的姓名的缩写也应出现在图像上。

每次穿刺采样时，一张预发射纵向超声图显示针尖与目标接触的整个长度的图像，一张发射后纵向超声图显示针穿过目标的整个长度的图像，以及在垂直平面上获得的用于显示目标内针的强回声横截面的发射后横向超声图，都应记录为静态图像（图12-37 至图 12-48）。为此，技术人员应短暂冻结屏幕以保存图像，然后立即解冻屏幕以继续实时记录操作流程。

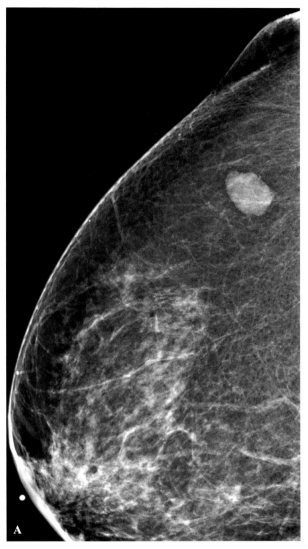

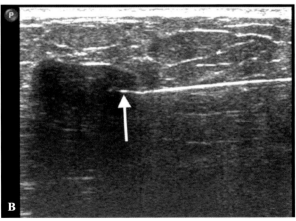

▲ 图 12-44　坚硬的、可移动的透明变性的纤维腺瘤的粗针活检（CNB）

A. 乳腺 X 线显示完全被脂肪包围的致密纤维腺瘤；B. Tru-Cut 针在第一次活检时从病变处反弹，因此，对于第二次活检，在发射 CNB 装置之前，首先将针头插入病变区域数毫米（箭）。注意，位于纤维腺瘤中的针头产生了"弯曲伪像"

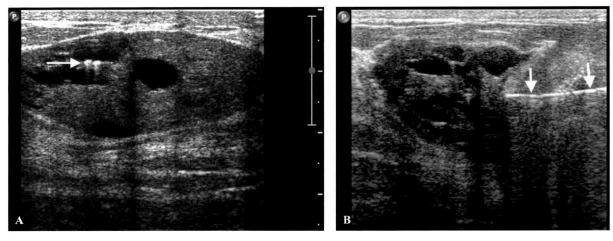

▲ 图 12-45　26 岁女性，近期发现一个边缘光滑的可触及乳房肿块

A. 超声显示一个边界清楚的卵形低回声肿块，内含许多小囊肿，并有分层钙化（箭）；B. 在第一次粗针活检（CNB）之前，使用 Tru-Cut 切割针（箭）挤压肿块边缘，显示出质软良性肿块明显的弹性和可变形性。病理检查显示间质纤维化和假血管瘤性间质增生（视频 12-14）

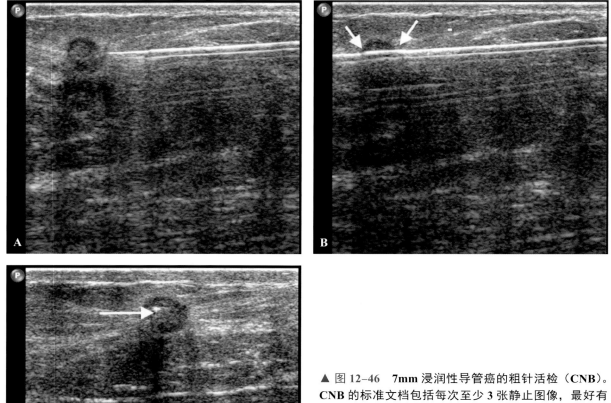

▲ 图 12-46　7mm 浸润性导管癌的粗针活检（CNB）。CNB 的标准文档包括每次至少 3 张静止图像，最好有额外的视频剪辑

A. 预发射纵向超声图显示目标（位于视野的另一侧，以显示最长的针段）和强回声的针杆及 Tru-Cut 切割针的尖端伪像；B. 发射后纵向超声图显示针穿过目标病变，注意细微的弯针伪像（箭）；C. 发射后，横向超声图显示针的强回声横截面（箭）位于病变内，带有明显的声影和（或）混响（彗星尾伪像），确认击中目标

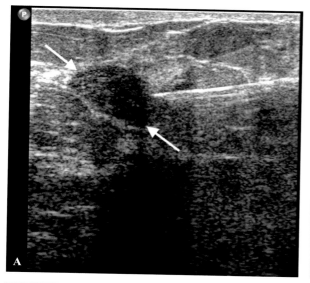

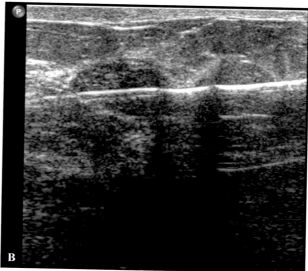

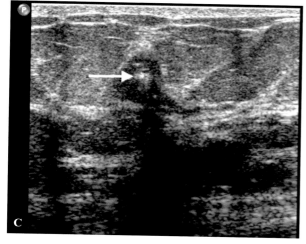

▲ 图 12-47　**1.2cm** 的假血管瘤性间质增生（**PASH**）的粗针活检（**CNB**）。标准文档包括 **3** 个图像

A. 发射前纵向超声图显示置于视野左半部的目标病变（箭），以显示较长的针头；B. 发射后纵向超声图显示穿刺针穿过目标病变，注意针的弯曲伪像；C. 发射后 90° 横向超声图记录了目标病变内针的强回声横截面（箭）

尽管需要静止图像，但它们仅代表了严格记录的最低要求，因为记录 CNB 等快速操作程序的最佳方法是录制数字视频剪辑（视频 12-15 和视频 12-16）。曾经只有录像机和录像带才能做到这一点，但现在大多数超声扫描仪上都可以记录数字视频剪辑。但是，在实践中，操作者很少捕获到 CNB 中每次击发活检设备时最关键阶段的视频剪辑。不幸的是，根据定义，无论是在超声引导下进行的程序，还是动态操作（例如在超声检查期间使用探头进行压缩试验），视频记录才是记录实时成像事件的最佳技术。正如第 2 章和第 5 章所述，对于整个 CNB 程序的详尽记录，没有什么能比得上老式的连续录像带，它可以让磁带滚动并记录活检程序，从开始到结束没有任何中断，连续捕捉操作过程中最不重要和最关键的时刻，包括所有成功的或失败的操作甚至不良事件。这种持续监控让人想起视频监控安全系统。

20 年来，我们在 Anderson 将所有乳腺活检都记录在 S-VHS 磁带上。每卷磁带包含 20~30 个活检过程（图 12-49）。磁带最近被数字化，以便在 PC 上进行教育性演示。视频 12-17 是连续记录超声引导下活检的示例（约 2006 年）。如今，尽管长达几分钟的数字视频剪辑可以在扫描仪的硬盘中捕获、导出，然后存储在 PACS 中，甚至可以存储在"云"中的安全站点上，但对整个活检过程进行连续数字记录和存档所需的存储空间将令人望而却步。放弃对整个 CNB 过程进行视频记录的另一个实际原因是，通常不可能暂停操作，同时记录下击发活检装置后的标准静态图像和录制数字视频剪辑。

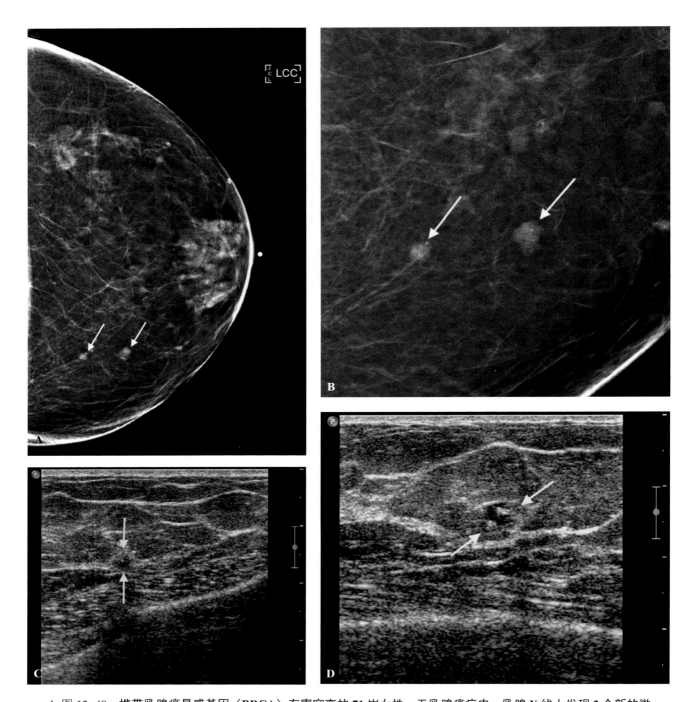

▲ 图 12-48　携带乳腺癌易感基因（BRCA）有害突变的 71 岁女性，无乳腺癌病史，乳腺 X 线上发现 2 个新的微小高密度灶

A. 颅尾向乳腺 X 线显示左乳内上份 2 个新结节，直径数毫米（箭）；B. 放大显示 2 个结节中的微钙化（箭）；C. 小结节的声像图显示 4mm 低回声肿块（箭），纵横比＞1；D. 较大结节的超声图（箭）显示一簇大小约 0.6cm 的微囊，内含微钙化，细针穿刺后几乎完全塌陷，FNA 术后病变内放置线圈型金属组织标记物

　　在击发活检装置后进行记录时可能会遇到一些陷阱。击发后，针迹可能会留在靶目标内，从而在纵切面声像图上形成一条水平线（图 12-50），这种痕迹通常（但并非总是）呈强回声。在针迹内可见一些移动的回声，提示空气和（或）血液微气泡的存在（视频 12-18 和视频 12-19），在横切面声像图上可能会产生数个回声，导致随后每次穿刺采样后在横切面上识别穿刺针的横截面变得越来越困难（图 12-51）。

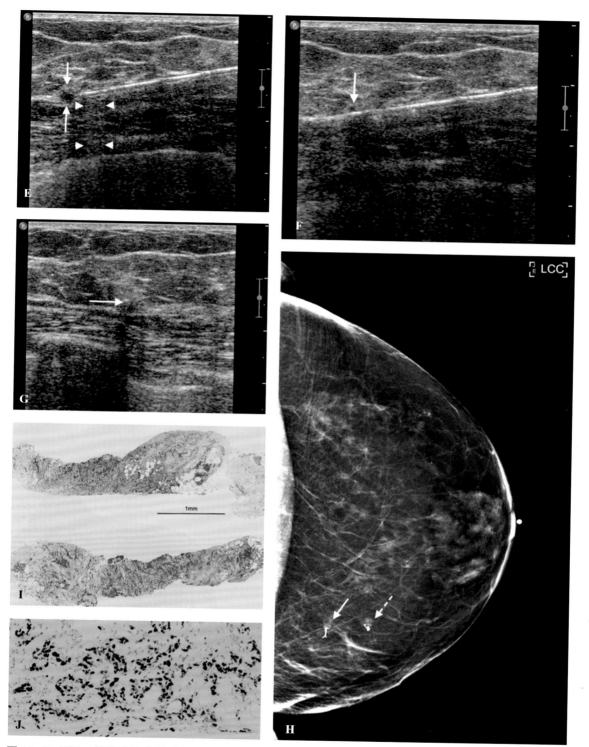

▲ 图 12-48（续） 携带乳腺癌易感基因（**BRCA**）有害突变的 **71** 岁女性，无乳腺癌病史，乳腺 **X** 线上发现 **2** 个新的微小高密度灶

E. 活检装置击发前获得的超声图显示 CNB 针的位置，其针尖与 4mm 可疑结节接触（箭），注意整个针杆的可见度及与针尖相关的彗星尾伪像（箭头），确认针和靶完美对齐；F. 发射后纵向超声图，病变几乎看不见（箭）；G. 发射后 90°超声图显示病变内针的横截面（箭），CNB 后，在微小可疑病变处放置一个 U 形 Tumark 组织标记物；H. 术后乳腺 X 线检查证实了标记物的放置，一个位于癌内（Tumark 标记物）（箭），一个位于良性纤维囊性病变内（线圈）（虚箭），注意，小的恶性结节在 CNB 期间已被部分切除，良性结节在 FNA 后仍有少量残余；I. 低倍镜下可见浸润性导管癌 2 级（hema-toxylin 和 eosin 染色，40×）；J. 显微照片显示 Ki-67 在三阴性小癌（200×）中呈高度阳性（>35%）

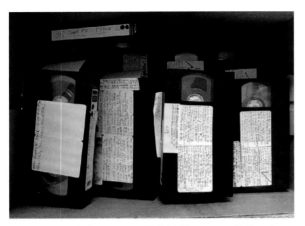

▲ 图 12-49　照片显示了一些存档的 S-VHS 磁带，自 1987 年以来用于记录超声引导下的乳腺活检

从局部麻醉开始到活检后组织标记物的最终放置，每卷磁带都包括 20～30 次乳腺活检的连续的、完整的过程

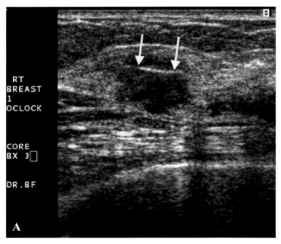

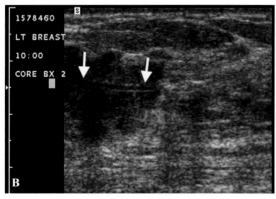

▲ 图 12-50　在纵切面超声图上，粗针活检（CNB）后针迹可见

A. 使用 18G Tru-Cut 针和自动 CNB 设备对恶性肿瘤穿刺活检后，超声图像显示目标内留下强回声针迹（箭）；B. 另一患者，18G Tru-Cut 针穿过一个恶性肿瘤后，留下一条纵向低回声轨迹（箭）

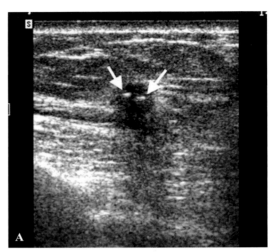

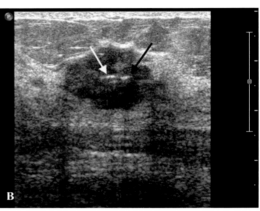

▲ 图 12-51　粗针活检（CNB）后，横切面声像图上的针迹
A. 使用配备 Tru-Cut 针的自动 CNB 设备对小癌成功采样两次后，发射后的横切面声像图显示肿块内两个强回声针迹（箭）；B. 另一患者的 CNB，第二次穿刺击发后显示出两个强回声，中央是针的横截面（白箭），第二个（黑箭）是前一次 CNB 的轨迹，仍留在原位（视频 12-20）

　　这种模糊性也可能发生在靶区存在微钙化的情况下（图 12-52）。然而，针的横截面应该通过其特有的彗星尾伪影和（或）阴影来明确识别。如果有疑问，移动针头是另一种识别针头并将其与之前通过的回声痕迹区分开来的方法。这很容易用视频剪辑记录下来（视频 12-20）。

八、退针及样本回收

　　成功命中目标的过程被记录下来后，将针撤出。在绝大多数情况下，伤口处无出血。操作者转向托盘，将样本卸在 Telfa 纱布上，此时仍应"密切关注"活检部位，确保无出血。当罕见的出血发生时，由

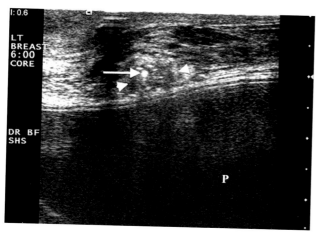

▲ 图 12-52 假体（P）附近小面积纤维囊性病变（箭）粗针活检（CNB）后，在击发后的 90° 超声图上显示针的横截面（箭头）

针的横截面回声比周围的微钙化灶更强，并伴有声影和少量混响。通过移动针头，可实时进行针头的明确识别

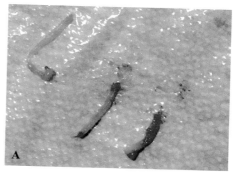

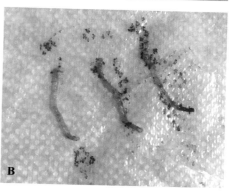

▲ 图 12-53 使用 18G Tru-Cut 切割针获得的质量良好的样本，放置在 Telfa 纱布上

A. 低级别浸润性小叶癌的样本；B. 2cm 浸润性导管癌的样本

操作者或技师用纱布轻轻按压针道和采样部位，直到出血停止，然后再进行下一次操作。

从 Tru-Cut 切割针中取出样本，首先需要将针从乳房中撤出，拉动专用杆手动收回切割套管，以露出位于针芯凹槽中的样本，然后轻轻地扫过 Telfa 纱布，便足以将样本从凹槽中取出（图 12-53，视频 12-21）。然后重新检查活检装置，以便进行下一次操作。

九、同轴粗针活检技术

同轴技术的发展是为了最大限度地减少因为重复插入活检装置以获得多个样本而对组织造成的创伤[26]。这项技术需要使用数厘米长的引导器，包括一个锋利的套管针和一个比 CNB 设备的活检针大 1G 或 2G 的套管，例如，14G 活检针使用 13G 套管，18G 活检针使用 17G 套管（图 12-54）。在超声引导下，沿着 CNB 针的计划路径插入引导针直至其尖端靠近靶点后，取出套管针（图 12-55）。然后，操作者将 CNB 针穿过引导器（套管），使其与目标接触，并验证其是否正确对齐（如上所述），随后进行活检。采样后将 CNB 装置从乳房中拔出，同时将套管留在原位。卸下样本后重设 CNB 设备，并通过套管再次插入以获得另一个样本（图 12-56，视频 12-22A 至 C）。

由于仅插入了一次引导器（与多次重复插入 CNB 装置的切割针相比），该技术减少了被穿刺组织损伤和出血的风险，以及在活检目标较难企及等情况下对胸壁或植入物造成损伤的风险。重复插入大口径（14G 和 12G）CNB 穿刺针的并发症还包括曾经罕见的恶性肿瘤针道种植（见第 16 章）。近年来，作者看到 12G 真空辅助 CNB 设备，尤其是 12G Celero 设备的使用，在转诊到 MD Anderson 接受治疗的患者身上激增。巧合的是，作者注意到在使用如此大口径切割设备进行 CNB 的患者，尤其是患有三阴乳腺癌等高级别肿瘤的患者中，沿针道种植的病例有所增加。如果使用 14G 或更大口径的针对不确定肿块进行 CNB（尤其是需要多次采样时），强烈建议使用引导器。除了疑似乳腺癌的标准诊断性 CNB 外，本建议还适用于任何需要进行多次活检以收集研究材料的研究方案（通常使用 14G 或更大口径的针进行活检），特别是当采样目标是低分化癌、三阴乳腺癌等侵袭性肿瘤时。

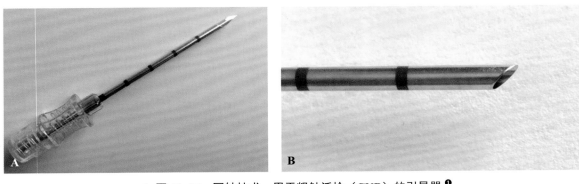

▲ 图 12-54　同轴技术：用于粗针活检（CNB）的引导器 ❶
A. 整体视图，显示套管内锋利的套管针；B. 移除套管针后，套管钝头的特写视图

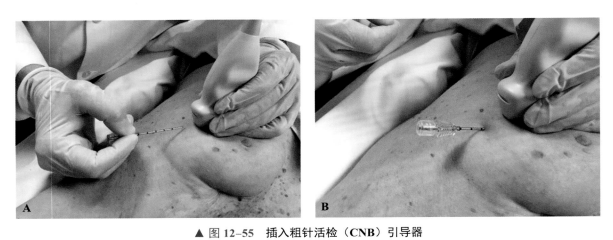

▲ 图 12-55　插入粗针活检（CNB）引导器
A. 可以通过局部麻醉时 21G 针头留下的微小皮肤开口插入引导器；B. 引导器到位，套管针尚未拆除

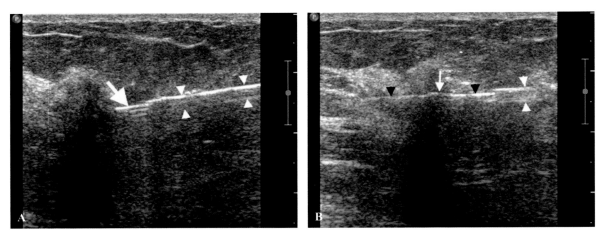

▲ 图 12-56　使用引导器和同轴技术对可疑肿块进行粗针活检（CNB）
A. 发射前纵向超声图，可见 Tru-Cut 针尖端特有的彗尾伪像（箭），切割针从引导器（箭头）出来，并与可疑肿块接触，准备进行活检；B. 发射后的纵向超声图显示 Tru-Cut 针（黑箭头）已穿过了固定的引导器（白箭头）和肿块。注意穿过目标的针头存在弯曲伪像（箭）

---

❶ 译者注：原文有误，已修改

同轴技术最适合大乳房，因为引导器可以完全插入并在整个过程中保持稳定。在小乳房中，引导器只能插入很短的距离，而大部分会悬垂于乳房之外，即使患者轻微移动，也有使其脱落的风险。

由于 18G 针对组织的损伤极小，因此在使用 18G 针进行 CNB 的大多数情况下，都不需要引导器。

十、采样位置

FNA 时，一次进针即可通过使穿刺针朝不同方向定位、采样而获得大量样本，而 CNB 与之不同，仅可沿着单一轴向进行采样。因此，CNB 需要多次穿刺才能获得多个样本。在恶性肿瘤异质性的假设下，为了提高 CNB 的诊断率，人们提倡对肿瘤的不同部位进行采样以提高诊断率。然而，乳腺浸润性导管癌并不存在异质性，因此就不存在于肿块的这一部分采样可获得正确的病理学诊断而于肿块的另一部分采样就不能获得正确的病理学诊断这类情况，至少在平均大小的乳腺癌中是如此。如此一来，虽然从技术上来说可以从肿块的不同区域采样（图 12-57），但在日常实践中不这样做。实践中多次采样的目的基本上是为了：①增加提交给病理学家的材料数量；②减少脱靶的风险。在任何情况下，对于小（亚厘米级）肿瘤，故意瞄准肿瘤的某些部位而不是其他部位通常是不现实的。

另一方面，当处理非常大的肿瘤时，坏死的存在使得采样点的选择特别重要，因为将切割针对准

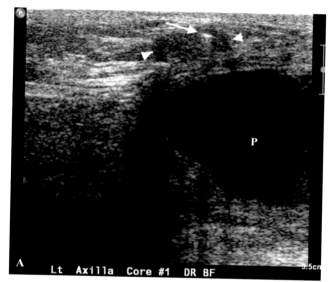
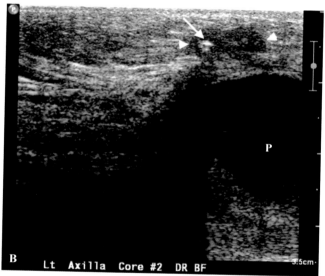
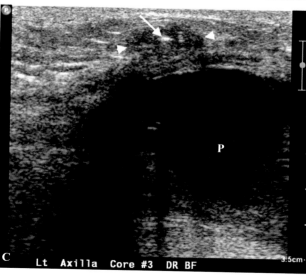

▲ 图 12-57　与重建乳房内植入物（P）相邻的腋尾部小（0.9cm）复发灶（箭头）的 CNB

A 至 C. 3 个发射后的 90° 超声图显示了在结节的三个不同部分中 Tru-Cut 针（箭）的痕迹

坏死区域很可能无法获得具有良好诊断质量的样本。在这种情况下，解决方案是使用能量多普勒超声来识别和显示具有内部血管的肿瘤区域（假设血管反映组织活力和坏死情况）并将 CNB 对准这些区域。

另一个具有挑战性的情况是面对呈混合回声的大型恶性肿瘤。浸润性小叶癌常是这种情况，它可能存在大量纤维化。由于绝大多数乳腺癌是低回声的，乳腺影像医生和技师在寻找早期乳腺癌的过程中不断寻找局灶性低回声区，在发现混合回声时很容易将低回声区与肿瘤相关联而将高回声区与纤维化相关联。经验显示这种情况很少发生，因此不应试图用超声表现来推断组织病理学表现。相反，应努力对所有肿瘤区域进行采样，无论其回声水平如何，尤其是在怀疑为浸润性小叶癌的情况下（图12-58）。施加一定压力进行动态检查，对于清楚地识别呈混合回声或与邻近组织等回声的硬癌的模糊不清的边界很是重要（图12-58 和图12-59，视频12-23）。

十一、样本数量

除 CNB 切割针的尺寸外，自一开始使用自动 CNB 设备以来，采样数量一直是争论最多的问题。实践中确实存在很大的差异，少者仅取 1 个样本，多者可取 7 个甚至更多样本。

决定有效样本数量的最相关因素是操作者技能、病变的大小及所得样本的大体性状。

在美国的大多数实践中，无论病变大小，都要进行固定次数（通常为 3 次或 4 次）的穿刺采样，以获得大体性状良好的样本，即使在第一次或前两次穿刺时已清楚地记录到了针头穿过靶病变的情况也需如此。这一"标准"的提出和采用很可能是为了适应不同操作者参差不齐的技能水平。然而，一项研究中系统地取了 6 个样本并分别进行了分析，结果表明，假设超声引导穿刺针穿过肿块时没有技术错误，两个样本就足以诊断研究人群中的乳腺癌[27]。显然，"空枪"和只产生了很小组织碎片的穿刺都应从最终计数中剔除。

无论目标尺寸如何，假设所有样本组织肉眼质量良好，如果有经验的和熟练的操作者在第一次穿刺时已击中目标，那么第二次和第三次穿刺不是为了增加诊断率（应该已经是 100%），而主要是为了增加可利用样本的体积，以防病理科在处理样本时发生意外的错误。如果记录到穿刺针通过靶区，并且获得的样本具有良好的肉眼质量，则理应获得明确的病理诊断。

另一种情况是当针未能显示在靶区时：在这种情况下，应重复穿刺，直到针最终出现在靶区。在此基础上应该再进行 2～3 次穿刺，以获得更具代表性的材料。

在这方面，必须记住具有延迟击发模式（或零弹射模式）的可编程自动 CNB 设备的实用价值，该模式允许在实际进行活检之前验证针槽的正确位置。这类 CNB 设备可防止操作者进行过多穿刺，而以够用为宜。

上述所有注意事项均与用于诊断目的的 CNB 有关。在其他情况下，还可利用 CNB 来收集组织以进行研究，例如监测乳腺癌新辅助化疗的效果。在这些特殊情况下，应在方案中明确规定活检技术。如前所述，尤其是在处理侵袭性肿瘤（如三阴乳腺癌）时，应尽可能使用最小规格的切割针进行最少次数的穿刺，并且必须使用同轴技术，以最大限度地降低针道恶性种植的风险（见第 16 章）。

十二、"弯针"伪像

前面已经叙述了一些有助于实施乳腺肿块 CNB 的技巧和窍门。传播速度伪像是自 1995 年首次报道以来对乳腺活检最有帮助但并未受到足够关注的伪像，这种伪像导致切割针在穿过肿块时产生明显的弯曲[28]。这一发现最初被错误地称为"刺刀"伪像，因为最初的病例是在大肿瘤的 FNA 或 CNB 中观察到的，切割针并未完全穿透肿块（图 12-60）。而当 CNB 切割针从肿块的一侧穿透至另一侧时，我们很容易发现监视器上切割针的明显变形看起来不像刺刀，而是向探头方向的弯曲，并且这种弯曲仅限于针穿过靶病变的这一节段（图 12-61 和图 12-62）。这种伪像与针穿过的组织中声速的差异有关。最常

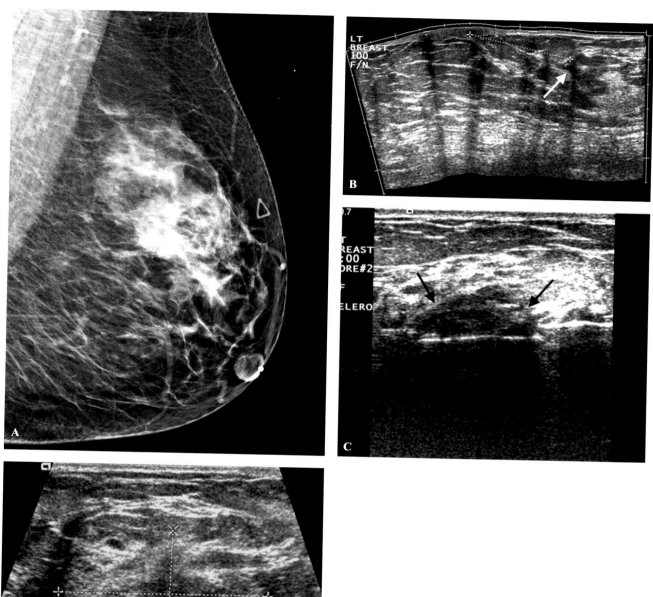

▲ 图 12-58 选择正确的目标。患者左乳上象限触及肿块

A. 乳腺 X 线显示不规则的 5cm 高密度灶；B. 技术人员识别并聚焦于一个小的低回声区域（箭）；C. 乳腺影像医生假定低回声区为恶性肿瘤，使用 12G Celero 粗针活检（CNB）装置对低回声区（箭）进行数次穿刺活检，获得的样本没有显示恶性肿瘤；D. 此次重复超声检查，通过动态扫查发现，该肿瘤呈混合回声，并且以高回声为主（测量卡尺之间）。对整个肿瘤进行重复活检，证实为浸润性小叶癌

见的情况是，在声速约为 1540m/s 的肿瘤周围包绕着声速约为 1480m/s 的脂肪，后者声速较慢。因此，在接触切割针之前，穿过肿瘤前部的超声束在肿瘤内部的往返过程中被加速，并且比从肿瘤外部的针头部分反射的超声束更早地返回探头。由于超声扫描仪中的处理器忽略了返回探头的超声束传播速度的

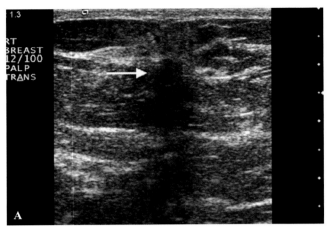

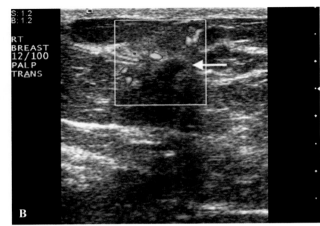

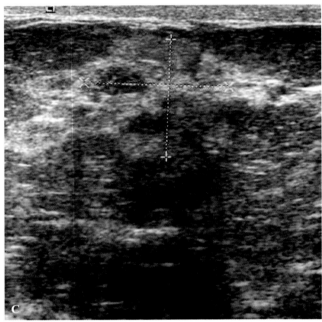

▲ 图 12-59　超声引导下浸润性小叶癌的粗针活检（CNB）：靶点选择的困难性。患者 12～1 点钟位置可触及肿块。病理检查发现 2.5cm 浸润性小叶癌

A 和 B. 在灰阶（A）和能量多普勒超声（PDUS）（B）成像中，技术人员发现一个小的低回声区域（箭），与可触及肿块的大小不匹配；C. 施加一定压力进行动态扫查（视频 12-23，视频 2-14），发现肿瘤呈混合回声，比先前静态图像上的要大得多（测量卡尺）。如超声引导下的 CNB 仅针对其中一个小的低回声成分进行采样，将使操作者面临仅获取纤维化成分而无法获得恶性诊断材料的风险

差异，并根据其渡越时间来处理所有回波，假设所有超声束以相同的平均速度 1540m/s 移动，来自肿瘤内针头部分的回波，返回传感器的时间较早，因此被认为是来自更靠近传感器（探头）的反射体，因此，该部分针头将被扫描仪显示为稍微靠近探头，而出现针头在肿瘤内"弯曲"的伪像（图 12-63）。基于其形成机制，针朝向探头的"弯曲"在一定程度上再现了靶块前缘的形状。针的"弯曲"区域通常显示为平滑的曲线，因为绝大多数肿块是球形的。曲线半径取决于病变的大小：肿块越大，曲线半径越短，即弯曲越明显（图 12-64）。由于弯针伪像反映

了针头和探头之间的非脂肪组织的数量，因此，如果肿块的矢状切面恰好为正方形，则针头的畸形将显示为阶梯线；如果肿块的前表面不规则，则针头的畸形将显示为折线（图 12-65）。此外，一种相反的情况是，如果 CNB 针没有击中脂肪包围的典型肿瘤，而是击中脂肪肿瘤或嵌入乳腺纤维腺组织（阻抗较高）的任何其他低声阻抗病变，则可能产生反向弯曲伪像。这种反向伪像可以在体外实现人工模拟（图 12-66）。在临床实践中，作者只遇到过一次超声传播速度的反向差异，并且不是在乳房中（图 12-67）。

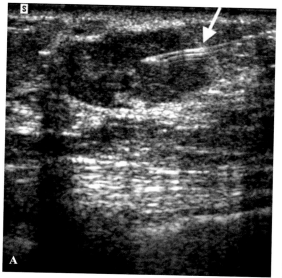

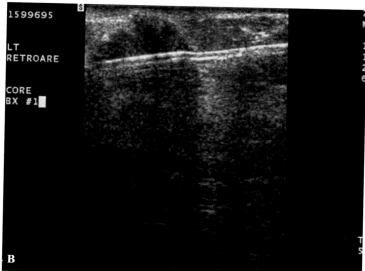

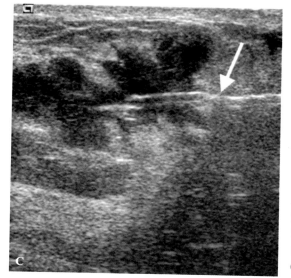

▲ 图 12-60 误命名的"刺刀"伪像

A. 纤维腺瘤的细针抽吸（FNA），超声显示针头进入病变部位后发生变形（箭）；B. 浸润性导管癌的粗针活检（CNB），击发后的纵向超声图显示，针头一进入肿块就出现了明显的"刺刀"状变形；C. 恶性肿瘤的 CNB，插入针头以展开组织标记物时，出现"刺刀"伪像（箭）

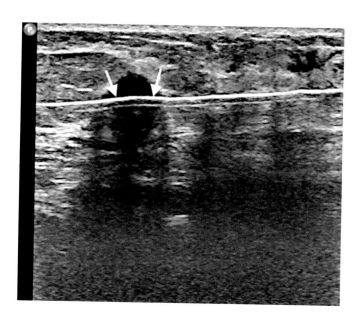

◀ 图 12-61 典型的"弯针"伪像

小癌内的针头轨迹似乎向探头"错误"地弯曲（箭）

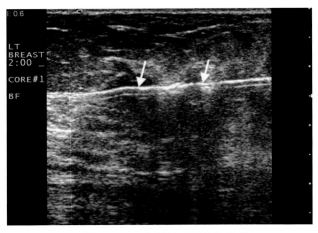

▲ 图 12-62 典型的"弯针"伪像

高级别多灶性浸润性导管癌的粗针活检（CNB），当针头穿过两个病变时，显示出两个弯曲伪像（箭）

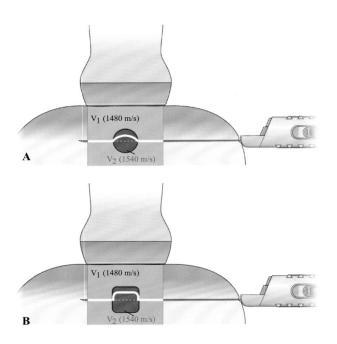

▲ 图 12-63 "弯针"（曾称"刺刀"）伪像是一种传播速度伪像，由脂肪（约 1480m/s）和大多数肿瘤（约 1540m/s）的超声波传播速度差异引起

穿过肿瘤前部的超声波在肿瘤内部的往返过程中被加速，并且比那些从针头其余节段反射回去而不穿过肿瘤的超声波更早地回到探头。扫描仪的 CPU 忽略了返回换能器的超声束传播速度的差异，并根据其渡越时间来处理所有回波，在肿瘤内靠近探头的部分标绘那些回声，因为它们比针头其他部分的回声更早地返回探头。伪像的形状反映了针头和换能器之间肿瘤组织的数量和形状：如果肿瘤是一个球体，则伪像是一个平缓的曲线（A）；而如果肿瘤的前部更方，则伪像将显示为一个台阶（B）

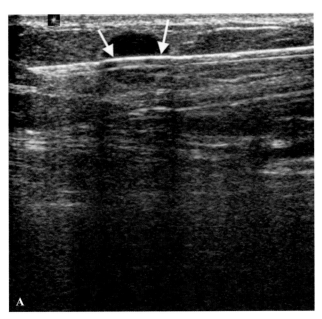

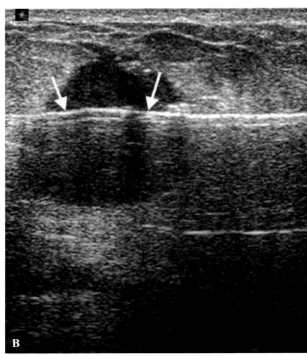

▲ 图 12-64 对被脂肪包绕的球形乳腺肿瘤进行粗针活检（CNB），出现典型的"弯针"伪像。切割针的弯曲部分显示为平滑的曲线（请参见说明文字），弯曲的半径取决于病变的大小：肿块越大，曲线的半径越短（即弯曲越明显）

A. 亚厘米级高级别癌的 CNB，可见相对平滑的轻度弯曲（箭）；B. 较大肿瘤的 CNB，可见更明显的弯曲（箭）

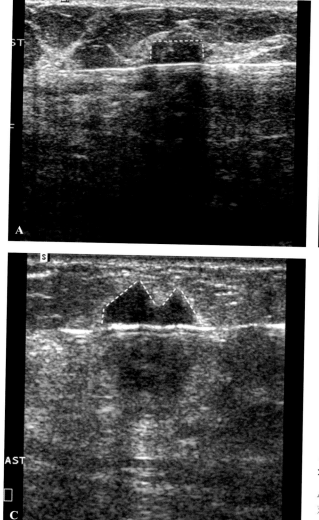

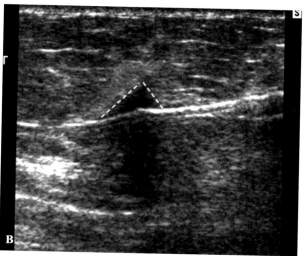

▲ 图 12-65 "弯曲"的形状取决于被活检肿块前部的形状（虚线）

A. 肿瘤前部形状大致为矩形，产生的伪像具有台阶样外观；B. 肿瘤前部呈三角形，产生的伪像是钝角；C. 肿瘤前部呈双峰状，产生的伪像是虚线

这种伪像不仅仅令人"好奇"，而且它对判断超声引导下 CNB 的成功与否贡献巨大，因为它的存在意味着针头确实穿过了一种介质（肿瘤），该介质的声阻抗与周围组织（脂肪）的声阻抗不同。当然，这在对被脂肪包围的肿块进行活检时最为明显。当对仅有数毫米大小的肿块进行活检采样时，针的弯曲伪像特别有帮助，在这种情况下，即使纵向超声图上检测到的穿刺针出现最轻微的畸形，也是成功穿过靶区的标志（图 12-37C、图 12-39C、图 12-68 和图 12-69）。当击发后的短轴切面超声图像不能清楚地显示针头横截面与微小肿块之间的关系时，这一点至关重要。但这个伪像的存在并不能提供任何关于肿块的恶性与良性性质的线索。

这个鲜为人知的伪像的存在是成功的乳腺 CNB 的一个有价值的标志。

十三、样本的处理

与 VAB 设备在专用容器中存储多个样本，从而实现其回收并转移到病理科不同，CNB 设备每次穿刺采样仅产生一个样本，需要通过移除活检设备并手动从切割针的凹槽上取下样本，方可实现回收。

（一）回收和转运样本至病理科的标准流程

将所有样本放置在 Telfa 纱布上后，可使用无菌皮下注射针或镊子从纱布上分别取出样本，并将样本一次一个地放入 10% 中性缓冲福尔马林罐中。将

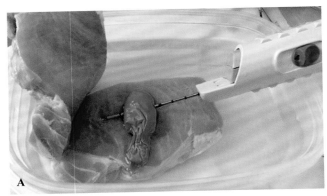

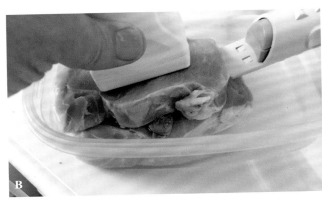

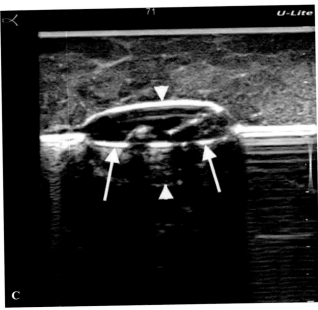

▲ 图 12-66 "反向弯针"伪像的体外人工复制

A. 用 100% 硅胶填充手套的指尖；B. 将粗针活检（CNB）针穿过的硅胶填充手套放在水浴的两块猪肉之间，并用高频线阵探头进行扫描；C. 纵向超声图显示 14G Tru-Cut 针在穿过硅胶填充手套指（箭）的过程中发生反向弯曲（箭头）。由于超声束在通过硅胶前半部分的传播过程中明显减慢，而超声扫描仪不会补偿传播速度的差异，并假定所有超声束都以相同的 1540m/s 速度传播（包括通过实际传播速度仅约 1000m/s 的硅酮时）。绘制从穿过肿块的针头截面返回的回声，其位置比针头的实际位置深。因此，这与我们通常在对乳房内被脂肪包绕的肿瘤进行穿刺活检时，看到的针头弯曲方向相反

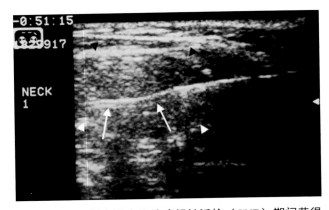

▲ 图 12-67　斜方肌内脂肪瘤粗针活检（CNB）期间获得的纵向超声图显示 Tru-Cut 针在穿过部分脂肪瘤（箭头）的过程中，产生"反向弯曲"伪像（箭）

样本转移到福尔马林罐中的更快方法是折叠 Telfa 纱布并将其放入罐中（图 12-70）。将每个样本放置在 Telfa 纱布上的一种流行替代方法是，每次采样后，使用无菌针头或镊子将样本从针槽中取出，并将其直接放入福尔马林罐中。这样做，可以在视觉上快速区分漂浮的样本（也称为"漂浮物"）[因为它主要含有脂肪（可能是误采的结果）]，以及沉入罐底的样本（也称为"沉降物"）[因为它含有非脂肪组织（良性或恶性）]（图 12-71）。某些情况下，在将样本转移到病理科之前，可对其应用特殊的附加诊断程序（见下文）。最后，确认罐子上贴有标注着患者姓名和病历号的正确标签，然后将样本送往病理科进行至少 12h 的固定。样本固定是组织切片质量的主要决定因素。

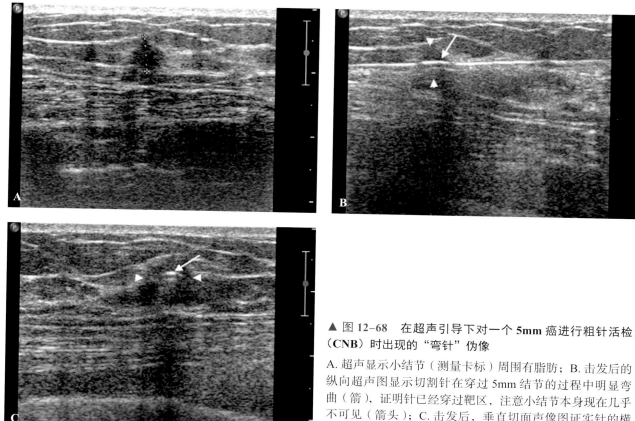

▲ 图 12-68　在超声引导下对一个 5mm 癌进行粗针活检（CNB）时出现的"弯针"伪像

A. 超声显示小结节（测量卡标）周围有脂肪；B. 击发后的纵向超声图显示切割针在穿过 5mm 结节的过程中明显弯曲（箭），证明针已经穿过靶区，注意小结节本身现在几乎不可见（箭头）；C. 击发后，垂直切面声像图证实针的横截面（箭）位于结节（箭头）中心

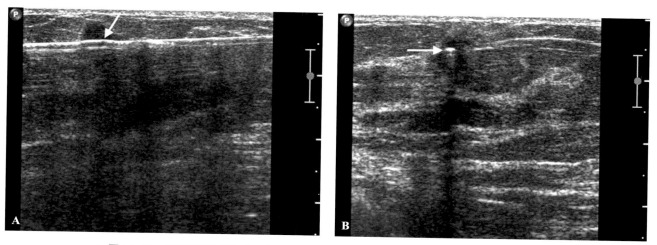

▲ 图 12-69　在超声引导下对一个 8mm 癌进行粗针活检（CNB）时出现的"弯针"伪像

A. 击发后纵向超声图显示穿过肿瘤的 6mm 长的针段产生弯曲（箭）；B. 击发后垂直切面声像图证实 Tru-Cut 针的强回声横截面（箭）位于肿瘤中心

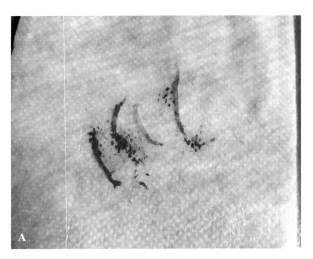

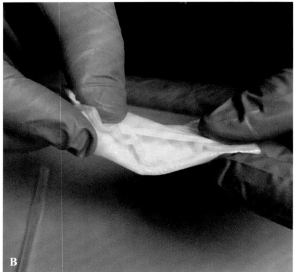

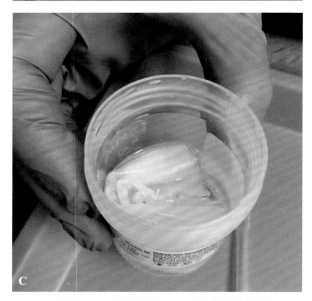

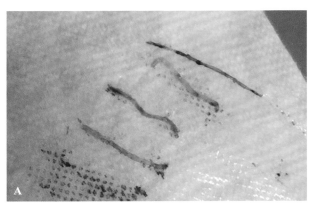

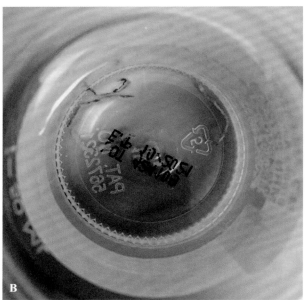

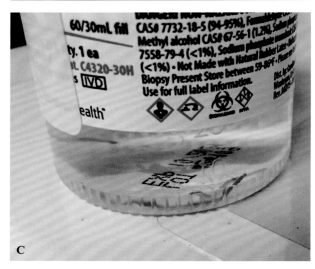

▲ 图 12-70　处理放在 Telfa 纱布上的样本

A. 纱布上有 4 个高质量的样本；B. 技术人员将含有样本的纱布折叠起来；C. 将折叠纱布浸入福尔马林罐中过夜固定

▲ 图 12-71　恶性肿瘤的粗针活检（CNB）。用 18G Tru-Cut 针获得 4 个满意的样本

A. 照片显示 Telfa 纱布上有 4 条样本；B 和 C. 使用镊子将每个样本放入福尔马林罐中，均"下沉"到底部。与漂浮在福尔马林溶液表面的脂肪样本（"漂浮物"）相反，非脂肪样本（良性或恶性）较重，沉到罐子底部（"沉降物"）

（二）样本的特殊现场处理

1. 印迹细胞学

印迹细胞学（imprint cytology，IC），也称为细胞学印片，可以为乳腺病变提供快速的初步诊断。它还可以作为一种手段来验证活检样本的充分性，并通过减少具有技术挑战性的活检的穿刺次数来优化活检程序。这项技术的方法是，用载玻片轻微地接触来自 CNB 的样本，使其表面的细胞转移到载玻片上，然后以标准方式对载玻片进行处理（见第 6 章）。这项技术对容易脱落恶性细胞的乳腺癌而言很有效。对获得的玻片进行快速细胞学评估可以在几分钟内确认恶性肿瘤的诊断，而无须等待数天来解读 CNB 样本。但是，根据我们的经验，该技术的有效性既有赖于操作者的技术水平，也有赖于肿瘤的类型，其失败率是不可忽略的，尤其是对于低级别导管癌而言，因此只有阳性结果值得信赖（图 8-49D）[29]。如得到阳性 IC 结果，那么肿瘤医生就可能在随后的几小时内接见患者，启动分期过程并讨论治疗方案，这对于远道而来、尚未确诊癌症的新患者尤其有益。然而，如果出于逻辑上的原因对快速诊断有绝对的需求，那么在 CNB 之外进行一次额外的 FNA 以立即获得恶性肿瘤的现场确认可能更为方便和有效。

2. 样本的射线照片

尽管立体定向引导 VAB 是无明显肿块的簇状微钙化的标准活检技术，但对于因技术原因而不能接受立体定向引导 VAB 的患者，例如不能俯卧在立体定向手术台上的患者或病变距离植入物（图 12-52）、乳头（图 12-72）非常近的患者及乳房相当小的患者，可以尝试使用超声引导的 CNB 来诊断簇状微钙化。在其他情况下，超声引导优于立体定向引导，因为超声能清楚地显示与乳腺 X 线上典型 DCIS 的微钙化有关的易于活检的浸润性成分（图 12-73，视频 12-24）。无论何种情形，都必须通过证明至少一个样本存在微钙化来确认手术的成功，这一确认是通过对样本进行射线照相来实现的。

病理标本专用射线照相设备（CoreVision，Faxitron Bioptics，Tucson，AZ）提供的射线照相质量高于标准全视野数字乳腺摄影设备，尽管这种设备在大多数实践中不可用。也可以使用标准（非数字）乳房 X 线摄影装置获得乳腺样本的 X 线，但胶片的处理会延长程序。

十四、粗针活检的错误与陷阱

超声引导下 CNB 的技术错误和陷阱可能导致漏诊，尤其是当小肿块被作为目标时。

（一）纵切面上仅能显示部分针轴（而非针尖）

切割针与扫描平面的错位可能导致针的一部分或全部不可见。虽然切割针的可见度低不一定影响大肿块的 CNB，但对于亚厘米级目标，有脱靶可能。作者在外院所行超声引导下 CNB 的图像上看到的最常见的记录缺陷之一就是没有记录针尖（及针尖伪像），而仅仅显示了与扫描平面相倾斜的一段针轴（图 12-74 至图 12-76）。在这种情况下，不在该平面内的针尖可能位于扫描平面外的任何位置。如第 5 章所述，该问题的解决方案包括横向、侧向移动针头，同时保持握持探头的手静止，直到针头重新出现并全部显示在扫描平面中（图 5-17 和图 5-18）。

在对 571 例用 14G 切割针进行的超声引导下 CNB 的回顾中，在 47% 的假阴性病例中，切割针没有显示在靶病变内[30]。对于足够大的肿块，没有切割针穿过靶区的记录并不一定意味着它完全错了靶区（除非垂直声像图上记录了这样的完全错过），并且在有可疑肿块的前提下，仍然可以获得癌症的诊断并信赖这一诊断，但是，非恶性诊断则不具可信度。

（二）体积平均伪像

击发活检装置后，操作者的一个常见错误是仅在纵切面上查验针头位置，而忽略垂直切面上的确认，可能穿刺针实际上位于肿块边缘而不是内部。这种误差是由体积平均伪像（最初称为"层厚伪像"）造成的（图 5-1 和图 12-77）[31]。尽管与 20~30 年前使用的 5.0MHz 或 7.5MHz 探头相比，如今的超高频探头的体积平均伪像不太明显，但它仍会影响在对非常小的目标进行 CNB 时获得的击发后纵向声像图，因此，绝对有必要在每次穿刺采样后将探头转动 90° 进行超声检查，尤其是在对微小肿块进行采样时（图 5-2）。

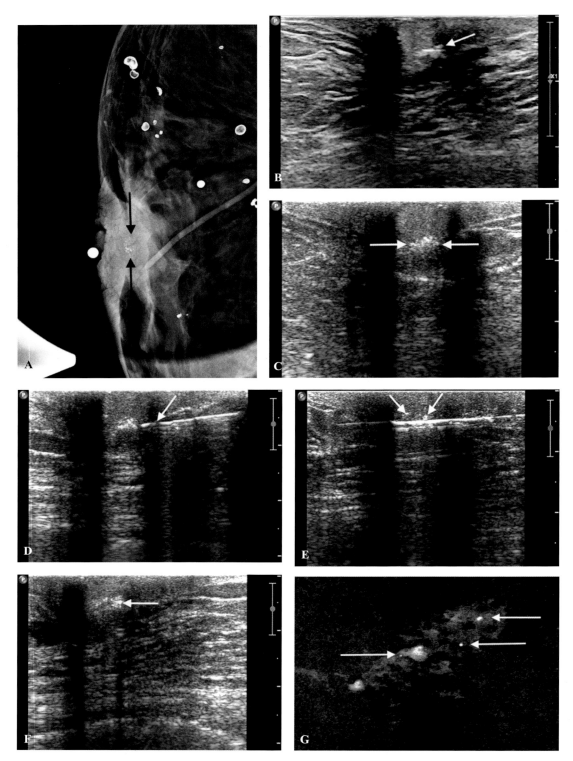

▲ 图 12–72　超声引导下右乳头微钙化的粗针活检（CNB）。77 岁女性，14 年前右乳高级别浸润性导管癌，12 年前急性早幼粒细胞白血病，11 年前左乳高级别浸润性导管癌

A. 颅尾向乳腺 X 线显示乳头深部一簇明显的微钙化（箭）；B. 超声复合成像不能明确识别簇状微钙化（箭）；C. 无复合成像的超声图像清晰地显示微钙化簇（箭），注意不伴声影；D. 击发前纵向声像图显示 18G Tru-Cut 针尖（箭）与钙化簇接触，乳头周围的空气造成的声影遮蔽了部分尖端伪像；E. 击发后，纵向超声图显示切割针穿过微钙化簇（箭）；F. 垂直切面显示针的横截面（箭）（通过声影识别）位于微钙化簇内；G. 射线照片证实一个样本存在微钙化（箭）。病理检查显示高级别浸润性导管癌伴 DCIS

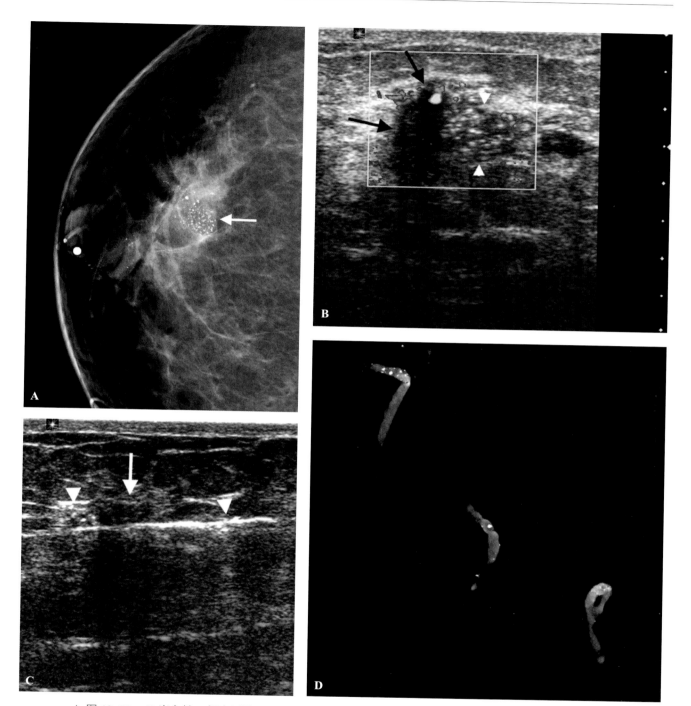

▲ 图 12-73　**49 岁女性，超声引导下微钙化的粗针活检（CNB）。外上象限可触及肿块，可见乳头内陷**

A. 颅尾向乳腺 X 线显示大面积可疑多形性微钙化，呈节段性分布，包括一个大簇（箭）；B. 能量多普勒超声（PDUS）显示微钙化簇（箭头）和相邻的不规则低回声、高血管性肿块（箭），怀疑有浸润成分（视频 12-24）；C. 击发后纵向超声图显示 16G Tru-Cut 针穿过微钙化簇（箭头）及低回声肿块（箭）；D. 3 个样本的射线照片证实了微钙化的存在。患者离开诊室前，医生就活检的初步结果与之进行了讨论

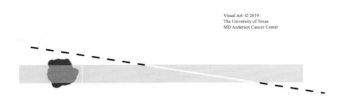

Visual Art: © 2019
The University of Texas
MD Anderson Cancer Center

▲ 图 12-74　超声引导下粗针活检（CNB）中的错误

纵向声像图上仅显示一部分错位（倾斜）的针轴（无针尖）。如果目标较小，则可能"未命中"目标

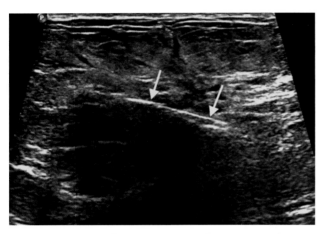

▲ 图 12-75　超声引导下的粗针活检（CNB）的错误

在靶区外发射后，纵向超声图上只能看到一小段未对准的针头（箭）。针尖不可见。此外，针应更平行于探头和胸壁

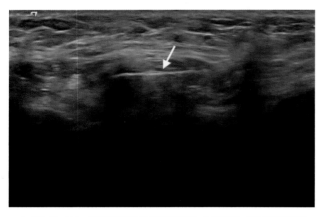

▲ 图 12-76　不可接受的粗针活检（CNB）技术和记录

目标（假定是腋窝淋巴结）不可见。由于使用过多的空间复合功能，声像图完全模糊，只能看到 1cm 的针轴（箭），未见针尖

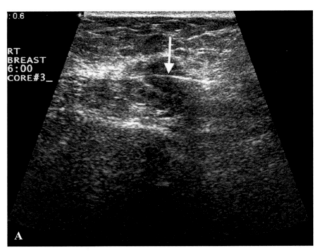

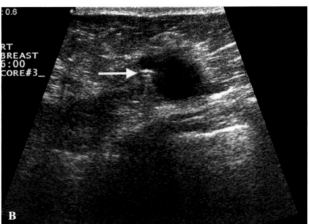

▲ 图 12-77　超声引导下粗针活检（CNB）技术中的错误：针头错位 + 体积平均伪像

A. 击发后的纵向超声图显示，仅有一小段未对准的针轴（箭）似乎显示在低回声肿瘤内，操作者可能会凭此图像声称成功，因为此段针头（箭）似乎已穿过目标肿块；B. 然而，垂直切面声像图清楚地显示纵向超声图受到了体积平均伪像的影响，事实上针头（箭）从肿块边缘穿过，可能位于肿块外面

十五、超声引导下粗针活检的适应证和禁忌证

尽管 FNA 仍有许多适应证，但目前绝大多数超声引导下经皮乳腺活检是 CNB 或 VAB。大多数乳腺病变都可以通过各种成像方式看到，必须选择使用哪种影像来引导活检。由于其独特的实时能力，超声已成为影像引导的首选。然而，一些过度"热切"的乳腺影像医生可能会使用超声来引导一些原本更适合其他影像引导方式的病例。

（一）哪些需要超声引导下粗针活检

如果没有细胞病理学医生，乳腺影像医生必须对每个需要活检的肿块使用 CNB。然而，应充分理解 CNB 的局限性。

如果有训练有素的细胞病理学医生，最好的活检策略尤其是乳腺癌分期的活检策略是精心计划的 CNB 和 FNA 相组合，如第 9 章所述。通常这涉及任何新的实性或复杂的不确定性或可疑乳腺肿块的 CNB。任何额外的可疑肿块（尤其是只有数毫米大小的肿块）都可以用 FNA 采样，以在几分钟内确认已知乳腺癌的多灶性或多中心性。在 CNB 的结果出来之前，这种阳性的 FNA 也将在事实上确认乳腺癌的存在。然后，任何可疑的淋巴结，从一个如果确认转移将对分期影响最大的淋巴结开始，应该用 FNA 而不是 CNB 采样。

对于良性病变，CNB 通常用于确认纤维腺瘤和任何其他不确定的实性肿块。FNA 可以诊断许多良性病变，而且能比 CNB 更快地获得病理结果（见第 8 章）。例如，对于急性炎症或脂肪坏死，如果利用 FNA 进行采样，有经验的细胞病理学医生几秒钟就能明确诊断。FNA 对纤维腺瘤的诊断在有经验的人中也是可靠的。然而，许多不可忽视的病例表明，尽管 FNA 技术非常完善，透明纤维腺瘤仍不能经由 FNA 来获得足够的细胞材料。在这种情况下，操作者不应重复进行 FNA（可能会产生相同的非诊断性样本），而应该切换到 CNB。

此外，如果操作者未掌握 FNA 的抽吸技术，并且非诊断性样本的比率过高，则应进行良性肿块的 CNB 而不是 FNA。根据经验，当 FNA 不能作出直接的良性诊断时，以及当需要正式的组织病理学诊断时，应进行 CNB。

（二）哪些无须超声引导下粗针活检

介入乳腺影像医生面临的最大挑战不是活检什么，而是不活检什么，尤其是当超声引导的 CNB 靶点不典型时，例如，当超声图像上不能良好地显示孤立的可疑肿块时（见第 17 章）。更具体地说，我们不应该尝试在超声引导下对超声显示不清而乳腺 X 线摄影、CT 或 MRI 能清晰显示的病变进行活检，对于这类病例，活检最好利用能清晰地显示病变的成像方法进行引导，以最大限度地提高 CNB 成功的概率。鉴于立体定向引导或 MRI 引导的 VAB 采集的样本量大得多，这一点尤其正确。

1. 结构扭曲

当乳腺 X 线上看到的扭曲结构的中心部位在超声上显示为典型的恶性小肿块时，在超声引导下进行 CNB 不仅是可行的，而且也是推荐的，因为这样做将使患者不必进行立体定向引导的 VAB，后者比超声引导的 CNB 花费的时间更长，创伤更大（图 12-78）。相反，如果乳腺 X 线上显示的典型结构扭曲在超声上仅为可疑肿块甚或完全看不到肿块，则最好不进行超声引导下 CNB。那些坚持尝试在超声引导下对乳腺 X 线上显示为结构扭曲区域的模糊肿块进行 CNB 的人，其声称的理由是避免立体定向引导活检。在有经验的人手中，如果是浸润性导管癌，细致的动态超声检查可能能够识别扭曲结构中心部位的微小肿块，但如果是放射状瘢痕，那么除了看到组织以结构扭曲中心的不确定病变为核心进行纠集或扩散外，其他一无所获。而在这两种情况下，获得阴性 CNB 结果的概率都非常高，患者仍需进行本应首先进行的立体定向引导活检，这既增加了成本也增加了焦虑（图 12-79 和图 12-80，视频 12-25）。这就是我们在解释乳腺超声和进行具有技术挑战性的超声引导活检方面的经验的重要性所在：经验丰富的乳腺影像医生应该认识到，在超声引导的 CNB 上花费的精力和时间很可能是徒劳的，甚至不应该尝试这种程序。不幸的是，一些新手可能会尝试这些活检，以此证明他们的技能。

2. 小簇微钙化

另一种情况是，应避免对乳腺 X 线发现的、与任何肿块无关的簇状微钙化进行超声引导下 CNB。

自 20 世纪 80 年代中期开始使用 7.5MHz 及更高频率的探头以来，众所周知，当微小明亮的回声投射在肿块的低回声背景上（无论是癌症、纤维腺瘤还是脂肪坏死区域）或当它们呈紧密簇状时，超声可以相当好地显示微钙化。然而，当微钙化分散在正常

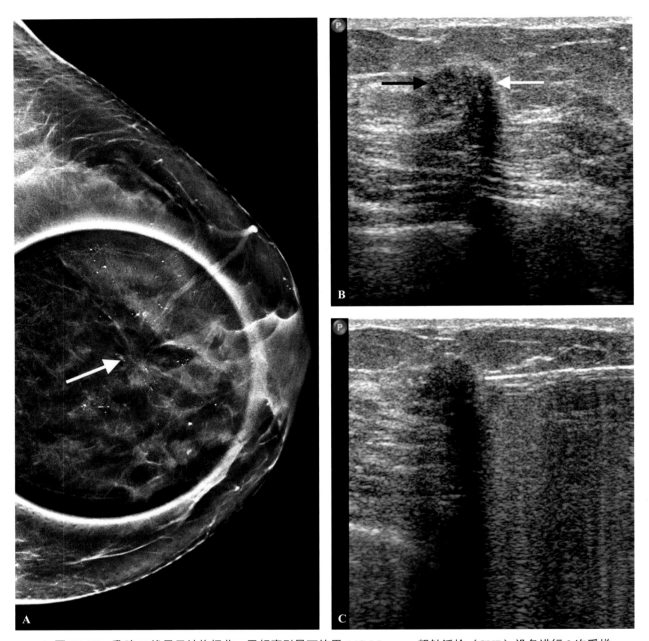

▲ 图 12-78　乳腺 X 线显示结构扭曲。于超声引导下使用 16G Maxcore 粗针活检（CNB）设备进行 3 次采样

A. 颅尾向点压缩乳腺 X 线显示局部结构扭曲（箭），无孤立肿块；B. 超声检查显示结构扭曲区域中心的 1cm 大小的不明确肿块（箭）；C. 击发前纵向超声图显示 Tru-Cut 针完全对准扫描平面，其尖端与肿块接触

乳腺实质的回声背景中时，它们实际上是看不见的，充其量只能看到少数。在这种情况下，最有经验的乳腺介入医生知道，即使用 14G 或 12G 切割针，专门针对一个甚至两个被认为代表微钙化的强回声进行采样，实际上也注定要失败，样本内很有可能见不到微钙化。即使样本的 X 线上出现了一些微钙化，由于很难将微钙化的钼靶摄影和超声表现关联起来，阴性病理结果也只有有限的价值或根本没有价值；最后，患者仍需接受本应首先进行的立体定向引导的 VAB。

微钙化的病理诊断需要大量组织。这就是为什么 VAB 已成为立体定向引导下使用的标准采样技术。

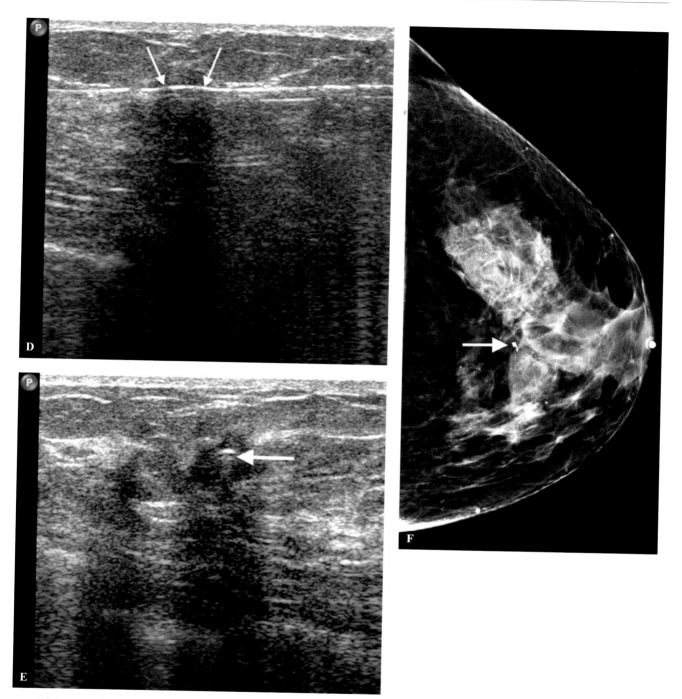

▲ 图 12-78（续） 乳腺 X 线显示结构扭曲。于超声引导下使用 16G Maxcore 粗针活检（CNB）设备进行 3 次采样
D. 击发后的超声图显示肿块内部的弯针伪像（箭）；E. 击发后，垂直切面声像图针的横截面（箭）位于肿块中心，样本的病理检查显示为浸润性导管癌（1～2 级）；F. 颅尾向乳腺钼靶照片显示 CNB 术后部署在肿瘤中的线圈型 Ultraclip 金属标记物（箭）

　　尝试这种超声引导活检的唯一指征是技术上不可能进行立体定向引导的 VAB。在这种情况下，应考虑使用超声引导的 VAB 而不是 CNB 来优化样本，从而优化病理诊断。然而，在许多情况下，患者在术前乳腺 X 线引导下进行钩线定位后，手术切除可能会更好。

　　总之，除了少数不能接受立体定向引导活检的患者外，微钙化"属于"乳腺 X 线而非超声，其活

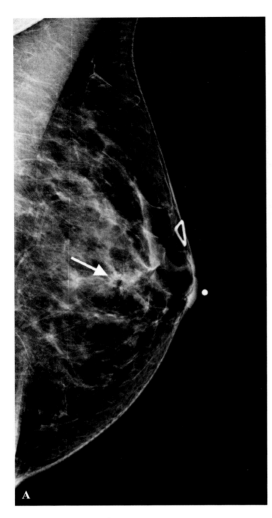

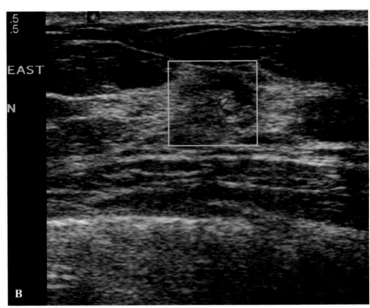

▲ 图 12-79　乳腺 X 线上检测到结构扭曲区域，行超声引导下粗针活检（CNB）

A. 侧位乳腺 X 线显示变形和牵拉区域（箭）；B. 超声可见小的不确定性可疑肿块，能量多普勒超声（PDUS）显示血管轻度增加。行超声引导的 CNB，样本显示放射状瘢痕 / 复合性硬化病变，伴有相关的微钙化。但手术切除样本还显示了 3.5mm 的乳腺导管原位癌（DCIS）灶，原本可能通过立体定向引导的真空辅助活检（VAB）诊断出来

检属于立体定向引导 VAB 而非 CNB。

3. 重要结构附近的极小目标

如果植入物、胸壁、肺或大血管附近存在非常小的目标肿块，则肿块远端可能没有足够的空间容纳弹簧激活的切割针的前向冲程，并且存在严重并发症风险，至少在使用标准弹簧激活装置的情况下，无法进行超声引导下的 CNB。但超声引导的 FNA 仍然是可能的。典型例子是可疑的小内乳淋巴结、靠近肺的小锁骨下淋巴结或低位颈静脉淋巴结，这些淋巴结只能通过超声引导的 FNA 才能进行安全采样（见第 9 章）。

十六、技师在活检决策中的作用

在由技师进行乳腺超声检查的国家，技师是第一个发现并记录异常声像的人，在描述病变及影响

乳腺影像医生对病变怀疑程度方面起着关键作用。然而，与解读图像的医生一样，过度热切的技师也担心漏诊癌症，他们可能会被微小的良性纤维囊性改变或一些他们从未遇到过的不寻常但良性的超声表现所误导。在技师花费数分钟时间研究一个微小的假性肿块，拍摄了几张照片，测量了它，并试图检测一些内部能量多普勒信号后（通常都没有成功），所有这些都是在患者观看监视器时发生的，乳腺影像医生很难让患者相信"可能没什么，我们会在 6 个月后检查"，这种情况实际上可能导致患者主动要求进行活检（见第 17 章）。

十七、患者在活检决策中的作用

对于不存在的肿块或明显良性肿块，另一家机构可能会错误地推荐活检，而患者可能会向乳腺影

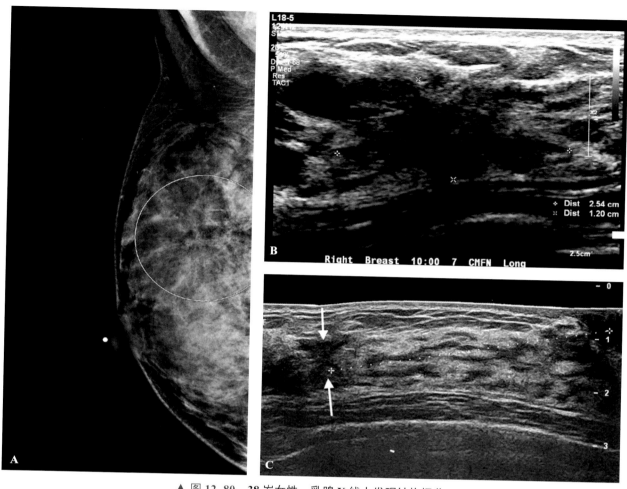

▲ 图 12-80 38 岁女性，乳腺 X 线上发现结构扭曲

A. 侧斜位乳腺 X 线显示 10 点钟位置的结构扭曲区域（圆形）；B. 外院实施的超声检查，在设置不当的情况下描述了 2.5cm 的毛刺样肿块（测量卡尺），患者被转诊给我们行"超声引导下乳腺癌的粗针活检（CNB）"；C. 重复超声检查没有显示 2.5cm 的毛刺样肿块，而是显示一个很可能是放射状瘢痕的区域（箭），与纤维囊性病变区域（该区域可见数个单纯性囊肿，声像图上未显示）相邻（视频 12-25，用低频探头记录，无空间复合）。患者最初对作者"拒绝对 2.5cm 的癌症进行活检"和"建议行立体定向引导的真空辅助活检（VAB）"不满意。本病例最终确诊为放射状瘢痕

像医生提出疑问。在这种情况下，在确认没有活检指征后（例如，如果可疑病变是正常解剖结构的一部分或由伪像引起），乳腺影像医生应表现出自信并让患者放心，向患者说明没有理由进行活检。

然而，在特殊情况下，特别是面对极度焦虑的患者时，可能很难避免对一个典型良性病变进行不必要的（却是另一家机构推荐的）活检。

十八、皮肤的粗针活检

许多皮肤病的最终诊断有赖于皮肤活检。在乳腺诊断门诊，当乳腺影像没有显示肿块且唯一的客观发现是明显的弥漫性皮肤红斑和皮肤增厚时，通常需要进行皮肤活检以确认（或排除）炎症性乳腺癌。从皮肤获取样本的标准技术是皮肤钻孔活检，这一方法皮肤科医生已经使用了几十年 [32]。皮肤钻孔工具是一种具有锋利切削刃的圆形工具。各种直径的冲头可用于切割 2～8mm（大多数是 4mm）的样本。局部麻醉后，通过按压和扭转动作使钻孔机穿过皮肤，直至到达皮下脂肪。活检获得圆柱形样本。如有必要，用尼龙缝合线封闭伤口，从而产生止血作用 [33, 34]。伤口包扎 24h，1 周内可完全愈合，仅留下小瘢痕。

虽然这很容易学习，但这一程序通常只由皮肤科医生或病理学医生执行，而且乳腺诊断门诊没有这种活检工具。然而，作者发现在乳腺超声检查室，使用所有乳腺成像中心都提供的标准 CNB 设备，可以很容易地对乳腺皮肤进行活检。

首先用高频探头测量待采样的皮肤，以选择最大厚度和（或）具有最可疑外观的区域（如红斑或橘色区域），更重要的是，确定该区域有足够厚度的皮下组织，以对付切割针大于 2cm 的前向冲程（图 12-81A）。

一旦选择了活检部位，即对皮肤进行消毒，方式与 CNB 时相同。由于切割针的瞬时动作非常快，18G 切割针也很锋利，无须切口，因此无须进行局部麻醉即可完成手术，因为局部麻醉与活检本身一样痛苦。但是需要警告患者，活检时会发生短暂

的刺痛，同时会产生活检枪特有的"订书机样"噪音，这些与患者准备接收的超声引导下 CNB 相似。将活检枪垂直于皮肤放置，使针尖与皮肤接触（图 12-81B）。按下扳机进行采样，随后立即将切割针拔出。取出样本并放置在 Telfa 纱布上，类似于处理标准的乳腺样本。可从增厚皮肤的一个或多个区域获得一个或多个样本，然后将样本转移到标准福尔马林液中进行固定，准备进行组织病理学检查。尖锐的 18G 切割针不会在皮肤上留下显眼痕迹，除了创可贴之外，无须任何敷料。样本的处理方式与任何其他外科样本相同（图 12-81C）。

有了 CNB，皮肤活检时就无须局部麻醉，18G 切割针也不会留下任何伤口。相比之下，标准的钻孔活检会留下直径 3mm 或 4mm 的伤口，需要缝合，后续有感染的风险，并且会留下一个小瘢痕。皮肤

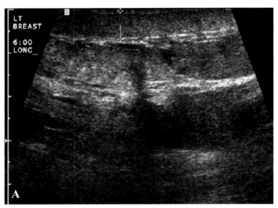
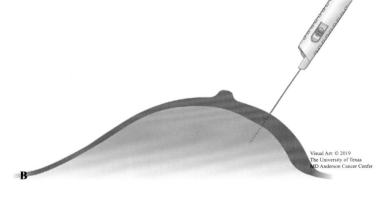

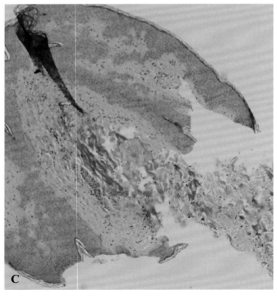

▲ 图 12-81 有对侧炎性乳癌、同侧腋窝淋巴结转移和乳腺弥漫性皮肤增厚病史的患者。使用自动乳腺粗针活检（CNB）设备对增厚皮肤进行活检，以代替传统的皮肤钻孔活检

A. 超声显示乳房下象限显著的弥漫性皮肤增厚，厚达 6mm（测量卡标），皮下有足量的乳房组织来容纳自动 CNB 设备 2.3cm 的冲程；B. 示意图显示垂直于皮肤的 CNB 装置，针尖与皮肤接触；C. 活检样本显示没有恶性肿瘤。切割针的冲力造成皮肤扭曲和内陷（HE 染色，20×）

科医生或病理科医生进行的皮肤钻孔活检也需预约，可能需要几天的时间，而手术则耗时几分钟。如果使用 CNB 技术，皮肤活检可以在乳腺超声检查时进行。

大多数用于经皮乳腺活检的 Tru-cut 针的射程为 2.3cm，因此在针的前进方向上，皮下要有足够厚度的乳腺组织。对于小乳房或小病变，使用较短的皮肤 CNB 针可能更好。对于小乳房，活检时可以对技术进行改良以确保安全：捏起乳房以增加皮下组织的厚度，以倾斜的角度而不是与皮肤垂直的角度"射击"。

与钻孔活检相比，皮肤 CNB 的主要局限性是样本直径小。此外，由于切割针冲力的作用，样本可能会产生扭曲，皮肤可能发生内陷，尽管如此，样本仍然可以满足完全分析的需要。

十九、金属组织标记物的放置

活检完成后，在多种情况下（包括所有恶性肿瘤病例），需要在超声引导下在刚刚采样的肿块内部署一种金属组织标记物。放置标记物后（见第 15 章），将患者护送至乳腺 X 线摄影部门，拍摄双视图乳腺 X 线，以确认标记物被放置在正确的位置（图 12-82）。

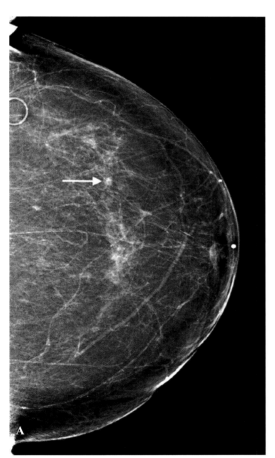

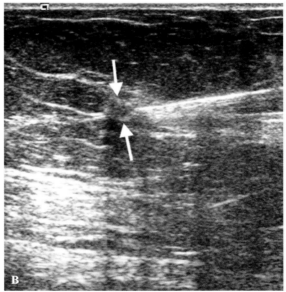

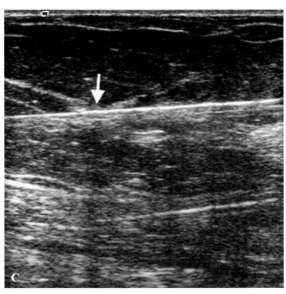

▲ 图 12-82 粗针活检（CNB）后在病变内放置组织标记物

A. 左乳颅尾向乳腺 X 线显示 1 点钟位置 4mm 的微小高密度影（箭）；B. 发射前纵向声像图显示针头与 3mm 可疑结节接触（箭）；C. 发射后纵向声像图显示切割针，靶病变只比针大 1mm，看不清楚（箭）

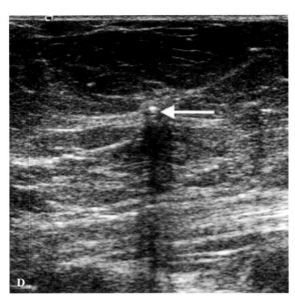
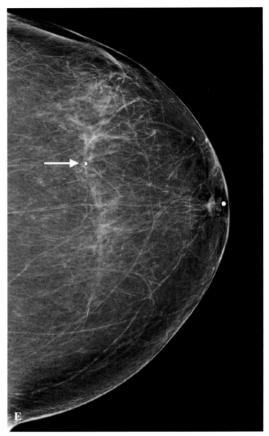

▲ 图 12-82（续） 粗针活检（CNB）后在病变内放置组织标记物

D. 发射后垂直切面声像图显示针（箭）穿过小结节中心；E. 完成 CNB 后，在肿瘤内放置标记物（Ultraclip，线圈型）。再次拍摄颅尾向乳腺 X 线，显示标记物（箭）的位置令人满意。注意，在 CNB 之后，微小的肿瘤几乎看不见

二十、术后护理和指导

活检完成后，护士对患者进行重新评估。常规提供冰袋，并要求患者在 30min 内打开和关闭冰袋。应注意不要让冰袋停留太久，因为可能会发生冻伤和脂肪坏死。对于小口径 CNB，主要并发症出血的发生率极低（见第 16 章），可以省略冰袋。

与大口径 VAB 后给出的活动限制建议不同，小口径 CNB（或 FNA）后无须限制体力活动。向患者提供书面指示，包括在出现并发症时联系的传呼机号码。

提醒患者，CNB 的最终病理结果至少在 2 天后才能得到，乳腺影像医生或护理团队的指定成员将与患者联系。

参考文献

[1] Lindgren PG. Percutaneous needle biopsy. A new technique. Acta Radiol Diagn. 1982;23(6):653–6.

[2] Lindgren PG. Tissue sampling device. US patent # 4,699,154. 1987.

[3] Ragde H, Aldape HC, Bagley CM Jr. Ultrasound-guided prostate biopsy. Biopty gun superior to aspiration. Urology. 1988;32(6):503–6.

[4] Wiksell H, Lofgren L, Schassburger KU, Leifland K, Thorneman K, Auer G. A new method to gently place biopsy needles or treatment electrodes into tissues with high target precision. Phys Med. 2016;32(5):724–7.

[5] Parker SH, Lovin JD, Jobe WE, Luethke JM, Hopper KD, Yakes WF, et al. Stereotactic breast biopsy with a biopsy gun. Radiology. 1990;176(3):741–7.

[6] Parker SH, Jobe WE, Dennis MA, Stavros AT, Johnson KK, Yakes WF, et al. US-guided automated large-core breast biopsy. Radiology. 1993;187(2):507–11.

[7] Nath ME, Robinson TM, Tobon H, Chough DM, Sumkin JH.

Automated large-core needle biopsy of surgically removed breast lesions: comparison of samples obtained with 14-, 16-, and 18-gauge needles. Radiology. 1995;197(3):739–42.

[8] Helbich TH, Rudas M, Haitel A, Kohlberger PD, Thurnher M, Gnant M, et al. Evaluation of needle size for breast biopsy: comparison of 14-, 16-, and 18-gauge biopsy needles. AJR Am J Roentgenol. 1998;171(1):59–63.

[9] Crystal P, Koretz M, Shcharynsky S, Makarov V, Strano S. Accuracy of sonographically guided 14-gauge core-needle biopsy: results of 715 consecutive breast biopsies with at least two-year follow-up of benign lesions. J Clin Ultrasound. 2005;33(2):47–52.

[10] Nguyen M, McCombs MM, Ghandehari S, Kim A, Wang H, Barsky SH, et al. An update on core needle biopsy for radiologically detected breast lesions. Cancer. 1996;78(11): 2340–5.

[11] Schoonjans JM, Brem RF. Fourteen-gauge ultrasonographically guided large-core needle biopsy of breast masses. J Ultrasound Med. 2001;20(9):967–72.

[12] Schueller G, Jaromi S, Ponhold L, Fuchsjaeger M, Memarsadeghi M, Rudas M, et al. US-guided 14-gauge core-needle breast biopsy: results of a validation study in 1352 cases. Radiology. 2008;248(2):406–13.

[13] Smith DN, Rosenfield Darling ML, Meyer JE, Denison CM, Rose DI, Lester S, et al. The utility of ultrasonographically guided large-core needle biopsy: results from 500 consecutive breast biopsies. J Ultrasound Med. 2001;20(1):43–9.

[14] Youk JH, Kim EK, Kim MJ, Oh KK. Sonographically guided 14-gauge core needle biopsy of breast masses: a review of 2,420 cases with long-term follow-up. AJR Am J Roentgenol. 2008;190(1):202–7.

[15] Parker SH, Burbank F, Jackman RJ, Aucreman CJ, Cardenosa G, Cink TM, et al. Percutaneous large-core breast biopsy: a multi-institutional study. Radiology. 1994;193(2):359–64.

[16] Margolin FR, Leung JW, Jacobs RP, Denny SR. Percutaneous imaging-guided core breast biopsy: 5 years' experience in a community hospital. AJR Am J Roentgenol. 2001;177(3):559–64.

[17] Uematsu T, Kasami M, Uchida Y, Yuen S, Sanuki J, Kimura K, et al. Ultrasonographically guided 18-gauge automated core needle breast biopsy with post-fire needle position verification (PNPV). Breast Cancer. 2007;14(2):219–28.

[18] Lai HW, Wu HK, Kuo SJ, Chen ST, Tseng HS, Tseng LM, et al. Differences in accuracy and underestimation rates for 14- versus 16-gauge core needle biopsies in ultrasound-detectable breast lesions. Asian J Surg. 2013;36(2):83–8.

[19] Zhou JY, Tang J, Wang ZL, Lv FQ, Luo YK, Qin HZ, et al. Accuracy of 16/18G core needle biopsy for ultrasound-visible breast lesions. World J Surg Oncol. 2014;12:7.

[20] Giuliani M, Rinaldi P, Rella R, Fabrizi G, Petta F, Carlino G, et al. Effect of needle size in ultrasound-guided Core needle breast biopsy: comparison of 14-, 16-, and 18-gauge needles. Clin Breast Cancer. 2017;17(7)536–43.

[21] Huang ML, Hess K, Candelaria RP, Eghtedari M, Adrada BE, Sneige N, et al. Comparison of the accuracy of US-guided biopsy of breast masses performed with 14-gauge, 16-gauge and 18-gauge automated cutting needle biopsy devices, and review of the literature. Eur Radiol. 2017;27(7):2928–33.

[22] Chetlen AL, Kasales C, Mack J, Schetter S, Zhu J. Hematoma formation during breast core needle biopsy in women taking antithrombotic therapy. AJR Am J Roentgenol. 2013;201(1): 215–22.

[23] Frank SG, Lalonde DH. How acidic is the lidocaine we are injecting, and how much bicarbonate should we add? Can J Plast Surg. 2012;20(2):71–3.

[24] Pavlidakey PG, Brodell EE, Helms SE. Diphenhydramine as an alternative local anesthetic agent. J Clin Aesthet Dermatol. 2009;2(10):37–40.

[25] Hogan ME, vanderVaart S, Perampaladas K, Machado M, Einarson TR, Taddio A. Systematic review and meta-analysis of the effect of warming local anesthetics on injection pain. Ann Emerg Med. 2011;58(1):86–98 e1.

[26] Kaplan SS, Racenstein MJ, Wong WS, Hansen GC, McCombs MM, Bassett LW. US-guided core biopsy of the breast with a coaxial system. Radiology. 1995;194(2):573–5.

[27] de Lucena CE, Dos Santos Junior JL, de Lima Resende CA, do Amaral VF, de Almeida Barra A, Reis JH. Ultrasound-guided core needle biopsy of breast masses: how many cores are necessary to diagnose cancer? J Clin Ultrasound. 2007;35(7):363–6.

[28] Fornage BD. Sonographically guided core-needle biopsy of breast masses: the "bayonet artifact". AJR Am J Roentgenol. 1995;164(4):1022–3.

[29] The uniform approach to breast fine-needle aspiration biopsy. NIH consensus development conference. Am J Surg. 1997;174(4): 371–85.

[30] Rouse HC, Ussher S, Kavanagh AM, Cawson JN. Examining the sensitivity of ultrasound-guided large core biopsy for invasive breast carcinoma in a population screening programme. J Med Imaging Radiat Oncol. 2013;57(4):435–43.

[31] Goldstein A. Slice thickness measurements. J Ultrasound Med. 1988;7(9):487–98.

[32] Blakeman JM. The skin punch biopsy. Can Fam Physician. 1983;29:971–4.

[33] Christensen LJ, Phillips PK, Weaver AL, Otley CC. Primary closure vs second-intention treatment of skin punch biopsy sites: a randomized trial. Arch Dermatol. 2005;141(9):1093–9.

[34] Zuber TJ. Punch biopsy of the skin. Am Fam Physician. 2002;65(6):1155–8.

第 13 章　真空辅助活检 ❶
Vacuum-Assisted Biopsy

真空辅助活检是一种经皮影像引导活检技术，其开发目的是获得比使用标准 Tru-Cut 切割针实施的粗针活检更大的乳腺组织样本，期望借此避免许多良性病变的外科切除，并提供足够的信息来满足恶性病变与交界性病变的诊断和治疗需要。与 FNA 不同而与使用标准 Tru-Cut 切割针取得的样本一样，真空辅助活检（VAB）取得的样本可由病理学家解读而无须诊断者接受细胞病理学方面的培训。除了提高某些病变的诊断，VAB 还具备完全切除乳腺小病变的能力。

一、真空辅助活检的发展历程

第一台 VAB 设备，即 Mammotome（开发：Biopsys Medical Inc., Irvine，CA；现经销商：Devicor Medical Products，Cincinnati，OH），在 20 世纪 90 年代早期开发，用于优化立体定向引导下的乳腺活检，只需一次性插入设备，即可获得比使用 14G Tru-Cut 切割针多次穿刺采样所得更多的组织样本[1]。原始的 Mammotome 设备包括一个 14G 一次性双腔探针、一个可重复使用的探针驱动器和两条真空管路。原始的 Mammotome 将组织吸入采样室，用旋转空心同轴切割器切割后由真空管路抽送至外部，以便空出采样室，进行再次采样。通过手动操纵指轮来控制装置，使其逐级轴向旋转，可在多个方向上对装置周围的乳腺组织进行采样（因此称为定向活检）（图13–1）。在原始装置中，同轴切割器的向前运动由手控制。以 1.5 "小时" 的时钟位置增量旋转采样室，

8 个采样即可组成 360° 的连续采样，并产生一个 4mm×4mm×15mm 的空腔[1]。重复 360° 采样几次可能会切割出相当大体积的病变，并有可能将其完全切除，尽管样本是多个小块组织。很快，14G 套管被 11G 套管取代，可产生更大的样本[2, 3]。

在美国，超声引导的 CNB 成为超声引导下乳腺活检的标准后，对更大样本的竞争促使原始 Mammotome 的制造商开发了一种连接到便携式抽吸系统和控制面板的手持 VAB 设备，以执行超声引导的 VAB[3]。如今，使用一次性切割套管的 Mammotome 及类似设备，其小型电池供电版本也已经商业化。

二、当前真空辅助活检设备

本节所述的所有设备，在真空辅助采集和输送

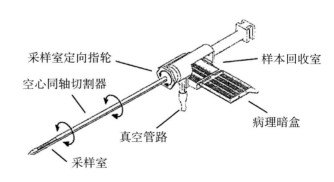

采样室定向指轮　　　　　　　　样本回收室
空心同轴切割器

真空管路　　　　　　病理暗盒

采样室

▲ 图 13–1　原始 Mammotome 示意图
弯曲的双头箭表示探针可以顺时针或逆时针旋转。将标准病理盒放置在样本取回室的中间位置。每次循环后，乳腺组织样本从同轴切割器中掉落到暗盒中（经许可转载，引自参考文献 [1]）

---

❶ 本章配有视频，可登录网址 https://doi.org/10.1007/978-3-030-20829-5_13 观看。

组织样本方面，都具有与原始 Mammotome 设备（视频 13-1）相同的原理。

Mammotome EX 是原始 Mammotome VAB 设备的翻版，适用于超声引导的 VAB。该探针具有与用于立体定向引导下 VAB 的 Mammotome ST 相同的双腔结构，吸力为 23～25mmHg，不可调节。探针尺寸为 11G（取得的每个样本可高达 100mg）和 8G（取得的每个样本可高达 175mg）。探针通过软管连接到同样可用于立体定向引导或磁共振成像引导活检的控制台（图 13-2）。

自动组织提取和收集（Automatic Tissue Extraction and Collection，ATEC）乳腺活检系统（Hologic，Marlborough，MA）与 Mammotome 类似，可用于超声、立体定向和 MRI 引导下的乳腺活检。套管有 9G 和 12G 两种规格，探针长度为 9cm 或 12cm（图 13-3）。

ATEC 是最快的设备，每 4.5 秒进行一次采样。具有封闭式样本回收系统是它的优点，可降低污染风险，并且允许对活检腔进行盐水冲洗，从而有可能减少局部血肿的发生。

Encor Enspire 乳腺活检系统（Bard Biopsy Systems，Tempe，AZ）使用类似技术，但增加了带有触摸屏界面的软件驱动操作，旨在使程序的所有步骤更加人性化并符合人体工程学（图 13-4）。该系统使用 7G、10G 和 12G 三种探针。与其他系统不同的是，Encor Enspire 的切割机构使用剪刀式摆动动作而非旋转式动作。

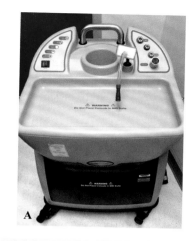

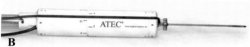

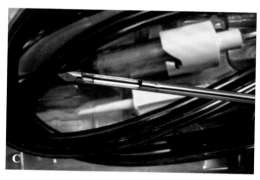

▲ 图 13-3　**Hologic ATEC VAB 系统**

A. 蓝宝石控制台视图［也用于超声引导、立体定向引导或磁共振成像引导的真空辅助活检（VAB）］；B. VAB 探针视图，自动组织提取和收集（ATEC）探针有 9G 和 12G 两种规格，长度为 9cm 和 12cm；C. 9G 探针采样室的特写

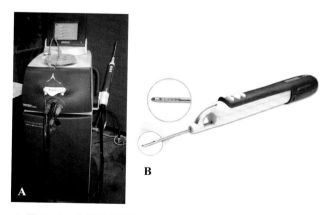

▲ 图 13-2　**在超声引导下使用的 Mammotome HH（手持式）**

A. 系统完整视图，使用与立体定向或磁共振引导活检相同的控制台；B. 14G 探针。还提供了一个 8G 的探针

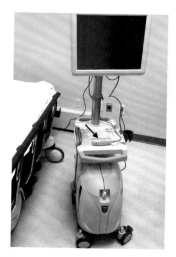

▲ 图 13-4　**Bard Encor EnspireVAB 设备**

箭指示的是将要夹在活检探针上的驱动器

（一）小型电池供电的 VAB 设备

Mammotome、ATEC 和 Encor Enspire 设备都需要对带有多个软管连接的控制台进行设置和操作，因此需要训练有素的助手在场。小型手持机电 VAB 设备，如 Mammotome Elite（Devicor）和 Finesse Ultra（Bard 活检）等，由锂聚合物电池供电，没有任何软管连接。这些小型装置由一次性探针和针套组件构成。当机械激活的探针内置切割器前进并切下组织后，针套在装置内部产生足以将样本拉入探针尖端采样室的真空，抽出组织，通过封闭系统输送并存储在一个小容器中。样本可以很容易地从小容器中取出并固定在福尔马林罐中，然后送往病理科（图13-5，视频 13-2）。活检后，从探针上分离出一个集成同轴套管，并将其留在乳房中，以便放置活检标记物。Mammotome Elite 的探针有 13G 和 10G 两种规格，Finesse Ultra 的探针有 14G 和 10G 两种规格。Finesse Ultra 设备有额外的穿刺模式来对付致密组织。两种系统都有一个超锋利的切割头，甚至可以直接经皮插入 14G 或 13G 探针而无须进行皮肤切口（图13-6）。

（二）单芯 VAB 设备

一些设备利用内部机制产生真空，将组织吸入探针尖端的采样室，但不会自动将其输送到无菌容器中。因此，每次采集样本后都必须将该装置从乳房中取出以回收样本，类似 CNB。尽管这些设备在技术上是真空辅助的，但它们不能提供单次插入即获取多个相邻组织样本的独特便利性，它们只是一种大规格、非 Tru-Cut 针切割的 CNB 设备，不能用来完全切除小的良性实性结节，如 14G 或 10G 的瓦科拉（Bard）和 12G 的塞莱罗（Hologic）（图 13-7）。

三、超声引导的真空辅助活检的标准技术

超声引导的 VAB，其房间配置与超声引导的 FNA 或 CNB 相同：在手术过程中，患者和手术医生都应感到舒适；操作者可以直视超声扫描仪的监视器或从监视器；如果使用全尺寸 VAB 装置（探头通

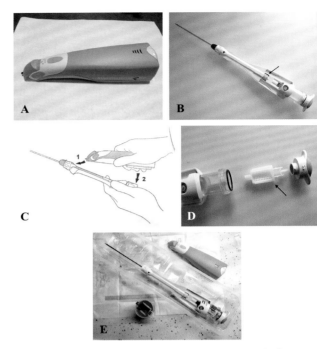

▲ 图 13-5　小型手持 Mammotome Elite 设备

A 和 B. 该装置由电池驱动的驱动器（A）和一次性探针（B）组成，B 上箭所指的转轮通过驱动器中电池供电电机产生旋转，推进或收回切割套管；C. 驱动器夹在探针上；D. 探针后部有一个可拆卸收集室，含一个塑料篮（箭），所有样本都在此进行真空运输和储存，在手术结束时，可以将篮子放入福尔马林罐中，然后送到病理科；E. 真空辅助活检（VAB）后的设备视图显示了驱动器、探针及浸在福尔马林罐中的样本塑料篮

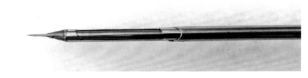

▲ 图 13-6　Mammotome Elite VAB 设备尖端的特写镜头显示探针尖端非常尖锐

过软管连接至控制台），软管应有足够的松弛度，以免限制 VAB 探针的移动。

由于 VAB 探针的尺寸通常较大，并且切割机制不同，因此局部麻醉剂（1% 利多卡因和肾上腺素，用碳酸氢钠缓冲）的用量比 CNB 更大。重要的是，不仅要沿着探针抵达目标的预期路径注射麻醉剂，而且要围绕整个病灶即在病灶上方、下方、两侧及周围等处注射麻醉剂，这可能需要比通常用于注射局部麻醉剂更长的针（如脊髓穿刺针）。

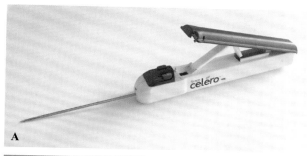

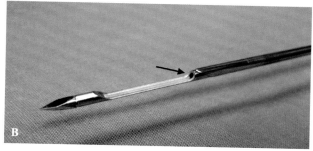

▲ 图 13-7 **Hologic Celero 单芯真空辅助粗针活检装置**

A. 图中所示为 12G 的 CNB 装置，手柄处于打开位置。连续按下三次可关闭设备，按下绿色的 #1 按钮可启动探针，按下黑色按钮可激活真空并启动切割套管；B. 22mm 采样槽的特写，显示一个开口（箭）。在启动切割套管切割芯之前，通过该开口（箭），在旋塞过程中利用手柄中的机械力产生真空

对于大规格探针，在选择好的入口位置用 11 号刀片制作一个皮肤小切口。切口即进针口的选择符合与超声引导的 CNB 相同的标准，即探针轨迹尽可能平行于胸壁。探针置于病变下方并与病变接触，然后开始单向采样。每次采样后，样本被运输到专用的封闭式容器中，然后再次采样。当每个样本被移除时，切割针上移，移动幅度相当于先前被切割掉的组织的体积，这样，探针就永远不会影响小目标病变的可见度。

如有必要，可通过将探针在每侧倾斜 20°～30°（即探针从 11 点钟位置移动到 1 点钟位置，或从 10 点钟位置到 2 点钟位置）的方法来切除病变的侧部，这样就可以移除较大良性肿块的大部分病灶甚至小肿块的整个病灶（图 13-8，视频 13-3 和视频 13-4）。

对于靠近植入物或胸壁的病变，也可以反向工作，即由浅至深进行切割。将探针置于病变顶部，旋转 180° 使凹槽开口朝下，从病变的顶部开始切割，

让探针与植入物或胸壁之间始终保持安全距离。

在手术结束时，在活检后形成的空腔中额外注入适量长效麻醉剂（如盐酸布比卡因等），使局部麻醉作用延长数小时。

最后，将装置从乳房中取出，但将同轴套管留在原位，以便在活检后的残腔中置入组织标记物。标记物展开后，移除同轴套管，并用无菌敷贴封闭皮肤切口。

由于探针尺寸较大，并且需要对病变及周围腺体组织进行多次缓慢切割，因此 VAB 期间及 VAB 之后发生出血并发症的风险都要高于 FNA 或使用 14～18G 切割针的标准 CNB（见第 16 章）。因此，建议在活检部位徒手加压 5～10min 以防止出血，然后用超声重新检查术区，排查是否存在明显的局部出血。

然后由护士对患者进行重新评估，并护送至乳腺 X 线摄影室进行活检后双视图乳腺 X 线检查，以确认活检标记物的放置符合要求，就像在超声引导的 CNB 术后一样。

由于与 CNB 相比，局部血肿的风险增加，因此需要在活检部位放置冰袋进行冰敷，并且要求患者在 24h 内限制体力活动。

四、真空辅助活检的优点

与使用 Tru-Cut 切割针的自动 CNB 设备不同，VAB 设备在活检过程中不会出现尖端前移（用于穿透硬病变的可选模式除外）。在整个 VAB 过程中，操作者在将探针置于目标病变内或其下方后，需保持对探针尖端的安全控制。这类似于某些 CNB 设备上可用的"零投射（零掷）"技术，有利于对靠近植入物或胸壁的病变进行活检。

VAB 套管采样量大，可以保证对那些可能难以在多次 CNB 过程中采样的非常小的肿块进行可靠采样，这对初学者尤其有用，因为在 CNB 时，每采样一次，都会让微小目标的识别变得更加困难。

与 CNB 需要多次穿刺采样相比，VAB 的一个明显优势是只需要一次性插入单个设备。但是，由于 VAB 所用探针尺寸较大，又抵消了这一优势。

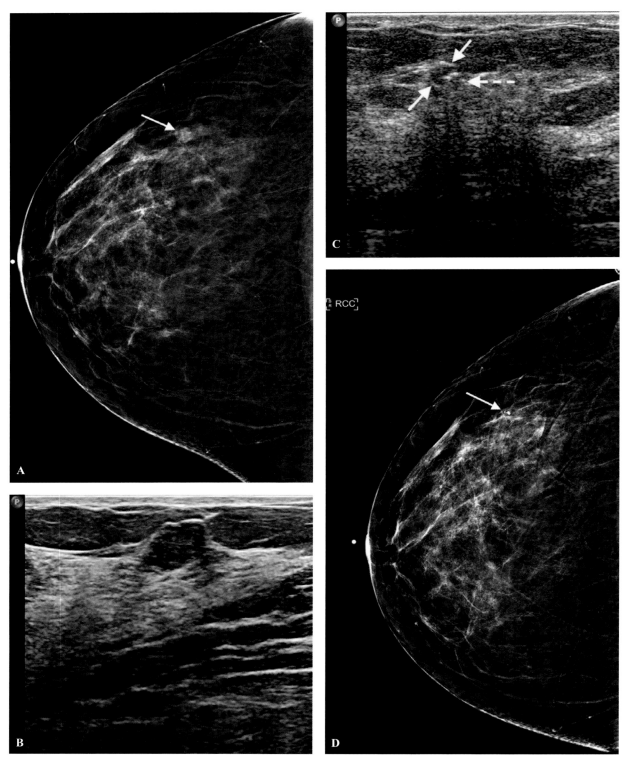

▲ 图 13-8　用 13G Mammotome Elite VAB 设备切除一个小的、不可触及的纤维腺瘤。该病变在一名 37 岁女性的乳腺 X 线上发现，其对侧乳腺有一个 3cm 的可触及肿块，超声呈良性表现

A. 颅尾向乳腺 X 线显示 9 点钟位置 1cm 高密度灶（箭）；B. 术前纵向声像图显示 10mm × 6mm × 6mm、椭圆形、轻度分叶状纤维腺瘤样低回声结节；C. 超声引导下真空辅助活检（VAB）后的横向超声图显示探针横截面的相对位置（虚箭）和肿块的小残余（箭），通过 VAB 探针的引导器在术区放置一个线圈型金属标记物；D. 术后颅尾向乳腺 X 线证实标记物放置满意（箭）。病理证实为纤维腺瘤。左乳巨大可触及肿块的粗针活检（CNB）证实其为纤维腺瘤，计划手术切除（视频 13-3）

VAB 系统作为一种既能够部分地也能够完全地去除"影像学异常"的工具面世，得到了美国食品和药物监督管理局的批准，然而，大多数 VAB 系统的用户说明提示该系统仅限于诊断用途，不用于治疗。除了进行活检外，还可以对病变进行经皮切除，这使 VAB 设备与所有其他经皮乳腺活检设备不同。与第 21 章中描述的大多数技术相比，VAB 可以更容易并更有效地对乳腺病变进行"消融"。

事实证明，这种能力对于切除小纤维腺瘤非常有用[4]。对于 184 例平均直径为 1.1±0.6cm 的良性乳腺肿瘤，经 VAB 暂时切除，2 年内仅有 10% 的病例可见残留肿块[5]。VAB 甚至被用于治疗脓肿，对于直径小于 3.5cm 的脓肿效果最好[6]。VAB 的最佳应用之一可能是在经皮活检的同时完全地切除导管内乳头状病变，这样一来，排查恶性肿瘤就无须借助诊断性手术[7-11]。

五、真空辅助活检的局限性

VAB 的局限性与设备套管的大口径有关。VAB 需要大量的局部麻醉剂，即便麻醉后疼痛不再困扰患者，注射麻醉剂的过程也可能让患者不舒服。但是与 FNA 和小口径 CNB 相比，使用大口径切割装置的最重要后果是创伤并发症的发生率更高。

此外，VAB 设备体积庞大。该设备包含一个大型控制台和（或）屏幕及占用大量空间的笨重容器。除了利用电池进行供电的小型化设备以外，VAB 设备的切割探针和套都通过长软管固定在主机上，在受限制的乳房区域很不易于操作。

VAB 也不适用于多个微小可疑病变的活检（以证明疾病的多灶性或多中心性），以及乳晕后方微小病变的活检。VAB 也不适用于区域淋巴结小转移灶的活检。而 FNA 擅长这两项任务。

六、何时使用超声引导下真空辅助活检

与完整乳腺病变切除系统（breast lesion excision

system，BLES）一样，VAB 也是一种影像引导的经皮乳腺活检技术，尽管它产生的样本不是 BLES 系统所产生的那种单个完整组织块，而是多个组织碎片，但它产生的样本量却是最大的[12]。一个大样本会让要求最苛刻的病理学医生都感到满意。然而，在日常实践中，是否真的需要 VAB 来诊断超声所见的不确定性肿块？由于超声几乎不能显示微钙化却能显示许多在乳腺 X 线上看不到的肿块，所以在进行超声引导下 CNB 时，乳腺影像医生不会试图去鉴别非典型病变 / 交界性病变与导管原位癌 / 浸润性导管癌，而这可能正是立体定向引导下微钙化活检所要做的。在超声引导的绝大多数 CNB 病例中，目的是区分浸润性癌和良性肿块。要诊断实性不确定性肿块，病理学医生不需要非常大的样本量，而需要具有代表性的样本。样本并非越大越好。使用 14G、16G 或 18G 切割针从肿块中获得的 2～4 个质量良好的样本足以供经验丰富的乳腺病理医生进行诊断（包括在确诊了癌症的状况下进行当前所有生物标记物的研究）。一项比较 14G-CNB 和 11G-VAB 在超声引导下对乳腺肿块进行活检的研究显示，两者结果没有统计学差异[13]。因此，尽管由于需要尽可能多的样本而使立体定向引导 VAB 成为微钙化诊断的标准技术，但不必使用超声引导的 VAB 来诊断超声上可见的实性肿块。然而与 CNB 相比，VAB 也保留了独特的优势，它能够"消融"小的良性病变。

不使用超声引导的 VAB 对超声所见不确定性肿块进行常规活检，还有一个重要的原因就是 VAB 相关创伤性并发症的数量较高，这些并发症包括大血肿、假性动脉瘤甚至针道肿瘤种植等（见第 16 章），再加上 VAB 引起的疼痛更明显，诸多并发症的出现可能导致患者对该手术产生不良记忆，从而导致患者拒绝必要时的再次活检。或者更糟的是，患者不愿意做进一步的乳腺影像学检查。这些肯定会通过互联网或社交媒体上患者对 VAB 的投诉数量反映出来。

参 考 文 献

[1] Burbank F, Parker SH, Fogarty TJ. Stereotactic breast biopsy: improved tissue harvesting with the Mammotome. Am Surg. 1996;62(9):738–44.

[2] Burbank F. Stereotactic breast biopsy: comparison of 14- and 11-gauge Mammotome probe performance and complication rates. Am Surg. 1997;63(11):988–95.

[3] Parker SH, Klaus AJ. Performing a breast biopsy with a directional, vacuum-assisted biopsy instrument. Radiographics. 1997;17(5): 1233–52.

[4] Sperber F, Blank A, Metser U, Flusser G, Klausner JM, Lev-Chelouche D. Diagnosis and treatment of breast fibroadenomas by ultrasound-guided vacuum-assisted biopsy. Arch Surg. 2003;138(7):796–800.

[5] Yom CK, Moon BI, Choe KJ, Choi HY, Park YL. Long-term results after excision of breast mass using a vacuum-assisted biopsy device. ANZ J Surg. 2009;79(11):794–8.

[6] Wang K, Ye Y, Sun G, Xu Z. The Mammotome biopsy system is an effective treatment strategy for breast abscess. Am J Surg. 2013;205(1):35–8.

[7] Carder PJ, Khan T, Burrows P, Sharma N. Large volume "mammotome" biopsy may reduce the need for diagnostic surgery in papillary lesions of the breast. J Clin Pathol. 2008;61(8):928–33.

[8] Chang JM, Han W, Moon WK, Cho N, Noh DY, Park IA, et al. Papillary lesions initially diagnosed at ultrasound-guided vacuum-assisted breast biopsy: rate of malignancy based on subsequent surgical excision. Ann Surg Oncol. 2011;18(9):2506–14.

[9] Dennis MA, Parker S, Kaske TI, Stavros AT, Camp J. Incidental treatment of nipple discharge caused by benign intraductal papilloma through diagnostic Mammotome biopsy. AJR Am J Roentgenol. 2000;174(5):1263–8.

[10] Kibil W, Hodorowicz-Zaniewska D, Popiela TJ, Kulig J. Vacuum-assisted core biopsy in diagnosis and treatment of intraductal papillomas. Clin Breast Cancer. 2013;13(2):129–32.

[11] Liberman L, Bracero N, Vuolo MA, Dershaw DD, Morris EA, Abramson AF, et al. Percutaneous large-core biopsy of papillary breast lesions. AJR Am J Roentgenol. 1999;172(2):331–7.

[12] Whitworth PW, Simpson JF, Poller WR, Schonholz SM, Turner JF, Phillips RF, et al. Definitive diagnosis for high-risk breast lesions without open surgical excision: the intact percutaneous excision trial (IPET). Ann Surg Oncol. 2011;18(11):3047–52.

[13] Philpotts LE, Hooley RJ, Lee CH. Comparison of automated versus vacuum-assisted biopsy methods for sonographically guided core biopsy of the breast. AJR Am J Roentgenol. 2003;180(2):347–51.

第 14 章　选择活检技术

Choosing the Biopsy Technique

经皮乳腺活检的艺术是将诊断效能与患者的最佳耐受性整合起来。实现诊断效能的艺术，是在只采集最小需要量的样本的基础上，获得可靠而又准确的诊断。对于后者，首先经皮穿刺活检不应引起疼痛，并且出血或感染并发症的风险应降至最低。如果希冀患者经常返回影像中心进行定期随访或实施潜在的再次活检，这一点至关重要。此外，活检本身应完全无害，不应恶化患者病情或使治疗复杂化，例如造成恶性肿瘤的针道种植（见第 16 章）。

前几章详细讨论了三种不同类型的超声引导下经皮穿刺活检各自的优势和局限性。活检技术的选择最终将取决于当地可用的设备资源（活检设备的可用性），更重要的是，取决于由细胞病理学专家提供服务的细胞病理学设施。

一、MD Anderson 方法

MD Anderson 可以提供所有类型的活检技术，而且乳腺细胞病理学专家是团队的一部分，可以提供快速现场评估。我们通常联合使用 FNA 和 CNB 来对乳腺患者进行活检[1]，每天执行的超声引导的 FNA 和 CNB 在数量上相差无几。在 MD Anderson，真空辅助活检不用于乳腺肿块的诊断或分期，只偶尔用于切除微小的纤维腺瘤或乳头状病变。

我们对 FNA 和 CNB 的适应证总结如下。

（一）怀疑存在积液时

当怀疑病变（如浓缩囊肿）中存在液体时，首先进行 FNA。如果未吸出液体，则执行 CNB。在囊性肿块合并囊内实性结节时，执行实性结节的 CNB 之前先将大部分囊液抽出。

（二）怀疑存在实性肿块时

1. 当超声发现新的不确定性或可疑实性肿块时，我们实施 CNB 以确定初始诊断。

2. 对于新诊断乳腺癌的局部分期，对任何其他可疑的同侧乳腺病变进行 FNA，以证明或排除多灶性或多中心性疾病。如果 FNA 失败，则进行 CNB。

3. 对于新诊断乳腺癌或疑似乳腺癌的区域分期，对可疑区域淋巴结进行 FNA。从阳性结果对患者区域分期影响最大的淋巴结（例如对侧淋巴结或同侧锁骨下淋巴结、锁骨上淋巴结）开始[2]。如果没有细胞病理学医生，可以尝试对腋窝淋巴结进行 CNB。大多数锁骨下和锁骨上淋巴结及所有内乳淋巴结的 CNB 都不应使用标准弹簧激活活检装置进行，因为这些淋巴结通常毗邻肺和大血管，其周围没有足够的空间容许切割针的前向冲程。

4. 如果怀疑局部复发，FNA 通常足以通过显示与原发肿瘤内所见相同的恶性细胞材料来确认复发。如果需要，可以对 FNA 材料进行生物标志物测试。如果 FNA 失败，则进行 CNB。

（三）存在纤维腺瘤样病变时

当存在纤维腺瘤样病变时，乳腺影像医生可自行决定尝试 FNA，尤其是在需要快速结果的情况下。如果 FNA 不能提供诊断样本或涂片表现不是典型的纤维腺瘤，则进行 CNB。

（四）没有细胞病理学专家时

当没有专业的细胞病理学专家时（MD Anderson 不会面临这个问题），只能进行 CNB。

二、更大不等于更好

由于 18G、16G 和 14G 切割针的诊断性能在统计学上没有显著差异[3]，因此应将创伤最小的切割针用于 CNB，除非出于特定目的（例如临床研究）需要更大规格的针。一般来说，CNB 应使用 18G 切割针。对于 18G 切割针无法获得足够样本的特殊情况，可以使用更大口径的针。本建议特别适用于腋窝淋巴结的 CNB，由于缺乏细胞病理学专家，一些操作者必须执行此操作。事实上，最近有报道称，使用 14G 切割针对腋窝前哨淋巴结进行 CNB 后，随后在淋巴结周围发生的纤维化，可能影响前哨淋巴结的外科切除[4]。

三、需记住的要点

1. 真空辅助活检对超声上可见的乳腺实性肿块的

诊断而言是不必要的。

2. 对于不确定的乳腺实性肿块，超声引导下穿刺活检的标准技术是 CNB，18G 切割针与 16G 和 14G 切割针一样有效。

3. 除 CNB 外，还可以进行 FNA，以在特殊情况下获得快速现场诊断确认。例如，当患者远道而来，需要在尽可能短的时间内进行诊断以减少离家时间时，或者当肿瘤医生希望在当天就能接见患者并讨论病情时，都可以考虑首先实施 FNA 以获得快速诊断。

4. 对淋巴结转移的诊断而言，FNA 是极为有效的技术。因为淋巴结转移可以简单地根据在淋巴组织内检测到的上皮物质来诊断，所以即使是在细胞病理学方面经验有限的病理医生，也可以对 FNA 样本轻松作出诊断（这与乳腺肿块的细胞病理学诊断不同，后者更具挑战性）。

参 考 文 献

[1] Fornage BD, Sneige N, Edeiken BS. Interventional breast sonography. Eur J Radiol. 2002;42(1):17–31.

[2] Fornage BD. Local and regional staging of invasive breast cancer with sonography: 25 years of practice at MD Anderson Cancer Center. Oncologist. 2014;19(1):5–15.

[3] Huang ML, Hess K, Candelaria RP, Eghtedari M, Adrada BE, Sneige N, et al. Comparison of the accuracy of US-guided biopsy of breast masses performed with 14-gauge, 16-gauge and 18-gauge automated cutting needle biopsy devices, and review of the literature. Eur Radiol. 2017;27(7):2928–33.

[4] Serquiz N, Moro L, Menossi CA, Almeida NR, Baccarin G, de Paiva Silva GR, et al. Perinodal fibrosis developed after ultrasonography- guided core-needle biopsy of a contrast-enhanced ultrasound-detected sentinel axillary node interferes with subsequent surgical sentinel node dissection. J Clin Ultrasound. 2019;47(8):445–52.

第 15 章　活检标记物 ❶

Biopsy Markers

本章讨论乳腺或腋窝经皮穿刺活检后放置的各种标记物，包括它们的适应证及与之相关的错误和陷阱。虽然它们通常被称为活检"夹子"，但作者更喜欢术语"活检标记物"，以避免与手术夹子混淆，因为这些标记物实际上都不能抓住、夹住或固定任何东西。

随着超声引导、立体定向引导及最近磁共振成像引导的经皮穿刺活检的广泛应用，乳腺影像医生现在经常在乳腺 X 线上看到金属标记物。在一个乳房中发现 5 个甚至更多的活检标记物，这种情况并不罕见。尽管标记物的放置是为了帮助乳腺影像医生，但在一个乳房中存在多个标记物已成为潜在的问题，因为乳腺影像医生必须研究每个标记物的历史：标记物是标记良性病变还是恶性病变？活检是在 MRI、立体定向还是超声引导下进行的？标记物是否发生了迁移？是否在单个病灶中放置了多个标记物？因此，乳腺影像医生必须熟悉活检后放置的各种当前可用的标记物，以及与其超声可见度直接相关的问题。

一、背景和原理

20 世纪 90 年代中期，在 MD Anderson 率先实行保乳术前新辅助化疗 [1, 2] 后，我们面临着术前化疗完全应答所产生的问题，即原发肿瘤在乳腺影像上完全消失，导致外科医生在识别和切除瘤床时遇到了意想不到的困难。为了解决这个问题，我们设计并定制了小金属标记物，在原发性肿瘤经皮穿刺活检后通过导管插入原发性肿瘤内，在新辅助化疗前标记肿瘤，并确保在肿瘤完全缓解的情况下，在肿瘤切除术之前，瘤床仍然很容易用超声进行定位 [3]。我们定制的金属标记物是从一根 23cm 长的 18G 不锈钢 K 线上切割出 5mm 长的部分制成的。灭菌后，标记物分四组包装。标记物经皮植入恶性肿瘤时，我们使用从放射肿瘤科借来的 8cm 长的 15G 穿刺针和钝针芯（作为推进器），这些设备原本在该部门用于植入前列腺癌近距离放射治疗的放射性金种子（图 15-1）。在超声引导下，将穿刺针插入肿瘤中心，当针尽可能垂直放置时，手动将每个微小的金属棒放入针内，并用针芯将其推入肿瘤（视频 15-1）。在肿瘤中插入 4 个标记物。它们通常会以不同的方向排列，这样在大多数情况下，至少有一个线状标记物会与超声束几乎垂直，从而产生非常明亮的反射。这些标记物坚固的金属性质也会产生强烈的内部混响，从而产生明亮而独特的彗星尾伪像（图 15-2）。这些手工制作的标记物的超声可见度非常完美，在接下来的 20 年中都是出类拔萃的，甚至超过最新的商品化的活检标记物（厂家号称这些标记物是专为增强超声可见度而设计的）。然而，手动放置 4 个标记物非常麻烦。此外，它们表面光滑，有偶尔从靶病变中移出的风险（图 15-3）。

在我们报道了使用定制金属标记物标记乳腺癌的成功经验后，一种一次性设备（Ultraclip，developed by Inrad，Kentwood，MI）被商业化。该设备允许单

---

❶ 本章配有视频，可登录网址 https://doi.org/10.1007/978-3-030-20829-5_15 观看。

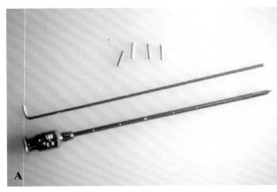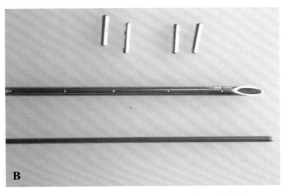

▲ 图 15-1　作者在 1995 年左右设计的活检标记物，用于标记新辅助化疗前活检证实的恶性肿瘤

A. 照片显示了四根 5mm 长的金属棒，由一根 18G 不锈钢 K 型线切割而成，钝针芯用于将每个标记物从 8cm 长的 15G 针中推出；B. 特写视图显示了定制的实心金属标记物

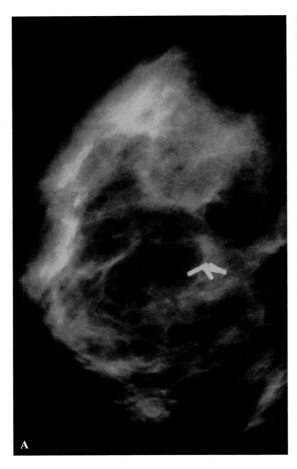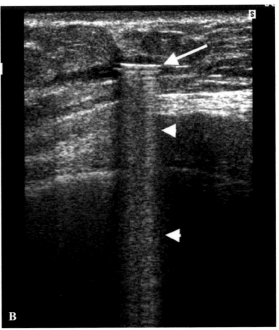

▲ 图 15-2　新辅助化疗完全缓解后，定制的活检标记物（图 15-1）在超声上的可见度极佳

A. 乳腺 X 线显示 4 根定制的金属棒，角度随机；B. 声像图显示其中 1 根金属棒（箭）及与之相关的彗星尾伪像（箭头）

手操作，可以很容易地将预载在 17G 针内的小型带状金属标记物部署在病变内。虽然超声很难显示金属标记物，但植入器的易用性改变了局面，特别是在肿瘤对治疗有完全应答的情况下，超声上看不见的微小金属带状标记物仍然可以在乳腺 X 线引导下定位。从那时起，各种不同大小、形状、成分和设计的活检标记物纷纷上市，每种都声称提高了超声可见度。

因为大多数影像引导下的乳腺活检最初是在立体定向（乳腺 X 线）引导下进行的，目标区域是超

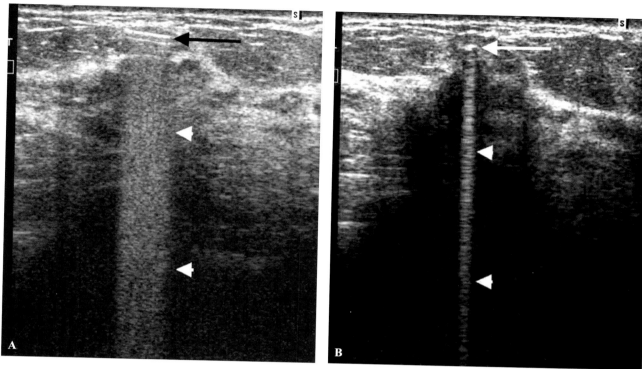

▲ 图 15-3　彗星尾伪像的存在使移位的定制标记物的可视度极佳

A. 纵切面声像图显示了标记物（箭）和强彗星尾伪像（箭头）；B. 横切面上，棒状物的横截面（箭）并不明显，但标志性的彗星尾伪像非常明显（箭头）

声很少能识别的结构扭曲和微钙化簇，这些活检后放置的金属活检标记物被设计为仅在乳腺 X 线上可见，因此不需要很大，也不需要任何特定形状或配置使其在超声上也可见。

随着超声引导下乳腺肿块经皮穿刺活检术的广泛传播，人们对超声活检标记物也越来越关注。显然，立体定向引导的真空辅助活检后放置的立体定向标记物在超声检查中大部分是不可见的，特别是因为在大多数情况下，活检过程中作为靶标的微钙化被完全去除，微小的"立体定位夹"现在处于脂肪或正常回声的乳腺组织中间，更加没有机会能肯定地被识别出来。因此，我们需要（现在仍然需要）能够在乳腺 X 线和超声上轻松、一致和永久性地识别的活检标记物。

在超声引导下活检后，在肿块中部署组织标记物的根本原因（用途）如下。

- 保证超声检查结果与乳腺 X 线检查结果的精确相关性，有时也包括与其他成像方式的结果（如

MRI 或胸部 CT）的精确相关性，尤其是在有多发病变的乳房中。

- 作为过去已通过病理学证实、无须手术切除的良性表现肿块的活检证据。假设肿块稳定，则无须对肿块进行重复活检。

- 对肿瘤进行术前定位，特别有助于在新辅助化疗完全缓解后识别瘤床；或在样本的 X 线照片上或超声图像上确认肿瘤被成功切除。

- 帮助病理医生在手术样本中识别病变。

二、目前可用的活检标记物

新产品和新公司不断出现在医疗器械市场这一不断扩大的细分市场中。因此，下面提供的列表不可能详尽无遗（图 15-4）。一些金属标记物已经被开发出来并被商业化，声称它们是为便于超声识别而设计的。然而，这些标记物在超声上的可见度存在很大差异。其中许多在超声上仍然是完全不可见的，而且当它们所标记的恶性肿瘤在新辅助化疗完

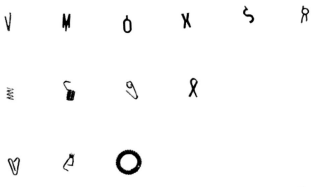

▲ 图 15-4　单一制造商（**Bard**）的各种金属活检标记物
除直径为 4mm 的圆形标记物外，所有其他标记物长度均约 3mm

全应答后消失时，无法保证对其中大多数的明确识别。目前正在开发混合性标记物，以便同时在乳腺 X 线（通过一个微小的金属核）和超声图像上进行清晰识别，方法是添加一种成分，以产生独特的超声波特征。然而，这些新一代标记物的超声可见性仍然是有限的、可变的、暂时的，有时甚至可能会产生误导。

（一）普通金属标记物

市面上有几种不同形状的金属活检标记物，原材料包括不锈钢（BioDur 108，一种基本上不含镍的不锈钢合金，设计用于医疗植入物）和钛（可用于 MRI 成像）。

1. 真空辅助活检（VAB）后放置的金属标记物

立体定向引导或超声引导的 VAB 后放置的绝大多数金属标记物，通常通过活检设备的专用通道放置，设计用于乳腺 X 线检查而非超声检查，并且由各种形状的小金属物体组成：锚形、蝴蝶结形、U 形、三股扭转形、杠铃形、三角铃形等，不一而足。如上所述，在没有任何残留肿块的情况下，超声很少能识别这些微小的标记物。

为了解决这些 VAB 后放置的小型金属标记物在大型 VAB 后空腔中的移动及其从原始目标迁移的问题，制造商将金属标记物嵌入可膨胀生物降解材料中，该材料由聚乳酸（PLA）和（或）聚乙二醇酸（PGA）的多个颗粒或微纤维垫组成。金属标记物预载在植入设备的尖端，夹在颗粒之间。这些标

记物包括凝胶标记物 Ultra、SenoMark 和 UltraCor（Bard，Murray Hill，NJ）（图 15-5）。尽管制造商声称，通过添加材料，超声可以看到这些标记物，但这种可见性仍然是不可预测的和暂时的，从未超过数周。

VAB 之后也会使用 HydroMark 和 SecurMark 等标记物，下文将对此进行讨论。

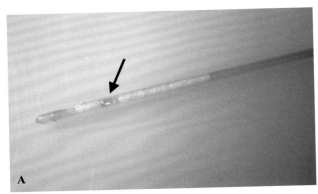

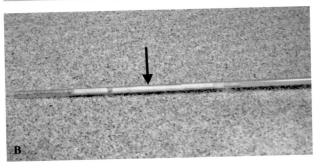

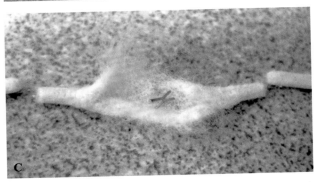

▲ 图 15-5　使用聚乳酸（PLA）和（或）聚乙二醇酸（PGA）颗粒或衬垫的真空辅助活检装置的标记物

A. 凝胶标记 Ultra VAB 标记物（Bard）尖端的特写图显示夹在 PLA/PGA 颗粒之间的小金属标记物（箭）；B. SenoMark 标记物（Bard）使用三个 PGA 超细纤维垫，金属标记隐藏在中心（箭）；C. 打开 SenoMark 标记物的中心小球后所见的不透 X 线的标记的特写视图。注意 PGA 超细纤维在体内会显著膨胀，因此它们在乳腺 X 线上和超声上的表现可能引起误诊

2. Ultraclip 标记物

超声引导下活检后放置的最流行金属标记物是 Ultraclip 标记物，最初由 Inrad 商业化，目前由 Bard 活检系统（Tempe，AZ）分销。它们是市场上最古老的产品，但由于体积小，在没有提供低回声背景的肿块时也最难看到。它们最初有三种形状：丝带形、线圈形和翅膀形。随后又添加了两个附加形状：心形和维纳斯形。金属标记物本身有 3mm 长。它们由 Inconel625、无镍 BioDur108 或钛制成，兼容 MRI 成像，可通过 10cm 或 12cm 长的 17G 针植入（图 15-6 至图 15-8，视频 15-2 和视频 15-3）。尽管它们尺寸很小，金属丝也很薄（线圈型除外），但如果满足以下三个条件，仍然可以相对容易地识别它们：①肿块形成的背景呈明显低回声；②关闭空间复合成像功能，以便检测金属标记物内部混响引起的特征性彗星尾伪像；③使用适当的扫描技术以尽可能接近 90° 的角度显示标记物，使标记物能产生最强的回声（图 15-9 和图 15-10，视频 15-4）。

最新版本的植入器含有双触发器，其中一个主触发器位于手柄末端，另一个副触发器位于手柄侧面。小型金属标记物与聚乙烯醇（PVA）聚合物颗粒结合交织，以提高其超声可见度（图 15-11，视频 15-2）。不幸的是，这种小的不可吸收聚乙烯醇颗粒会造成一些声影，干扰微小金属成分的强反射率和彗星尾伪像的产生，使得这些标记物的检测更加困难（图 15-12 至图 15-15，视频 15-5 和视频 15-6）。

3. 栓塞线圈

在使用我们自己定制的标记物后，我们还使用了商用 C 形铂栓塞线圈（MCE-35P-1-2-VA；Cook Group Inc.，Bloomington，IN）（图 15-16）。使用针芯将预载的线圈推出针外。当线圈退出针尖进入组织，即恢复其 C 形（图 15-17，视频 15-7）。线圈的超声可见度非常好，尤其是如果使用两个线圈而非一个线圈时，因为双线圈从多个角度（对应探头位置）增加了反射率。新辅助化疗完全缓解后，即使在手术室进行定位，超声也能很容易地检测到线圈（图 15-18 和图 15-19）。然而，由于成本太高，我们停止了使用这些线圈。

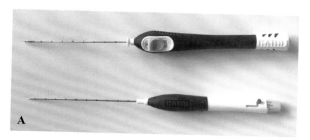

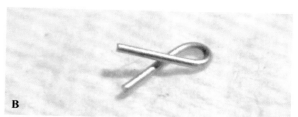

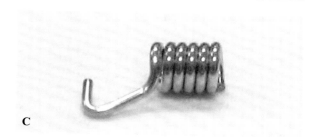

▲ 图 15-6　**Ultraclip（Inrad）标记物及标记物植入器**
A. 17G 超薄单触发（下）原始植入器和更新、更易于使用的双触发（上）植入器；B. 带状标记物特写视图；C. 线圈型标记物的特写视图。线圈型标记物是 5 种 Ultraclip 标记物中最难识别的

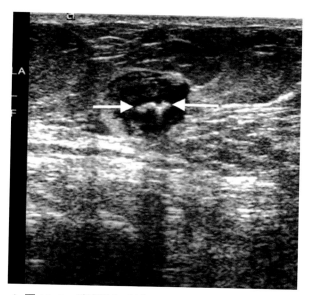

▲ 图 15-7　**腋窝淋巴瘤淋巴结的 Ultraclip 带状标记物**
在淋巴结中放置标记物后，声像图显示水平方向的金属标记物（箭）。注意，极薄的金属异物会产生轻微的声影和细微的彗星尾伪像（视频 15-2）

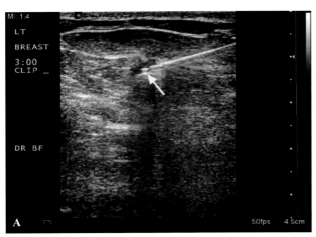

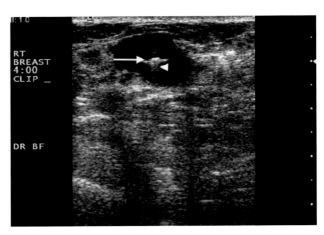

▲ 图 15-9　相对较大、呈明显低回声的浸润性导管癌中的 **Ultraclip** 线圈型标记物

植入后，声像图显示肿块中心有一个小的标准金属标记物（超声可视度未增强）（箭）。注意小彗星尾伪像（箭头），这是金属异物的明确特征（视频 15-4）

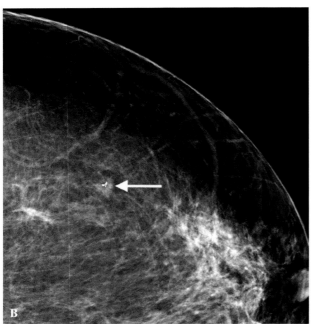

▲ 图 15-8　**6mm** 癌中的 **Ultraclip** 翼型标记物

A. 术中超声显示刚刚从 17G 标记物植入器针头中释放出来的标记物（箭）（视频 15-3）；B. 术后乳腺 X 线检查证实标记物在小病灶中的位置令人满意（箭）

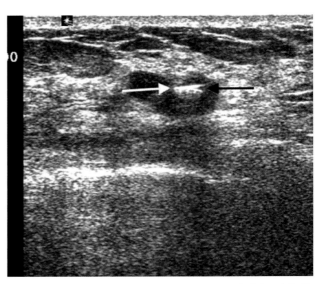

▲ 图 15-10　小肿瘤中的标准（即超声可视度未得到增强）带状标记物（箭）

超声束以 90° 角扫描金属体，可产生最强的回声反射。注意非常细微的彗星尾伪像

4. UltraCor Twirl

　　环形的 UltraCor Twirl 标记物（Bard，Tempe AZ）与上述 C 形栓塞线圈类似。它是一个完整的环，由镍钛合金制成，不含胶原蛋白、聚合物或凝胶。UltraCor Twirl 标记物从植入器 10cm 长、17G 的针头中释出时，自身直接与组织融合。标记物呈盘绕状，这增强了它的超声反射率（图 15-20A 至 E）。

　　然而，尽管其形状独特，但标记物不会像通常在横截面中那样产生强烈回声，因而不是在扫描平面内显示为一个完整的可识别的圆。此外，如果标记物被定位在平行于胸壁的平面上，而不是在两张正交放置的乳腺 X 线中的至少一张上显示为圆形或椭圆形，则它可能在两张上都显示为线状标记物（图 15-20F 和 G）。

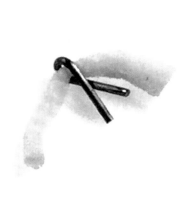

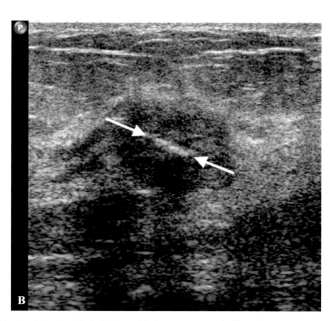

A

B

▲ 图 15–11 超声可视度增强的 Ultraclip 标记物。金属标记物附着在一个小的聚乙烯醇（PVA）聚合物颗粒上，以增强标记物在超声上的可视度

A. 超声增强型带状 Ultraclip 标记物特写视图，微小的金属丝带连接在一个 8mm 的聚乙烯醇小球上，这个小球会产生轻微的回声，并形成细微的声影；B. 刚植入恶性肿瘤的超声增强线圈型标记物的声像图显示稍高回声的管状结构（箭），有声影，没有提示存在金属异物的强回声和（或）彗星尾伪像

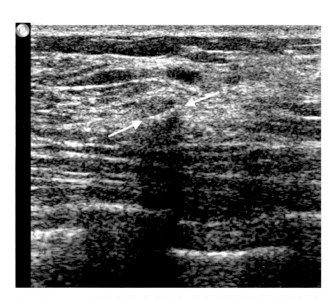

▲ 图 15–12 近期在外院诊断为乳腺癌的患者，分期超声检查期间发现的 8mm×5mm×4mm 小癌灶中的超声可视度增强的线圈型 Ultraclip 标记物

金属标记物在声像图上没有强反射，也没有彗星尾伪像。相反，中等回声的聚乙烯醇（PVA）聚合物颗粒（箭）产生了声影

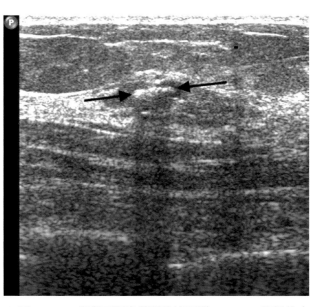

▲ 图 15–13 超声可视度增强的线圈型 Ultraclip 标记物应用在小恶性肿瘤中

声像图显示强回声的聚乙烯醇（PVA）聚合物颗粒（箭）和由其产生的声影。小球长约 6mm，而嵌入其中的模糊金属标记物仅为 3mm

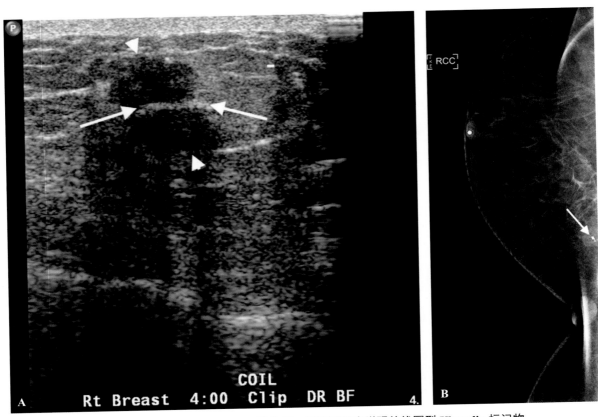

▲ 图 15-14　右乳 4 点钟位置恶性肿瘤，超声可视度增强的线圈型 Ultraclip 标记物

A. 声像图显示肿瘤中心（箭头）有微弱回声的聚乙烯醇（PVA）聚合物颗粒（箭）；B. 颅尾向乳腺 X 线检查确认肿瘤中的线圈类型标记物（箭）（视频 15-5）

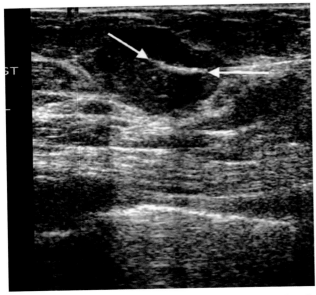

▲ 图 15-15　在囊内乳头状瘤中放置的超声可视度增强的线圈型 Ultraclip 标记物

声像图显示中等回声的聚乙烯醇（PVA）聚合物颗粒（箭）产生些许声影，但没有证据表明线圈有高反射率或彗星尾伪像（视频 15-6）

5. Tumark

Tumark 专业标记物（Somatex，Teltow，Germany）由喷砂镍钛合金制成（使其与 MRI 兼容），具有扭转盘绕样的结构。金属材料展开后会扩展为特定形状：直 X 形、U 形、Q 形和球笼形。根据我们的经验，U 形 Tumark 具有良好的超声可见度，并且由于其旋转的体部和两个"角"而易于识别（图 15-21，视频 15-8）。这些角可能有助于将标记物锚定在组织中并防止其迁移。标记物预加载在一个细的（18G）植入器中，植入器的探针非常锋利，通常可以在不进行任何局部麻醉的情况下插入。标记物的特征性形状可供超声进行良好的识别（图 15-21C，视频 15-9 和视频 15-10）。

由于 Tumark U 形标记物在新辅助化疗后淋巴结应答良好及至完全应答（视频 15-11）的常见病例中的优越性（尽管远不是绝对正确的，见下文）和持续的可检测性，我们一直在常规使用它来标记转移性

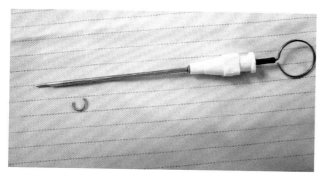

▲ 图 15-16 C 形铂栓塞线圈（**MCE-35P-1-2-VA；Cook Group**）及其输送系统

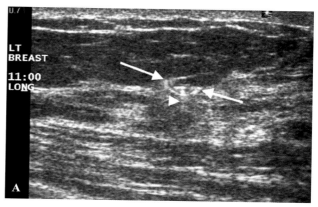

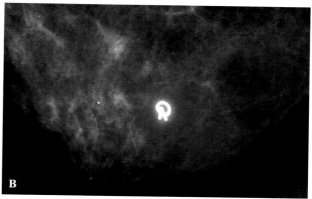

▲ 图 15-18 新辅助化疗完全缓解后，栓塞线圈的可见度令人满意，可以成功地实施术前或术中定位

A. 声像图显示没有残余肿瘤，有两个缠绕的线圈（箭），注意，在第二个线圈的凹面中，从一个线圈的横截面上可以看到薄薄的彗星尾伪像（箭头）；B. 相应的乳腺 X 线显示两个线圈，没有残余肿瘤

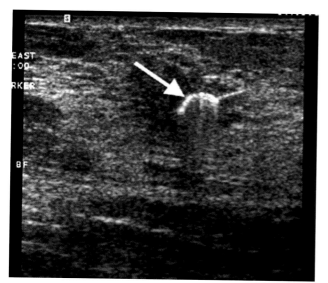

▲ 图 15-17 插入恶性肿瘤后的 C 形铂栓塞线圈

声像图显示线圈（箭）已恢复 C 形。注意线圈的强反射率和与之相关的彗星尾伪像

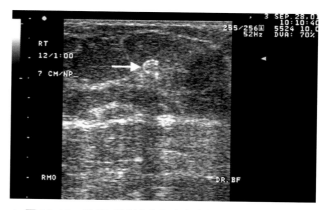

▲ 图 15-19 肿瘤对新辅助化疗完全缓解后，在手术室对残留的栓塞线圈进行术前定位

扫描到线圈（箭）独特的 C 形后，即可明确地识别它

腋窝淋巴结（图 15-22）。由于其独特的形状，该标记物比起更小的 Ultraclip 标记物来更有可能在新辅助化疗后在恢复了准正常超声外观的转移性淋巴结或相邻腋窝脂肪中被检测到（视频 15-12）。

虽然球笼状的 Tumark 视觉标记物很容易在乳腺 X 线上识别，但它在超声上的特征性要小得多，因为构成标记物的球笼形金属网太薄，无法产生强烈的彗星尾伪像（图 15-23A 至 D）。另一个主要问题是，当标记物插入坚固的肿瘤时，金属网的厚度和强度不足以支持其扩展为预期的球形（图 15-23E）。

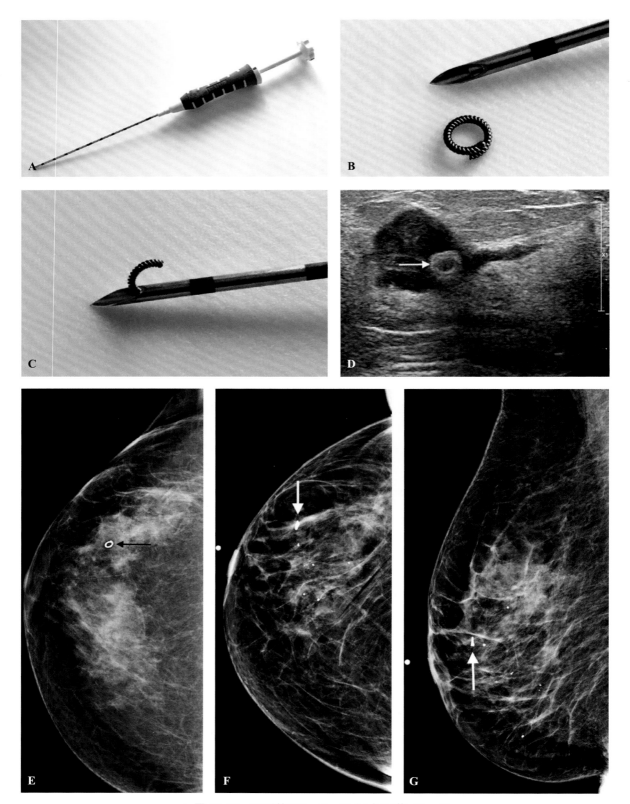

▲ 图 15-20　环形的 **UltraCor Twirl** 标记物（**Bard**）

A. 17G 标记物植入器视图；B. 旋转镍钛合金环形标记物的特写图；C. 特写视图显示了环如何从针中排出以恢复其原始形状；D. 声像图显示恶性肿瘤内强回声环（箭）；E. 乳腺 X 线显示环形标记物（箭）；F 和 G. 如果环的平面恰好与该患者胸壁平行，则在颅尾向（F）和侧位（G）乳腺 X 线上，标记物均为线状（箭）而非圆形

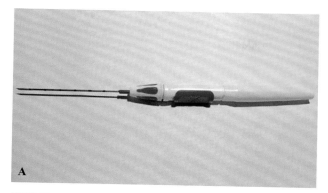

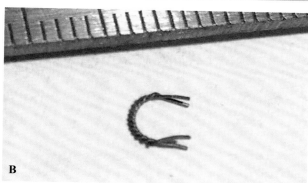

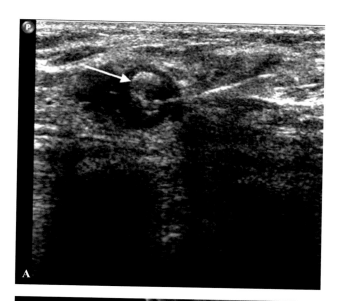

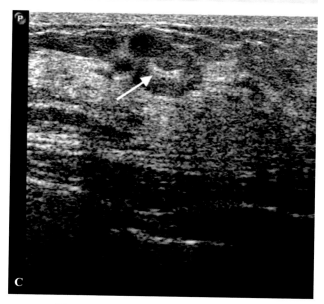

▲ 图 15-21 U 形 Tumark 标记物（Somatex）

A. 带有易于推动的横向触发器的 18G 标记物植入器；B. 有两个角的 C 形标记，标记物的中央部分是旋转螺纹状的，这增强了超声可见度；C. 小癌中的 U 形 Tumark 标记物。声像图显示标记物中心部分独特的螺纹形态（箭）。如果关闭了空间复合成像功能，则可以使用高频探头对螺纹进行分辨（视频 15-9）

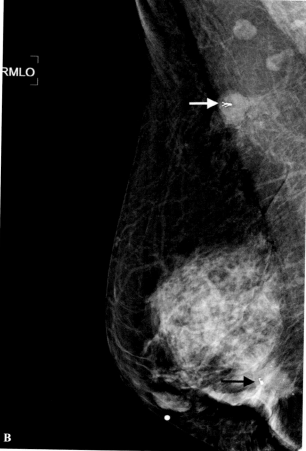

▲ 图 15-22 在超声引导下的细针抽吸获得阳性病理学结果后立即用 U 形 Tumark 标记物标记转移性腋窝淋巴结

A. 插入标记物期间获得的声像图显示结节内 Tumark 标记物（箭）的独特弯曲形状；B. 侧斜位乳腺 X 线显示原发肿瘤，位于 5 点钟位置，部署有线圈型 Ultraclip 标记（黑箭），转移性腋窝淋巴结部署有 Tumark 标记物（白箭）

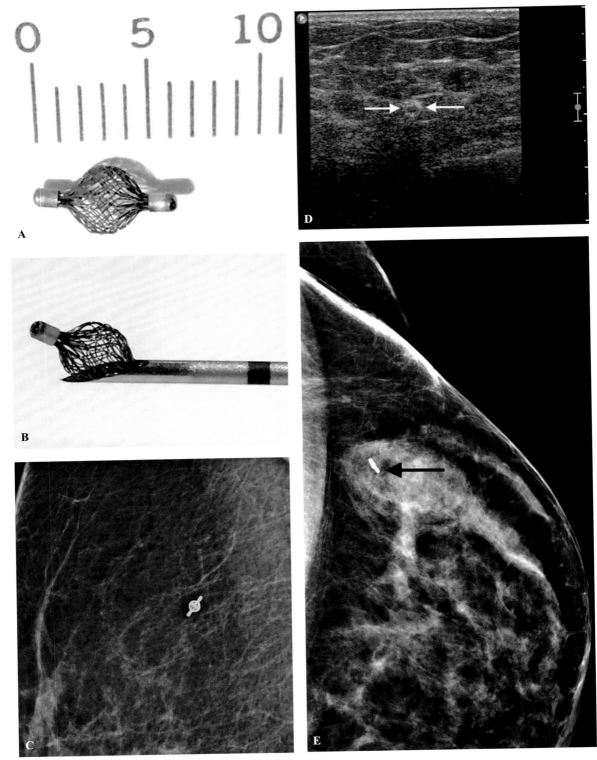

▲ 图 15–23　Tumark 视觉标记物

A. 标记物由一个薄的球笼状金属网组成，被压缩在植入器的针头中，一旦释放出来，就会展开，恢复其原始形状；B. 标记物退出植入器针头时的视图；C. 在新辅助化疗完全有效的恶性肿瘤中放置 Tumark 视觉标记物的典型乳腺 X 线表现，横向点压缩视图显示标记的特征性球笼状，位于脂肪环境中；D. 在声像图上，标记物显示为一个直径为 3mm 的、稍高回声的不连续小圆圈（箭），没有明显声影，也没有彗星尾伪像，几乎无法识别；E. 另一名患者的 Tumark 视觉标记物无法在恶性肿瘤内部部署。由于薄薄的金属网被周围坚实的肿瘤压迫，无法扩张，在乳腺 X 线显示为一个小的线状金属物体（箭）

（二）专为超声可视化设计的标记物

随着乳腺超声在过去 20 年中的广泛应用及新辅助化疗成为许多乳腺癌的标准治疗方法，对一种更容易在超声图像上看到且更可靠的标记物的需求，促进了一些具有创新性但最终不令人满意的产品的开发。

1. SecurMark

SecurMark（Hologic，Marlborough，MA）是一种最初设计用于立体定向引导的 VAB 的活检标记物。它由两部分组成：①一个由生物相容性不锈钢或钛组成的小金属成分，肯定能在乳腺 X 线上显示，有多种几何形状（软木塞状、顶帽状、带扣状、无限符号状和刹车灯状），以便在乳腺 X 线上进行多部位识别；②一个由生物可吸收缝线网状物（乙戊烯 Ⅱ）制成的大香肠状外袋，设计用于将标记物固定在活检腔内，降低迁移风险，并增强超声可见度（图 15-24）。

"编织袋"呈中等回声，具有高度特异性的超声外观，如果使用高频探头，并且正确设置超声扫描仪并不使用或少使用空间复合成像，即可很好地将其显示出来。使用高频探头，可在纵切面和横切声像图上明确识别标记物，并显示每一条"编织网"（图 15-25 和图 15-26）。偶尔可通过其特有的彗星尾伪像（仅在适当的扫描仪设置下，即不使用空间复合成像的前提下）来识别金属成分，但由于其尺寸较小，识别难度很大（图 15-27）。重要的是要记住，由于金属成分在插入时可在生物可吸收袋内自由移动，因此可以在"编织袋"的任何位置（包括其某一端）找到。

奇怪的是，如果一个 SecurMark 标记被放置在一个小肿块内，它可能会受到弯曲伪像的影响，如同发生在活检针上的那样（图 15-28）。

生物可吸收线制成的"编织袋"在几周内被吸收，使其不足以在新辅助化疗的整个期间（通常为 6 个月）对病变进行充分的超声标记（图 15-29）。在吸收过程中，细丝状的残余碎片可能会在超声图像上产生混杂回声，在某些情况下貌似微钙化。

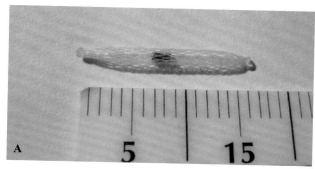

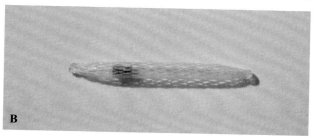

▲ 图 15-24　SecurMark 标记物（Hologic）

A. SecurMark 标记物包含一个由生物可吸收缝线状网状物（乙戊烯 Ⅱ）制成的"大香肠"形袋（设计用于将标记物固定在真空辅助活检（VAB）后腔中）和一个小金属标记物，可提供不同类型的金属标记；B. 金属标记物在网内是可移动的，可在网内任何位置

2. 凝胶标记物和其他聚合物标记物

（1）HydroMark：最近面世的一种基于凝胶的组织标记物，专门提供最佳超声可见度。HydroMark marker（Biopsy Sciences，Clearwater，FL）由一个微小的金属（不锈钢或钛）线圈状标记物组成，位于干燥聚乙二醇水凝胶小颗粒的中心。一旦驻留在活检部位并水合，亲水性凝胶迅速膨胀成为一个完全无回声的圆柱形凝胶，其中心有明亮的强回声金属线圈（图 15-30），至少在活检后的早期时间段内形成了特征性的超声外观。圆柱形标记物在纵向扫描时显示为矩形无回声结构，在横向扫描时显示为圆形结构（图 15-31 和图 15-32）。要准确识别 HydroMark 标记物，需要显示小而明亮的强回声中心线圈，它有三种略微不同的形状：开放线圈、蝴蝶线圈和桶形线圈。同样，超声扫描仪的正确设置对于微小金属线圈的清晰显示至关重要，因为只有在关闭空间复合成像功能的情况下，开放线圈和蝶形线圈的旋转形态才能得到充分展示（图 15-33 和图 15-34，视频 15-13）。

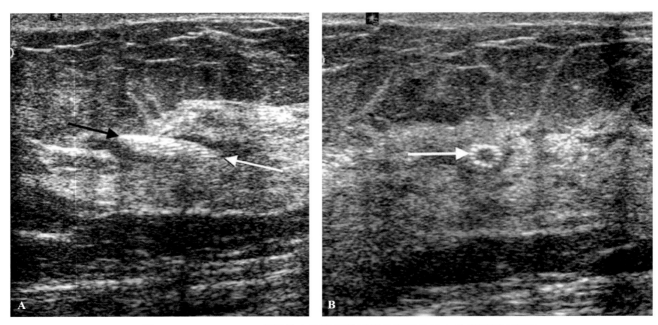

▲ 图 15-25　SecurMark 标记物在部署后的最初几天到几周内的典型超声表现

A. 近期真空辅助活检（VAB）术后残腔的纵向声像图显示了拉长的网状物（箭），典型的条纹图案代表网状物的平行纹路；B. 横向超声图显示典型的点圆（箭），代表编织网的横截面（每条绞线都清晰可见是对超声扫描仪分辨率/设置的良好测试）

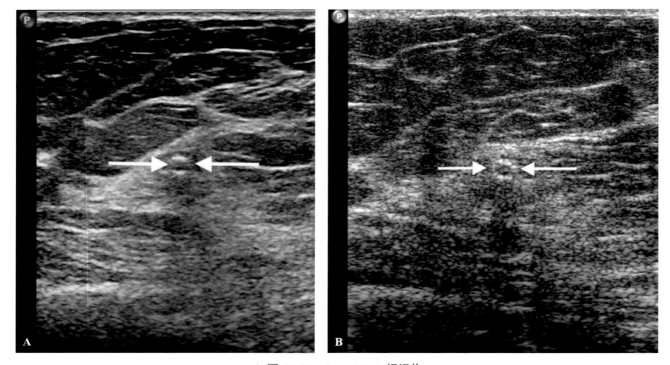

▲ 图 15-26　SecurMark 标记物

A. 在空间复合成像功能打开的情况下，标记物在横向声像图上未被明确识别，因为网状结构未被清晰地分辨出来（箭）；B. 关闭空间复合成像功能后，网袋的特征性外观变得清晰可见（箭）

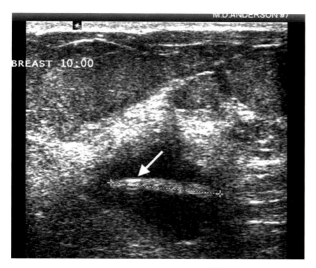

▲ 图 15-27 **SecurMark** 标记物

纵切面图像显示肿瘤内的标记物（测量卡尺）。金属部件已移动到标记物网袋的一端。注意与金属部件相关的小彗星尾伪像

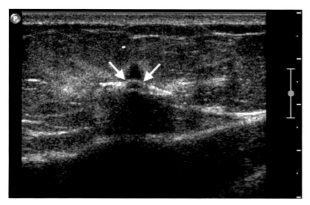

▲ 图 15-28 当 **SecurMark** 标记物穿过小癌时发生的弯曲伪像（箭）（见第 12 章）

凝胶可通过水解作用进行生物降解，制造商声称其超声可见性至少维持 6 周。然而，随着时间的推移，无回声标记的特征柱形会随着凝胶与柔韧相邻组织的结合而演变（图 15-35）。该标记物甚至可能冒充小的残留肿瘤，如果该标记物被错误地纳入对残留肿瘤的测量中，则在评估治疗反应时可能导致混淆（图 15-36）。当标记物被放置在肿瘤边缘且恰好朝向乳头时，拉长的凝胶看起来可能像扩张导管（图 15-37，视频 15-14）。随着时间的推移，HydroMark 那不可预测的回声演变可能导致混乱，有时甚至导致对标记物的活检。

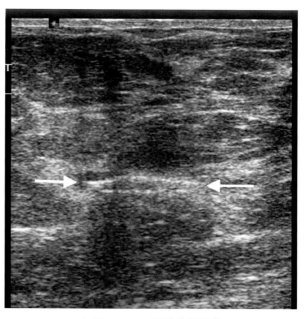

▲ 图 15-29 可吸收标记物

立体定向引导真空辅助活检（VAB）术后 2 周获得的纵向超声图显示聚合物网的早期解体表现（箭）

(2) Beacon：Beacon（Scion Medical Technologies, Newton，MA）是一种非金属乳腺活检标记物，由聚醚酮 - 酮聚合物制成，聚醚酮 - 酮聚合物是一种用于外科植入物和牙科设备的半结晶热塑性塑料。圆柱形标记含数个孔，旨在允许组织向内生长，从而降低标记物迁移的风险。它的尺寸为 5mm×1.5mm，在超声上表现为强回声，无彗星尾伪像；在乳腺 X 线上表现为致密影。它预载于 14G 针内。

(3) BioMarC：为了解决最近关于含镍金属标记物可能存在毒性的担忧，新的非金属 4mm×2mm 杠铃状生物标记物（Devicor Medical Products, Cincinnati, OH，USA）由陶瓷制成并涂有热解碳。在声像图上，这个小标记物会产生些许声影，但不会产生振铃效应，也不会产生金属异物高度特征性的彗星尾伪像。

三、标记物放置

对于超声引导的 VAB 和超声引导的 CNB/FNA，活检标记物的植入系统不同。但是，无论标记物的类型及其植入技术如何，在超声引导下经皮穿刺活检后，必须通过术后乳腺 X 线来确认标记物是否被部署在满意位置。

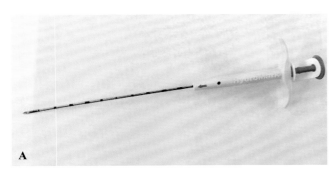
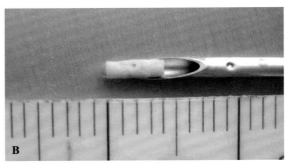
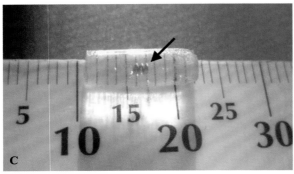

▲ 图 15-30 HydroMark 标记物（Biopsy Sciences）

A. 标记物植入器与大多数其他植入器相似；B. 4mm 长的干燥聚乙二醇水凝胶颗粒离开植入器针尖斜面时的特写图，其中心含有微小的金属线圈；C. 浸湿几分钟后，小球膨胀成 1.2cm 长的凝胶柱，在其中心，小金属标记（此处为三圈线圈）（箭）清晰可见

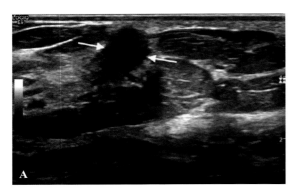
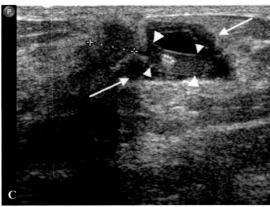
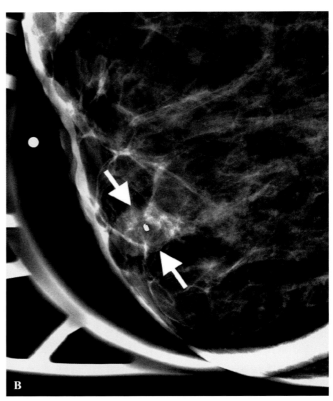

▲ 图 15-31 HydroMark 标记物放置 1 周后。患者在外院诊断为 6 点钟位置浸润性导管癌，转诊至我院进行分期。该肿瘤被描述为 <1cm 的浸润性导管癌，1 周前在超声引导下进行了真空辅助活检（VAB）并放置了活检标记物

A. 在外院获得的活检前超声图像显示 8mm 浸润性导管癌（箭）；B. 1 周后获得的点压缩侧位乳腺 X 线显示密度（箭）大于活检前，反映活检后血肿，在肿块中可以看到一个金属标记物；C. 声像图显示一个 0.7cm 的残余肿瘤（测量卡尺）和一个相邻的血肿（箭），内含一个 HydroMark 标记物（箭头）。注意标记物中央明亮的螺纹线圈，并且该标记物尚未呈完全无回声

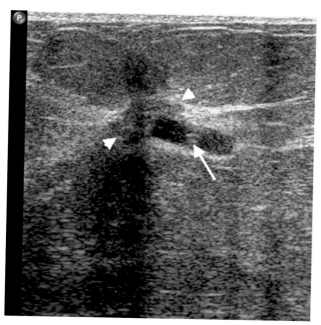

▲ 图 15-32 **HydroMark** 标记物植入后几天内的典型超声表现

纵向声像图显示一个小的恶性肿瘤（箭头），带有突出的低回声 HydroMark 标记物。标记物在外院实施的超声引导下粗针活检（CNB）后放置。由于具有矩形形状和中心线圈结构（箭），"新鲜的"标记物很容易识别

（一）真空辅助活检后部署的标记物

与 VAB 设备配套使用的标记物通过 VAB 设备的专用通道插入。由于在 VAB 过程中产生了较大的术后空腔，标记物需要固定在血肿填充的空腔中。这就是上文所述的 PGA 超细纤维垫和 PGA/PLA 颗粒应起的作用，它们膨胀并填充空腔，以将标记物固定到位并防止其移动。SecurMark 标记物的"编织袋"样网格亦可实现同样的目的。

（二）粗针活检和细针抽吸后部署的标记物

CNB 或 FNA 后使用的标记物预载在一次性植入器中，植入器含有一个足够长的针头和一个带触发器的手柄，可以通过快速的单手操作将标记物从针远端斜面处推出去。植入器可以通过 CNB 期间使用过的同轴导引针直接插入，但更常见的方法是在 CNB 或 FNA 后实施一次单独的穿刺。大多数植入器都使用 17G 或 18G 针头，其针尖斜面足够锋利，可以轻松地直接插入皮肤。虽然大多数活检标记物的放置是在活检程序结束时，但一次性植入器

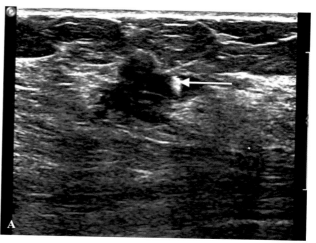

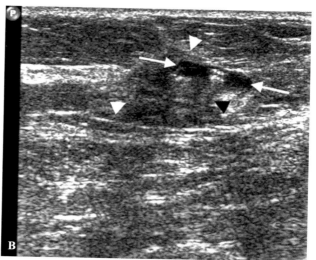

▲ 图 15-33 关闭空间复合成像功能以明确识别 **HydroMark** 标记物的中心线圈

A. 空间复合成像显示模糊不清的不规则形癌灶及一个强回声"斑点"（箭），代表在外院放置的标记物，无法确定部署了哪种类型的标记物；B. 在没有空间复合的情况下获得的声像图清楚地显示了一个矩形的无回声区域（箭），与癌灶（箭头）形成对比。相对于皮下脂肪，癌灶呈等回声。声像图还显示了无回声凝胶中心三个不同的线圈螺纹。结合这两项发现，可以确定为 HydroMark 标记物

的存在让操作者可以轻松地在初始活检后的任何时间对任何病变放置标记物，或者轻松地在初始超声检查遗漏的或未进行活检的任何病变中放置标记物（例如当患者因寻求第二种意见而接受再分期超声检查时）。

在植入过程中，具有特定形状的标记物一旦离开针头进入病变，即会恢复其初始形状（图 15-20C，视频 15-8）。操作者应熟悉标记物离开植入器的方

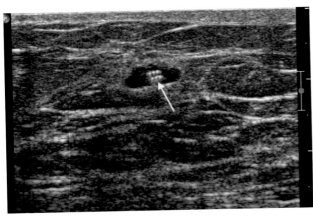

▲ 图 15-34 癌症对新辅助化疗完全应答后残留的 **HydroMark** 标记物

与放置后不久相比，标记物缩小，边缘变圆钝。对超声扫描仪进行适当设置，可以清晰显示出标记物中心线圈的每一个螺纹（箭）

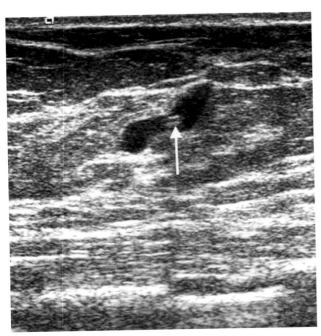

▲ 图 15-35　当软凝胶与局部解剖结构相适应时，无回声 **HydroMark** 标记物的特征性圆柱形发生变化

中央金属线圈（箭）仍然是识别 HydroMark 标记物的关键

式，尤其是相对于针尖斜面，标记物被排出的方向（图 15-38 和图 15-39，视频 15-15 和视频 15-16）。当试图将弹簧式 /C 形环状标记物锚定在一个非常小的实性团块内时，这一点变得非常重要。为了使标记物从针尖斜面处排出的过程具有最佳可视度，必须在超声上确定植入器的针尖斜面。要做到这一点，

最简单的方法是进针过程中始终保持针尖斜面朝上（视频 15-2、视频 15-3、视频 15-4 和视频 15-16）。作者推荐这种技术来优化任何活检针的超声可见度。如有疑问，操作者可以旋转针头以轻松识别斜面（视频 15-17）。

复杂形状的标记物在部署过程中可能发生的一个事故：斜面的尖端勾住了已经被推出去的标记物，导致标记物在退针过程中被拖出靶标。因此，实时监控标记物与针完全脱离至关重要。这种并发症最有可能发生在有钩的标记物上，如线圈标记物或翼形标记物，尤其是那些没有嵌入 PGA 或 PVA 聚合物颗粒的标记物。如果标记物似乎被针钩住，并开始随针后移，解决办法是顺时针和逆时针旋转植入器针头一次或两次，以使标记物从针尖斜面上脱离下来（视频 15-18）。

当使用超声可见度增强的 Ultraclip 标记物时，微小金属部分的大部分被其所嵌入的 PVA 聚合物颗粒的声影所遮蔽。事实上，新手用户应该知晓的是，这些标记物离开针头的过程并不能在超声上得到良好的实时显示，偶尔会使操作者产生错误印象，以为标记物未能部署到位。

必须特别提及嵌入 PGA 超细纤维垫中的标记物。这些标记物通过一次性植入器进行部署，主要是在 VAB 后，有时是在 CNB 后。在部署之初，PGA 垫呈强回声伴阴影，部署后迅速膨胀，看起来像稍高回声的圆柱体，中间有微小的金属丝状物，切勿认为是活检腔内的血块或血肿（图 15-40 和图 15-41）。

考虑到业界所用标记物的多样性及其多种多样且有时令人困惑的超声表现，了解先前活检后植入乳腺的所有标记物的类型已变得不可或缺。该信息应包含在每份乳腺影像报告中，最好与患者共享，尤其是当患者要去其他机构寻求第二意见但图像和报告尚未到达该机构时（图 15-42）。

（三）术后乳腺 X 线检查

必须对每一个标记物的部署进行确认，通过影像学检查来了解标记物在肿块内的位置，确保其位

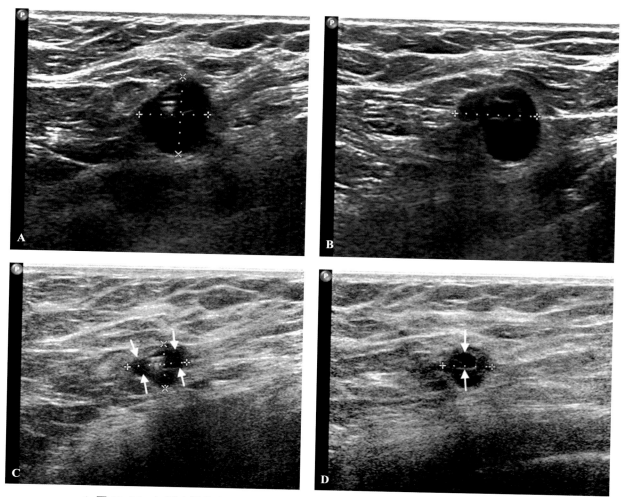

▲ 图 15-36 与影响评估小乳腺癌对新辅助化疗反应的 **HydroMark** 标记物相关的陷阱

A 和 B. 标记物放置时进行的纵向（A）和横向（B）超声图，空间复合成像，其内 HydroMark 标记物无法与肿瘤区分，被包含在肿瘤的测量（1.1cm×1.1cm×0.9cm，测量卡尺）和体积计算中；C 和 D. 经 2 个月新辅助化疗后，纵向（C）和横向（D）超声图（无空间复合成像）显示对治疗几乎完全有效，残留肿块小（0.8cm×0.7cm×0.6cm，测量卡尺）。正确的扫描仪设置能识别出无回声的 HydroMark 标记物及其线圈（箭），它现在代表了肿块体积的很大一部分，因此，实际残留肿瘤的大小远小于记录的测量值。作者经常看到一个未被识别的残留 HydroMark 标记物被误认为是一个小的残留肿瘤，而实际上肿瘤已经完全消失了

置正确。由于所有标记物都含有金属或陶瓷部件以确保 X 线上的可见性，因此，可以通过术后双视图乳腺 X 线来进行这种"确认"。在绝大多数情况下，颅尾位和侧位（或侧斜位）X 线相结合足以满足需要（图 15-43 和图 15-44）。然而，当肿块位于乳房的边缘尤其是在乳房下皱襞或胸骨旁区域（尤其是在乳房的内下象限）或锁骨下区域时，确保 X 线上标记物的可见性可能会变得非常具有挑战性，需要创造性的体位。在这些具有挑战性的位置，可能无法获得标记物和肿块的两个正交视图。

植入物的存在也可能使标记物在 X 线上的显影变得相当具有挑战性。但是，最难通过乳腺 X 线显示的标记物是位于高水平腋窝转移性淋巴结中的标记物，因为这个部位只能拍摄一张 X 线，并且标记物还可能位于靠近胸壁的非常深的位置（图 15-45 和图 15-46）。

四、是否需要在每次超声引导的活检后都放置标记物

从一开始，标准做法是在每次立体定向引导

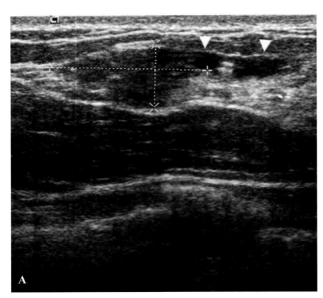

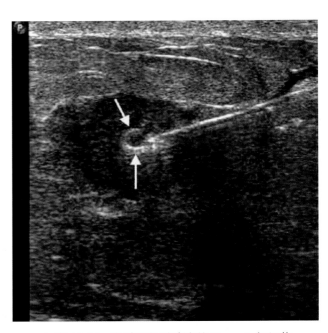

▲ 图 15-38 乳腺恶性肿瘤内的 Tumark 标记物

声像图显示，Tumark 标记物从针头释放出来后恢复了其特征性的曲线状形态（箭）（视频 15-15）

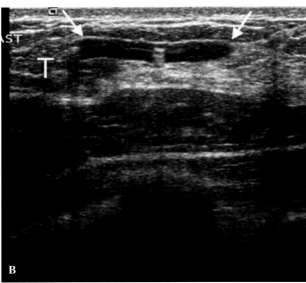

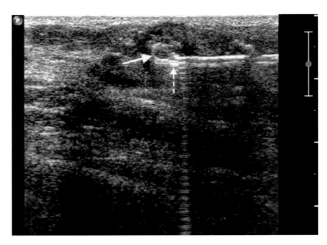

▲ 图 15-37 与 HydroMark 标记物相关的陷阱。水凝胶标记物貌似自浸润性导管癌向外延伸的扩张导管

A. 放射状扫描获得的超声图像显示恶性肿瘤（测量卡钳），技师怀疑存在导管扩张（箭头）和钙化；B. 再次检查，声像图显示矩形的无回声 HydroMark 标记物（箭）及其中心线圈。标记物位于肿瘤（T）外，看起来像从肿瘤延伸至乳头方向的扩张导管（视频 15-14）

▲ 图 15-39 Tumark 标记物

将 Tumark 标记物从针尖斜面中释放出来时，声像图清楚地显示了标记物的弯曲旋转体形（箭）和一个角（虚箭）（视频 15-16）

的 VAB 后插入一个标记物，因为目标病变通常是簇状微钙化（通常被 VAB 完全清除，以及结构扭曲），可能需要手术切除，并需要术前定位和对术后样本进行确认性的 X 线摄影。相比之下，没有关于超声引导下活检后标记物放置的既定指南。与大多数立体定向引导的 VAB 不同，超声引导的 VAB 是在 CNB 后基本保持完整的肿块上进行的（除非使用过大的 VAB 探针对非常小的肿块进行活检）。此外，良性乳腺肿块的数量超过需要治疗或密切随访的恶性病变和高危病变。因此，就超声引导下经皮穿刺活检后标记物的放置而言，世界各地的做法不尽相同。

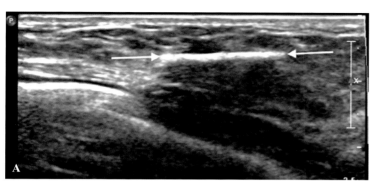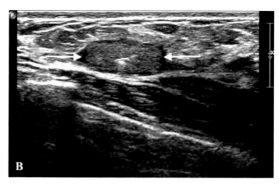

▲ 图 15-40 **SenoMark** 标记物在放置后 **1** 个月内的声像演变

A. 聚乙二醇酸微纤维垫在真空辅助活检（VAB）部位部署后，立即显示为一个近 2cm 长的强回声棒（箭）；B. 1 个月后，扩张的标记物显示为均匀的稍高回声圆柱体，充满 VAB 腔（箭）。注意位于其中央的强回声线状结构

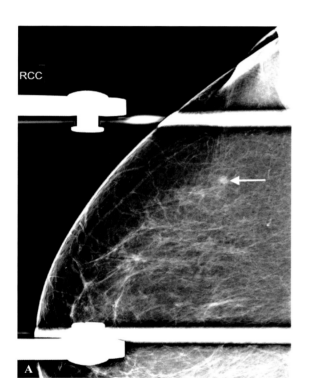

◀ 图 15-41 近期在外院行超声引导下小肿瘤的 **14G-CNB** 后，放置的 **SenoMark** 标记物在乳腺 **X** 线上被误认为是活检后的变化

A. 活检前颅尾向乳腺 X 线显示了完整的 4mm 癌（箭）；B. 6 周后的声像图显示了小癌（虚箭）和与之相邻的膨胀的聚乙二醇酸微纤维垫（箭），由于这些纤维垫相对于周围脂肪是呈等回声的，而且扫描时使用了空间复合成像，所以超声技师漏诊了这些垫子（此视图中未显示中央金属杆，但在其他视图中已进行了识别）；C. 点压缩颅尾向乳腺 X 线显示标记物的垫子（箭）位于残留的 4mm 小肿瘤的两侧（虚箭）

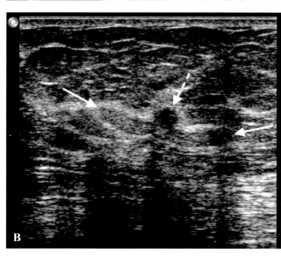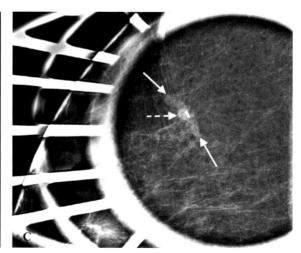

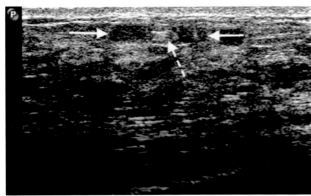

◀ 图 15–42 产生可触及结节的 HydroMark 标记物

外院乳腺影像医生对右乳 9 点钟位置偶然发现的 5mm 浅表囊肿进行了活检。未行细针抽吸，而以粗针活检（CNB）代之，并放置了活检后标记物。病理结果为"纤维囊性改变"。10 天后，患者在活检部位发现一个新的可触及结节。纵向声像图显示可触及的结节是一个位于皮肤下的 HydroMark 标记物（箭），中心线圈可见（虚箭）

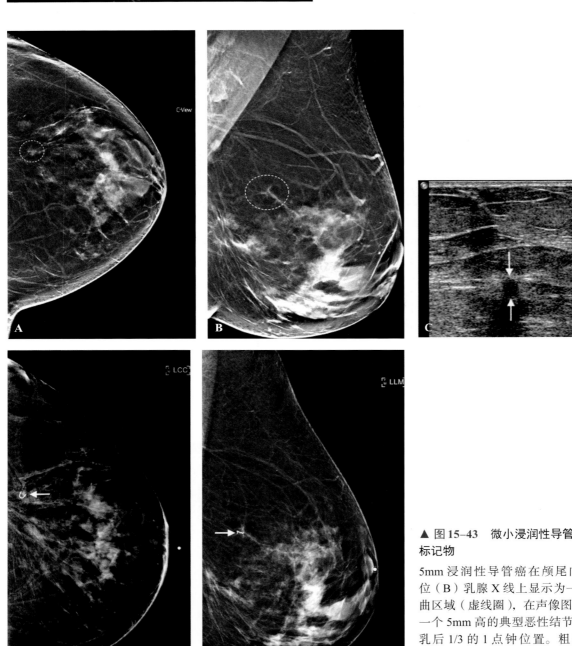

▲ 图 15–43 微小浸润性导管癌中的 Tumark 标记物

5mm 浸润性导管癌在颅尾向（A）和侧斜位（B）乳腺 X 线上显示为一个新的结构扭曲区域（虚线圈），在声像图（C）上显示为一个 5mm 高的典型恶性结节（箭），位于左乳后 1/3 的 1 点钟位置。粗针活检（CNB）后，颅尾向（D）和侧位（E）乳腺 X 线证实 Tumark 标记物的位置令人满意（箭）

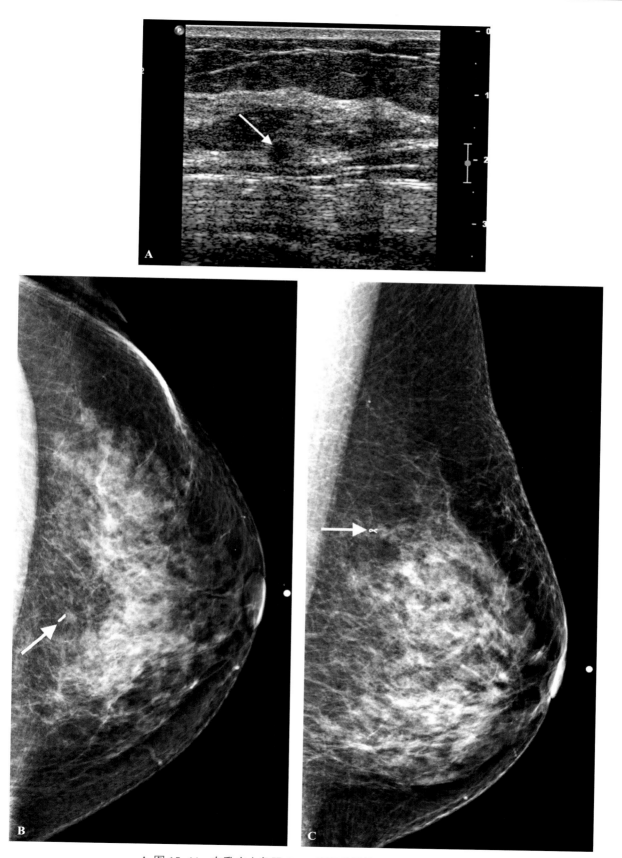

▲ 图 15-44　左乳内上象限 **3mm** 癌旁的带状 **Ultraclip** 标记物

A. 声像图显示微小癌（箭）；B 和 C. 颅尾向（B）和侧位（C）乳腺 X 线显示位于病变边缘的带状 Ultraclip 标记物（箭）

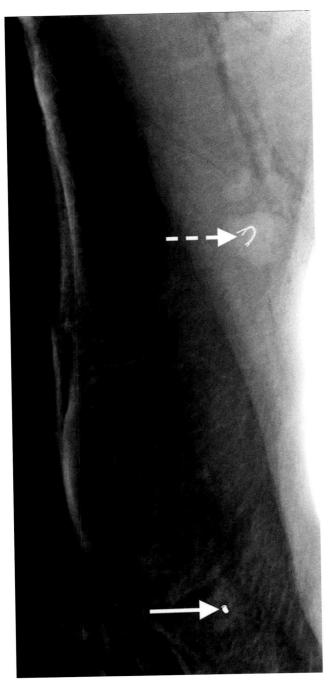

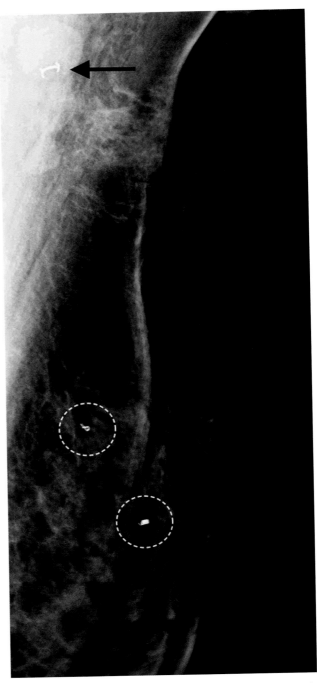

▲ 图 15-45　转移性淋巴结中的 Tumark 标记物

侧斜位乳腺 X 线显示乳腺癌粗针活检（CNB）后放置的线圈型标记物（箭）和可疑同侧腋窝淋巴结细针抽吸（FNA）后放置的 Tumark 标记物（虚箭）

▲ 图 15-46　双灶乳腺癌患者高腋窝水平转移性淋巴结中插入 Tumark 标记物

侧斜位乳腺 X 线显示左乳外上象限的两个恶性肿瘤病灶内分别有一个带状和一个线圈型 Ultraclip 标记物（圆圈）。转移性腋窝淋巴结中的 Tumark 标记物（箭）很难看到。注意，近期注射的利多卡因导致腋窝皮下出现了高密度影在超声引导下活检后必须放置标记物的情况如下。

- 非常小的病变（4～5mm），在 CNB 之前超声已经很难显示，而在 CNB 之后几乎看不到（图 15-43）。
- 凡对超声引导下 CNB 靶肿块与提示超声检查的不确定乳腺 X 线异常之间的相关性有丝毫怀疑。
- 对相邻的多个肿块进行活检时（使用不同类型的标记）。
- 小纤维腺瘤 VAB 消融后。
- 在超声引导下对第二次超声（亦称第二眼超声）检查发现的、认为与 MRI 检测到的可疑肿块相关的病变进行 CNB 后。

对于乳腺癌患者，不仅在原发肿瘤初始活检后，而且在其局部和区域分期期间放置活检标记物的适应证已在第 9 章中讨论。

- 在原发肿瘤中放置活检后标记物。
- 在保乳手术（包括新辅助化疗后）需要切除的任何附属病变中放置活检（最好是 FNA）后标记物。
- 在任何经证实的腋窝淋巴结转移中放置活检（最好是 FNA）后标记物，以指导新辅助化疗后腋窝淋巴结清扫。

五、标记物的滥用

在美国，在每个或每次超声引导的活检后都放置标记物，而不考虑活检结果（大多数为良性病变）、额外操作的成本及多个标记物在同一个乳腺区域出现时可能引起的混淆，这种行为呈上升趋势。因此，在过去 10 年中，由于超声引导下的乳腺活检数量激增（数量不详，但可能有大量活检是不必要的），导致插入的金属夹数量也随之暴涨。不幸的是，由于一些乳腺影像医生不是用超声去区分肿块的良恶性，而仅仅是用超声去引导乳腺内任何可见肿块的 CNB，因此可以预见的是，这些医生会决定"慎重起见"，故而在活检后植入标记物，而不论病变是良性还是恶性，是否可触及，单发还是多发，大还是小，在影像学检查中是否容易识别，以及是否需要手术切除等。这种不加选择的策略导致了最近女性乳房标记物的滥用。

标记物不应随意放置，而必须根据情况进行详细研判，然后再做决定。例如，在计划保乳时，标记多灶癌的其他恶性病灶是必不可少的，如果患者已经选择了乳房切除术，那么多个标记物的放置就具有争议（尽管在使用超声和超声引导的活检进行分期时患者通常还没有在这方面做出坚定的选择）。在拟行乳房切除术时，所有标记物的存在，其唯一可能的好处是帮助病理学家识别多个残留的恶性病变（图 15-47）。另一方面，如果计划切除年轻女性可触及的浅表纤维腺瘤样病变，则无须放置活检后标记物。

对于标记物过多的问题，唯一的解决办法是更好地利用超声（需对扫描仪进行正确设置）自信地诊断许多无须超声引导活检的良性肿块（和假性肿块）（见第 3 章和第 17 章）。

六、活检标记物相关问题

（一）标记物在超声上不可见

涉及当前活检标记物的一个主要问题是，它们在超声图像上缺乏可靠的可见度。这可能会给在新辅助化疗期间用超声监测肿瘤的乳腺影像医生及需要在术前或术中定位后切除肿瘤的外科医生带来重大挑战。所有活检标记物都含有一个小的金属成分，要在超声上获得最佳显示，则与检测身体任何其他部位异物所需的一样，要满足两个要求[4]：①存在明显的低回声背景（对于乳腺癌患者，低回声背景是化疗前后的原发性恶性肿瘤）；②使用具有足够穿透力的高频探头。不要使用空间复合成像，这一点非常重要，无论怎么强调都不为过，因为空间复合成像消除了彗星尾伪像和声影，而我们原本要把这些伪像当作识别标记物的依据（图 15-48，视频 15-12）。有时这些细微的伪像是本身不可见的非常微小的标记物存在的唯一线索（图 15-49）。检测亚毫米级细节，如 HydroMark 或 Ultraclip 线圈的单个螺纹或 Tumark 标记物的旋转外观，可能有助于识别特定类型的标记物，这需要尽可能高的空间分辨率，而空间复合成像会使超声图像模糊，并降低扫描仪的空间分辨率（图 15-33 和图 15-34，视频 15-11 至视频 15-13）。

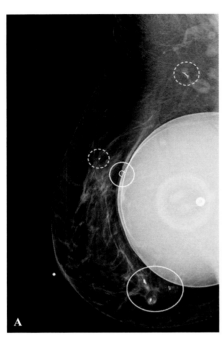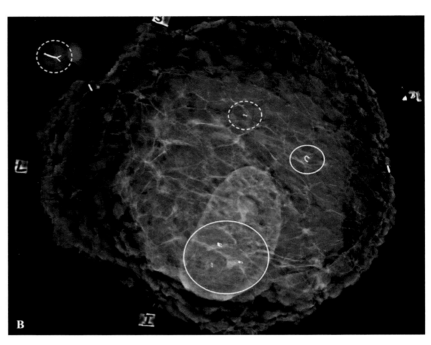

▲ 图 15-47　被诊断为右乳内下象限多灶性三阴癌的 46 岁女性，植入多个活检标记物

A. 在对新辅助化疗有很好的部分应答后，侧斜位乳腺 X 线显示，在外院进行初始活检时，在 5 点钟位置的原发肿瘤处放置了三个标记物（大圈），在 MD Anderson 进行分期检查时，在 1 点钟位置检测到的另一个恶性病变内放置了一个 Tumark 标记物（小圈）。乳房外侧的带状标记物（虚线圆圈）表示先前对良性病变进行的穿刺活检。值得注意的是，同侧良性腋窝淋巴结（虚线圈）中额外存在 Tumark 标记物，该标记物在获知 FNA 良性结果前已放置在"可疑"淋巴结中。B. 乳腺切除样本的 X 线显示与多中心恶性肿瘤相关的四个标记物（圆圈）和与先前良性病变活检相关的标记物（虚线圈）。插图显示良性腋窝淋巴结中的 Tumark 标记物（虚线圈）

在极少数情况下，标记物在彩色多普勒或能量多普勒图像上会产生闪烁伪像（见第 2 章），这可能有助于对标记物进行识别（图 15-50 和图 15-51，视频 15-19A 和 B、视频 15-20A 和 B）。

虽然像 Ultraclip 标记物这样的小金属标记物可能很难在低回声肿块内精确定位，但如果它们没有被正确地放置在肿块内（通常是非常小的肿块），而是位于邻近的皮下脂肪或高回声的纤维腺组织中，则存在难以克服的挑战，实际上无法将其与背景回声区分开来。另一个几乎不可能完成的任务是在簇状微钙化中识别一个微小的带状标记物（图 15-52）。

（二）同一乳房内多个标记物的混淆

当先前乳腺良性病变活检后放置了一个或多个标记物的患者进行了新的活检时，应使用不同形状的标记物以避免与现有标记物混淆，尤其是当新的

病变位于原有标记物附近时。同样，当活检作为多灶癌或多中心癌分期的一部分时，接受活检的任何其他病变必须放置具有独特形状的标记物，以便随后在计划手术时进行明确的识别（图 15-47）。

活检报告必须明确指出所部署标记物的品牌和类型。如果碰巧在术后乳腺 X 线上发现活检标记物不在病变内，还应描述标记物相对于目标的位置。

（三）标记物移位

活检标记物的设计初衷是固定在乳腺肿块和（或）乳腺组织上，不应该移动。然而，由于乳腺组织的柔软性和可压缩性，通常，当标记物部署在皮下脂肪中而不是孤立的实性肿块中时，会发生移位。对于较大的 VAB 术后残腔，标记物可能会移动到残腔的某个边缘，因而在血肿吸收后看起来与初始目标有一定距离。

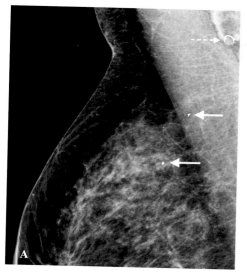

◀ 图 15-48 在新辅助化疗后肿瘤完全消退的情况下，在肿瘤产生的低回声背景消失后，识别微小的金属标记物几乎是不可能的，尤其是如果使用了空间复合成像。一名 45 岁的患者，在对右乳外上象限双灶性三阴癌进行治疗后，用超声评估疗效。另一家机构在两个肿块内各放置了一个 SecurMark 标记物，一个带有"顶帽"金属标记，另一个带有"迷你软木塞"标记。6 个月后，在对新辅助化疗完全应答后及 SecurMark 标记物的网袋被吸收后，两种标记物都不能在超声图上识别

A. 侧斜位乳腺 X 线显示 SecurMark 标记物的两个微小金属成分（箭），没有相关的残留肿块。注意，右腋窝淋巴结中有一个 U 形 Tumark 标记物（虚箭），此时的回声与脂肪几乎没有差别。B 和 C. 10 点钟区域标记物的预期位置（虚线圈）处，超声无法识别任何一个 SecurMark 标记物（技师使用了空间复合成像功能）。这些标记物的金属成分（如带状 Ultraclip 标记物）太小，在没有肿块低回声背景的情况下无法可靠地识别

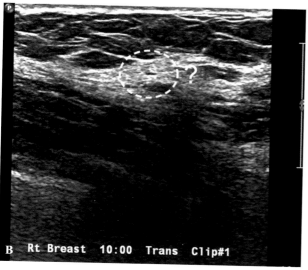

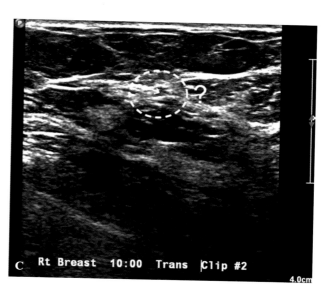

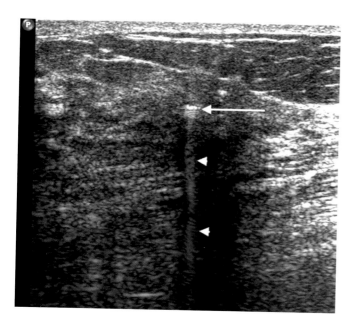

◀ 图 15-49 线圈类型的 Ultraclip 标记物（箭），通过与之相关的彗星尾伪像（箭头）得到了明确的识别
当打开空间复合成像时，该伪像消失

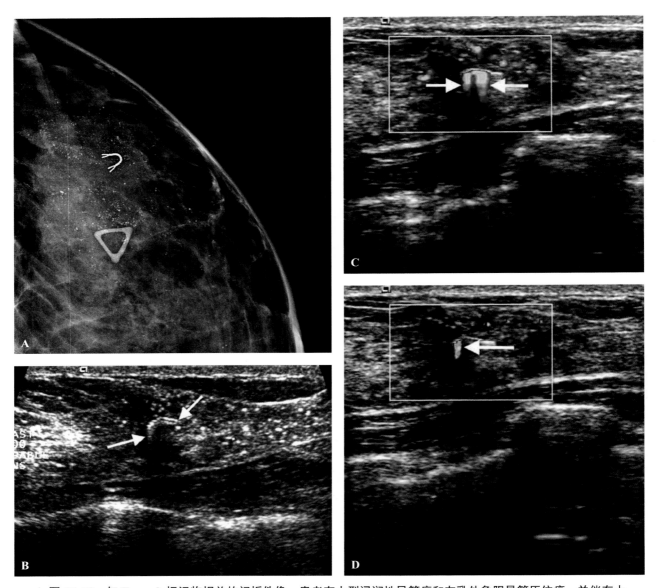

▲ 图 15-50　与 **Tumark** 标记物相关的闪烁伪像。患者有大型浸润性导管癌和左乳外象限导管原位癌，并伴有大量微钙化（图 2-13）

A. 放大的乳腺 X 线显示了外院放置的 Tumark 标记物，位于大量恶性微钙化之中；B. 声像图显示众多微钙化中的旋转曲线标记物（箭）；C. 非常灵敏的能量多普勒超声显示与标记物（箭）及相邻微钙化相关的闪烁伪像，这些伪像可能被误认为是真正的血管；D. 切换为彩色多普勒模式，则显示出典型的闪烁伪像（箭），具有交替的高速（绿色和黄色）多普勒频移，表示金属标记物内部的混响（视频 15-19A 和 B）

对大于 1cm 的实性肿块实施超声引导下 CNB 后，很容易将标记物部署在肿块内，标记物牢固地锚定在肿块内，移位的风险几乎为零。然而，对于直径仅数毫米的病变，由于病变体积太小，标记物无法成功地固定在其内，通常会位于肿块边缘（图 15-44）。如果肿块周围有脂肪，则标记物可能会发生进一步的轻微移动，远离肿块。

（四）标记物折断

特殊情况下，纤薄的金属标记物会折断。作者在栓塞线圈的部署过程中见过这种情况（图 15-53）。除了制造缺陷外，一种可能的解释是，形状记忆合金制成的标记物长时间处于应力状态下，同时在植入器针头内保持着加载状态，因而脆性增加，容易断裂。

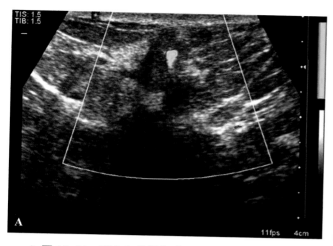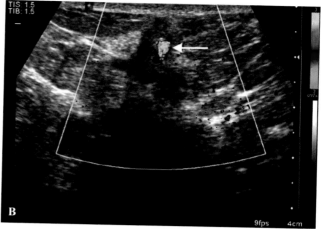

▲ 图 15-51　彩色多普勒超声（CDUS）上的闪烁伪像有助于识别金属标记物，但不应被误认为是能量多普勒超声（PDUS）上的血管

A. 新辅助化疗后残留肿瘤的 PDUS 检查显示垂直的多普勒信号，提示存在血管；B. 切换至 CDUS，显示了典型的闪烁伪像，具有交替的高速（绿色和黄色）多普勒信号（箭），表示金属标记物内的混响（视频 15-20A 和 B）

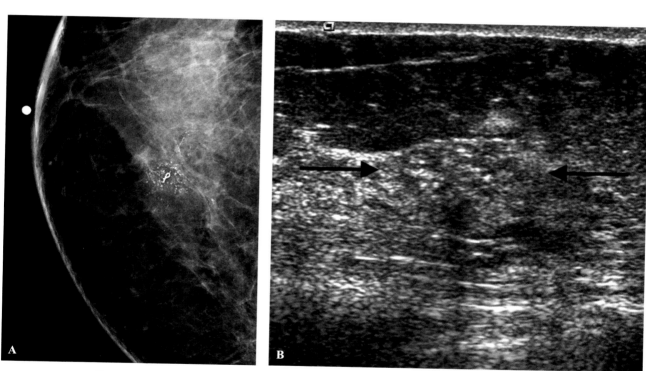

▲ 图 15-52　在导管原位癌内有许多微钙化的区域中，带状 Ultraclip 标记物在超声上不可见

A. 放大的颅尾向乳腺 X 线显示微钙化灶内的带状标记物；B. 乳腺导管原位癌病灶区域的声像图仅显示钙化灶的一组散射回声（箭）

（五）标记物的安全性

尽管非金属标记物制造商的网站上有一项声明（http://www.mammotome.com/breast-biopsy-markers/biomarc/）显示，10%～20% 的普通人群对某些金属标记物中存在的镍成分过敏，但是到目前为止，还没有对当前乳腺活检标记物中的金属成分发生过敏反应的报道。

也没有对 PLA 和（或）PGA 颗粒或垫（用于"增强"

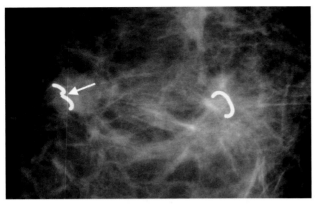

▲ 图 15-53　双灶癌患者的栓塞线圈折断

每个肿块内各置入一个栓塞线圈，4 个月后，乳腺 X 线显示一个线圈已断成两段（箭）

金属标记物在超声图像上的可见度）或 HydroMark 标记物中的聚乙二醇发生过敏反应的报告。但是，有一种立体定向标记物（MammoMark，Devicor）使用可生物吸收的牛胶原蛋白塞，另一种标记物（StarchMark，Bard）使用多糖（淀粉）颗粒，试图减少活检部位的出血，如果患者对这两种特定成分过敏，则应避免使用这两种标记物。

（六）疼痛

在超声引导下经皮穿刺活检时放置的活检标记物能在术后几天、几周或几个月引起压痛吗？这种说法经常出现在患者支持组织的网站上。文献中没有数据支持或反驳这一观点。虽然小的惰性金属标记物极不可能引起局部炎症反应或对敏感邻近组织造成任何有害的直接压迫，但快速（几乎是立即）膨胀的标记物（如 MammoMark 和 HydroMark）可能有所不同，它们的迅速扩张可能会对周围组织产生一些压迫作用。

（七）样本 X 线摄影上失踪的标记物的术中超声定位

在手术切除样本的 X 线上没有发现活检后部署在待切除病变中的组织标记物，这种情况并不少见。利用术中超声寻找"失踪"的标记物是最困难的任务，即使是对最有经验的介入超声医生来说也是如此，具体原因详见第 19 章。即使在手术腔内充满盐水后，扫描开放性伤口也非常困难，因为乳房中存在电刀引起的炭化、长时间牵拉造成的皮下脂肪结构和回声的整体改变，更不用说这些解剖部位可能接受过液体（如前哨淋巴结活检用的放射性核素）注射及开放性伤口造成的解剖紊乱。所有这些都可能导致时钟方位、缺失标记与乳头间的距离等发生变化。尽管在手术室中寻找布置在低回声肿块内的标记物不会比在乳腺影像中心完成这项任务更难［上述不利条件除外（图 19-19）］，找到一个并不在低回声肿块内（假定标记物已在皮下脂肪中移位或肿瘤对新辅助化疗有完全应答）的、可能是小型带状或翼形 Ultraclip 标记物的单个强回声点，可能是极其困难的（图 19-16）。在大多数情况下，标记物小片段存在的唯一间接线索是它的彗星尾伪像，因此必须关闭空间复合成像功能，因为这一功能会消除彗星尾伪像，也就抹掉了找到标记物的机会。在重重困难下，唯一有机会被明确识别的纯金属标记物是那些足够大和（或）具有独特形状，因而能产生比单个强回声点更大的特征性声像的标记物，如 Tumark 标记物。而在最终利用 X 线照片进行确认之前，可通过对新切除的手术样本进行体外超声检查来确认标记物的成功提取（图 19-24）。

（八）金属标记物在外科样本切片过程中被横断

尽管金属标记物由硬金属（不锈钢、钛或镍钛合金）制成，但它们可能无法抵御病理医生用于切割手术样本的锋利刀片。金属标记物的横断可能会导致乳腺影像医生和外科医生看到比预期更多的标记物，因而产生困惑。当外科样本的 X 线照片显示标记物明显过多时，应考虑到这种特殊情况的可能性（图 15-54）。

（九）标记物在术中丢失

在一项研究中，患者在立体定向引导 VAB 和放置 1mm 乳腺标记物后接受手术切除，78 例患者中有 3 例（4%）的标记物在手术室丢失，并且在样本 X 线照片上缺失。该研究的作者认为，这些标记物是被 Yankauer 或 Andrews 抽吸装置抽吸走的[5]。

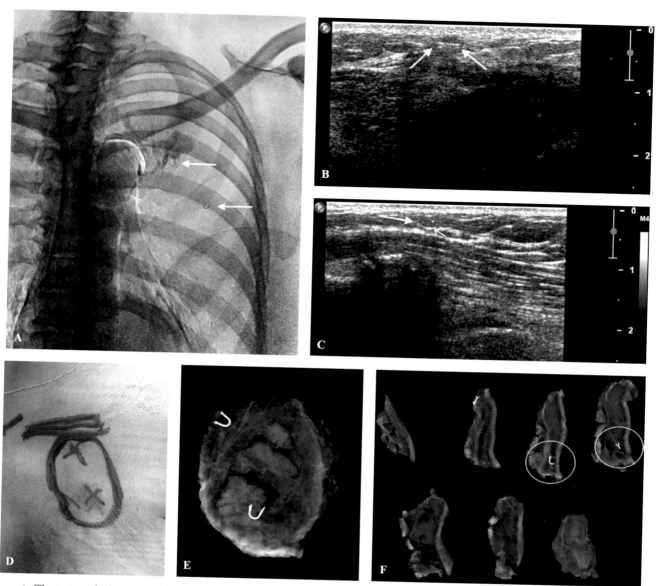

▲ 图 15-54　在外科样本切片过程中，金属标记物被横断。锁骨下浅表区域长条状的局部复发灶被两个 Tumark 标记物包围，一个位于上极，另一个位于下极。化疗完全缓解后，外科医生要求定位这两个标记物，以计划手术切除肿瘤床

A. 胸片显示两个 U 形标记物（箭）之间的关系；B. 通过标记物主体的旋转形状（箭），可以对下位的 Tumark 标记物进行超声定位（视频 15-21）；C. 通过标记的弯曲形状（箭），可以对上位的 Tumark 标记物进行超声定位，两个标记物都位于皮下脂肪中；D. 切口的规划由外科医生和乳腺影像医生共同完成，乳腺影像医生在皮肤上用 X 标记两个标记物的投影，然后外科医生画出必要的切口；E. 整个样本的 X 线照片显示两个标记物的存在；F. 然而，切片的 X 线照片显示 3 个金属标记物。仔细检查发现，2 个带圆圈的金属标记物实际是 1 个 Tumark 标记物的两个碎片，该标记物在样本切片过程中被横断。注意横断部位的金属粉尘

（十）空的标记物植入器

尽管这种情况在文献中没有报道，但作者确实遇到过一个病例。当标记物植入器的针头就位后，按下扳机时没有看到任何物体从针尖斜面排出，取出针头后再拍摄乳腺 X 线照片，也没有发现任何标记物的存在。对这一异常事件的唯一解释是，厂商生产了一个有缺陷的（空的）标记物植入器，标记物没有被装载在其针头尖端。

（十一）活检标记物变成可疑目标

当标记物本身变成可疑肿块时，会出现另一种误导性情况：偶尔会导致对其自身进行活检。这可能发生在含有凝胶材料的标记物上。凝胶材料创建了人工无回声背景，意在增强标记物金属部分在超声上的显示。

根据作者的经验，HydroMark 标记物的聚乙二醇聚合物被完全吸收所需的时间差异很大，在新辅助化疗（通常长达 6 个月）完成期间甚至之后，当肿瘤事实上已经完全消退时，该成分可能貌似小残留肿瘤，可能导致超声错误地诊断为肿瘤对治疗的不完全应答（图 15-34）。

当 HydroMark 标记物被放置在恶性肿块附近而不是其内部时，可能会出现另一个重大问题。在这种情况下，标记物可能貌似另一个恶性肿块或相邻的扩张导管（图 15-37）。在超声扫描仪设置不当的情况下，中心线圈可能无法被正确地解析和识别，甚至可能被误解为微钙化簇。了解已放置的标记物类型并使用适当的扫描仪设置（关闭空间复合成像功能）是避免此类陷阱的关键。

一个更令人担忧的并发症似乎是 HydroMark 标记物所特有的，其无回声凝胶成分的球状扩张，貌似一个新的、不断增大的肿块，可能导致活检（图 15-55）。当使用 HydroMark 标记物来标记乳腺癌术

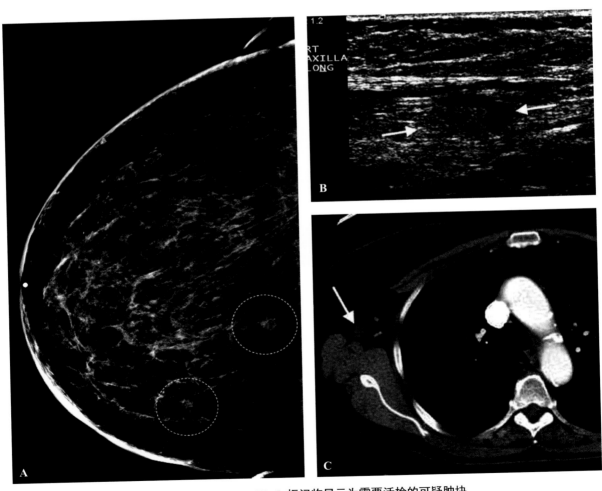

▲ 图 15-55 **HydroMark 标记物显示为需要活检的可疑肿块**

A. 一位 84 岁女性因转移性肾细胞癌接受治疗，其右乳颅尾位 X 线显示为双中心癌（虚线圆圈），在超声引导下进行粗针活检（CNB）；B. 在对淋巴结池进行超声检查时发现一个脂肪替代的腋窝淋巴结，皮质稍突出（箭），乳腺影像医生决定对该淋巴进行超声引导下的细针抽吸（FNA），在获知良性 FNA 结果之前，在此淋巴结内部署了 HydroMark 标记物；C. 11 个月后，胸部 CT 扫描显示右腋窝淋巴结增大（箭）

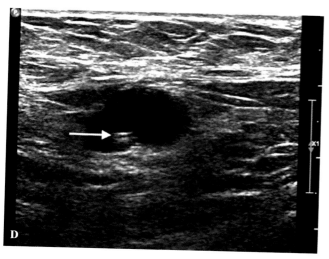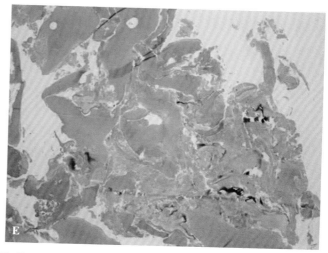

▲ 图 15-55（续）　**HydroMark** 标记物显示为需要活检的可疑肿块

D. 腋窝超声查见肿大淋巴结，其内含有 11 个月前部署的 HydroMark 的微小线圈（箭），该淋巴结现在明显肿大，几乎呈无回声，高度可疑转移，超声引导下的细针抽吸（FNA）进行了广泛的采样；E. 细胞学涂片显示黏液样物质，与 HydroMark 标记物的凝胶一致。没有可疑细胞（巴氏染色，40×）。凝胶膨胀的原因尚不清楚。作者在 MD Anderson 也遇到过几例类似的病例，导致细针抽吸（FNA）

前分期期间确定并经 FNA 证实的转移性腋窝淋巴结时，我们遇到了几个病例，在这几个病例中，我们用超声来检查腋窝淋巴结以评估其对新辅助化疗的反应，结果发现了可疑肿大淋巴结，随后进行超声引导的 FNA，所得结果让细胞病理学医生大吃一惊，因为样本上出现了与花色组织细胞反应相关的、来自标记物的聚乙二醇聚合物[6]。聚乙二醇聚合物可能与黏蛋白、硅酮、透明质酸和超声凝胶润滑剂混淆。在 Diff-Quik 染色涂片上，聚乙二醇聚合物凝胶呈淡紫色、粉红色或洋红色，呈半透明状、细颗粒状或致密薄膜状。在巴氏染色涂片上，凝胶表现为一种薄得几乎透明的、蓝色到淡紫色甚至紫色的物质，伴或不伴密度更高的胶体样斑点。我们系列病例中的一个，对凝胶的花色组织细胞反应几乎掩盖了对恶性细胞群的检测。而在其他病例中，凝胶背景下的组织细胞病灶类似于黏液癌。从腋窝淋巴结标记物放置到对其实施 FNA，间隔时间为 18～40 周不等。

除了这种产生混淆的情况外，文献报道在不可触及病变切除活检过程中对 HydroMark 标记物进行术中超声定位时，约有 52% 的病例出现困难：术前标记物移位（图 15-56），解剖活检路径

时横断标记物导致标记物中的小部件被挤出，这些情况都有发生[7]。我们在 MD Anderson 不再使用此标记。

七、Biozorb 标记

尽管 Biozorb 三维标记物（Focal Therapeutics, Aliso Viejo，CA）不是经皮穿刺活检标记物，但乳腺影像医生必须意识到其存在，因为其超声外观在初次接触时可能令人费解，尽管患者可能能够解释其类型和用途。Biozorb 标记物是最近开发的一种植入式装置，用于对肿块切除腔进行永久性的三维标记（图 15-57）。在闭合伤口之前，乳腺外科医生将标记物插入肿块切除腔并缝合到位。其螺旋形框架由生物可吸收材料制成，可在 8～12 个月内被吸收。标记物包括 6 个固定排列的钛夹，有助于在随后的乳腺成像和术后放射治疗中识别手术腔。标记物的开放式设计允许组织在愈合过程中生长，乳腺组织最终会填充手术腔。超声表现很典型，反映了这个异物原始的、非常特殊的三维结构。线圈大部分呈强回声，并伴有一定程度的声影，使人联想到塑料硬件（如线和导管）的超声外观，而 6 个小钛标记在适当（右）角度扫描时可能会显示出一定程度的

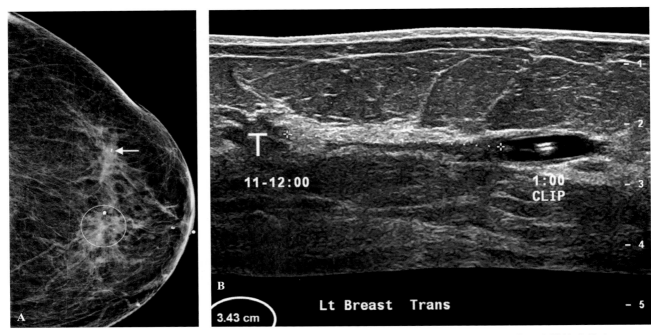

▲ 图 15-56　立体定向引导恶性病变真空辅助活检（VAB）术后 6 周，HydroMark 标记物沿套管轨迹移动

A. 左乳颅尾位 X 线显示 11 点钟位置的恶性病变（圆圈）和向侧面移动的 HydroMark 标记物的特征性短线圈（箭），注意线圈周围的异常密度影可能是另一个病变；B. 扩展视野横向超声图清楚显示 11/12 点钟位置与肿瘤（T）相连的 VAB 轨迹和无回声的 HydroMark 圆柱形标记物（带有特征性的中心线圈）。该标记物从 1 点钟位置移动到内上象限，与肿瘤的距离大于 3cm（测量卡尺）

混响（彗星尾伪像）。

八、理想的活检标记物

为什么我们还要继续使用成千上万个在超声上几乎看不见的标记物？因为理想的经皮活检组织标记物仍有待发明。理想的标记物应该在乳腺 X 线检查和超声检查中都能被明确地识别。到目前为止，商用标记物的设计还没有充分考虑到是什么使金属异物在超声上明晰可见。当金属标记物的唯一清晰超声图像是彗星尾伪像时，大多数公司都对该标记物显示为明亮的回声感到满意，无论有无相关声影。如果将超声物理学的一些基本原理应用于标记物形状和内容的设计，则可以很容易地产生独特的、特征性的彗星尾伪像（图 15-58）。事实上，我们 20 年前开发的原始标记物比目前的标记物更容易通过超声识别，这要归功于前者明显的彗星尾伪像（图 15-2）。如今标记物如此难以识别的另一个原因是过度使用了被高估的空间复合成像功能。不专业的超声医生在具有美感的平滑图像的诱惑下，忽略了这种设置对空间分辨率产生的负面影响，它消除了特征性的彗星尾伪像和（或）声影，而这种伪像和（或）声影对微小异物在超声上的可靠识别而言是至关重要的。

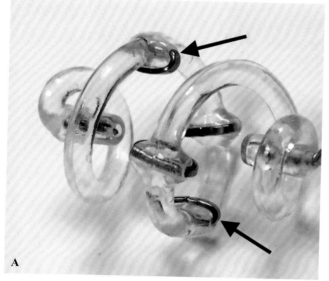

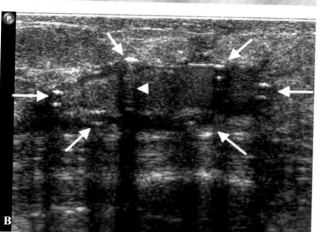

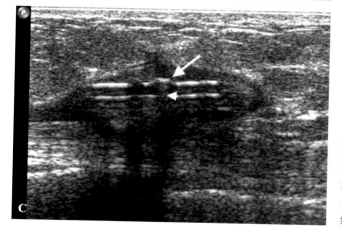

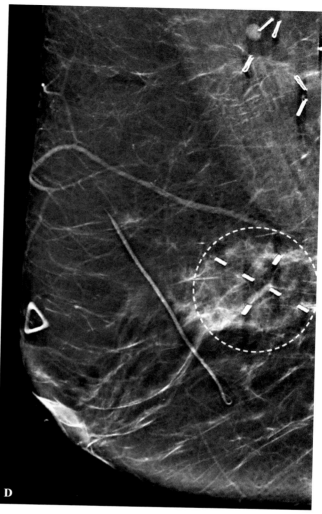

▲ 图 15-57　**Biozorb** 三维标记物，设计用于在关闭肿块切除腔之前由乳腺外科医生放置在腔中

A. 该装置的照片显示了生物可吸收管状物的螺旋结构和 6 个钛标记（箭）；B. 在右乳 2 点钟区域进行节段切除术 8 个月后，该装置的超声图像显示了管状结构的 6 个横截面（箭），注意与钛标记（箭头）相关的暗淡彗星尾伪像，手术腔内仍含有一些稍高回声的液体；C. 线圈中部的纵向声像图，中间有钛标记（箭），超声表现类似于静脉输液管或导管，注意与钛标记相关的微弱彗星尾伪像（箭头）；D. 侧斜位乳腺 X 线显示术后残腔中 6 个钛标记物的典型排列模式（虚线圈）

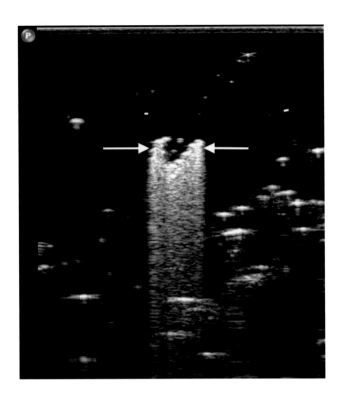

◀ 图 15-58　组织标记物原型（箭）的体外测试，可见明确无误的彗星尾伪像

参 考 文 献

[1] Buzdar AU, Singletary SE, Theriault RL, Booser DJ, Valero V, Ibrahim N, et al. Prospective evaluation of paclitaxel versus combination chemotherapy with fluorouracil, doxorubicin, and cyclophosphamide as neoadjuvant therapy in patients with operable breast cancer. J Clin Oncol. 1999;17(11):3412–7.

[2] Kuerer HM, Sahin AA, Hunt KK, Newman LA, Breslin TM, Ames FC, et al. Incidence and impact of documented eradication of breast cancer axillary lymph node metastases before surgery in patients treated with neoadjuvant chemotherapy. Ann Surg. 1999;230(1):72–8.

[3] Edeiken BS, Fornage BD, Bedi DG, Singletary SE, Ibrahim NK, Strom EA, et al. US-guided implantation of metallic markers for permanent localization of the tumor bed in patients with breast cancer who undergo preoperative chemotherapy. Radiology. 1999;213(3):895–900.

[4] Fornage BD, Schernberg FL. Sonographic diagnosis of foreign bodies of the distal extremities. AJR Am J Roentgenol. 1986;147(3):567–9.

[5] Calhoun K, Giuliano A, Brenner RJ. Intraoperative loss of core biopsy clips: clinical implications. AJR Am J Roentgenol. 2008;190(3):W196–200.

[6] Landon G, Krishnamurthy S, Caraway N. Axillary lymph node FNA findings after gel tissue marker placement. Recognition and avoidance of potential pitfalls. J Am Soc Cytopathol. 2015;4(6):S51.

[7] Klein RL, Mook JA, Euhus DM, Rao R, Wynn RT, Eastman AB, et al. Evaluation of a hydrogel based breast biopsy marker (HydroMARK® as an alternative to wire and radioactive seed localization for non-palpable breast lesions. J Surg Oncol. 2012;105(6):591–4.

第 16 章　经皮穿刺活检的并发症 ❶
Complications of Percutaneous Needle Biopsy

用于经皮乳腺手术的针越粗，创伤就越大，并发症的风险就越高。因此，真空辅助活检比粗针活检和细针抽吸更容易引起并发症。超声系统的普遍性和其名声在外的安全性往往给患者留下一种印象，即超声引导的介入操作本身没有风险。然而，尽管超声引导下的活检被认为是微创手术，并发症的风险却并非为零。寻求患者知情同意的医生不应忽视和淡化这种风险。在超声引导下进行乳腺活检后，应向患者提供护理指导和应急电话号码，以备患者在出现并发症或咨询问题时拨打。

经皮乳腺活检最常见的急性并发症是疼痛和出血。本章描述了经皮乳腺活检术的常见并发症和罕见并发症。

一、疼痛

患者的痛阈差异很大，在经皮穿刺活检过程中对疼痛的感受各不相同。然而，在对患者解释穿刺活检过程中可能存在的风险时，操作者可以通过提供解剖学信息来帮助患者了解可能的疼痛体验。脂肪通常对疼痛不敏感，而纤维腺组织则对疼痛敏感，在乳腺中，最敏感的区域是乳晕后方和乳头。因此，活检部位及活检针的规格将决定疼痛程度，并指导局部麻醉的使用。对于皮下脂肪层病变的 FNA，不使用局部麻醉的单次穿刺比使用局部麻醉的手术痛苦小、速度快。

局部麻醉剂的注射过程本身可能会引起疼痛。

为减轻疼痛，应使用碳酸氢盐缓冲利多卡因并缓慢注射。随着活检设备口径的增加，所需的麻醉剂量也相应增加。VAB 需要最大剂量的局部麻醉剂沉积在目标周围和远侧的较大区域。麻醉剂皮内注射既令患者非常痛苦，也毫无用处，应当避免，尤其是在不需要皮肤切口的情况下（见第 12 章）。

在活检过程中，当针进入恶性肿瘤时，患者可能会感到极度疼痛，这是一种罕见的情况。由于肿瘤中通常没有神经末梢，对于这种罕见的现象目前还没有证据确凿的解释。可以假设疼痛起源于肿瘤内新生血管的管壁神经。提醒患者存在这种罕见的可能性，是一种负责任的做法。

起源于神经鞘的肿瘤在乳腺很少见，但在胸壁较常见。有经验的超声医生可能会识别出一些提示病变是神经纤维瘤或神经鞘瘤的超声线索[1, 2]。瘢痕附近的术后（创伤性）神经瘤少见。这些神经瘤表现为小的、非特异性的低回声肿块，尤其是在腋窝淋巴结切除后。应对这种可能性始终保持警惕。如果可能是起源于神经鞘的肿瘤或术后神经瘤，则乳腺影像医生应警告患者，在穿刺活检过程中当针头接触目标肿块时，可能会发生沿神经分布的放射状疼痛。如果发生这种情况，活检通常必须终止，但诊断实际上已经由这种临床表现明确了。

乳腺经皮穿刺活检术后的疼痛尚未被彻底调查过，因此关于这种疼痛的可能性和程度的信息仍是耳听为虚。我们告诉患者，如果局部麻醉剂作用消失后

❶　本章配有视频，可登录网址 https://doi.org/10.1007/978-3-030-20829-5_16 观看。

出现疼痛，应服用对乙酰氨基酚（而不是阿司匹林或布洛芬，因为这些药物可能会增加出血风险）。在没有出现局部血肿的情况下，在 FNA 或小口径 CNB 寥寥数次的穿刺采样后，发生疼痛的可能性很小。还应让患者相信，置入任何金属活检标记物都不会引起疼痛。

选择创伤最小的活检工具和使用最佳麻醉技术以使活检几乎无痛的重要性无论怎样强调都不为过。富有同情心的方法与卓越的技术相结合，可确保患者有满意的体验，从而乐意回来接受后续的乳腺影像检查。如果将来需要再次活检，患者不会有任何恐惧或过度的压力。

二、出血和血管并发症

血肿和瘀斑（瘀伤）是超声引导经皮穿刺活检最常见的并发症，在大口径 CNB 或 VAB 后几乎普遍存在。在 MD Anderson，我们会对每一位刚刚在其他机构通过 CNB 或 VAB 确诊了乳腺癌并被转诊至我院进行治疗的患者重复一次完整的超声检查，以进行局部和区域分期，因此，我们有独特的机会去观察这些患者的乳腺在经皮 CNB 或 VAB 后数天或数周内所发生的局部改变。相比之下，许多为患者实施了大口径 CNB 或 VAB 的乳腺影像医生并不会在该时间段内对经历了活检的乳腺进行重新扫描，因而可能会低估出血并发症的发生率和重要性。

（一）血肿

最大的那些血肿通常与 VAB 和大口径 CNB 有关（图 16-1 和图 16-2）。与静脉穿刺类似，FNA 偶尔会导致皮下瘀斑，但只有在例外情况下，FNA 才会引发大血肿（图 16-3 和图 16-4）。

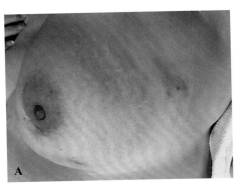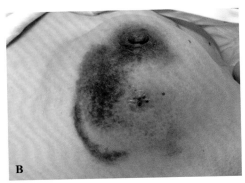

▲ 图 16-1 转诊至 MD Anderson 的 2 名患者。经皮乳腺穿刺活检后出现大面积瘀斑
A. 活检 1 周后拍摄的乳房照片，两个超声引导的活检：乳房下象限为 10G-VABS，腋窝为 14G-CNB；
B. 粗针活检（CNB）术后 1 周拍摄的乳房照片，瘀斑位于左乳外象限

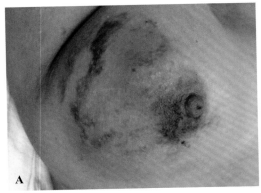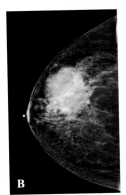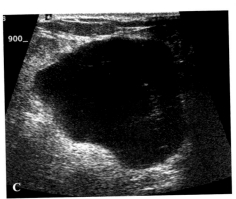

▲ 图 16-2 在超声引导下，真空辅助活检（VAB）完全切除右侧乳腺 5mm 浸润性导管癌，2 周后出现血肿
A. 照片显示乳房外象限的瘀斑；B. 颅尾向乳腺 X 线显示 9～10 点钟区域有非常大的血肿；C. 声像图显示大量积血

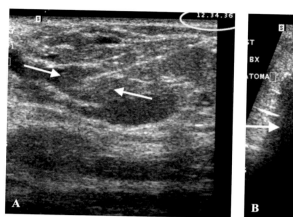
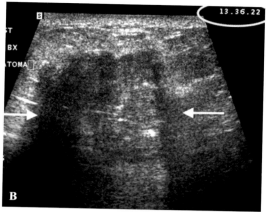

▲ 图 16-3　乳头状瘤细针抽吸（FNA）术后立即形成相当大的血肿
A. 超声显示 FNA 针位于乳头状病变处（箭）；B. 不到 2min 后的声像图显示血肿扩大，大部分为高回声（箭）

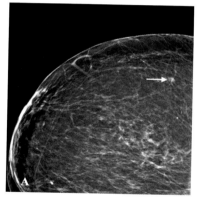
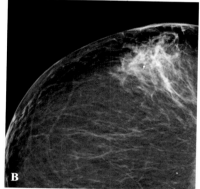
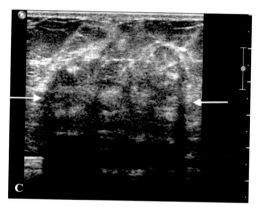

▲ 图 16-4　细针抽吸（FNA）术后血肿。1 个月前患者在外院经超声引导的真空辅助活检（VAB）诊断为 0.6cm 浸润性导管癌，未放置任何组织标记物。转诊至我院后行 FNA，以便在放置标记物之前确认目标
A. FNA 前乳腺 X 线显示假定的小残留癌（箭）；B. FNA 阳性，标记物放置后获得的乳腺 X 线显示出现大血肿；C. 10 天后的超声检查显示一个 4cm 不均质稍高回声团块（箭）

　　无论采用 FNA、CNB 还是 VAB 中的哪种技术进行活检，在经皮乳腺活检前通常不进行凝血试验。第 12 章讨论了在抗凝治疗无法中断时血肿的预防和活检的决策。

　　在活检过程中很少出现血肿。新鲜血液可渗入乳腺组织和皮下脂肪（图 16-5），操作者可以实时观察到乳腺组织的变化。用力压迫通常可以控制出血，但特殊情况下可能需要紧急手术干预。

　　在大多数情况下，血肿在数小时内缓慢发展，患者能注意到乳房肿胀、压痛和瘀斑，随后几天通常会出现连续的皮肤变色。如果活检后 1～2 周进行乳腺超声检查，大血肿仍可能表现为不均质回声团

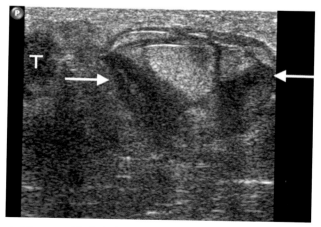

▲ 图 16-5　乳腺癌分期期间，恶性卫星灶（T）细针抽吸（FNA）后立即在皮下脂肪内形成小的新鲜血肿（箭），大部分呈稍高回声

（图 16-4），最常见的情况是表现为充满液体的包块（图 16-2、图 16-6 和图 16-7）。根据血肿形成的时间长短，可以看到有轻微回声的纤维蛋白凝块或一层有回声的沉淀物（由红细胞组成）占据血腔（图 16-8 和图 7-31）。近期的血肿可能部分液化或完全凝固，在使用超声探头进行动态扫查时，应显示出一定的可压缩性和可变形性（视频 16-1）。金属活检标记物可被困在血肿内任何位置的血块中，尤其当它是一种包含聚乙醇酸颗粒或乙戊烯网等稳定材料的标记物时（图 16-9 和图 16-10）。标记物也可能出现在血肿边缘，当患者以仰卧位检查时，这个部位不一定是血肿的底部（图 16-11）。

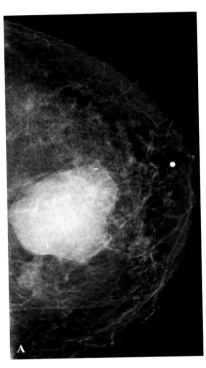

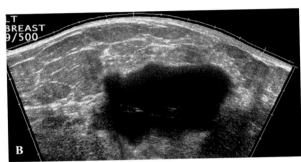

▲ 图 16-6 左乳内下象限 8mm 癌真空辅助活检（VAB）术后 2 个月转诊的患者，出现血肿（活检时病变已完全清除）
A. 颅尾向乳腺 X 线显示一个巨大的、大致圆形的血肿，注意血肿边缘的标记物；B. 声像图显示 5cm 的不规则积液，内部有少量纤维蛋白束。节段切除标本病理检查未见癌残留

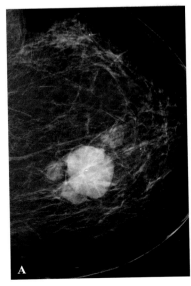

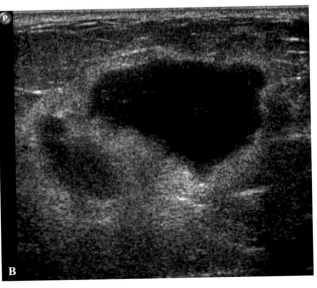

▲ 图 16-7 小肿瘤真空辅助活检（VAB）术后 2 周，血肿
A. 乳腺 X 线显示含有标记物的多房血肿；B. 声像图显示局限性积液，内部有少许线状高回声

由于在 VAB 期间过度热切的操作者可能已经切除了大部分（有时是全部）初始肿瘤，当患者在另一家机构通过 VAB 诊断了一个小的恶性病变，数天或数周后重新接受影像学检查以便进行疾病分期时，乳腺影像医生务必要回顾活检前的超声图像或乳腺 X 线，了解病变的初始大小，以便和当前所见的病变进行对比和评估，避免将 VAB 术后的血肿误认为是初始病变，导致疾病的 T 分类过度（图 15-31 和图 16-13）。

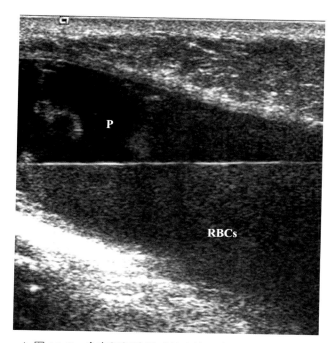

▲ 图 16-8　含有红细胞形成的中等回声沉积物的大血肿
沉积物与其上覆的血浆（P）之间出现液平面，以线状强回声分隔（如果超声束与之垂直，则最容易看到）

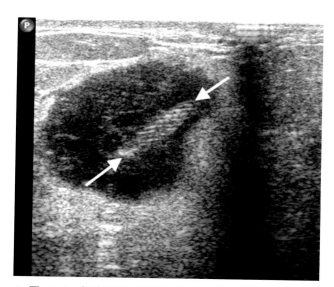

▲ 图 16-9　超声引导下粗针活检（CNB）术后 2 周，血肿声像图显示血肿含有一个 SecurMark 组织标记物（箭），被夹在稍高回声的血块中，标记物的每个网纹都能清晰显示（见第 15 章）

VAB 术后，血肿几乎是不可避免的。在超声上，VAB 装置产生的大穿刺道通常依然清晰可见，以皮肤入口处为起点直通血肿（图 16-12）。随着血肿的吸收，血性积液逐渐减少，其边缘可能变得不规则。

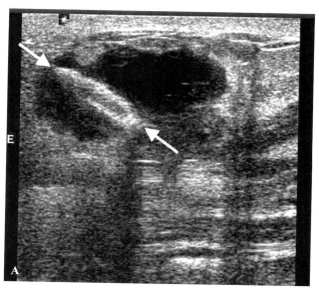

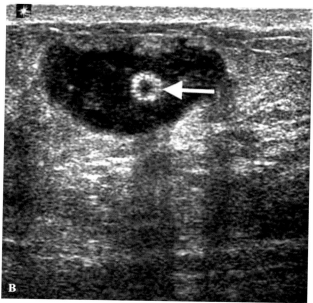

▲ 图 16-10　良性病变立体定向引导真空辅助活检（VAB）术后 1 周血肿
纵向（A）和横向（B）超声图显示血肿和固定在血块中的回声性 SecurMark 活检标记物（箭）

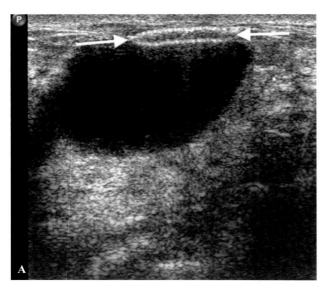

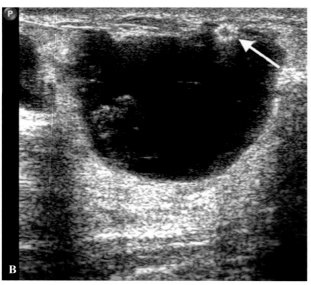

▲ 图 16-11　立体定向引导真空辅助活检（VAB）术后 10 天，血肿

纵向（A）和横向（B）超声图显示大血肿及强回声的 SecurMark 组织标记物（箭），可见标记物黏附在血肿前壁上

（二）假性动脉瘤

与血肿这种广为人知的经皮活检术后并发症相比，假性动脉瘤鲜有报道。假性动脉瘤的产生，是由于 CNB 或 VAB 造成了小动脉横断。与身体其他部位的假性动脉瘤一样，根据灰阶超声上肿块的搏动性（图 16-14，视频 16-2A 和 B）即可怀疑存在这种情况，尽管在对活检部位进行实时扫查时，很容易遗漏这些小至数毫米的假性动脉瘤而导致漏诊。事实上，任何位于近期大口径穿刺活检轨迹上

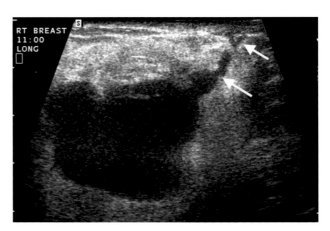

▲ 图 16-12　真空辅助活检（VAB）术后大血肿

大口径 VAB 装置的穿刺道仍然可见（箭）

的小囊肿都应进行搏动性观察，并使用彩色多普勒超声进行检查（图 2-9 和图 16-15，视频 16-3 A 和 B）。

在 CDUS 上，湍流的经典"阴阳"征象可用于证实假性动脉瘤的诊断（图 16-16，视频 16-4）。CDUS 也可以显示供血动脉和假性动脉瘤的颈部（图 16-17，视频 16-5）。在假性动脉瘤颈部进行的频谱多普勒分析可显示代表往返血流的特征性双相波形。假性动脉瘤内是否存在血栓及血栓的范围，在 CDUS 上也清晰可见（图 16-16 和图 16-17）。

在灰阶超声上，活检后形成的假性动脉瘤如果足够大，则可能与血肿混淆。因此，在存在疑似活检后血肿的情况下，打开 CDUS 以完全排除假性动脉瘤是好的习惯。

微小（亚厘米级）假性动脉瘤可自发消退。应使用超声进行监测，直至其完全消失。较大的假性动脉瘤可能需要外科修复或超声引导下经皮治疗。如果未计划对活检过的病变进行手术切除，因此无法同时修复假性动脉瘤，则可采用与其他浅表软组织假性动脉瘤相同的无创技术治疗假性动脉瘤，如超声引导下探头长时间压迫或超声引导下经皮凝血酶注射。所有假性动脉瘤病例都应用超声随访，直至问题得以解决。

（三）Mondor 病

Mondor 病是包括乳腺在内的前胸壁皮下静脉

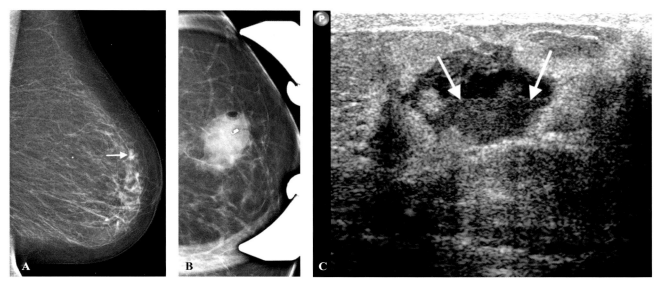

▲ 图 16-13 左乳外上象限 0.8cm 浸润性导管癌患者，真空辅助活检（VAB）术后血肿

A. 活检前侧位乳腺 X 线显示小癌（箭）；B. 在外院进行立体定向引导的 VAB 术后 2 周，再次进行侧位乳腺 X 线检查，结果显示有相当大的血肿模糊了病变，注意有气泡存留；C. 与乳腺 X 线同时获得的声像图显示，积液内有稍高回声的红细胞沉积及液平显示。无法明确是否存在残余肿瘤

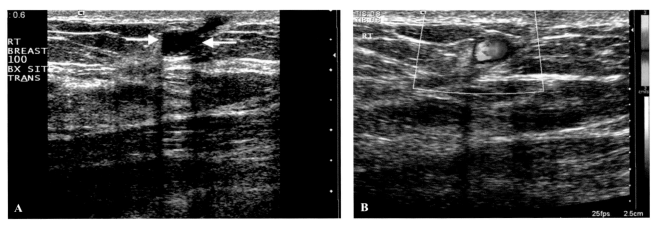

▲ 图 16-14 真空辅助活检（VAB）后的小假性动脉瘤，通过实时灰阶超声上的搏动性确认

A. 针道旁小病变直径为 6mm（箭），注意病变后方回声增强；B. 彩色多普勒超声显示微小假性动脉瘤内的特征性湍流（视频 16-2A 和 16-2B）

硬化性血栓静脉炎。Mondor 病的病因通常是未知的，但它也可以是经皮乳腺活检术的罕见并发症[3]。含有新鲜血栓的静脉几乎是无回声的，有时呈串珠状，不可压缩性是其最重要的特征（图 16-18，视频 16-6）。在慢性期，由于静脉直径缩小及在皮下的位置变深，有血栓且疼痛的浅表静脉可能很难在超声上识别。事实上，血栓静脉周围脂肪回声增强通常会引起超声医生对 Mondor 病的警觉（图 16-19）。

一旦触及皮下条索，则诊断就会变得显而易见（图 16-20）。

三、感染

活检后指南建议患者，如果体温超过 100 °F（37.8℃）或活检部位出现红肿、剧烈疼痛，则应联系活检机构。所有上述症状都可能是感染这一罕见并发症的迹象。

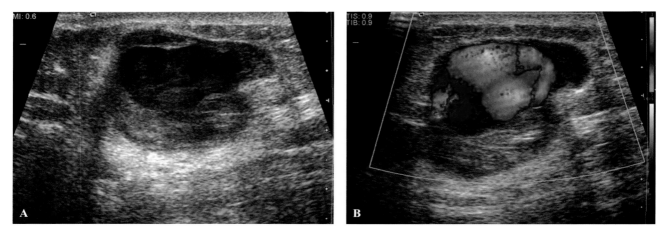

▲ 图 16-15　2 周前对肿瘤实施了粗针活检（CNB）（14G）。肿瘤附近出现小假性动脉瘤

A. 灰阶超声显示 0.5cm 的囊性病变（箭），近距离的实时检查显示病变是搏动性的；B. 彩色多普勒超声检查证实为小假性动脉瘤（视频 16-3A 和 16-3B）

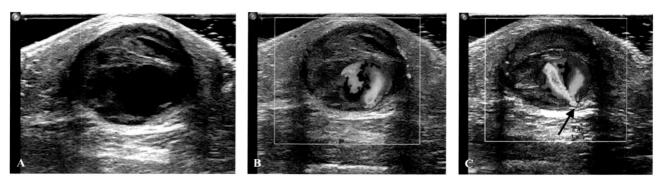

▲ 图 16-16　1cm 浸润性导管癌立体定向真空辅助活检（VAB）术后 1 个月，出现大假性动脉瘤

A. 灰阶声像图显示一个 3cm 的可触及局限性肿块，中央有空腔，最初在乳腺 X 线上诊断为血肿；B. 彩色多普勒超声显示中央空腔内的湍流（视频 16-4）

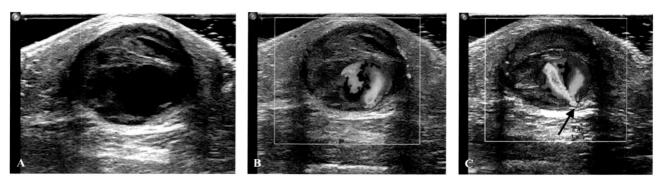

▲ 图 16-17　40 岁女性患者于 3 个月前在外院行超声引导下粗针活检（CNB）（14G），病变 0.7cm，病理学诊断为乳腺内良性淋巴结。术后发现一个大肿块（2.2cm）

A. 灰阶超声显示一个不均质的轮廓清晰的肿块，可能被误认为是血肿；B. 彩色多普勒超声显示该肿块为假性动脉瘤，伴大量血栓形成。动脉瘤内存在典型的"阴阳"湍流；C. 彩色多普勒超声显示假性动脉瘤的颈部（箭）（视频 16-5）

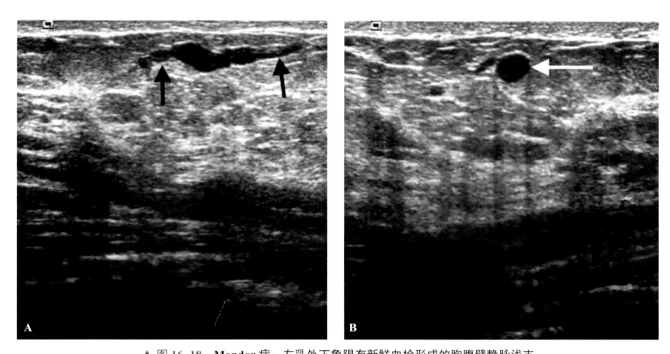

▲ 图 16-18　Mondor 病：左乳外下象限有新鲜血栓形成的胸腹壁静脉浅支

A. 纵向声像图显示局部扩张和弯曲的静脉（箭）；B. 横向超声图显示含有血栓的静脉不可压缩（箭）（视频 16-6）

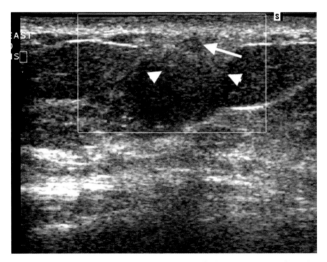

▲ 图 16-19　与慢性血栓性浅表静脉炎（Mondor 病）相关的纤细皮下条索

横切面彩色多普勒超声显示稍高回声的血栓静脉（箭），内无血流，几乎无法识别。血栓静脉周围的炎性脂肪组织呈稍高回声（箭头）

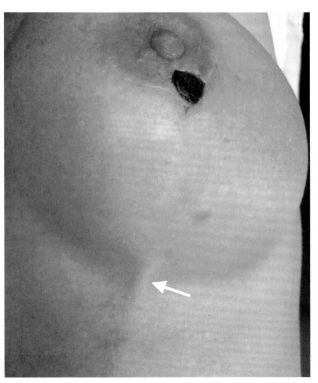

▲ 图 16-20　在外院行超声引导下粗针活检（CNB）数周后，左乳下象限发生 Mondor 病

照片显示了典型的横穿乳下皱襞的慢性血栓性浅表静脉炎（箭）。注意在 CNB 皮肤切口处形成的感染性结痂

如前所述，超声引导下的乳腺活检采用消毒而非无菌的技术进行。在四十多年的乳腺活检实践中，作者使用消毒技术但不使用无菌探头套包裹探头，目前尚未接到哪怕一例活检后感染的报告。但是，作者也注意到，在其他操作者实施的活检中，也有少数在活检后数天里发生了局部感染。

伤口感染的风险随着活检装置皮肤入口的增大而增加（图 16-21 和图 16-22，视频 16-7）。对于

FNA 和采用 18G 或 16G 切割针的 CNB，只需穿刺进针而无须皮肤切口，如果进行适当的皮肤消毒处理，风险几乎为零。

进针部位的蜂窝织炎是一种极为罕见的小并发症，很容易用抗生素治疗（图 16-23）。操作者应记住，对于容易感染的患者，如糖尿病患者，在皮肤准备过程中应格外小心。更重要的是，在活检过程中，由于没有使用无菌套包裹探头，因此操作者必须绝对确保永远不要用无菌的活检装置触碰探头。

对 2005—2013 年间在梅奥诊所进行的 12708 例超声引导下乳腺介入手术（包括使用 9～18G 针的 CNB 和 VAB 以及使用 16～25G 针的 FNA）的回顾发现，感染性并发症的发生率为 0.11%（14 例）。所

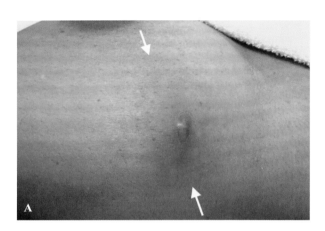

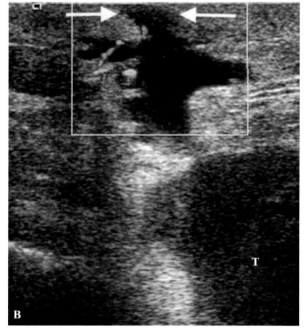

▲ 图 16-21　外院在超声引导下对一个大的高级别肿瘤进行真空辅助活检（VAB）术后 3 周，VAB 装置进入部位周围发生炎症。据称 VAB 装置成功插入前有数次失败的尝试

A. 照片显示皮肤切口处的红斑（箭）和小瘢痕凸起；B. 能量多普勒超声显示位于已闭合的皮肤切口（箭）和肿瘤（T）之间的血肿周围血管增多（视频 16-7）

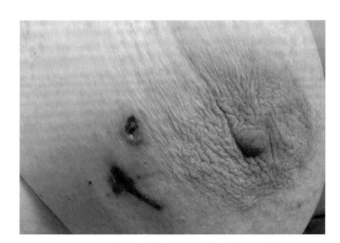

▲ 图 16-22　在外院接受超声引导的粗针活检（CNB）3 周后，皮肤切口处发生感染

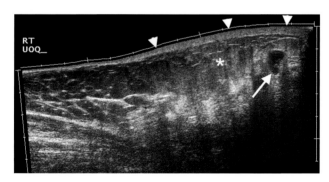

▲ 图 16-23　外院在超声引导下对浸润性导管癌行粗针活检（CNB）2 周后发生蜂窝织炎

扩展视野超声图显示皮肤明显增厚（箭头），与声像图左半部分正常低回声脂肪相比，蜂窝组织炎区域皮下脂肪回声增强（*）。活检后也有小血肿（箭）

有感染都是短期口服抗生素可以治疗的蜂窝织炎病例，没有脓肿。所有介入程序均采用中等水平的皮肤消毒，并使用聚维酮碘（如 Betadine）或异丙醇（如 Sani-Cloth Plus）一次性擦拭物清洁探头，但不使用无菌探头套[4]。这项研究证实，在这种条件下进行超声引导的活检是安全的。

四、乳房假体损坏

由于美国有大量隆胸女性，因此需要在超声引导下对离乳房植入物非常近的病变进行活检的情况并不少见。采用适当的技术和对切割针或活检装置的运动进行持续的实时超声监测，大多数活检都可以对隆胸患者安全实施（图 5-7、图 12-27 和图 12-57，视频 5-3 和视频 8-22）[5]。如果无意中刺穿植入物，后果一般不会在植入硅胶的乳房里立即产生，但盐水植入物则会迅速瘪缩（图 16-24）。

五、气胸

据报道，由触诊引导的乳腺 FNA 术后气胸的发生率为 0.01%[6]。早期文献中报道了 1 例，发生在主要由立体定向引导的一系列 CNB 中[7]。尽管作者收到了关于 1 例气胸并发症的个人交流，但自从

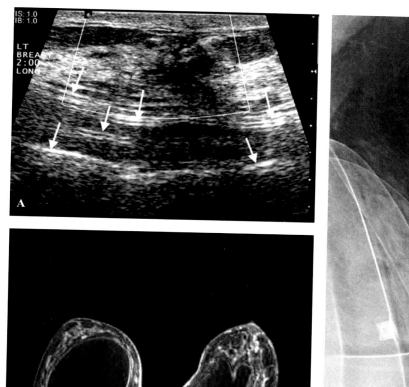

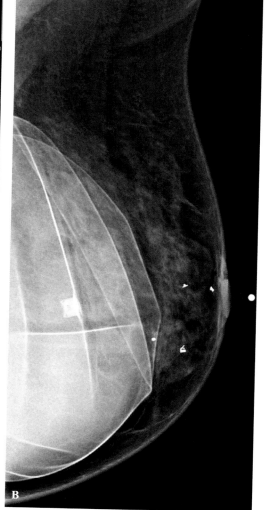

▲ 图 16-24　在外院实施超声引导下粗针活检（CNB）后，盐水植入物破裂。患者报告植入物在 CNB 后数小时内瘪缩

A. CNB 术后 3 周的声像图显示 2 点钟位置的恶性肿瘤及其后方瘪缩的盐水植入物的褶皱（箭）；B. 侧斜位乳腺 X 线显示了先前多次良性活检放置的标记物及瘪缩的盐水植入物；C. 磁共振图像显示左乳植入物未瘪缩

采用超声引导后，文献中还没有关于这一并发症的报道。

如果由训练有素且细心的操作者在超声引导下活检，则永远不会发生气胸。在规划小乳房、薄胸壁肌肉组织或先天性胸大肌缺如（如波兰综合征[8]）和（或）深部病变的活检路径时，应始终警惕气胸风险。当确实存在击中肺的风险时，应严格执行所有安全规则，并且仔细规划患者的体位和 CNB 设备的进针路径。最重要的安全规则是，针必须保持与胸壁平行。为确保最终安全，应设计一条路径，使针尖在击发后比击发前更加远离胸壁（图 12-24）（见第 12 章）。

六、乳瘘

孕妇或哺乳期女性可能需要进行乳房活检。据报道，怀孕期间或产后第 1 年的乳腺癌发病率在 1∶3000～1∶10 000，0.2%～3.8% 的乳腺癌发生在这段时间内。此外，其他常见的良性乳腺肿块（如哺乳期腺瘤）可能没有典型的超声表现，因此可能需要活检[9]。文献报道的第 1 例活检后乳瘘，发生在产后 6 周的手术切除活检后[10]。经皮穿刺活检后乳瘘，文献中仅有 1 例报道，发生在 CNB 后早年。这种并发症是在产后 8 周用 14G 切割针对良性肿块进行 CNB 后出现的，表现为活检部位的乳白色分泌物，需要 2 周的断奶期才能完全封闭[11]。理想情况下，哺乳期女性应在活检前抑制泌乳，以降低乳瘘和脓肿的风险[12]。

七、针道恶性肿瘤种植

沿经皮乳腺活检针道发生的恶性种植极为罕见，但确实会发生。直观地说，随着所用器械规格的增大和在不使用引导器的情况下进行 FNA 和 CNB 的穿刺采样次数的增加，种植的风险被认为会增加。正如所料那般，与 CNB 和 VAB 相关的报道多于与 FNA 相关的报道[13, 14]。在一份关于 2 个病例的报道中，一个涉及使用 8G 套管的立体定向引导的微钙化 VAB，另一个涉及使用 12G 套管的 1.1cm 肿块的超声引导的 VAB[14]。

一份关于活检术后上皮细胞迁移的 Meta 分析显示，在使用 CNB 或 VAB 对怀疑乳腺癌的患者实施活检后，手术时对针道进行组织病理学检查，发现 667 例患者中的 150 例（22%）发生了针道种植。文献中，CNB 采用 14G 切割针，VAB 主要采用 11G 套管。穿刺采样次数的中位数介于 1～24（范围为 1～45）。由于所回顾的 15 项研究中存在诸多偏差，如功率不足、干扰因素、病例和对照组的选择、替代性指标和测量方法的异质性，作者无法得出针径大小和穿刺次数对针道种植发生率的影响[15]。

Diaz 等的一项研究同样发现，对针道的病理检查显示肿瘤迁移的频率很高（32%）。有趣的是，其发生率随着活检和手术之间的间隔时间延长而降低（活检后 0～14 天为 42%；15～28 天为 31%；如果活检后超过 28 天才进行手术，则为 15%），这表明肿瘤细胞在迁移后未能存活下来，并且很可能是被活检激活的炎症反应清除了，特别是在最初驻留下来的恶性细胞数量较少的情况下[16]。研究表明，浸润性导管癌和乳头状肿瘤比浸润性小叶癌更容易发生播散[15, 16]。

当大口径活检（CNB 或 VAB）和超声检查之间（例如在外院进行的活检与在我院进行的分期超声检查之间）间隔了足够长的时间（数周或数月）时，要对针道种植的可能性有所警惕，并且当其能被识别时，检查的重点应放在针道处。最近作者注意到，在使用 14G 和 12G 切割针对高级别肿瘤实施 CNB 后，针道恶性肿瘤种植的病例出现了爆发式增长。在超声上，快速生长的"种植灶"表现为一个或多个小的、圆形的、明显低回声和富血供的结节，呈串珠样排列（图 16-25 至图 16-27，视频 16-8）。低度恶性或中度恶性肿瘤发生恶性种植需要更长时间，可能延迟至 6 个月后（图 16-28 和图 16-29，视频 16-9）。

为了将针道种植的风险降至最低，常识性建议包括：①尽可能使用小规格（18G）CNB 针；②将 CNB 取样次数保持在最低限度；③对所有大规格 CNB 使用引导器。对于 FNA，应优化抽吸技术以保证单次采样成功。

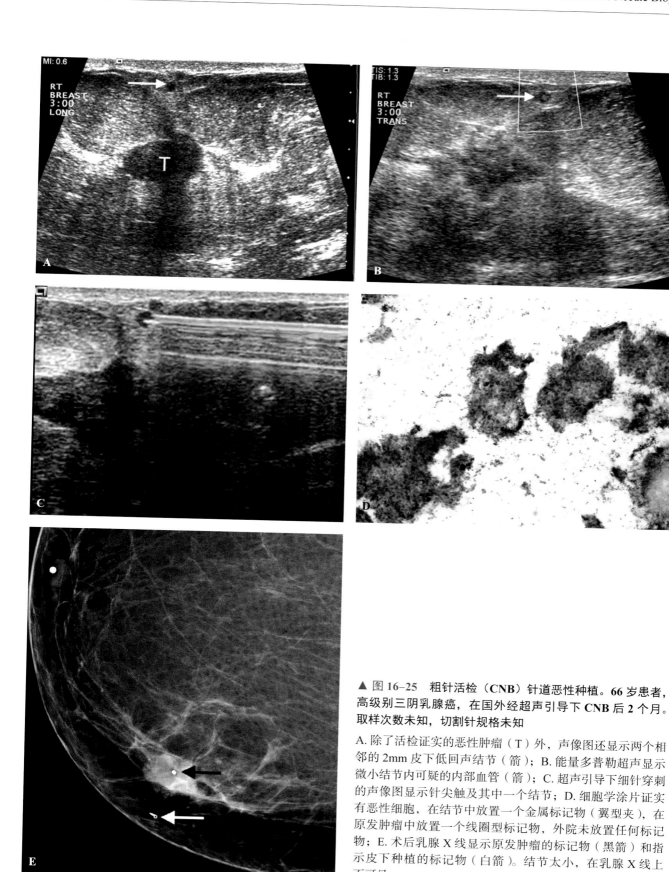

▲ 图 16-25　粗针活检（CNB）针道恶性种植。66 岁患者，高级别三阴乳腺癌，在国外经超声引导下 CNB 后 2 个月。取样次数未知，切割针规格未知

A. 除了活检证实的恶性肿瘤（T）外，声像图还显示两个相邻的 2mm 皮下低回声结节（箭）；B. 能量多普勒超声显示微小结节内可疑的内部血管（箭）；C. 超声引导下细针穿刺的声像图显示针尖触及其中一个结节；D. 细胞学涂片证实有恶性细胞，在结节中放置一个金属标记物（翼型夹），在原发肿瘤中放置一个线圈型标记物，外院未放置任何标记物；E. 术后乳腺 X 线显示原发肿瘤的标记物（黑箭）和指示皮下种植的标记物（白箭）。结节太小，在乳腺 X 线上不可见

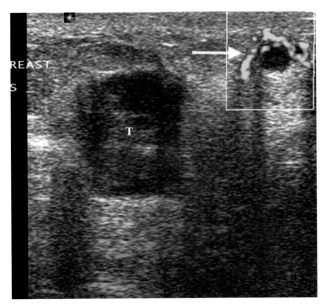

▲ 图 16-26　在超声引导下，用 14G 切割针对高级别肿瘤进行粗针活检（CNB）并放置标记物 7 周后，发生针道恶性种植

能量多普勒超声显示活检针进入部位皮下 6mm 恶性结节（箭），周围血管增多（视频 16-8）。T. 原发性肿瘤

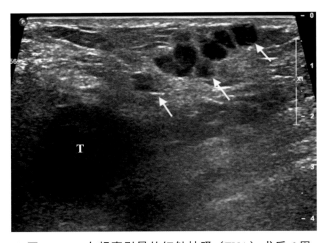

▲ 图 16-27　在超声引导的细针抽吸（FNA）术后 6 周，用 16G 切割针进行粗针活检（CNB）（4 次采样），并在高级别肿瘤中放置标记物。发生针道恶性种植

声像图显示多个小的低回声结节（箭）沿活检针轨迹排列成串珠状。T. 原发肿瘤

这些建议还应首先适用于需要进行多个大规格活检以收集研究材料的任何研究方案，特别是当浸润性肿瘤（如低分化癌和三阴癌）成为靶点时（图 16-30 至图 16-32）。否则，如果新辅助化疗方案无效，则对化疗无应答的原发肿瘤的生长将伴随着

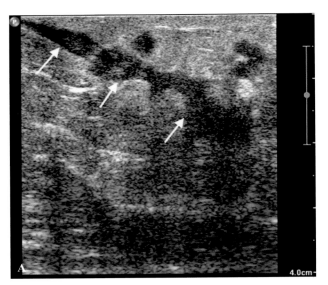

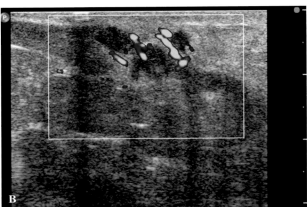

▲ 图 16-28　使用 14G 切割针（采样 4 次）对 2 级浸润性导管癌进行粗针活检（CNB）6 个月后，发生恶性种植

A. 灰阶超声显示沿着针的整个轨迹（箭）发生恶性种植；B. 能量多普勒超声显示与肿瘤相关的血管增多（视频 16-9）

针道的恶性种植，这是一个明确的风险。

最后，对于大多数外科肿瘤学家来说，由于浸润性癌保乳手术后会对整个乳房进行放射治疗，因此活检针道与迁移的恶性细胞的定植仍然不是问题。在原发肿瘤的外科切除中，活检针 / 设备的进入部位和轨迹并没有系统地包括在内。

八、操作者受伤

操作者伤及自身，是侵入性手术的一个被低估的并发症。典型例子是被用过的针刺伤。这可能发生在涉及使用针具的任何类型乳腺介入手术中。如

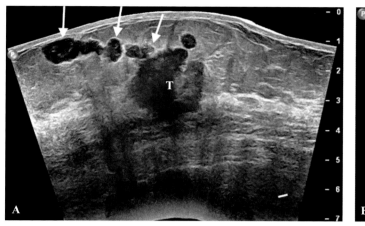
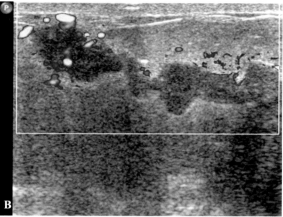

▲ 图 16-29　15 个月前，外院对一名 68 岁女性的 2 级三阴浸润性导管癌进行了粗针活检（CNB），发生针道恶性种植。用 12G-Celero 装置进行活检。在此期间，患者寻求替代疗法

A. 扩展视野超声图显示原发肿瘤（T）和沿着针道分布的代表恶性种植的串珠样结节（箭）；B. 能量多普勒超声显示结节的血管增多

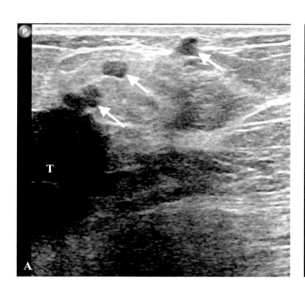
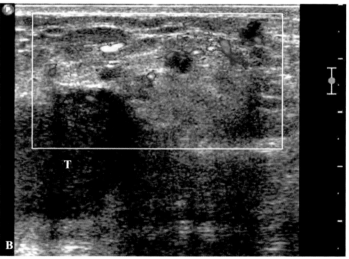

▲ 图 16-30　4 周前对高级别三阴乳腺癌进行 3 次采样的细针抽吸（FNA）和 4 次采样的粗针活检（CNB）后，发生针道恶性种植

A. 灰阶超声显示沿着针道分布的多个小转移结节（箭）；B. 能量多普勒超声显示与小转移结节相关的血管。T. 原发肿瘤

果发生这种情况，超声医生应立即用肥皂和水清洗针刺部位或割伤部位，并通知其主管和管理部门。暴露后评估应根据美国疾病控制和预防中心的建议进行[17]。

　　比针刺伤更罕见的是活检材料（通常是 FNA 取出的）喷溅到面部。这可能发生在准备涂片时。当操作者将针头从注射器上断开以便拉出柱塞，然后把注射器和针头重新连接在一起，准备将抽吸物从针头中推出时，由于针头与注射器连接不紧，推力导致针头突然脱落，抽吸物喷溅至载玻片外的其他位置，可能包括操作者面部。这种由技术错误引起的非常罕见的事件更可能发生于出血性抽吸物。这一风险的存在促使一些操作者戴上面罩和护目镜。

九、活检后改变对后续影像学检查的干扰

　　尽管 CNB 和 VAB 与开放性切除活检相比具有

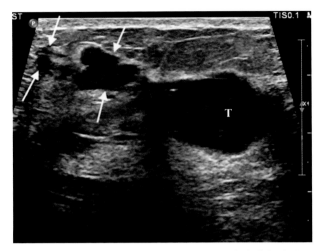

▲ 图 16-31　6 周前对 1 例高级别三阴乳腺癌进行多次采样的细针抽吸（FNA）和粗针活检（CNB）后，发生针道恶性种植

声像图显示沿活检轨迹分布的转移性结节（箭）。T. 原发肿瘤

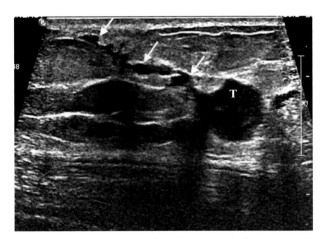

▲ 图 16-32　33 岁女性，患有低分化化生癌，粗针活检（CNB）后出现恶性种植

在外院使用 14G 切割针进行 CNB6 周后，声像图显示沿针道分布的恶性种植（箭）。T. 原发肿瘤

不留下长期或永久性活检后变化（如瘢痕或脂肪坏死）的优势，但包括血肿和软组织变形在内的短期变化可能会影响随后的乳腺超声检查。关于这些变化的自然过程及它们完全消失或演变成可疑的不规则纤维瘢痕或脂肪坏死区域的速度，几乎没有资料可供参考（图 16-33 至图 16-36）。因此，乳腺影像医生在检查近期 CNB 或 VAB 部位时应保持警惕，并仔细回顾患者的病史：为何进行活检？如何进行活检？最终病理学结果是什么？活检病变的良性病理学结果并不表示同一部位以后不会发生恶性肿瘤。

异物与活检标记物（HydroMark）一起进入乳腺，随后产生貌似癌症的影像学表现而导致再次活检的情况，在第 15 章中进行了讨论。

良性肿块活检后"产生"可疑病变，不但没有解决简单问题，反而可能使问题更加复杂化。这再次说明了仔细权衡乳腺活检适应证及抑制超声良性表现病变不必要的活检的重要性。

十、乳腺活检对患者的心理影响

初学乳腺成像的人，尤其是那些正在接受培训的人，通常喜欢在超声引导下进行乳腺活检和其他经皮手术。然而，有些人没有花必要的时间在模具上练习，而是在患者身上练习。虽然乳腺活检对受训者来说可能是"有趣"的，但对患者来说肯定不是。

在患者护理中，无害（"不伤害"）原则不仅包括对患者的身体伤害，还包括对患者的精神和心理伤害。在考虑活检相对于预期收益是否负担过重时，应通盘考虑活检对患者、患者家庭和整个社会的影响。乳腺活检对患者心理的影响可能因人而异。它可能受患者年龄的影响。例如，青少年的活检应该保持在最低限度。研究表明，因疑似乳腺癌而接受乳腺活检的女性经历了中度至高度的心理痛苦。尽管良性结果的女性因活检而产生的心理痛苦明显低于诊断为恶性肿瘤的女性，但她们在活检后 3 周内仍表现出较高的心理痛苦水平 [18]。

在乳腺活检后，许多患者提到在等待病理结果时所经历的极度焦虑。这种等待通常持续 1 周以上。相比之下，CNB 和 FNA 的联合使用以及涂片的快速现场评估（仅需 15～20min）提供了与患者分享"好"或"坏"消息的独特能力。能迅速获得结果，这受到大多数患者的欢迎。事实上，在 MD Anderson，进行活检的乳腺影像医生通常是患者在该机构见到的第一位医生，因此是第一位向患者宣布癌症诊断的医生。这一宣布不能随意进行，需要怀着同理心、同情心，花时间来倾听、解释和回答问题。

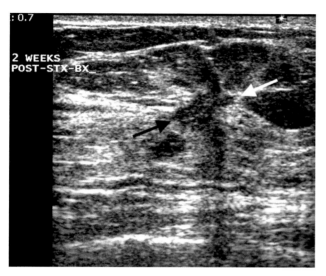

▲ 图 16-33　使用 11G11 芯的立体定向引导的真空辅助活检（VAB）对聚集性微钙化进行活检 2 周后，术区发生的改变。活检结果为导管原位癌

声像图显示不规则的低回声空洞内充满稍高回声的血肿（箭）

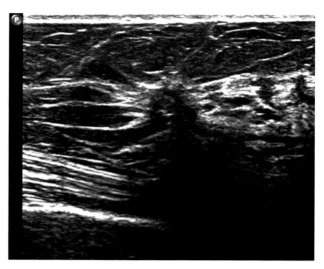

▲ 图 16-34　真空辅助活检（VAB）后瘢痕

声像图显示一个圆形的、不规则的稳定肿块，代表在 9G 12 芯立体定向引导的良性微钙化 VAB 术后 18 个月的残余瘢痕

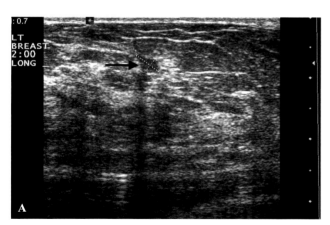

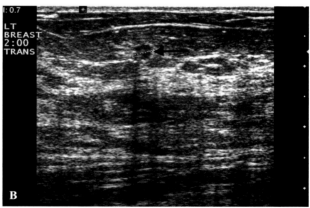

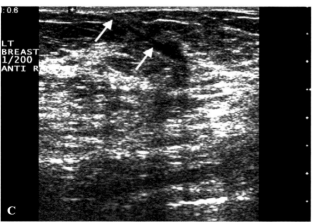

▲ 图 16-35　"模仿"肿块的粗针活检（CNB）术后改变。55 岁女性，*BRCA2* 突变，3 年前有三阴右乳癌病史，参与了一项方案，要求用 CNB 和细针抽吸（FNA）盲取正常左乳腺。术后 5 个月，超声显示一个 5mm×3mm×2mm 的低回声肿块，边缘成角。乳腺影像医生认为有必要进行活检

A. 严格纵切面显示了由技术专家测量的微小可疑肿块（卡尺，箭）；B. 严格横切面（卡尺，箭）。进行 FNA，仅发现少量导管上皮碎片和纤维脂肪组织；C. 随后以不同方向的超声检查清楚地显示了残留的 CNB 针迹（箭），并确认拉长的假性肿块实际上是 CNB 后的改变

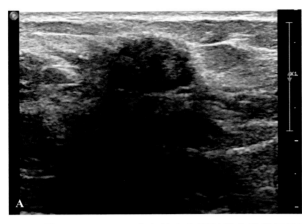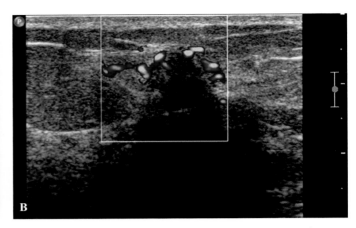

▲ 图 16-36　9G 12 芯立体定向引导的良性微钙化真空辅助活检（VAB）术后 6 个月，出现一个大血肿及一个可疑肿块

A. 灰阶超声显示肿块呈椭圆形，但边缘不规则；B. 能量多普勒超声显示肿块周围血管增多。用细针抽吸（FNA）和粗针活检（CNB）对肿块进行广泛取样，证实为脂肪坏死、异物巨细胞及巨噬细胞

　　患者通常会问 FNA 结果在分期和更重要的治疗方面意味着什么。乳腺影像医生应准备在其知识范围内回答问题。虽然讨论阳性 FNA 结果对局部和区域分期的影响相对简单，但关于治疗选择的具体问题应留给多学科治疗团队的专家来解决。

　　除非癌症的细胞病理学诊断是明确的，否则在宣布结果时应采取保守的态度，强调结果是初步的。

　　在宣布良性结果时，应加倍谨慎。在某些情况下，重新筛选载玻片并进行额外染色可能会发现孤立的恶性细胞，从而逆转初步的良性细胞病理结果。

　　再次强调，与病理学家的沟通至关重要。一旦发布 FNA 或 CNB 的最终结果，乳房影像医生或团队成员必须通知患者，并核实是否安排了后续预约（如果需要）。

参 考 文 献

[1] Fornage BD. Peripheral nerves of the extremities: imaging with US. Radiology. 1988;167(1):179–82.

[2] Beggs I. Sonographic appearances of nerve tumors. J Clin Ultrasound. 1999;27(7):363–8.

[3] Jaberi M, Willey SC, Brem RF. Stereotactic vacuum-assisted breast biopsy: an unusual cause of Mondor's disease. AJR Am J Roentgenol. 2002;179(1):185–6.

[4] Reisenauer C, Fazzio RT, Hesley G. Ultrasound-guided breast interventions: low incidence of infectious complications with use of an uncovered probe. AJR Am J Roentgenol. 2017;208(5):1147–53.

[5] Fornage BD, Sneige N, Singletary SE. Masses in breasts with implants: diagnosis with US-guided fine-needle aspiration biopsy. Radiology. 1994;191(2):339–42.

[6] Catania S, Boccato P, Bono A, Di Pietro S, Pilotti S, Ciatto S, et al. Pneumothorax: a rare complication of fine needle aspiration of the breast. Acta Cytol. 1989;33(1):140.

[7] Meyer JE, Smith DN, Lester SC, Kaelin C, DiPiro PJ, Denison CM, et al. Large-core needle biopsy of nonpalpable breast lesions. JAMA. 1999;281(17):1638–41.

[8] Salhab M, Al Sarakbi W, Perry N, Mokbel K. Pneumothorax after a clinical breast fine-needle aspiration of a lump in a patient with Poland's syndrome. Int Semin Surg Oncol. 2005;2:14.

[9] Guidroz JA, Scott-Conner CE, Weigel RJ. Management of pregnant women with breast cancer. J Surg Oncol. 2011;103(4):337–40.

[10] Barker P. Milk fistula: an unusual complication of breast biopsy. J R Coll Surg Edinb. 1988;33(2):106.

[11] Schackmuth EM, Harlow CL, Norton LW. Milk fistula: a complication after core breast biopsy. AJR Am J Roentgenol. 1993;161(5):961–2.

[12] Molckovsky A, Madarnas Y. Breast cancer in pregnancy: a literature review. Breast Cancer Res Treat. 2008;108(3):333–8.

[13] Harter LP, Curtis JS, Ponto G, Craig PH. Malignant seeding of the needle track during stereotaxic core needle breast biopsy. Radiology. 1992;185(3):713–4.

[14] Brenner RJ, Gordon LM. Malignant seeding following

percutaneous breast biopsy: documentation with comprehensive imaging and clinical implications. Breast J. 2011;17(6):651–6.

[15] Liebens F, Carly B, Cusumano P, Van Beveren M, Beier B, Fastrez M, et al. Breast cancer seeding associated with core needle biopsies: a systematic review. Maturitas. 2009;62(2): 113–23.

[16] Diaz LK, Wiley EL, Venta LA. Are malignant cells displaced by large-gauge needle core biopsy of the breast? AJR Am J Roentgenol. 1999;173(5):1303–13.

[17] CDC. Updated U.S. Public Health Service guidelines for the management of occupational exposures to HIV and recommendations for postexposure prophylaxis. 2013. Available from: https://stacks. cdc.gov/view/cdc/20711.

[18] DeKeyser FG, Wainstock JM, Rose L, Converse PJ, Dooley W. Distress, symptom distress, and immune function in women with suspected breast cancer. Oncol Nurs Forum. 1998;25(8):1415–22.

第 17 章　无须活检的情况 [1]
What *Not* to Biopsy

超声引导下乳腺和区域淋巴结经皮活检的一个主要错误和陷阱是活检了不应在超声引导下活检的病变。如果一个好问题是"哪些应该活检",那么更好的问题是"哪些不应该活检"。

为了避免不必要的外科活检,穿刺活检已得到发展和推广。结果是手术活检的数量减少了,但这种减少却伴随着不必要的"良性活检"和"非诊断性活检"的激增。

随着超声仪器能显示出越来越小的病变(良性病变的数量比恶性病变高出数千倍),微小纤维囊性病变与正常解剖结构之间的边界变得模糊,不必要的活检越来越成为一个问题。本章重点讨论在哪些情况下不应(或不需要)进行超声引导的经皮活检。

一、超声引导下穿刺活检的一般要求

在进行超声引导下乳腺活检前,必须满足以下一般条件:①乳腺影像医生必须有必备的乳腺超声经验;②必须有客观的、可重复检测到的、记录在案的发现指向一个真实的、在超声上可见的三维病变,既不是伪像,也不是正常解剖的变体,如脂肪小叶;③超声的发现与近期其他影像学检查(乳腺X线摄影、磁共振成像、计算机断层摄影、正电子发射断层摄影、CT、闪烁X线摄影)的发现之间必须明确相关,这些检查发现了需要活检的异常影像;④乳腺影像医生作为该机构资源的管理者,必须确保这种活检对于解决影像或临床问题是必不可少的,

最常见的目的是为了确认或排除癌症;⑤必须提供足够临床和影像学随访所需的资源。

超声在显示乳腺囊肿和实性肿块方面都有优势。超声看到的单纯囊肿通常不需要在超声引导下抽吸,除非它们有症状,即可以触摸到和(或)有触痛。然而,如果超声显示乳腺X线上可疑肿块的来源是一个小的、不可触及的囊肿,则可能需要超声引导下的细针穿刺来确认超声和乳腺X线检查结果之间的相关性,以及是否存在实性肿块(见第7章)。一旦决定进行超声引导下的实性肿块经皮穿刺活检,活检类型的选择取决于合适的设备和获得特定病理诊断的资源(例如,FNA需要有经验的细胞病理学医生)。

如前所述,当需要经皮穿刺活检的不确定非囊性病变在超声上无法明确识别,而在另一种影像学检查(乳腺X线摄影、断层合成或MRI)上显像良好时,应使用该方式引导活检,并且不应尝试超声引导。这尤其适用于乳腺X线上发现的簇状微钙化和结构扭曲区域,它们需要精确地切除大量组织,而立体定向引导的真空辅助活检则是标准选择(图12-79、图12-80和图17-1,视频12-25和视频17-1)。

二、导致非必要超声引导下活检的因素

在过去10年中,导致不必要的经皮乳腺活检的主要因素包括:对乳腺声像图的理解不足,认为乳腺活检是无害的,乳腺影像医师(和技师)和患者的焦虑。

---

[1] 本章配有视频,可登录网址 https://doi.org/10.1007/978-3-030-20829-5_17 观看。

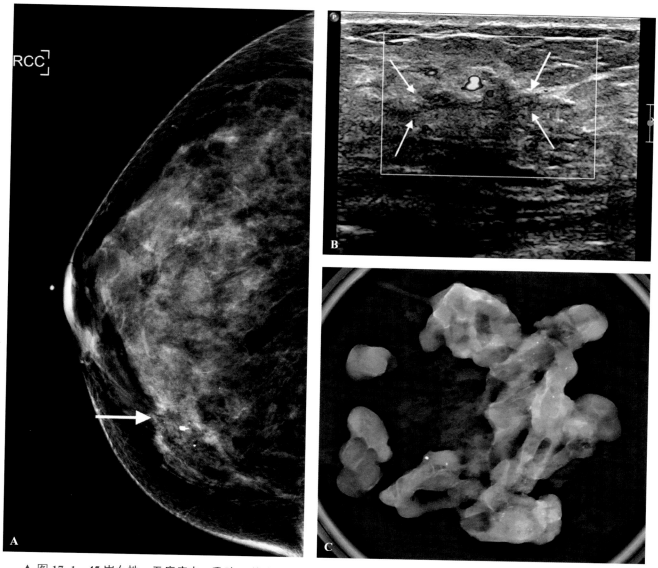

▲ 图 17-1 **45 岁女性，无癌症史，乳腺 X 线上发现右乳内上象限结构扭曲区域。外院对扭曲区域行超声引导下穿刺活检，病理诊断为硬化性病变相关的导管增生、微钙化和邻近导管局灶性不典型增生，需要重复超声引导活检以获取更大样本**

A. 轴位乳腺 X 线显示扭曲区域（箭）和一些微钙化，注意外院在超声引导下粗针活检（CNB）后放置的活检标记物；B. 能量多普勒超声只显示一个模糊的扭曲区域（箭），血流不明显，没有孤立的肿块（视频 17-1），由于在乳腺 X 线摄影上可以更客观地显示结构扭曲，所以建议使用立体定向引导下的真空辅助活检（VAB）；C. 立体定向引导下的 9G-VAB 样本（16 个样本）的 X 线显示，大多数微钙化已被清除。最终病理诊断为复杂硬化性病变伴放射状瘢痕、不典型导管和小叶增生、小叶原位癌。患者拒绝手术切除并已密切随访钼靶、超声和磁共振，病情稳定已超过 3 年

（一）缺乏解释乳腺超声表现的专业知识

导致过度活检的根本原因是缺乏对乳腺超声的了解和经验，包括对正常乳房超声解剖和常见解剖变异的了解、常见的超声伪像和陷阱及超声扫描仪的最佳设置。

在我们的三级护理中心，我们看到许多患者，

曾在另一家机构因超声发现小的单纯囊肿、浓缩囊肿或有疑问的小肿块而被乳腺影像医生建议行穿刺活检，转诊过来寻求另一种选择，这些患者的"病变"即使在最先进的设备上也无法再次检测到。根据作者审查其他机构所行超声检查的经验，用于乳腺超声检查的扫描仪的质量、在良好设备上的适

当参数设置及检查技术的质量存在很大差异，所有这些都可以导致对假病变进行活检的建议（图17-2）。

面对回声减弱的最小病灶区或模糊的阴影区，没有必备的经验可以清楚地识别正常解剖结构的变异，也没有进行动态超声检查来确认伪像和病变的存在，即便乳腺 X 线摄影为阴性，缺乏经验的影像医生也可能会被迫进行该区域的超声引导下活检（图17-3 和图 17-4，视频 17-2）。新手可能认为超声引导下活检是诊断的捷径，可以解决"问题"，但没有意识到对不存在的病变进行活检往往会产生比它能回答的更多的问题。

对于有经验的乳腺影像医生而言，决定不对假性病变、伪像或明显良性病变（如典型纤维腺瘤、浓缩囊肿或油性囊肿）进行活检可能需要额外的时间，因为这需要对所关注的区域进行细致的重新检查，包括清除伪像的动态操作（见第 2 章），以及对于良

性病变，深入分析肿块的超声特征，详细回顾任何现有的相关影像并将当前图像与以前的资料进行比较。必须通过彻底重新扫描来验证是否完全没有任何可疑发现。

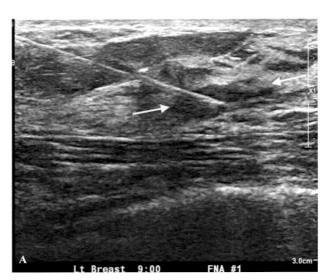

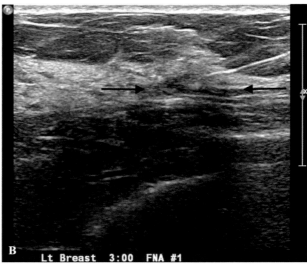

▲ 图 17-3　患者 56 岁，因右乳癌行右乳切除术后 1 年，左乳 11 点钟方向发现可疑结节。该区域查体阴性。在 9 点钟方向发现一个 1.0cm×0.4cm 的等回声区伴中央强回声（钙化灶），被描述为"可疑纤维腺瘤或局灶性纤维囊性改变"。乳腺影像医生决定进行细针抽吸（FNA）

A. 对假结节行超声引导下 FNA 时采集的超声图像（箭），细胞病理学检查显示良性导管上皮、纤维组织和组织细胞，8 个月后，患者返院复查超声；B. 另一名乳腺影像医生描述了 3 点钟方向"不规则低回声区，边缘模糊，大小 0.8cm×0.7cm×0.4cm"（箭），并决定行超声引导下 FNA。细胞病理学检查显示极为稀疏的抽吸组织和罕见的良性导管上皮碎片和脂肪组织

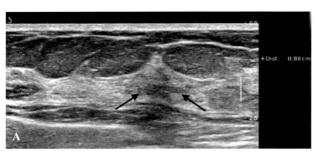

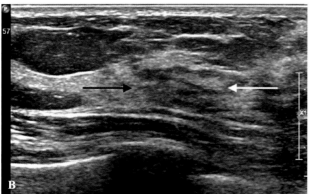

▲ 图 17-2　患者 49 岁，因左乳 10 点钟方向结节转诊，钼靶阴性

A. 外院超声检查描述了 0.9cm 的肿块（卡尺和箭），建议进行活检；B. 在 MD Anderson 癌症中心进行的超声检查显示回声轻度减低的正常乳腺组织（箭），未发现孤立肿块。注意有几个平行的导管横穿相关区域。未进行活检

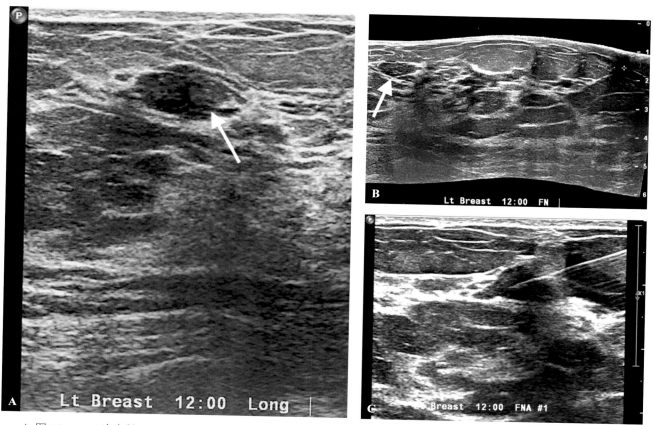

▲ 图 17-4　36 岁女性，双侧乳头非自发性溢液。乳腺 X 线阴性。在超声上，有弥漫性纤维囊性改变，伴散在的小囊肿和回声减弱区域

A. 技术人员扫查、测量并记录了一个这样的回声减低区，仔细检查发现导管穿过假性肿块（箭）；B. 扩大视野声像图显示假性肿块（箭）和乳腺内多个类似区域的存在（多重性规则）；C. 乳腺影像医生决定对假病灶进行细针抽吸（FNA）。细胞病理学检查显示"良性导管上皮细胞"。在为期 6 个月的随访超声检查中，进行了包括侧向活动在内的动态扫查（见第 2 章），证实没有孤立肿块（视频 17-2）。如果在最初的超声检查中进行动态操作，可以避免不必要的活检

　　进行太多不必要的活检应该有一个"好处"，即加速培养一个没有经验的乳腺影像医生，使其通过超声 - 病理相关性来解释乳腺超声。不必要的活检在达到一个高峰期后会逐渐减少，直到随着对乳腺超声的了解和对乳腺良性病变诊断的信心增强，而逐渐稳定在一个平台期上（图 17-5）。

　　对于超声检测到但在钼靶上隐匿的可疑病变，对正常乳房的超声表现模式的充分了解更为关键（图 17-4 和图 17-6）。多重性原则并没有如它应该的那样及如在阅读乳腺 X 线那样应用于超声发现。与乳腺 X 线摄影一样，回顾先前的超声检查可以提供决定是否活检的决定性因素：对于已稳定超过 1 年的良性实性病变，不应进行活检。单纯囊肿扩大但无症状不应抽

吸。相比之下，任何没有 100% 良性超声表现的新发实性病变都应毫不犹豫地进行活检（图 17-7）。

　　在接受超声引导的乳腺活检培训之前，乳腺影像医生必须首先接受乳腺超声检查的广泛培训。这包括学习无须活检的绝对良性病变的各种超声表现、了解少有人教过的伪像、陷阱及正常解剖的变异。

　　目前仍有一些机构的乳腺超声检查仅用于确认囊肿和引导实性肿块的穿刺活检。因此，许多乳腺影像医生仍然不知道如何充分利用能量多普勒超声来描述乳腺实性肿块的特征。因此，在乳腺超声方面缺乏经验的乳腺影像医生必须严重依赖于他们的超声技术专家，他们难免（有时甚至更容易）担心漏诊癌症，从而导致不必要的活检（图 17-8 至图 17-10）。

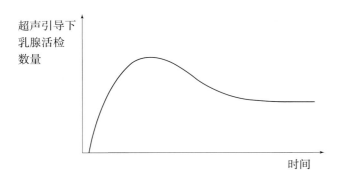

▲ 图 17-5　多年来，新从业者所实施的超声引导下乳腺活检数量的预期变化

在最初的上升期后，随着非必要活检的减少，活检数量降低，随后达到一个稳定期

（二）假定乳腺活检是无害的

假定乳腺活检（尤其是超声引导下的 FNA）是无危险的或无害的，以及认为患者对超声引导下的活检总是有很好的耐受性，并且可以随意重复，这都偶然地导致了许多不必要的乳腺活检。

例如，FNA 的总体良好耐受性和具有快速现场评估功能的优秀细胞病理学服务的可用性肯定导致了超声引导下 FNA 的一些滥用，尤其是（尽管不完全是）对初学者而言。未接受适当的乳腺 FNA 指导的初学者的学习曲线受到非诊断性样本的影响，在等到样本的现场评估后，他们重复穿刺，从而导致了操作的扩大化（但结果仍可能是不确定的），以及不必要的影像学随访、更具侵入性的活检程序甚至不必要的手术切除。

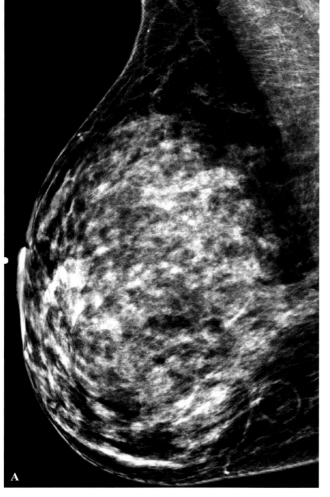

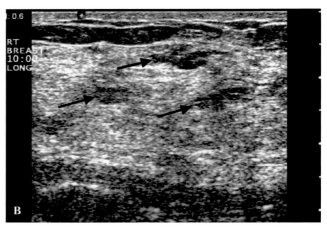

▲ 图 17-6　正常超声解剖。1 例非常致密的乳腺，在整体的乳腺纤维组织背景中有多个非分散的低回声区

A. 侧斜位乳腺 X 线摄影显示密度不均的乳腺组织；B. 声像图显示多个斑块状低回声的脂肪组织（箭）散布于乳腺组织内，这些低回声区都不应被视为异常肿块

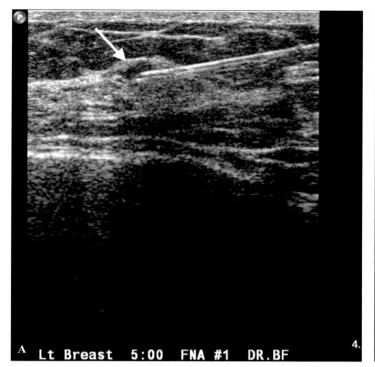

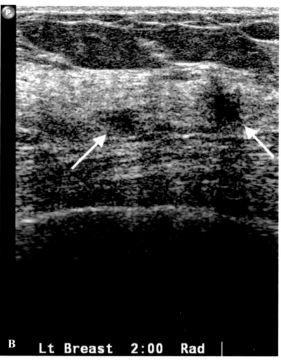

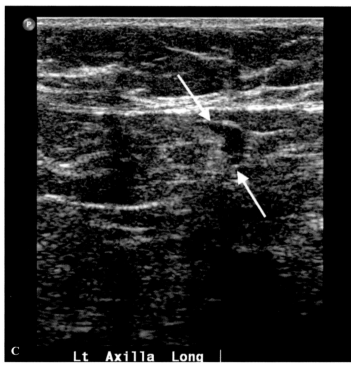

▲ 图 17-7　患者 54 岁，近期在左乳 5 点钟方向检出 **1.1cm** 的浸润性导管癌和 1 个可疑的 **0.7cm** 内乳淋巴结，转诊寻求治疗。重复超声检查未探及内乳淋巴结，而显示另一个被外院描述为可疑结节者实际上是囊肿

A. 检查发现一个 0.6cm 的卫星病灶（箭），距离已知癌症 1cm，这个结节经 FNA 确定为恶性；B. 检查发现外上象限有 2 个亚厘米级的可疑不规则低回声区（箭），粗针活检（CNB）证实其为浸润性导管癌，具有分叶特征，使该病呈多中心性；C. 对同侧腋窝的检查显示在 I 水平淋巴结的皮质内有一个不规则的、明显低回声的病灶（箭）。超声引导下细针抽吸（FNA）证实存在转移。对于有乳腺癌病史的患者，任何没有 100% 良性超声表现的病变都应毫不犹豫地进行活检

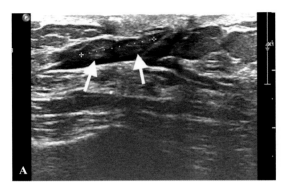

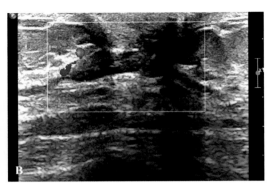

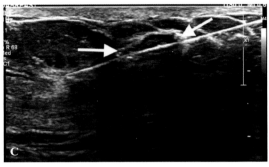

▲ 图 17-8　左乳可疑肿块。右乳无症状

A. 在扫描右乳的过程中（使用复合成像和图像放大功能），技术人员记录在乳晕后方扩张导管中存在回声，2 个模糊的、分开的低回声区被显示和测量（箭，卡尺）；B. 彩色多普勒超声显示这些区域没有血流信号，未使用动态扫查来尝试移动碎片回声；C. 取而代之的是决定对假性病变（箭）进行超声引导下粗针活检（CNB）（取样 5 次），并放置金属标记物。病理学检查显示"主要是无细胞的物质，伴少许乳腺组织碎片"

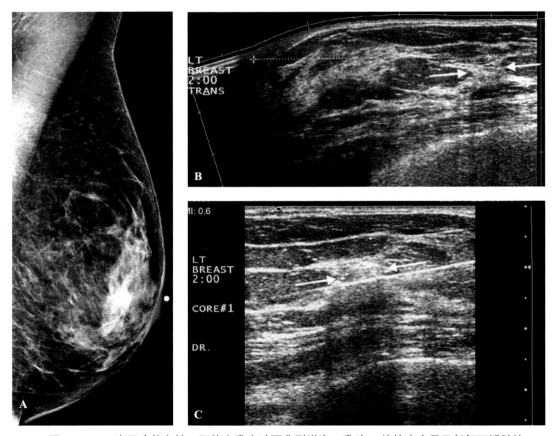

▲ 图 17-9　83 岁无症状女性，既往右乳小叶不典型增生。乳腺 X 线检查未显示任何可疑肿块

A. 左乳侧斜位 X 线摄影未见异常；B. 技术人员进行的左乳扩展视野成像显示 2 点钟方向（箭）有假性病灶；C. 乳腺影像医生决定对"0.9cm 的微小声影区"（箭）实施粗针活检（CNB），以"排除微小小叶癌"。最后病理诊断为良性乳腺实质伴纤维化

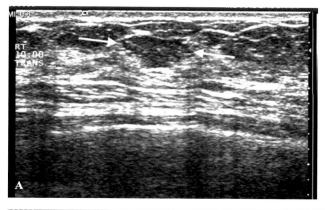

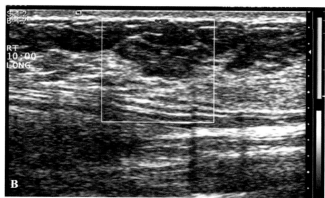

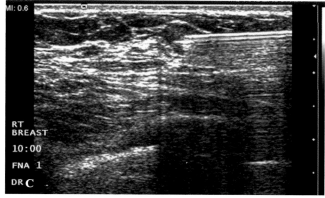

▲ 图 17-10　48 岁女性，体检发现"乳房肿块"，右乳外上象限有新的可疑结节。乳腺 X 线摄影阴性

A."结节"区声像图显示该"结节"具有脂肪组织的典型超声表现（箭），注意图像过度放大；B. 能量多普勒超声检查证实无异常血流；C. 乳腺影像医生决定进行超声引导下细针抽吸（FNA）。细胞学诊断为良性导管上皮及脂肪组织

乳腺穿刺活检并非完全无害。事实上，对小乳房的深部病变或锁骨下、内乳链的淋巴结进行活检有发生气胸的风险。绝大多数转诊到 MD Anderson 癌症中心接受治疗的患者数天或数周内在其他机构进行了超声引导下粗针活检或 VAB，其都描述活检非常痛苦。由于实施活检的乳腺介入医生很少在手术后这么早看到患者，因此他们不了解患者的不满，也不了解在使用大口径切割针进行活检后，经常出现大面积瘀伤和血肿（见第 16 章）。

（三）乳腺影像医生担心漏诊癌症

虽然没有人会因为对明显是良性的病变进行不必要的活检而被起诉甚至被同行批评，但对恶性病变不进行活检可能会导致非常昂贵的诉讼。由于担心漏诊癌症及其相关的法律后果，许多乳腺影像医生不得不对所有实性肿块进行活检，有些人甚至对任何在超声上看起来有异常的部位进行活检（图 17-8 至图 17-10）。

在处理潜在癌症时，在预防和安全性方面犯错误是很自然的，许多从业者认为，对超声的每一种异常情况进行生物取样将在癌症诊断中达到人们追求的 100% 敏感性，并保证不会漏诊任何癌症。然而，这种做法给社区带来的经济成本和对女性的心理影响是不可接受的。

（四）患者的焦虑

在大多数患者看来，如果进行活检，那是因为乳腺影像医生怀疑存在癌症。影像医生并不总是与患者详细讨论其对癌症的实际怀疑程度，即使怀疑程度很低。因此，患者会对患癌症的可能性感到不必要的恐惧。当怀疑程度极低时，应考虑进行短期影像学随访。

解释为什么不需要活检，或者为什么建议对良性病变或假性病变进行随访而不是活检，以及经验丰富的乳腺影像医生所表达的自信，都将使大多数患者放心。然而，在非常罕见的情况下，尽管乳腺影像医生作出保证，极度焦虑的患者仍可能要求对微小的良性表现的假性病变进行活检，以确认没有恶性肿瘤（图 17-11，视频 17-3 ）。

（五）其他因素

一些乳腺影像学实习生可能会因为喜欢超声引导下活检而过度使用该程序。其他乳腺影像医生可能希望通过执行微创手术尤其是 VAB 和经皮消融来"扮演""外科医生的角色"（见第 21 章）。

通过大量的超声引导活检来诊断最小的癌症导致超声引导活检的特异性和阳性预测值非常低。然而，在这种过度活检的实践中，如果在非常罕见的情况下诊断出乳腺 X 线上阴性的 4mm 隐匿性癌，可能会使乳腺影像医生感到无数徒劳的尝试终于得到了极大的回报，从而使其对活检的滥用进一步增加。

最后还要提及一种因素，那就是进行不必要的穿刺活检的决定，有时会受到更高保险补偿（私人执

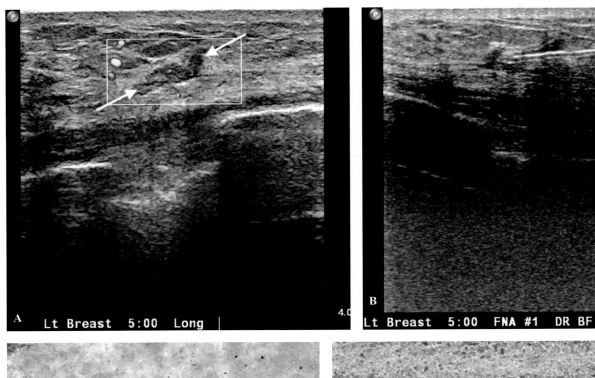

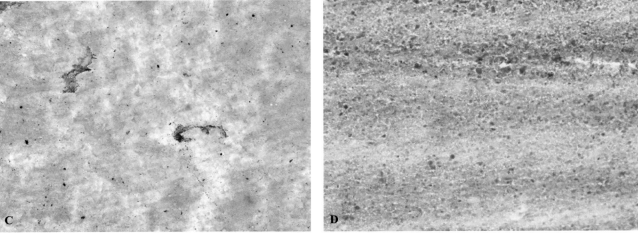

▲ 图 17-11　65 岁女性，有高级别导管原位癌病史，1 年前超声仅在左乳 12 点钟位置发现微乳头状结构。需连续多次切除以保证切缘干净

A. 后续超声检查记录了 5 点钟位置一个微小的、细长的、无血管的低回声区（箭），提示导管局部扩张，在看到屏幕上的疑似病变图像后，患者的焦虑加剧，要求进行活检以排除乳腺导管原位癌（DCIS）；B. 在粗针活检（CNB）之前先行细针抽吸（FNA），声像图显示针头在导管里，抽出浓稠的深绿色物（视频 17-3）;C. 低倍镜下细胞学涂片（巴氏染色）显示干燥蛋白质背景下的两个扁平导管上皮碎片；D. 高倍显微照片（Diff-Quik 染色）显示干燥蛋白质背景的颗粒

业）或更高相对价值单位 / 生产率（学术环境）的激励的影响。

三、非必要乳腺活检的代价

不必要的乳腺活检有多重成本。首先，社区面临着明显的财政负担，尽管人们也了解到，在一些国家，某些类型的经皮乳腺活检的高额费用无疑使其在某些实践中大受欢迎。

其次，在时间上要付出巨大代价。在一些机构中，尤其是在美国，患者的活检前准备和活检后护理涉及多个团队成员（助手、护士、技术员）和许多行政表格的归档，经皮穿刺活检的总时间可能会延长 1 个多小时，而由熟练操作者执行的活检程序本身很少超过几分钟。毫不奇怪，由初学者进行的活检将花费更长的时间，并扰乱诊所的工作流程。

更重要的是无故给患者造成了过度的压力和心理创伤。在不必要的良性乳腺活检的情况下，患者可能会对医疗机构和医生失去信心，因为她可能会质疑采集的良性甚至正常乳腺组织是否是活检失败的结果，而遗漏的小癌仍在原位。此外，这种不愉快的经历，特别是如果并发症加重了这种不愉快的经历，可能会"很好"地阻止患者再次进行医生推荐的后续影像学检查，甚至是下一年度的乳腺 X 线筛查。

四、解决方法

（一）进行充分的乳腺超声培训

解决不必要活检流行的第一个方案是对乳腺超声进行适当的基础培训和高级培训。培训应从优化超声设备开始，确保使用适当的探头、正确的设置，尤其要学习使用能量多普勒超声。乳腺超声检查必须包括动态操作和其他技术，以识别伪像并避免陷阱（见第 1 章）。关于活检技术，受训者应在模具上广泛地、反复地练习（每次超过 2h 的训练），而不是在患者身上练习（见第 5 章和第 18 章）。

（二）辅导和指导

应指导初学者理解，超声引导的活检对操作者

来说可能"有趣"，但对患者来说绝非如此。还应提醒他们，他们是实践资源的管理者，应该为真正需要的活检节省宝贵的时间。应提醒初学者，对不存在的"病变"活检会导致不确定的或正常的病理结果，这不仅不足以让操作者和患者放心，还可能引发患者对操作者技能的合理怀疑。

在其发展的早期阶段，3mm 癌症很少有癌症的典型超声表现。相反，这种病变通常"太小而无法描述"，与多个相邻的纤维囊性病变结节背景难以区分。初学者很容易怀疑任何轻微突出的结节是癌症，并进行不必要的、虚假的、"令人安心的"超声引导下 FNA。建议乳腺影像医生仅处理那些具有超声恶性特征的微小病变，而不处理其他病变。通过推荐使用适当的成像方式进行短期随访，影像医生对漏诊癌症的恐惧可以轻松缓解。

虽然可以预期，随着经验的积累，过度热情的乳腺影像医生将调整到更合理的日常超声引导活检率，通常在那时，会在其中一次活检中偶然发现 4mm 癌。如上所述，这种"成功"将不幸地强化最初的行为。向乳腺影像医生和（或）技术专家解释这一偶然事件不是众多其他不必要程序的理由是必不可少的。

（三）专门的介入乳腺超声医生部门

在一大群乳腺影像医生中，并非每个人都能得到大量的超声练习、具备高水平的超声技术。类似于不进行 CT 或超声引导活检而转做介入放射医生的影像医生一样，在大型乳腺影像诊所中，一个解决方案是选择一些专业的、经验丰富的介入乳腺超声医生来建立一个介入乳腺超声部门，来执行所有的活检（一个大容量的"活检工厂"），并在预定的时间段内高效地运行。这将极大地简化乳腺科的运作。显然，这在小规模诊所是不可行的，因为这样的高度专业化是不可能的。

（四）未活检患者的影像学随访建议

决定不进行活检时，可能会也可能不会建议短期（通常为 6 个月）随访，如需随访，可以使用超声或钼靶，抑或两者同时使用，具体则取决于哪种检

查方式能最好地显示病变。明确的良性病变，如囊肿或纤维囊性病变（BI-RADS 2 类），无须活检或超声随访。

一些预期会消退的良性病变，如创伤后皮下血肿或感染（乳腺炎），应接受更短时间（2 个月）的超声随访，以记录其完全消退的情况。

对于任何未经活检的典型良性实性肿块（如纤维腺瘤），至少需要一次 6 个月的超声随访以确认其稳定性。经 CNB 确诊且具有典型超声表现的纤维腺瘤，6 个月的超声随访并非普遍做法。

五、无须活检的情况

通常不应进行活检的病变可总结如下。

（一）不"真实"的病变

假性病变不应活检。

- 正常乳腺组织内看起来像实性肿物（如纤维腺瘤）的脂肪小叶或类似区域（图 8-4、图 17-4 和图 17-12，视频 8-4、视频 8-5、视频 17-2 和视频 17-4）。

- Cooper 韧带的声影造成的可疑病变（图 17-13，视频 17-5）。

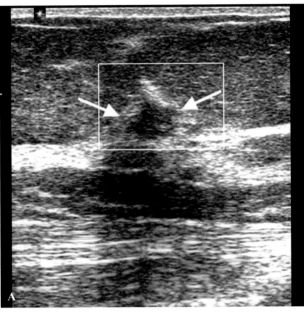

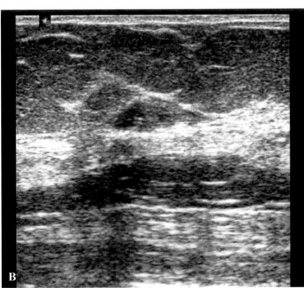

▲ 图 17-13 Cooper 韧带声影下的少量脂肪形成的可疑肿块

A. 不规则的箭头低回声区（箭），伴有声影；B. 轻度压迫后，Cooper 韧带变平，声影消失，假病灶的回声与相邻皮下脂肪的回声相似。动态操作包括直接压迫和侧向运动（视频 17-5），显示了假病灶的可变形性和可压缩性，证实了其脂肪性质，并避免了不必要的活检

- 类似导管内乳头状病变的局部扩张导管（图 17-14，视频 17-6）。

如果进行充分的超声检查，即在适当的设置和包括动态操作的情况下，这些病变很容易识别和清除。

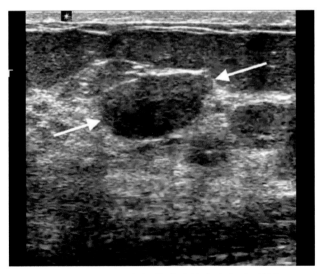

▲ 图 17-12　形似纤维腺瘤的脂肪小叶（箭）
动态操作显示了脂肪小叶的柔软性和变形性，排除了肿瘤的存在（视频 17-4）

（二）超声表现为 100% 良性的病变，并且无乳腺癌病史

无乳腺癌病史的患者不需要活检的良性病变包括（但不限于）典型的纤维囊性病变区域、簇状微囊肿（图 1-37，视频 1-4）、浓缩囊肿（图 7-9 至图 7-11）、皮脂腺囊肿（图 17-15，视频 17-7）、有相关临床病史的脂肪坏死和油性囊肿（图 17-16）、纤维腺瘤、小的肌内淋巴结、脂肪瘤和硅酮诱发的带有暴风雪伪像的肉芽肿。

（三）其他不应活检的病变

其他不应活检的病变如下。

- 多个类似的良性病变（多样性规则），如纤维腺瘤病和散在的纤维囊性病变区域。
- 先前检查中发现的良性病变，已稳定 6~12 个月。
- 由于超声引导的局限性，活检可能失败的病变：这些病变包括太深、太小和（或）在超声上不能充分识别的病变，以及太浅而不能在超声引导下取样，并且在直视和（或）触诊下可以更好地进行活检的皮损。
- 活检可能导致严重并发症的病变：这些病变包括与胸膜、大血管或植入物紧密接触的病变，尤其是在乳腺影像医生尚未达到高水平专业水平的情况下。

通过进行不必要且往往在技术上具有挑战性的活检，乳腺影像医生将自己暴露在冗长、紧张的程序中，这些程序通常无法解决不存在的问题，事实上这些问题是自己造成的。此外，并发症不会随着手术的终止而停止，相反，可能会在推荐的随访中继续存在，这可能需要在 1 年或 2 年内进行多次影像学检查（也不必要），增加社区的成本。

然而，对于近期有乳腺癌病史的患者，穿刺活检的门槛事实上降低了，并且在乳腺或淋巴结中任何未显示 100% 良性、自上次检测以来已发生变化或新出现的情况都应被视为可疑复发，建议进行活检。

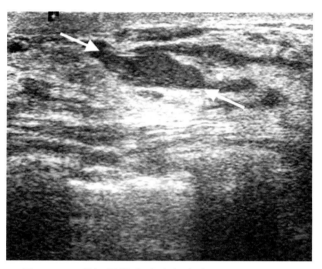

▲ 图 17-14　类似导管内乳头状病变的局灶性扩张导管（箭）

动态操作显示可疑肿块实际上是有轻微回声的导管内液体成分，当使用探头加压时，这些液体在突出的导管内自由移动（视频 17-6）

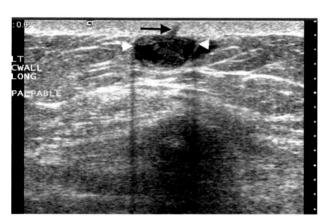

▲ 图 17-15　71 岁女性，有双侧乳癌病史，胸骨左侧有一新的皮下结节

声像图显示典型的皮脂腺囊肿（箭头），与真皮深层紧密接触。内部有稍低回声碎片。有侧方折射声影。可见病理性毛囊开口（箭）。动态操作（垂直压缩）证实肿块附着在真皮上，起源于皮肤而非乳腺（视频 17-7）

总而言之，"良好的判断基于经验，而经验基于糟糕的判断"（匿名）。"美德是两种邪恶之间的一种中庸，一种邪恶是过度，另一种邪恶是不足"[1]。

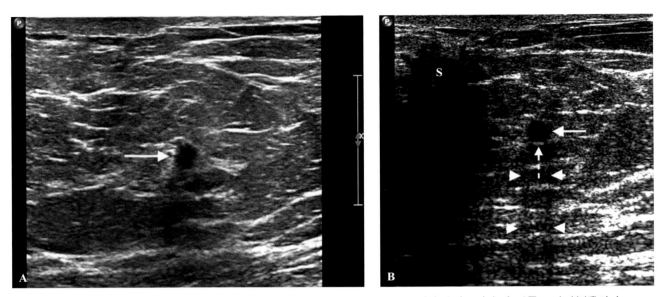

▲ 图 17–16　70 岁女性，有左乳癌病史，2 年前接受过保乳手术和双侧乳腺炎治疗，在超声引导下对对侧乳腺内一个微小可疑病变进行活检

A. 先前在扫描仪设置不充分（过度空间复合成像）的调节下获得的超声图显示一个 4mm、纵横比大于 1 的可疑实性结节，边缘参差不齐（箭）；B. 关闭复合成像功能，扫描显示典型的油性囊肿，边界清晰（箭），有后壁回声（虚线箭）及侧方折射声影（箭头）。未进行活检。注意乳房固定术留下的瘢痕（S）

参 考 文 献

[1] Aristotle, Translated by: Thomson JAK, Tredennick H. The Nicomachean Ethics. Further rev. ed. London: Penguin Books; 2004. lxiii, 329 p.

第 18 章 超声引导下乳腺活检成功的关键
Keys to Success in Ultrasound-Guided Breast Biopsy

以下一般性指南和建议（其中大部分反映了常识），乳腺影像医生初学者应该学习，而经验丰富的从业者也应当遵守，以确保超声引导下经皮活检成功。

一、模具练习

如前几章所述，使用徒手技术的超声引导下操作需要手工技能和超声扫描经验。这些技能的获得，首先有赖于对专家老师所展示的正确技术的观察及对其所阐述的技巧和窍门的快速领悟，随后需要在模具上反复练习，同时也需要专家导师一对一、手把手地训练和指导（图 18-1 和图 18-2）。学员在将这些操作真正实施于患者身上之前，必须首先完成这些培训。

二、与经验丰富的乳腺病理医生沟通

与病理医生的持续沟通对于成功的合作关系至关重要。这种交流必须是双向的，因为病理医生需要一些基本的临床信息和影像学信息，例如病变的大小、是否存在囊性成分、病变在乳腺中的位置（导管内病变、内乳淋巴结等），以及乳腺影像医生对病变的整体怀疑程度。对于具有快速现场评估功能的细针抽吸，乳腺影像医生和细胞病理医生之间的即时直接沟通非常有效，因为它允许前者确认或排除恶性肿瘤的诊断，可以立即与患者和团队其他人讨论（视频 6-14）。

操作者与细胞病理学医生之间直接沟通的另一个好处是获得关于细针抽吸质量的即时反馈。这种

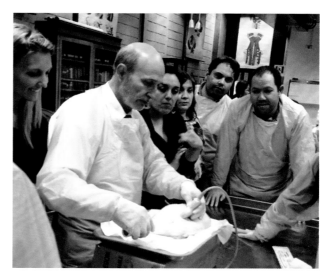

▲ 图 18-1　超声引导下乳腺活检的实践培训课程
培训师以火鸡为模具，向由 6～8 名受训者组成的小组演示超声引导下粗针活检（CNB）技术

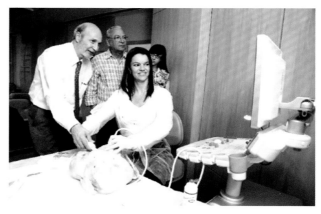

▲ 图 18-2　在超声引导乳腺活检的实践培训课程中，培训师以火鸡为模具，手把手地对学员进行指导

沟通对于提高初学者的 FNA 技术是必不可少的。

三、团队协作

团队协作是超声引导下乳腺活检实践成功的关键。乳腺活检产生的信息将触发各种医疗服务提供者的一系列行动。它可能包括在囊肿抽吸后由临床医生进行简单的短期随访，在纤维腺瘤 CNB 后由乳腺影像医生实施短期随访，或与外科医生、病理医生、临床肿瘤医生、放射肿瘤医生进行多学科会议，讨论在原发肿瘤 CNB 后及乳腺肿块与区域淋巴结额外的 FNA 后确诊的 ⅢC 期多中心癌的处理。

活检完成后，在患者离开医疗机构之前，确定必要的随访预约，指定专人向患者、转诊医生及团队中任何一个可能参与制定治疗计划的成员传达病理结果。

四、活检结果与影像学表现的一致性

活检结果（病理诊断）与影像学表现的一致性是成功的乳腺活检的另一个关键。活检结果与导致活检的临床表现和（或）影像学表现之间的任何差异都必须仔细重新评估。

造成差异的第一个原因是脱靶：必须检查记录活检的图像（包括视频剪辑）。如果怀疑脱靶，则必须重复活检。

在对假性病变进行活检时，获得的样本实际是正常组织，但新手可能错误地认为他们取样的靶区存在真实的病变，从而对正确的病理学结果（正常组织）产生怀疑，认为病理学结果与影像学表现不一致。

当得到恶性肿瘤诊断并由第二位病理医生进行了确认，而乳腺影像医生预期结果为良性时，这种差异通常不会受到质疑，因为有些癌症确实有良性超声表现。

当怀疑为恶性肿块者活检结果为良性时，情况更为复杂。首先，必须对阴性病理报告进行确认。如果阴性活检方法为 FNA，则应进行 CNB。如果 CNB 的病理学结果为阴性，并且记录中大多数（如非全部）穿刺取样都通过了靶点，则必须考虑到真正

良性病变模仿了癌症表现的可能性，其进一步处理则取决于获得的良性病理学诊断类型。然而，在许多情况下，乳腺影像医生的经验和良好判断将决定是短期影像学随访、重复活检还是术前定位后再进行手术切除活检。

必须记住，在出现差异的情况下，必须根据最可疑的发现做出重新评估和进一步的诊断决定及行动，无论该发现是发生在查体、乳腺 X 线、CT、超声、MRI、PET-CT 还是乳房闪烁 X 线摄影上。活检阴性且仅有单个可疑发现的患者不得在未做重新活检或密切随访计划的情况下离开医院。

五、报告书写

超声引导下活检报告必须包括以下内容。

1. 活检类型（FNA、CNB、VAB）。

2. 皮肤消毒方式。

3. 活检路径和方向（由外到内、从上到下等）。

4. CNB 和 VAB 设备的类型和品牌。

5. CNB 针、FNA 针或 VAB 套管的规格。

6. 穿刺次数，是否使用引导器。

7. 获得的令人满意的样本数量，对样本性状的大致描述（颜色、碎片）。

8. 放置在肿块中的活检标记物的类型和品牌。

9. 任何直接的并发症，如剧痛、快速形成的血肿或外部出血。

10. 活检后建议。

六、谨慎选择目标

我们已经讨论了对于超声表现明显为良性的病变（如大多数纤维腺瘤、大汗腺化生区、乳腺内淋巴结、脂肪坏死区、脂肪瘤、硅腺瘤），纯粹为了确认其良性性质而进行活检的缺点和风险。进行不必要的活检对患者（过度心理压力）、乳腺影像临床工作（延误其他患者的诊治）和社区（过度诊断和治疗带来过度成本和风险）均有害。

另一方面，对于超声表现并非完全良性的病变，乳腺影像医生则应毫不犹豫地实施活检。

第 19 章　不可触及病变的超声引导下定位 ❶
Ultrasound-Guided Localization of Nonpalpable Lesions

对外科医生而言，超声彻底改变了对微小的不可触及肿块的术前定位，如同它彻底改变了这些微小肿块的检测和经皮活检一样。不可触及的乳腺病变可在乳腺影像中心进行术前定位，可在手术室内、即将开始手术前定位，甚至也可以进行术中定位。本章介绍了目前可用的各种超声引导的定位技术，包括简单且廉价的技术，例如对较浅病变的投影进行超声引导的皮肤标记或进行术中超声探查，以及复杂且昂贵的新技术，例如术前在超声引导下植入放射性种子或磁性种子。

一、针和线定位

1965 年，Dodd 报道了第一例不可触及乳腺病变的术前定位，使用了乳腺 X 线引导和直型皮下注射针[1, 2]。随后，为了对乳腺 X 线发现的不可触及病变或其周围组织进行 X 线引导的定位，各种线和钩线被设计出来。20 世纪 80 年代末，在 MD Anderson，我们率先在术前和术中利用超声对不可触及肿块进行定位[3]。我们最初使用的是 Paulus 设计的简单"环形针"，环在与针垂直的平面上[3]。作者还定制了一个更简单的环形定位针：将脊髓穿刺针的针芯移除后，手工扭转针头成线圈形状（图 19–1）。将适当长度的环形针垂直于皮肤插入，并向扫描平面倾斜，以便使用所谓的平面外插入技术击中目标所在平面（见第 5 章）。环最终与皮肤齐平，用胶带或缝线将其

固定，以防止针移动（图 19–2）。尽管这项技术在普通乳房和大乳房中效果良好，并为外科医生提供了探查病变的最短路径，但由于存在气胸的风险，因而垂直入路并不适用于小乳房。

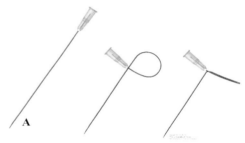

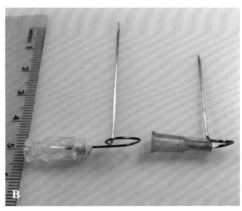

▲ 图 19–1　使用皮下注射针或脊髓穿刺针制作低成本的环形定位针（移除针芯）

A. 扭动针头形成一个环，将环弯曲使其与前端针轴垂直；B. 两个定制环形针：一个由 3.5 英寸（约 8.89cm）长的 22G 脊髓穿刺针制成，长度约 5cm（左），另一个由 2 英寸（约 5.08cm）长的 21G 皮下注射针制成，长度约 3cm（右）

---

❶ 本章配有视频，可登录网址 https://doi.org/10.1007/978-3-030-20829-5_19 观看。

自 20 世纪 80 年代以来，无论是使用乳腺 X 线摄影引导还是超声引导，术前定位不可触及乳腺病变的标准技术一直是使用针 / 钩线组合的线定位（wire localization，WL）。将定位线远端锚定在病变内的钩有各种不同类型的设计，包括可伸缩和不可伸缩设计，以及单钩和多钩设计。最简单、最常用的非伸缩单钩线定位装置之一是 Kopans spring hookwire（Cook Medical，Bloomington，IN）（图 19-3）。该装置还经常用于定位其他器官中不可触及

的肿块[4]。Kopans spring hookwire 配有 20G 或 21G 引导针，长度为 5cm、7cm、9cm 或 15cm。定位线在其钩的附近有一个 2cm 长的加强部分，借此向外科医生指示在解剖过程中已接近目标。

在肿块中放置器械的标准技术是在为外科医生提供最短的病灶入路和使用最安全的进针路径（尽可能与胸壁平行）之间进行折中。后者要求进针点和与病变的距离都是外科医生可以接受的。

在手术的同一天，患者到乳腺影像中心接受超

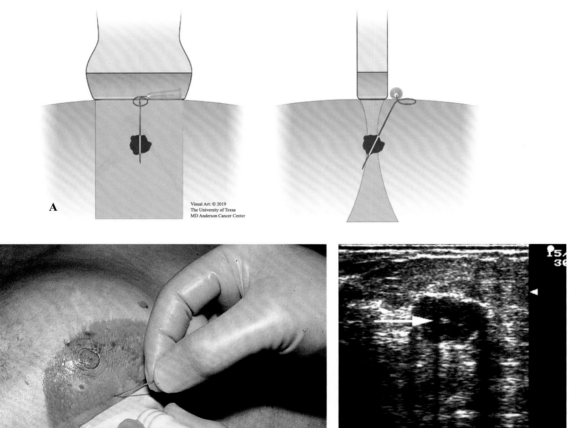

▲ 图 19-2　环形定位针的插入

A. 展示环形针"平面外"插入技术（左，正面视图；右，侧面视图）。根据靶病变的深度选择针的长度。针垂直插入并略微向扫描平面倾斜，以便在目标平面与扫描平面衔接。一旦针头穿过病变部位，可将环形针的体外部分黏在皮肤上或缝合在皮肤上。这种方法提供了最短而又最直接的到达目标的途径，但其使用受到相关风险的限制，有损伤胸壁或植入物的可能，尤其是对于小乳房而言。但这仍然是一种低成本的简单定位技术，如果没有专用的钩线，可以使用这种技术。B. 插入环形定位针。针由线圈固定，并使用"平面外"引导技术。C. 术中超声显示低回声肿块，定位针的横截面（箭）位于其中心。注意，该回声仅代表针远端部分的横截面而非针尖。这种平面外引导技术无法直接显示针尖

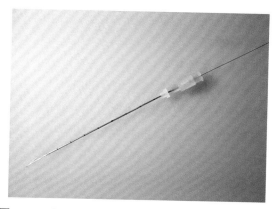

▲ 图 19-3　用于定位的 Kopans spring hookwire（Kopans 弹簧钩线）

可以看到钩子从 9cm 长的 20G 引导针中伸出。钩线总长约 25cm

声引导下定位钩线的放置。患者应取与手术时相同的体位。在签署知情同意书后，使用与经皮穿刺活检相同的消毒技术准备皮肤。沿着定位装置的计划路径注射局部麻醉剂，并且将含有定位线的引导针向目标肿块的方向插入，抵达肿块并穿透肿块，一旦看到针尖（斜面朝上）在肿块远端出现，就可以缓慢推动定位线，直到定位线的钩子完全脱离引导针，从针头处露出来（图 19-4）。可以在超声上实时观察强回声的定位线钩子从引导针针头中滑落出来的情形及其特定的形状。随后，用一只手小心地将引导针从乳房中拔出来，而同时，用另一只手保持定位线的固定（以免定位线随着引导针的退出而移

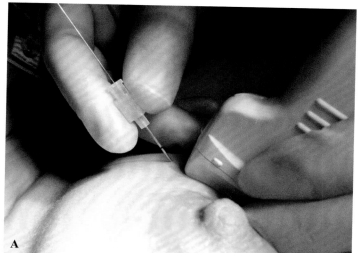

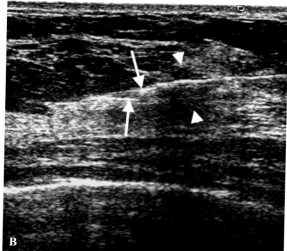

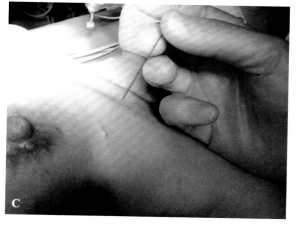

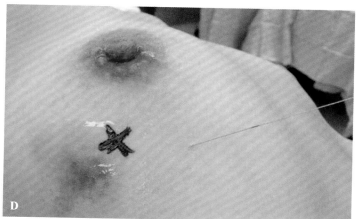

▲ 图 19-4　不可触及病变的线定位

A. 内含尚未释放的定位线的引导针正在标准平面内进针技术的引导下插入；B. 声像图显示钩线的钩（箭）位于小肿块（箭头）远端约 1cm 处；C. 小心地将引导针从乳房中退出。一些外科医生更喜欢保留引导针，以在手术解剖过程中保护定位线；D. 定位线的方向和病变的深度必须告知外科医生。病变的位置也可以通过超声来确定，其体表投影也可以在皮肤上标记（X）

位或退出）。重复超声检查，以证实定位线的位置符合要求。可以轻轻拉动定位线，以验证其末端的钩子是否锚定了肿块。然后，将从乳房中伸出的那部分软线牢牢地黏在乳房的皮肤上。一些外科医生更喜欢将引导针留在原位（穿过靶病变），因为在手术探查过程中，它比细的定位线更容易感知到，而且它可以保护定位线，防止定位线被意外切断。然而，这样一来就与用针定位的旧技术没有实质性的区别，并且破坏了线的柔性优势。

为了进一步协助外科医生设计手术入路，还应在钩线定位后的皮肤上标记出病变在体表的投影位置（图 19-4D）。

术后进行双视图乳腺 X 线检查，以确认定位线被部署在正确而又安全的位置。将定位装置相对于目标肿块的方向和位置传达给外科医生，可以用详细的图表来对乳腺 X 线进行信息补充。钩线定位技术已经使用了三十多年，并被证明是有效的，然而，其缺点也不容忽视。患者经常抱怨插入定位线时疼痛，以及伸出乳房并固定在乳房皮肤上的定位线（有时还包括引导针）会带来几个小时的不便。定位线移位及气胸的风险是真实存在的（图 19-5）。有报道在手术过程中出现定位线横断的情况，但乳腺外科医生的主要抱怨是，他们的手术时间表依赖于放射科的时间表，并且由于不得不等待放射科医生放置定位线，因此无法在当天第一个使用手术台。这是外科医生最近推动开发其替代品的主要原因之一。

二、有色物质定位

在不可触及的病变部位注射有色溶液来标记它们，这一方法已经使用了很长时间。然而，尽管这些技术仍然存在支持者，但它们正逐渐失宠。

（一）染料

用于术前经皮注射定位不可触及乳腺病变的最古老染料是亚甲基蓝。在使用染料注射的第一个文献报道中，Egan 等描述的方法是，在病变部位注射 0.1ml 1% 水性亚甲基蓝染料，然后在拔针时沿回退路径额外注射 0.015～0.03ml，以引导外科医生在手术

解剖时到达目标[5]。其后，另外的作者使用了吲哚菁绿[6]和甲苯胺蓝[7]。

用印度墨水给病变"文身（染色）"在胃肠病学专家中仍然流行，这方便他们在随后的手术切除之前的内镜检查中标记胃肠病变[8]。染料成本低，这是一个明显的优势，所以发展中国家仍在使用[9]。但染料有一个主要缺点是它们在邻近组织中频繁扩散，并且偶尔会干扰手术标本的病理检查。在美国，染料注射在 20 世纪 80 年代很快就被钩线定位取代了。

（二）炭黑悬浮液

炭黑悬浮液是另一种可注射物质，用于在术前标记不可触及的乳腺病变及皮肤至病变的路径。该技术最初用于立体定向引导，目前仍在斯堪的纳维亚和南美洲使用（图 19-6）[10]。与其他染料相比，活性炭悬浮液不易从注射部位扩散，停留时间长达 6 个月，并且不会干扰生物标记物分析。碳颗粒"文身"在胃肠科医生中也很流行，但只有少数乳腺影像医生用它来定位不可触及的乳腺病变[11]。

（三）局限性

超声引导下原位注射任何染料用于术前定位的主要局限性在于，无法对外科医生进行实时的术中引导。因此，外科医生会在发现定位染料的同时发现病变，这使得该技术更多的是对病变识别的确认，而不是对寻找和抵达病变的真正引导。即使进针路径也有染色，追踪这条路径也并非易事。因此，在这种情况下切除的组织数量，比起那些从手术切口处就开始连续实时引导至病变处的技术要多。

三、放射性种子定位

最近，使用含有放射性核素的小金属种子或小球，并在超声或乳腺 X 线引导下经皮植入不可触及的乳腺病变或其附近，引起了很多人尤其是外科医生的兴趣。尽管由于需要复杂的后勤供应，成本也很高，所以并不适合所有医疗机构，但随着年轻教师从一个大学中心转移到另一个大学中心，这种放射性种子定位技术（radioactive seed localization, RSL）也被迅速传播开来。

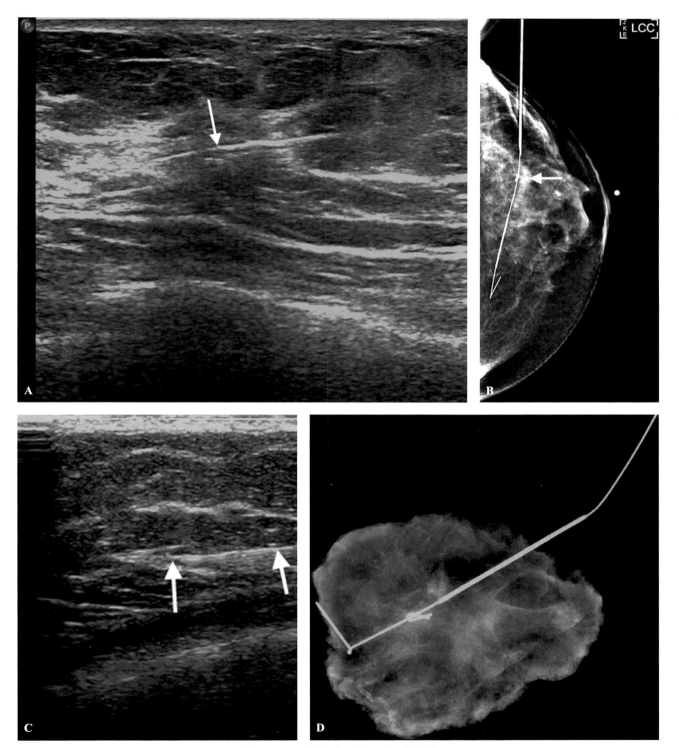

▲ 图 19-5　超声引导下定位时，钩线错位

A. 由于引导针（箭）未与扫描平面对齐，因此在放置定位线期间，超声图像对针的显示不够充分，没有看到钩线离开引导针的情形，也未能正确地监测其路线；B. 术后颅尾向乳腺 X 线显示定位线穿过了乳房上象限大部 [肿瘤（箭）由带状金属组织标记物进行标记]；C. 术中超声检查（用于纠正定位线的位置）显示，定位线的尖端（箭）在乳房内上象限的脂肪组织中错位，由于它位于疏松的脂肪中，所以可以轻轻地将金属丝拉回靠近肿瘤的位置；D. 手术样本的 X 线照片显示了导线的正确位置，注意定位线末端的倒钩在缩回过程中角度被拉宽

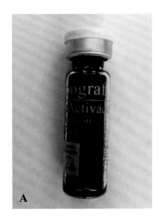
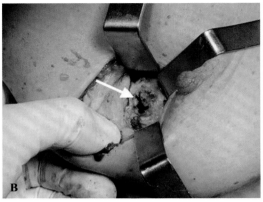
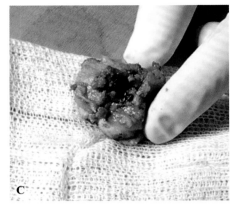

▲ 图 19-6　使用炭黑悬浮液进行定位

A. 一小瓶炭黑悬浮液（Mamograf），用于定位不可触及的病变及定位时的穿刺针道；B. 术中照片显示手术腔中出现的黑染病变（箭）；C. 用炭黑悬浮液标记过的小样本（图片由 Dr.A.Pineiro，Instituto A.Fleming，Buenos Aires，Argentina 提供）

（一）种子

用于乳腺定位的放射性种子与数十年来用于前列腺癌近距离放射治疗的种子相似（Advantage ^{125}I seeds，IsoAid，Port Richey，FL）。它们呈球形（胶囊状），长 4.5mm，直径 0.8mm。在 0.05mm 厚的钛外壳内是 ^{125}I 碘化钠溶液（图 19-7）。^{125}I 是一种低能 γ 辐射源，半衰期为 59.4 天。用于治疗前列腺癌的 ^{125}I 粒子具有更高的活性（每个粒子高达 9mCi），并且注定会永久留在被治疗的恶性肿瘤中，而用于定位不可触及乳腺病变的种子活性较低（每个种子小于 0.3mCi），并且通常不会在原位停留超过 1 或 2 天。

种子预载在 18G 锐角斜面针中，该针长度为 5cm、7cm、12cm 或 15cm（图 19-8）。大多数超声引导的 RSL 是用 7cm 长的针完成的。预载了放射性种子的针，其远端从针尖向后依次包含一个 2.5mm 长的骨蜡塞（用于将种子保持在原位），一粒 4.5mm 长的种子，以及一个由聚合物（聚乳酸和聚乙醇酸的混合物）制成的 5mm "间隔物"。放置 "间隔物" 的目的是当针芯被推动时，通过间隔物的作用使种子完全离开针（图 19-9）。间隔物和种子由聚合物薄壳连接，聚合物薄壳在种子周围形成非常薄的包衣。间隔物的存在使针芯的推进长度要比胶囊本身长。骨蜡塞的存在意味着需要用力推动针芯才能排出种子。

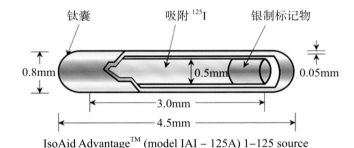

钛囊　　　吸附 ^{125}I　　　银制标记物

0.8mm　　　0.5mm　　　0.05mm

3.0mm

4.5mm

IsoAid Advantage™ (model IAI – 125A) 1–125 source

▲ 图 19-7　^{125}I 放射性种子（Advantage）示意图（图片由 IsoAid，Port Richey，FL 提供）

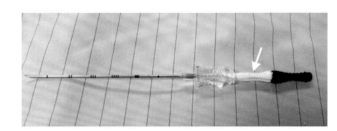

▲ 图 19-8　预载了放射性种子的 7cm 长 18G 针，用于放射性种子定位

在推动针芯以释放种子之前，必须移除白色橡胶塞（箭）

（二）超声引导的放射性种子定位技术

超声引导下的放射性种子植入可在术前 5 天完成。应在注射 ^{99m}Tc 进行淋巴闪烁扫描之前进行 RSL。

患者的术前评估和患者的体位与经皮穿刺活检相同。完成上述准备后暂停操作，核实患者佩戴了

| 骨蜡 | 种子 | 聚合物间隔物 | | 针芯 |

▲ 图 19-9　IsoAid 预加载针示意图

骨蜡塞可防止放射性种子的无意释放。种子和聚合物间隔物通过包裹种子的聚合物薄壳连接。通过这张图可以了解它在超声上的表现：显示为强回声线状结构伴声影，长度是种子的 2 倍

表明体内存在放射性物质的特殊腕带：该腕带将一直佩戴到进行手术为止（图 19-10）。在使用与乳腺穿刺活检相同的消毒技术准备皮肤后，沿着所选的针道注射局部麻醉剂。然后，将预载了放射性种子的针沿扫描平面插入，类似于进行细针抽吸。插入角度取决于病变深度。

进针后向前推进，直到接触病变。此时将橡胶塞（其作用是防止种子意外释放）从针芯上移除，推动针芯前进，将放射性种子从针的尖端排出（图 19-11，视频 19-1）。

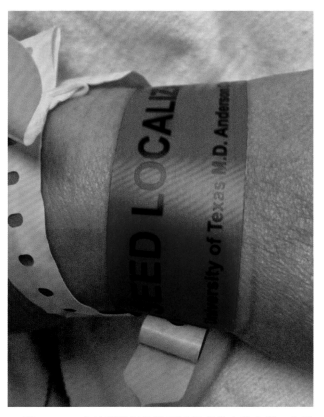

▲ 图 19-10　在使用放射性种子进行术前定位之前，在患者手腕上放置一个特殊腕带，表示其体内存在放射性物质。该腕带在手术移除了放射性种子之后就予以解除

与放置活检标记物一样，为了最大限度地提高实时地看到种子从针尖流出的机会，应使针尖斜面朝上。然而，即使采用这种斜面方向，也不一定能看到种子从针尖流出。

植入放射性种子后，从乳房或腋窝缓慢拔出针头，并获取显示种子相对于目标病变位置（如果穿刺活检时插入了标记物，则也可以是相对于标记物的位置）的超声图像。种子在皮下的深度需要在探头加压力度最小的情况下测量。

在超声上，放射性种子显示为线状回声，伴些许声影。它并不显示出金属异物可能产生的强烈彗星尾伪像（图 19-12）。线状回声的长度是胶囊本身的 2 倍（4.5mm 种子的显示长度约 1cm）（图 19-13）。监视器上看到的实际上是蜡塞、种子和聚合物间隔物的组合。蜡塞和间隔物产生了声影，而种子由于带有薄的聚合物包衣而不像预期的那样产生强烈的金属反射，因而也并不像金属异物那样产生彗星尾伪像而是产生声影（图 19-9）。当放射性种子及相关聚合物与超声波束垂直时，即当它们平行于皮肤时，回声最强。这就是为什么超声医生应该调整探头的压力和倾斜度，使倾斜的种子"水平化"，以最大限度地提高其回声，从而提高其可见度。每当必须将放射性种子与邻近的活检标记物区分开来时，放射性种子的特定超声表现就变得至关重要。

放射性种子应该被放置在靶病变内（图 19-11）。然而，种子是钝物，有时遇到坚实的肿瘤，或许无法将其从针头卸下。而另一方面，在疏松的脂肪组织中，种子可能会"飞离"针尖，最终与病变的距离比预期的要远。

当活检标记物已正确放置在靶病变内时，可将

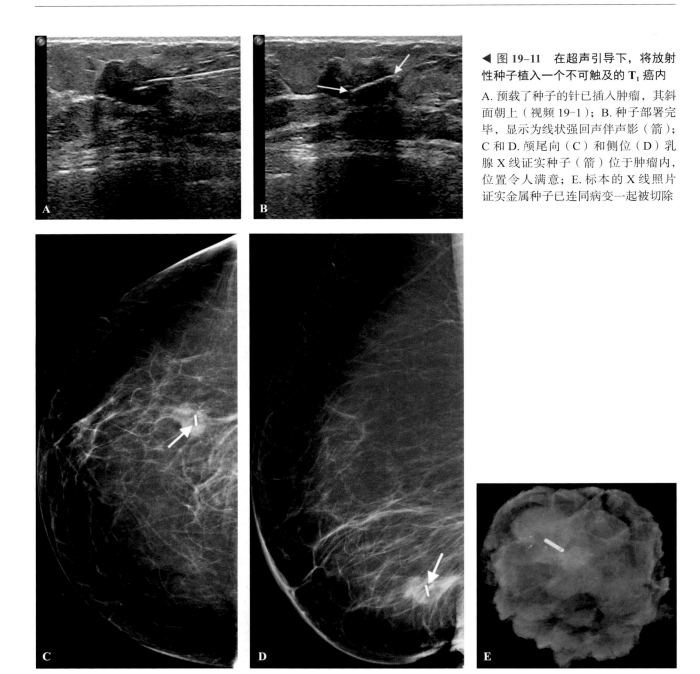

A. 预载了种子的针已插入肿瘤，其斜面朝上（视频 19-1）；B. 种子部署完毕，显示为线状强回声伴声影（箭）；C 和 D. 颅尾向（C）和侧位（D）乳腺 X 线证实种子（箭）位于肿瘤内，位置令人满意；E. 标本的 X 线照片证实金属种子已连同病变一起被切除

放射性种子放置在尽可能靠近它的位置（图 19-14）。但是，如果活检标记物不在目标内，则必须将种子放置在目标内的适当位置，而不管标记的位置是否不当。

当原发肿瘤和（或）标志性淋巴结转移对新辅助化疗有完全应答时，患者乳腺或腋窝没有残留肿块。如果治疗前放置在病变中的金属组织标记物仍然可见，则应将种子放置在标记物附近（图 19-15）。然而，目前商用活检标记物的超声可见度远未得到保证，在原发肿瘤或腋窝淋巴结对新辅助化疗产生完全应答后，将种子放置在靠近残留标记物的位置仍然是日常的挑战。如果没有残留的靶病变，并且活检标记物在超声上得不到明确的识别，则不应尝试在超声引导下放置种子（图 19-16）。最后，种子不应放置在 HydroMark 标记物内或其旁边，因为外科医生可能很难从光滑的凝胶材料中回收种子，并且存在种子落入手术腔的风险。

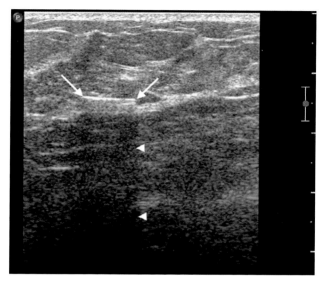

▲ 图 19-12　IsoAid 放射性种子的声像图

种子（箭）显示为线状强回声，伴声影（箭头）而非金属异物可能产生的强烈彗星尾伪像

放置种子后，技术人员使用盖革计数器验证目标部位是否存在放射性，以及穿刺针内是否存在放射性（图 19-17）。清洁皮肤后，患者被护送至乳腺 X 线摄影室，在那里获得两个标准的正交乳腺 X 线照片（颅尾向和内外向），以确认种子存在并位于令人满意的位置。如果种子被放置在腋窝淋巴结中，则需要一个单独的侧斜位照片，尽管在这个视角上也很难看到放置在高位腋窝淋巴结中的种子。在这种情况下，只能通过盖革计数器确认种子的存在，并且只能通过胸片或 CT 确认种子是否位于满意位置（例如相对于金属组织标记物的位置）。

只有在获得确认性乳腺 X 线（或必要时进行附加成像）后，患者才能在适当的术后指导下出院。在此之前，无菌托盘必须保持原状，超声检查室也不能供其他患者使用，以防种子放置失败而必须放置另一个种子或其他定位装置。

与种子低放射性相关的具体术后指导，包括建议患者在经手术取出种子之前限制与其他人的密切 [＜ 1 英尺（30.48cm）] 接触。

然后，放射科医生填写一份特殊表格，记录手术的细节和结果，包括图表。此表格将被扫描上传并成为患者电子病历的一部分，以便外科医生和病

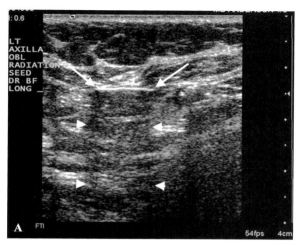

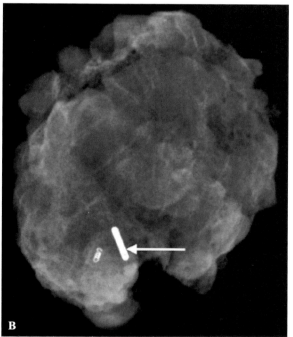

▲ 图 19-13　新辅助化疗后腋窝残留小淋巴结的放射性种子定位

A. IsoAid 放射性种子的声像图显示 1cm 长的线状强回声（箭），伴声影（箭头）；B. 样本 X 线照片显示种子的真实长度仅为 5mm（箭）。注意相邻的 HydroMark 活检标记物

理医生共享。

（三）使用多个种子

为了避免对乳房的过度辐射，大多数机构将放置在乳房中的种子数量限制在两个或三个（例外情况下）。如果需要定位更多不可触及的病变，则应使用标准线定位技术。用两个种子"包围"一个大的病灶通常用于在乳腺 X 线引导下定位广泛的微钙化区域。

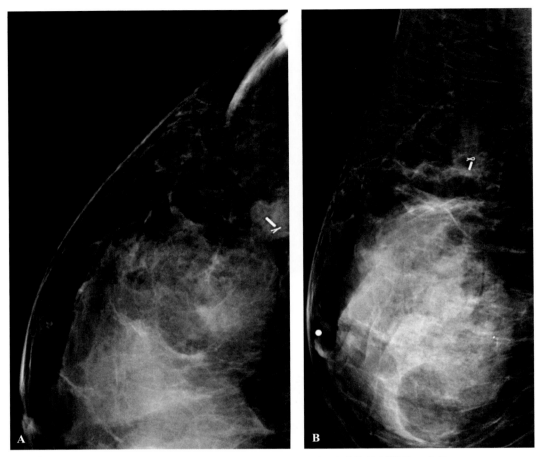

▲ 图 19-14　节段切除术前不可触及 T_1 恶性肿瘤的放射性种子定位

颅尾位（A）和侧位（B）术后乳腺 X 线显示，放射性种子与外院活检时植入的带状组织标记物相邻

然而，或许也可以在超声引导下用括弧式（包围式）定位来描绘多灶性癌，特别是在其对新辅助化疗完全应答后，当癌症的唯一残留痕迹是活检标记物时。当使用两个种子时，它们应至少相隔 2～3cm，以允许外科医生的 γ 探测探头能分别识别每个种子，以便在切除单个样本时将两个种子同时包含在内。当植入一个以上的种子时，盖革计数器并不能判断是一个还是多个种子位于乳房内，因为盖革计数器对两个种子的响应与对一个种子的响应相同（即相同的警示音）。

（四）优点

放射性种子定位是技术驱动临床应用的一个范例。它需要大量资源和训练有素的团队，大多数乳腺影像医生无法使用。然而，在满足先决条件的大型学术机构中，这种技术有一些优势。

在超声引导下放置种子比放置穿过肿块的钩线更精确。种子植入程序更安全，尤其是当病变位于植入物、胸壁或血管附近时；同时还避免了钩线脱落的风险（这种情况并不少见），也避免了钩线移位和横断的风险。

虽然一些作者报道，与 WL 相比，使用 RSL 时，第一次手术标本的阴性边缘率更高，这意味着再次手术的次数更少[12-14]，但其他人没有得出相似结论[15, 16]。事实上，最近一项基于 Cochrane 的综述比较了 WL、放射引导隐匿性病变定位（radioguided occult lesion localization，ROLL）和 RSL 在成功定位、阳性边缘和再次手术率方面的差异，得出结论认为，没有明确的证据支持一种技术优于另一种技术[17]。

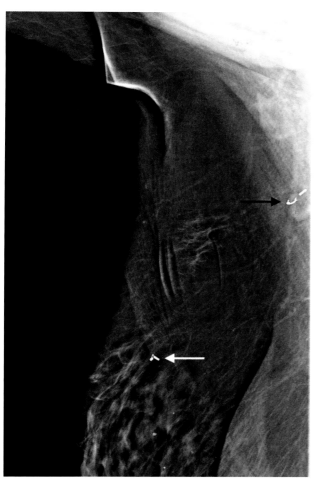

▲ 图 19-15　伴腋窝淋巴结转移的高级别化生肿瘤新辅助化疗完全缓解后，乳腺和同侧腋窝肿瘤部位的放射性种子定位

植入种子后获得的侧斜位乳腺 X 线显示，一个放射性种子位于右乳外上象限的线圈型 Ultraclip 标记物旁（白箭），另一个位于腋窝的 Tumark 组织标记物旁（黑箭）。病理学检查显示乳腺内无残留肿瘤，腋窝内无残留淋巴结转移

对于外科医生来说，RSL 的一个主要优点是手术室日程独立于乳腺影像日程，对不可触及的病变进行肿块切除可以作为当天的第一个病例。对于手术切口，外科医生不再需要考虑钩线的位置，可以选择最佳切口位置。此外，乳腺影像医生不必关心外科医生的切口，可以从乳房的任何区域进针，以提供最清晰的目标视图和最安全的路径，类似于进行超声引导的活检。

患者的压力较小，因为 RSL 程序比放置钩线更简单、痛苦更小。更重要的是，患者不必在乳房内插入了金属丝和（或）针头的情况下为外科手术等待数小时。

（五）局限性

RSL 程序要求一名辐射安全员在场，并且只有在大型机构中才可能实施，这些机构已经熟悉了放射性核素的使用规定，并且能够提供人员资源和所需培训，以实施、运行该程序并持续控制程序质量。RSL 不能用于小型机构，也不能用于任何不方便获取放射性同位素的地区。

大型团队的参与也意味着存在人为错误的风险。参与该计划的乳腺外科医生必须改变一些习惯。例如，在分离种子之前，不能使用剪刀，也不能进行抽吸。

由于放射性种子不能储存在医疗机构中，必须为每个程序单独订购，因此放射科医生还需根据现行法规监督种子的移除、适当储存和处置。

对于超声技术专家来说，还有额外的职责和责任，包括处理放射性物质，在种子植入前后用盖革计数器检查患者，以及处理种子最后一刻的订购或取消。

在进行确认性乳腺 X 线检查之前，需封锁超声诊室（通常比标准 WL 的时间长）以保持手术用物不被移动。这可能需要很长时间，尤其是如果由于病变靠近胸壁或腋窝深处而看不到种子，这种情况更为常见，因为新辅助化疗后，种子被越来越多地放置在腋窝残留转移淋巴结的位置。

对患者而言，虽然在确定定位预约方面肯定有更多的灵活性，但需要在手术前额外访问该机构。

最后，与更精确有效的手术的经济性相比，种子的高昂成本必须纳入评估。

（六）并发症及其他问题

RSL 的并发症和其他问题可能发生在种子植入之前和植入期间、植入与手术之间及手术期间。

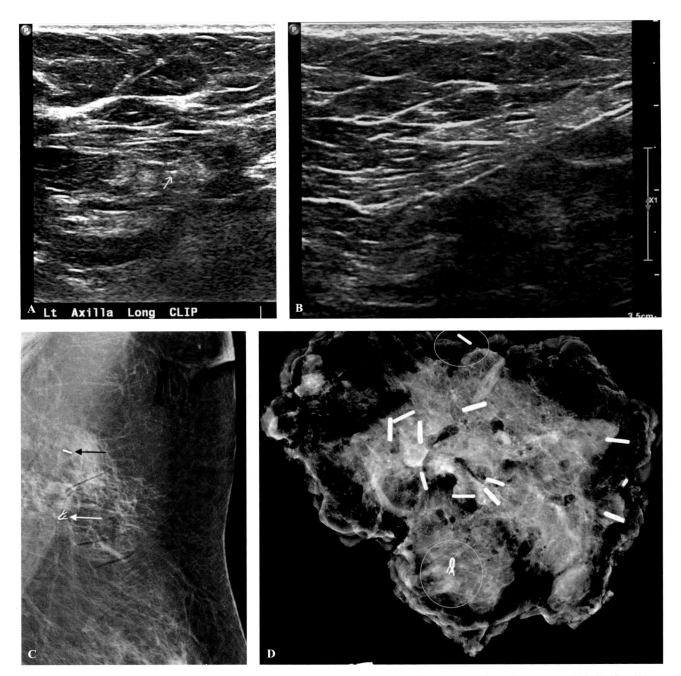

▲ 图 19-16　在腋窝淋巴结转移的新辅助化疗完全应答后，由于活检时放置的组织标记物不可见，放射性种子放置错误

A. 腋窝转移性淋巴结完全消失后，活检时放置的 Tumark 标记物在超声上无法明确识别，技术人员在超声图像上用一个箭指示出活检标记物的假定位置指向活检标记物的假定位置，注意由于使用了空间复合成像，消除了特征性的彗星尾伪像而进一步限制了对金属异物的识别；B. 即使没有明确的活检标记物，也没有明确的目标，乳腺影像医生仍决定将放射性种子插入一个区域，该区域的亮点被技术专家认为代表活检标记物；C. 术后乳腺 X 线显示种子（黑箭）被部署在远离 Tumark 活检标记物（白箭）的区域；D. 腋窝标本的 X 线照片证实 Tumark 活检标记物（底圈）和种子（顶圈）位置之间的不一致性。注意两者之间有许多外科手术夹。至关重要的是，要开发出能在超声上显示的 100% 可靠的活检标记物（见第 15 章）

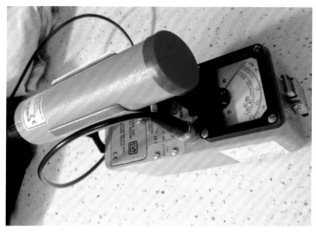

▲ 图 19-17　盖革计数器用于验证插入放射性种子后目标区域是否存在放射性，以及用于部署种子的针是否存在残余放射性

1. 种子植入之前

作为对新技术的热情反应，作者看到一些初级外科医生对可触及乳腺肿块也提出了放射性种子定位的要求，他们认为这项技术是"新标准"。与任何其他新设备或新程序一样，放射性种子植入也存在过度使用的风险，其必然结果是基本临床技能可能下降。外科医生需要了解，乳腺影像医生在可触及的皮下小肿块内植入种子比在触诊或简单皮肤标记（如有必要）的引导下切除肿块更复杂、更耗时、更昂贵，甚至更困难（图 19-18）。在这种情况下，乳腺影像医生拒绝使用 RSL 不应被视为一种倒退、过时的态度，而应被视为一种既考虑了患

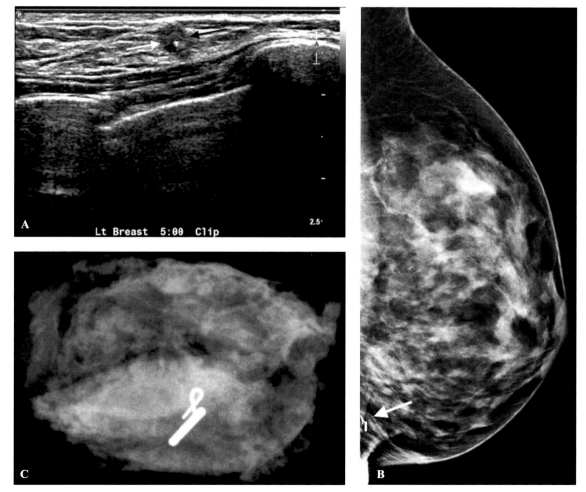

▲ 图 19-18　不必要的 RSL。位于乳下皱襞的 5mm 皮下小管癌，已放置活检标记物

A. 声像图显示 5mm 的皮下病变（箭），内含活检标记物；B. 困难地获得的侧位乳腺 X 线证实种子的位置令人满意（箭）；C. 样本 X 线显示活检标记物旁的种子。简单地在皮肤上标记病变的位置比外科医生要求的复杂放射性种子植入更容易、更快、更便宜

者最大利益又对机构资源进行了最佳利用的现实决定。

2. 种子植入期间

据报道，从针中取出种子的失败率为0%～7.2%[18]。使用预载了放射性种子的针时，很少发生故障。插入前，必须使用盖革计数器验证预加载针中是否存在种子。

与钩线定位不同的是，种子一旦错误放置，其位置就无法纠正。必须保证第二个种子被放置在正确的位置。这种错误可能会导致重大延误，因为必须向核医学部紧急订购另一个种子（假设有所储备）。部署第二个种子也会增加该过程的成本。种子在乳腺组织中的迁移虽然可能，但非常罕见，据报道其迁移率不到0.6%[18]。当靶病变附近存在积液时，如活检后的血肿或扩张的导管，应注意将种子部署在离积液有一定距离的地方，使其不会"落入"液体中并在液体中移动。

3. 植入与手术之间

放射性物质在社区中丢失是一个可怕的事件。应考虑到患者因各种原因（事故、重大并发疾病）在植入放射性种子后未按计划返回接受手术的意外情况，并采取所有适当的预防措施追踪患者。如果担心植入种子后患者可能无法返回手术，解决办法是在手术当天才植入种子或使用钩线定位作为替代方案。

4. 手术期间

手术期间可能会发生一些事故。

- 样本的X线照片上缺少种子。只有两种解释：种子留在了乳房手术创口中，或者在手术室的某个地方。此时应锁闭手术室，利用盖革计数器来对种子进行定位（在患者乳房中或手术室房间里寻找）并回收。
- 手术刀横断了种子，使放射性核素漏入乳房。由于胶囊的钛外壳很薄，所以这是可能发生的。在这种情况下，必须让患者的甲状腺迅速被碘饱和（以防吸收 ^{125}I）。
- 外科医生切除了种子，但没有切除癌症。如果种子没有被正确放置，外科医生可能会在X线照

片上惊讶地看到种子，但看不到肿瘤。此时唯一的选择是将乳腺影像医生调到手术室进行术中超声检查，以发现遗漏的不可触及肿块，并对其进行适当定位（图19-19）。

总之，RSL是有效的，看起来至少和传统的钩线定位一样准确，但其设置是复杂的，需要团队和所有相关成员的努力。RSL仅在大型医院可行，而在中小型医院或一般规模的医院难以开展。即使在大型机构中，外科医生也可能不会接受这种新的定位技术所要求的所有变化，经验丰富的外科医生可能会更舒适（亦更有效）地使用标准钩线定位技术或下面描述的更简单的技术。

四、应用放射性物质定位的其他技术

使用放射性物质进行定位的其他技术包括放射引导隐匿性病变定位和前哨淋巴结与隐匿性病变定位（sentinel node and occult lesion localization，SNOLL）。

（一）放射引导隐匿性病变定位

方法：术前4～24h，在超声引导下，在不可触及的病变内和（或）其周围注射3～4ml ^{99m}Tc标记的人血清白蛋白；手术期间，用手持γ探测探头定位最大放射性区域，该区域对应着病变部位[19-21]。

（二）前哨淋巴结与隐匿性病变定位

方法：在肿瘤内注射 ^{99m}Tc标记的白蛋白，在瘤周或皮下注射 ^{99m}Tc标记的硫胶体（颗粒更小），两者相结合，可用于淋巴闪烁扫描和前哨淋巴结活检[22, 23]。SNOLL的优点是，由于两种定位使用相同的放射性核素，因此在手术期间可以使用相同的γ探头检测乳腺肿瘤和前哨淋巴结。

五、皮肤标记

术前超声检查发现浅表可触及病变后，可直接在皮肤上标记其投影，以向外科医生确认可触及结节与超声所见病变完全对应。当存在与其他邻近可触及结节（如突出的纤维囊性病变区域）混淆的风险时，有时会做皮肤标记，以明确识别要切除的浅表

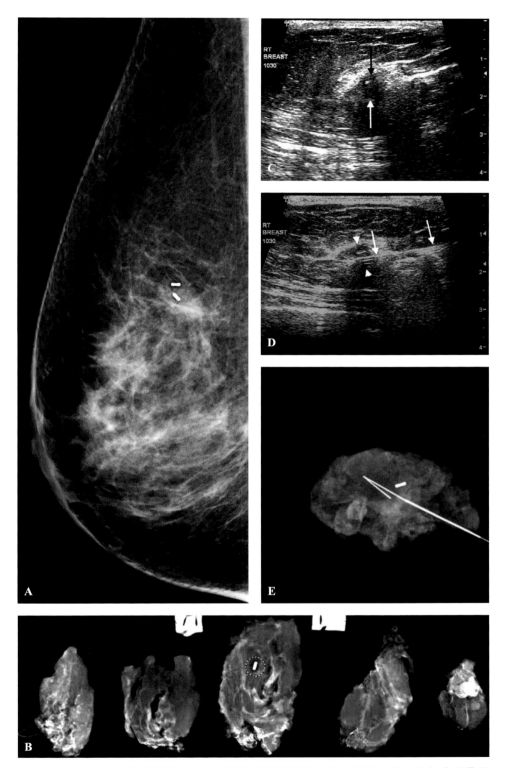

▲ 图 19-19　一个小的不可触及癌症的放射性种子定位失败，需要紧急术中超声引导的
"救援"定位

A. 术前植入种子后获得的侧位乳腺 X 线显示肿瘤区域的种子和杠铃状活检标记物；B. 切
除样本的 X 线显示中间切片中有种子（虚线圆），但无癌，无活检标记物，外科医生请求
帮助；C. 术中超声检查结合触诊（手指插入手术腔），确定了 0.8cm 癌症（箭）的位置；
D. 放置 Kopans 钩线定位装置，以便外科医生取出病变，针（箭）从手术腔内插入，穿过
肿瘤（箭头）；E. 再次切除样本的 X 线照片显示了活检标记物和穿过癌症的金属丝

可触及肿块。皮肤标记也可用于定位距离皮肤表面不超过 1.5cm 的不可触及病变。

为了标记肿块在皮肤上的投影，放置探头使肿块显示在监视器纵向声像图的中心。记录探头的位置，提起探头后，使用持久性记号笔在皮肤上绘制一条 2～3cm 的线，该线位于探头接触面的中点。然后将探头旋转 90°，使肿块再次显示在图像中心，并沿着该正交平面绘制一条类似的线，从而在皮肤上形成"+"标记（图 19-20）。为了更精确地绘制病变，还可以绘制病变形状在皮肤上的近似投影。在没有对探头施加压力的情况下，显示病变并测量其距皮肤的深度。

执行钩线定位时，除了在皮肤上标记钩线走行的方向，还可考虑在皮肤上标记肿块的投影，这可以提供更多有用信息，帮助外科医生在手术时选择

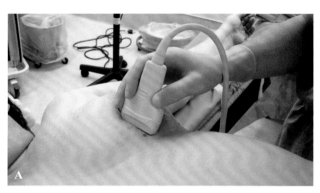

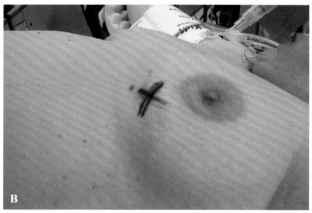

▲ 图 19-20　在手术室用简单的皮肤标记定位位于皮下但不可触及的肿瘤。患者处于全身麻醉状态，但尚未做好无菌皮肤准备

A. 探头的中点位于病变部位上方，这是在两个正交平面上连续完成的；B. 照片显示了"+"标记。病变的深度直接告知在场的外科医生

最佳切口位置。

皮肤标记是最简单、最经济的定位技术。

六、手术室内超声定位

为了避免在乳腺影像中心进行术前定位的不便（主要是时间消耗和患者不适），可以在手术室，在麻醉诱导后、手术开始前对不可触及的乳腺肿块进行超声定位。

（一）历史回顾

20 世纪 80 年代末，我们开始在手术室使用超声对不可触及的乳腺肿块进行定位，并于 1994 年报道了初步结果[3]。在接下来的 10 年里，作者与外科同事继续使用这项技术，没有一次失败。然而，随着病例数量的增加和新教员的聘用，很少再有同事承诺在手术室里提供这项服务，于是我们作出了一项行政决定，回到传统的钩线定位。但是为了应对不寻常的或困难的情况，一些外科医生仍然要求我们在手术室进行定位。

我们在 MD Anderson 成功开发这项技术的关键是乳腺影像医生和外科医生的共同努力。一些外科团队在接下来的几年里成功地复制了我们的经验后，热情渐减，又把这项技术冷落了十年。有趣的是，近年来，外科医生重新发现了用术中超声（intraoperative US，IOUS）来定位不可触及乳腺病变的好处，与此相关的出版物激增，并且所有研究者都报道其结果均优于或至少等于钩线定位[24-30]。一个可能的解释是，外科医生厌倦了老式的钩线定位技术及其局限性，渴望新的、更精确的、可能更"高科技"的技术。

在美国，乳腺影像界对术中超声定位缺乏兴趣，因而该项技术难以流行开来。可能的原因包括：常规超声和（尤其是）介入超声对操作者有高度依赖性；在手术室里难以获得同事的临时协助；不愿意换衣服并进入陌生的手术室；可能增加法医学暴露。

（二）后勤要求

要使术中超声定位可行，手术室和乳腺影像中心必须相邻，以便乳腺影像医生（和技术专家）可

以在接到通知后立即从乳腺影像中心快速走到手术室。

在大型医疗机构，外科常备超声扫描仪，因为它们还可用于指导各种其他外科手术。应提供高频线阵探头。如果可能的话，还应提供一个低频线阵探头，用于扫描较大的乳房。

但是，为了避免过度依赖手术室的超声扫描仪（它可能正被另一个术中超声程序占用，也可能在最后时刻出现故障），我们宁愿使用自己的便携式"笔记本"扫描仪，它配有 4～12MHz 探头，能提供出色的灰阶成像和能量多普勒成像。事实上，就设备而言，随着超便携式平板电脑型超声扫描仪的出现，术中超声变得越来越容易（见第 1 章）。这些便携式设备的唯一限制是目前缺乏专用的术中探头，而当必须在手术腔内进行扫描时，这些探头是必不可少的。

（三）术中超声定位技术

在安排术中超声定位之前，关键是要查验病变在超声上是否容易识别。可以通过回顾最近的超声检查来了解这一点。这在新辅助化疗后尤其重要，因为几周前仍然可见的小残留肿瘤在手术当天可能已经不可见。在这种模棱两可的情况下，当超声医生怀疑在手术室中可能无法明确识别病变时，必须在手术前几天重复进行有针对性的超声检查，以确认病变仍然容易识别。

手术当天，巡台护士在预定的手术时间前约 15min 致电乳腺影像中心。当患者被带到手术室时，会进行第二次呼叫。乳腺影像医生和辅助技术人员带着便携式超声扫描仪和基本定位材料（通常是钩线定位装置）前往手术室。在进入手术室之前，他们都必须穿上手术衣，戴上手术帽和口罩。此时患者已处于手术体位，但皮肤尚未准备好。患者可能处于或不处于全身麻醉状态。乳腺影像医生在外科医生在场的情况下简要验证手术计划，然后进行有针对性的超声检查以确定肿块。将探头放在病变顶部时，向外科医生解释扫描仪监视器上显示的病变及探头在乳房上的位置。测量病变的深度（不向探头施加

压力），并与外科医生讨论。然后，用持久性记号笔在皮肤上标记病变位置（图 19-20）。如果病变位于皮肤下方不超过 2cm，那么绝大多数情况下经验丰富的外科医生将不需要任何额外的引导。对于较深的病变，可以按照外科医生指示的最佳路线在几秒钟内迅速布设钩线。当病变直观地显示在超声图像上时，外科医生可以清楚地了解到当患者处于手术体位时病变在乳房中的位置，而不必依据钩线定位或放射性种子定位情况下的两张正交乳腺 X 线照片进行推断。

乳腺影像医生可以实时无误地显示对选择手术入路至关重要的其他特殊超声发现，并与外科医生讨论。其他成像方式也可发现这些情况，但只有实时超声的彩色多普勒或能量多普勒成像才能"实时"地显示突出血管与待切除肿瘤之间的密切关系，并帮助外科医生设计最佳切口（图 19-21，视频 19-2AB）。

如果超声科和外科彼此靠近，并且超声科医生和外科医生之间的沟通很直接，那么从超声科医生离开本部门到他/她返回，总耗时不超过 15min。根据作者在 MD Anderson 的经验，术中超声定位是迄今为止所有定位技术中最快速的，而最耗时的是放射性种子定位。

（四）术中超声定位的优点

除了是最简单、最快速的定位技术外，实践证明术中超声也是极其有效的，因为在作者近 30 年的个人经验中，没有癌症被遗漏。外科医生最近的一项研究对术中超声定位和钩线定位、放射性种子定位进行了比较，证实术中超声定位在降低阳性切缘率方面优于钩线定位[31]。最后但并非最不重要的一点是，通常处于全身麻醉下的患者不会经历与所有其他定位技术相关的焦虑、压力、延迟、费用、疼痛风险及并发症。

术中超声定位相对于所有其他技术的独特优势在于，它在乳腺影像医生和外科医生之间提供了最直接（面对面）和最有效的沟通。但是它的成功需要这两个伙伴之间最高水平的信任。一个主要的缺

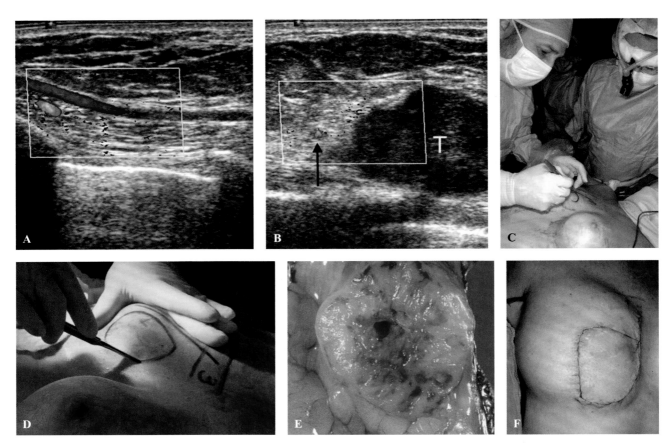

▲ 图 19-21　术中超声和彩色多普勒超声定位位于横行腹直肌肌皮瓣（TRAM）深部的复发性肌上皮癌，并在切口前确定其与 TRAM 血管蒂的关系

A. 右侧胸骨旁区域的纵向 CDUS 可显示 TRAM 重建乳房的血管蒂，并可追踪其路线（视频 19-2A）；B. 复发水平的横向 CDUS 显示血管蒂（箭）和肿瘤（T）之间的距离为数毫米（视频 19-2B）；C. 根据 CDUS 检查结果，在外科医生在场的情况下，在皮肤上绘制复发肿瘤和 TRAM 重建乳房血管蒂的投影；D. 外科医生根据 IOUS 投影图（#3 表示第三肋软骨和肋骨）计划切口；E. 切除标本的照片；F. 术后照片

点是，只有少数乳腺影像医生是态度积极的参与者，愿意离开阅览室，冲向手术室的陌生环境。在大多数地方，乳腺影像医生已经放弃了去手术室或做术中超声定位，而越来越多的外科医生已经接手这项工作。

1. "救援" 式的术中超声定位

尽管外科医生对放射性种子定位等技术越来越感兴趣，这项技术使外科医生对乳腺影像医生的依赖减少，在时间和空间上更加自由，但是当手术中遇到问题，需要对不可触及肿块进行定位时，乳腺影像医生是他们第一个也是唯一一个可以求助的人，会在他们的要求下立即前往手术室进行 "救援" 式定位（图 19-5 和图 19-19）。导致外科医生求助的情况

包括定位钩线 / 针移位（通常在患者准备期间或手术期间），以及手术标本的 X 线照片没有在标本中发现目标病变或组织标记物。

在紧急情况下进行术中超声定位比在患者尚未准备好的情况下前往手术室定位不可触及的乳腺病变要困难得多。首先，如果乳腺影像医生不熟悉该病例，则在去往手术室之前，必须紧急回顾病史和相关影像学检查资料。第二，由于手术正在进行中，乳腺影像医生必须进行全面的手部擦洗，并穿戴上无菌长袍和无菌手套。第三，合适的超声仪器必须可用并已就位。除了功能正常的扫描仪外，现在还需要一个专用的术中探头，理想情况下是一个小型高频 "手指夹" I 形平面或曲面线阵探头。必须强调

的是，并非所有超声扫描仪上都有专用的术中探头，尤其是便携式设备上很少有包裹探头。接下来，必须用无菌探头套包裹探头。在将探头放入套子之前，必须将一些耦合介质（无菌超声凝胶或少量盐水）倒入套子中，否则无法成像。然后，用橡皮筋将套子固定在探头周围。

此时，带套的探头已准备好，并由技术人员交给操作者。扫描技术包括：①在手术切口两侧通过塌陷的手术腔进行扫描，如果手术腔的浅壁和深壁之间没有空气滞留且紧密接触，则声束传播良好，深部组织成像满意；②如果深部组织被烧焦组织的声影遮蔽，则在用盐水填充伤口后，在手术切口两侧进行扫描[32]；③在插入术中小探头后，从手术腔内部扫描手术腔周围的组织。如果可能的话，腔内技术可以提供具有最高分辨率的图像，但也具有挑战性，因为图像的方向（如方位倒置）可能会让缺乏经验的超声医生感到困惑。

必须记住，不理想的扫描条件可能会影响最终的图像质量，并且所寻病变的超声外观可能不像术前超声检查时那样清晰。为了最大限度地识别小的恶性肿瘤，最重要的是将实时超声检查和对手术腔的指诊（向手术腔插入一根手指进行触诊）结合起来，实施动态的超声检查。在可疑的局灶性回声异常部位触诊到一个坚固的结节，实际上证实了所要寻找的肿瘤的存在（图 19-22）。此时，建议在术中

超声的引导下插入钩线进行定位，以确保肿瘤的确在切除组织中（图 19-19）。

2. 外科样本的超声扫描

一旦样本被切下来，便立即对其进行超声检查，以确认成功切除了靶病变[3, 32-34]。将样本放置在装满盐水的容器中，并使用与术中超声相同的超声设备进行扫描（图 19-23）。用一只手固定小样本，另一只手握住探头。通常将探头直接放在样本表面进行扫查。检查比探头的接触面小得多的、非常小的样本可能具有挑战性，而使用非常高频率的"曲棍球棒"探头对此有所帮助。

由于病变在样本内的具体位置未知，因此必须从多个侧面扫描样本，直到确认病变。必须非常小心地相应地调整焦点区域。由于位于探头近场而成像模糊的非常表浅的病变，可以从另一个方向透过一定厚度的乳腺组织进行探查，这样一来，肿块更接近探头的焦点区域就可以更好地显示。或者透过大量的盐水扫查非常浅表的病变，也可以获得高质量的显示。

一旦确认病变，应在两个正交平面上进行扫描和测量，并记录在案。如果在样本中看到肿块，与术前超声图像比较起来似乎很完整并且边缘充足，则可以结束手术。如果无法确认肿块的存在，必须用超声重新检查手术腔。

在超声引导下将针头插入肿块，有助于在标本 X

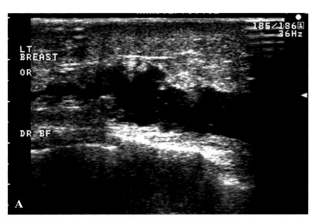 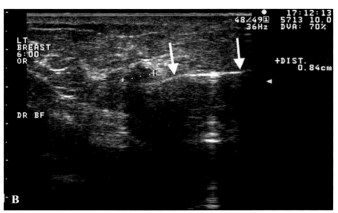

▲ 图 19-22　在常规钩线定位失败后，对一个小的不可触及浸润性癌进行术中超声定位。病理学医生指出节段切除样本中没有肿瘤

A. 超声检查伤口区域受到组织变形和电刀烧焦的限制，即使在手术腔充满生理盐水后，也无法识别病变；B. 将术中超声与指诊（箭）相结合，超声科医生可以感觉并识别 0.8cm 的肿瘤（测量卡尺）

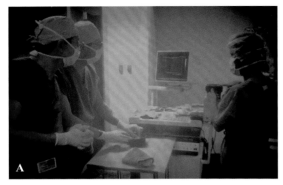

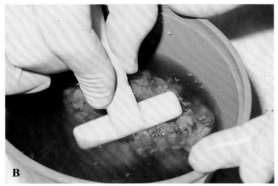

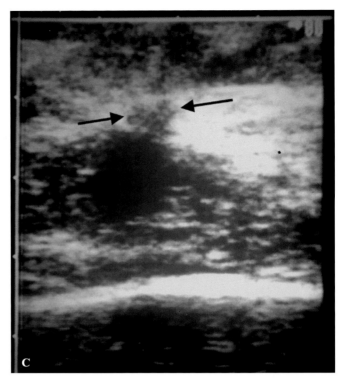

▲ 图 19-23　手术室新鲜手术标本的离体扫描（1994 年）

A. 在外科医生在场的情况下，将新切除的标本放置在装了少量生理盐水的容器中，并使用与术中超声相同的设备进行扫描；B. 扫描标本的特写视图；C. 声像图显示样本中心的小（5mm）癌（箭）

线照片上识别肿块，并便于病理医生检索肿块。

当超声上确定的不可触及肿块在乳腺 X 线检查中是隐匿性的，那么样本的离体超声扫描是非常重要的，因为即使是使用专用 X 线设备（如 BioVision）（Faxitron Bioptics，Tucson，AZ）对离体样本进行放射扫描，也几乎没有机会显示出病变来。

尽管对于经验丰富的人而言，通过优化扫描仪设置（不使用空间复合成像功能或仅使用其最小功能），对离体样本进行超声检查通常可以识别出游离的金属标记物，但超声不能替代应有的样本 X 线照片（图 19-24）。

3. 术中超声引导外科医生切除不可触及肿块

最近外科医生对术中超声好处的重新认识导致外科医生单独使用术中超声来指导一步式手术切除不可触及的肿块。在手术开始时使用术中超声重新识别不可触及的病变并在皮肤上标记其位置，然后间歇式使用实时超声引导手术路径到达目标，并确认目标是否存在于待切除的组织中。最后，使用超声对新切除的样本和手术腔进行扫描，以确认切除成功。在手术过程中，对切口区重复超声扫描，协助外科医生评估切除范围，确保肿瘤周围有足够的边缘。

从外科角度来看，其优点是多方面的[35]。首先，如前所述，与任何经皮术前定位技术相关的不适、压力及并发症风险都被完全消除了。对外科医生而言，一个显著的好处是，不再需要像钩线定位那样协调手术和放射学计划，也不再需要像放射性种子定位那样协调更复杂的放射防护法规。外科医生也可以完全控制切口，通过对切除样本进行超声扫描，确认病变的存在后可以更快地闭合切口，从而缩短手术时间。最后，最近的研究似乎证实，有了术中超声的指导，切缘阳性导致的再次手术率降低了[31]。因此，似乎外科医生已经完全控制了手术过程。

然而，在术中超声引导下不可触及肿块切除术在外科领域安全地流行起来之前，还必须解决一些主要问题。第一个可能也是最重要的一个问题与培

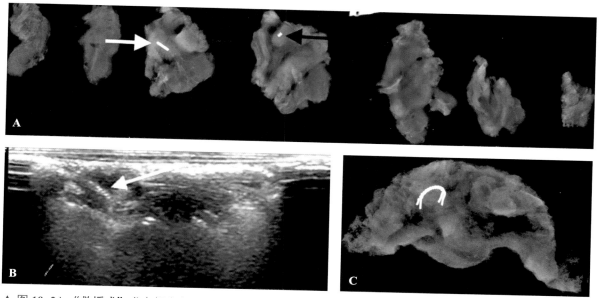

▲ 图 19-24　"救援式"术中超声定位新辅助化疗后残留疾病切除后缺失的一个组织标记物。原本病变边缘用两个标记物（一个 **Tumark** 标记物和一个 **HydroMark** 标记物）括起来

A. 样本 X 线照片显示 HydroMark 标记的种子（白箭）和金属线圈（黑箭），但 Tumark 标记物缺失；B. 成功定位缺失的标记物后，在手术室对切除标本进行体外超声检查，显示 Tumark 标记物中心部分的特征性扭曲外观（箭）；C. 样本 X 线照片证实成功取出 Tumark 标记物

训有关：尽管所有外科当局都一致承认培训的必要性，但许多建议是完全不现实的。超声需要什么样的培训？在这个程序中乳腺外科医生需要多少参与度？影像医生和外科医生谁来担任培训师？外科医生不需要知道超声的物理原理，如同影像医生不需要知道如何进行肿块切除术。美国外科医生的大部分（超声）培训似乎都是由外科医生而不是超声科医生来完成的。不幸的是，非超声科医生认证机构设置的培训标准一直被设置得非常低，超声引导的活检也是如此。有人指出，"外科医生发展足够技能以执行术中超声的学习曲线非常短"[31]，作者声称，熟练的外科医生只需完成 8 次实践即可获得独立执行术中超声引导手术的专业知识[36]。然而也有人建议，对于前 10～25 个病例，外科医生应寻求超声科医生的帮助[33]。

不幸的是，乳腺外科医生可以如建议中般尽快完成培训是一个错误观念。超声方面的经验不会因为参加了一个简短的研讨会并观察了一位同事所做的少许案例之后就随之而来，而这位同事可能也不是超声专家。基础的超声训练，例如如何识别正常

乳腺组织中的囊肿，是很简单的。相比之下，对一个有多处病变、已接受过多次活检、有多个活检标记物和手术瘢痕或接受过新辅助化疗的乳房进行超声检查可能很快成为一种折磨。此外，用带无菌套的探头扫描开放性伤口的技术要比扫描皮肤完整的乳房困难得多。随着外科手术的进行，图像质量逐渐恶化，超声表现和标志也发生了变化。这些改变可能使靶区模糊，而邻近组织的一些改变却可能模拟病变。此时，对超声图像上的陷阱和伪像的认识变得不可或缺。然而，要识别大多数这些伪像和陷阱，就需要对超声的物理学基础有扎实的掌握，并熟悉扫描仪的设置，这两项要求即使是初级乳腺影像医生也难以满足。对超声尤其是乳腺超声没有广泛经验的外科医生，很快就会感到困惑，既有可能错过病变，更糟糕的是，还有可能切除错误的病变。值得注意的是，乳腺超声和术中超声所遇到的伪像和陷阱在讨论术中超声培训问题的最新外科文献中均未被提及。

总之，外科医生有责任认识到自己的局限性，并请求超声科医生协助定位。

除了培训问题（但可能与之相关），另一个问题是乳腺超声所有权的地盘争夺战，以及一些外科医生希望从超声科独立出来的愿望。他们想重新获得对手术计划和整个手术过程的完全控制权。甚至有人认为，对乳腺手术标本进行体外超声检查，阳性结果可以避免对标本进行 X 线摄影[35]。虽然减少影响患者护理组织的延误和行政效率低下的努力应该受到赞扬和鼓励，但在处理癌症时，任何政治议程都不应妨碍团队中最有资格的专家提供最高质量的患者护理。

有趣的是，"谁应该做"这个问题也很快出现在乳腺癌经皮消融术中（见第 21 章）。

4. 冷冻探针辅助肿瘤切除术

此处必须提到短时冷冻探针辅助肿瘤切除技术。当冷冻消融在 21 世纪初重新成为一种有效的乳腺小肿瘤消融技术时，一些外科医生使用冷冻探针不是为了消融已知的不可触及肿瘤，而是在肿瘤周围形成一个小冰球，使其可触及并易于术中定位。超声检查确定病变后，在皮肤上做一个小切口，在超声引导下将 2.7mm 冷冻探针插入靶区。开始制冷剂气体循环，并通过超声实时监测冰球的形成（见第 21 章），直到其包围肿瘤和足够的正常组织边缘。与治疗性冷冻消融一样，必须采取一定的预防措施（例如注射温热的生理盐水）来避免皮肤或胸壁的冻伤。

尽管在一项试点研究和一项多中心试验[37, 38] 中获得了令人鼓舞的结果，但复杂、专用且昂贵的冷冻消融仪器，以及在手术过程中需要高度熟练的操作者将大型冷冻探针穿过小肿瘤的苛刻要求，都导致了该技术的失宠。此外，由于冷冻消融引起的肿瘤形态变化会干扰肿瘤分级、肿瘤标记物评估及原位和浸润成分的区分，因此在冷冻探针辅助肿瘤切除术之前，绝对需要对肿瘤进行高质量的 CNB[38, 39]。

七、新兴定位技术

受近期放射性种子定位流行的影响，一些公司开发了类似的定位技术，使用微型标记设备，也在影像（主要是超声）引导下植入，但没有与放射性相关的限制。

（一）磁性种子

磁性种子定位（magnetic seed localization，MSL）是一项新技术，使用非放射性磁检测标记物（Magseed；Endomagetics，Austin，TX）定位不可触及的乳腺肿块。该种子尺寸为 5mm×1mm，与放射性种子的大小大致相同。在手术前 30 天内，乳腺影像医生在超声或乳腺 X 线引导下，通过 18G 针将其置入靶区。种子没有运动部件，在插入过程中不会受损，即使在解剖过程中被横切，也能被检测到。

外科医生在手术室使用商用磁探测器（Sentimag；Endomagnetics，Austin，TX）对种子进行定位。Sentimag 探测器利用磁感应测量原理，产生交变磁场，瞬间磁化种子中的氧化铁。术中使用的探测器与用于前哨淋巴结活检的 γ 探头类似，当探头靠近种子时，会通过视觉和听觉信号发出提示（图 19-25）。在注入超顺磁性氧化铁颗粒悬浮液（Sienna+；Endomagetics，Austin，TX）后，可以使用 Sentimag 探测器检测前哨淋巴结，这替代了传统的放射性示踪剂。可以从任何方向检测磁性种子，无论方向如何，检测深度均可达 3cm。如果用 2 粒种子来包围病变，则

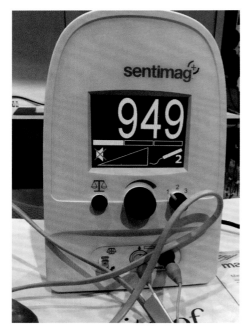

▲ 图 19-25 磁性种子定位装置
显示屏数字表示 Sentimag 探针与磁性种子（Magseed）之间的距离

两者距离必须≥2cm，以便每粒种子都能被独立检测到。

磁性种子定位消除了建立和运行放射性种子定位计划及处理放射性物质的复杂性，更易于使用，适用于各种规模的机构，并且只需最少的培训。

（二）磁性隐匿病变定位仪

最近出现了一种使用被动磁标记进行植入和检测的简单定位系统。植入的磁性隐匿病变定位仪（magnetic occult lesion localization instrument，MOLLI）标记物是一块 3.2mm×1.6mm 的永久圆柱形钕磁铁。初步结果表明，探针可以检测到深度不超过 6cm 的磁信号，这与放射性种子定位相当，后者的探针可以在 42mm 的深度分辨出两个相隔 10mm 的源[40]。与 Magseed 系统一样，紧密相邻的手术器械可能会产生信号干扰，需要使用消磁器。

（三）无线电波和红外光

Savi SCOUT 设备（Cianna Medical，Inc.，Aliso Viejo，CA）使用雷达技术检测反射体，该反射体是在术前 7 天内经超声引导、通过 16G 针经皮插入目标病变内的[41]。反射体由天线、红外光接收器和晶体管开关组成，总长度为 1.2cm（图 19-26）。当探测器发出的红外光击中反射体时，红外光接收器关闭与天线相连的晶体管开关，天线将无线电波信号发送回外科医生手持的无菌机头。该信号被转换为音频信号，其频率随着探测器靠近反射器而增加。

（四）射频识别标签

LOCalizer 系统（Faxitron Bioptics，Tucson，AZ）的功能包括在超声或立体定向引导下放置微型射频识别（radiofrequency identification，RFID）标签。每个 RFID 标签都被包裹在一个防迁移护套中，具有唯一的识别号，在手术前 30 天内植入乳房。植入的 RFID 标签在随后的手术中由外科医生进行检测。将一次性探针置于皮肤上，并连接到手持读卡器设备（图 19-27），当读卡器逐渐接近标签时，从读卡器设备发出的声音在音量和音调上都会逐渐增加。读卡器显示活动探针和标签之间的实际距离。

在对 20 名患者进行的初步研究中，没有出现定位失败的情况，尽管有 3 名患者的标签在样本的外科切除过程中发生了迁移[42]。

与上述三种新技术一样，RFID 标签定位消除了与使用放射性物质相关的负担，因此可用于任何乳腺影像中心。

总之，似乎具有讽刺意味的是，在手术时争夺最高科技和最可靠肿瘤定位器，是过去 20 年来行业无法设计出理想的活检后组织标记物的结果，这种理想标记物在乳腺 X 线摄影和超声上都应该是高度可见的（见第 15 章）。如果有理想的组织标记物，那么，需要在手术期间定位不可触及肿块的超声医生就能够使用超声探头以最低的社会成本快速可靠地定位特定标记物。

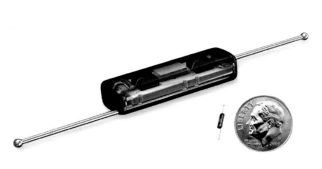

▲ 图 19-26　Savi SCOUT 定位装置
该装置长 1.2cm，包括天线、红外光接收器和晶体管开关，当装置暴露在红外光下时，晶体管开关触发无线电波信号的发射（经许可转载，引自 Cianna Medical）

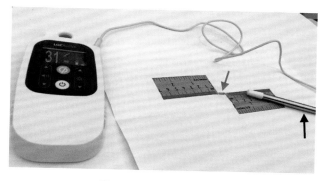

▲ 图 19-27　定位装置的测试
射频识别标签（红箭）通过连接到手持读卡器设备（左侧）的一次性探头（黑箭）进行检测，该探头显示定位器和探头尖端之间的实际距离（此处为 31mm）

参 考 文 献

[1] Gold RH, Bassett LW, Widoff BE. Highlights from the history of mammography. Radiographics. 1990;10(6):1111–31.

[2] Dodd GD, Fry K, Delany W. Preoperative localization of occult carcinoma of the breast. In: Management of the patient with cancer. Philadelphia: W. B. Saunders Co; 1966.

[3] Fornage BD, Ross MI, Singletary SE, Paulus DD. Localization of impalpable breast masses: value of sonography in the operating room and scanning of excised specimens. AJR Am J Roentgenol. 1994;163(3):569–73.

[4] Park JY, Park NH, Yi SY, Ko MS, Park HJ. Preoperative US-guided hookwire localization for nonpalpable cervical masses. J Clin Ultrasound. 2012;40(4):195–9.

[5] Egan JF, Sayler CB, Goodman MJ. A technique for localizing occult breast lesions. CA Cancer J Clin. 1976;26(1):32–7.

[6] Berridge DL, Mastey LA, Eckstrom PC, Czarnecki DJ. Indocyanine green dye as a tissue marker for localization of nonpalpable breast lesions. AJR Am J Roentgenol. 1995;164(5): 1299.

[7] Czarnecki DJ, Feider HK, Splittgerber GF. Toluidine blue dye as a breast localization marker. AJR Am J Roentgenol. 1989;153(2):261–3.

[8] Luigiano C, Ferrara F, Morace C, Mangiavillano B, Fabbri C, Cennamo V, et al. Endoscopic tattooing of gastrointestinal and pancreatic lesions. Adv Ther. 2012;29(10):864–73.

[9] Nasrinossadat A, Ladan F, Fereshte E, Asieh O, Reza C, Akramossadat S, et al. Marking non-palpable breast masses with injected methylene blue dye, an easy, safe and low cost method for developing countries and resource-limited areas. Asian Pac J Cancer Prev. 2011;12(5):1189–92.

[10] Svane G. A stereotaxic technique for preoperative marking of non-palpable breast lesions. Acta Radiol Diagn. 1983;24(2): 145–51.

[11] Mazy S, Galant C, Berliere M, Mazy G. Localization of non-palpable breast lesions with black carbon powder (experience of the Catholic University of Louvain). J Radiol. 2001;82(2):161–4.

[12] Gray RJ, Pockaj BA, Karstaedt PJ, Roarke MC. Radioactive seed localization of nonpalpable breast lesions is better than wire localization. Am J Surg. 2004;188(4):377–80.

[13] Hughes JH, Mason MC, Gray RJ, McLaughlin SA, Degnim AC, Fulmer JT, et al. A multi-site validation trial of radioactive seed localization as an alternative to wire localization. Breast J. 2008;14(2):153–7.

[14] Jakub JW, Gray RJ, Degnim AC, Boughey JC, Gardner M, Cox CE. Current status of radioactive seed for localization of non palpable breast lesions. Am J Surg. 2010;199(4):522–8.

[15] Lovrics PJ, Goldsmith CH, Hodgson N, McCready D, Gohla G, Boylan C, et al. A multicentered, randomized, controlled trial comparing radioguided seed localization to standard wire localization for nonpalpable, invasive and in situ breast carcinomas. Ann Surg Oncol. 2011;18(12):3407–14.

[16] Sung JS, King V, Thornton CM, Brooks JD, Fry CW, El-Tamer M, et al. Safety and efficacy of radioactive seed localization with I-125 prior to lumpectomy and/or excisional biopsy. Eur J Radiol. 2013;82(9):1453–7.

[17] Chan BK, Wiseberg-Firtell JA, Jois RH, Jensen K, Audisio RA. Localization techniques for guided surgical excision of non-palpable breast lesions. Cochrane Database Syst Rev. 2015;12:CD009206.

[18] Barentsz MW, van den Bosch MA, Veldhuis WB, van Diest PJ, Pijnappel RM, Witkamp AJ, et al. Radioactive seed localization for non-palpable breast cancer. Br J Surg. 2013;100(5):582–8.

[19] Ocal K, Dag A, Turkmenoglu O, Gunay EC, Yucel E, Duce MN. Radioguided occult lesion localization versus wire-guided localization for non-palpable breast lesions: randomized controlled trial. Clinics (Sao Paulo). 2011;66(6):1003–7.

[20] Paganelli G, Luini A, Veronesi U. Radioguided occult lesion localization (ROLL) in breast cancer: maximizing efficacy, minimizing mutilation. Ann Oncol. 2002;13(12):1839–40.

[21] Paredes P, Vidal-Sicart S, Santamaria G, Zanon G, Pons F. Application of the ROLL technique in a case of bilateral multifocal breast cancer. Rev Esp Med Nucl. 2008;27(6):436–9.

[22] Chow MP, Hung WK, Chu T, Lui CY, Ying M, Mak KL, et al. Isotope-guided surgery for nonpalpable breast cancer. World J Surg. 2011;35(1):165–9.

[23] Thind CR, Tan S, Desmond S, Harris O, Ramesh HS, Chagla L, et al. SNOLL. Sentinel node and occult (impalpable) lesion localization in breast cancer. Clin Radiol. 2011;66(9):833–9.

[24] Barentsz MW, van Dalen T, Gobardhan PD, Bongers V, Perre CI, Pijnappel RM, et al. Intraoperative ultrasound guidance for excision of non-palpable invasive breast cancer: a hospital-based series and an overview of the literature. Breast Cancer Res Treat. 2012;135(1):209–19.

[25] Bernal Sprekelsen J, Lopez-Garcia J, Agramunt Lerma M, Escudero de Fez M. Intraoperative ultrasound: is it the method of choice for the detection of breast lesions? Cir Esp. 2014;92: 373–4.

[26] Eggemann H, Costa SD, Ignatov A. Ultrasound-guided versus wire-guided breast-conserving surgery for nonpalpable breast cancer. Clin Breast Cancer. 2016;16(1):e1–6.

[27] Espinosa-Bravo M, Rubio IT. Intraoperative ultrasound guided breast surgery: paving the way for personalized surgery. Gland Surg. 2016;5(3):366–8.

[28] Fortunato L, Penteriani R, Farina M, Vitelli CE, Piro FR. Intraoperative ultrasound is an effective and preferable technique to localize non-palpable breast tumors. Eur J Surg Oncol. 2008;34(12):1289–92.

[29] Ramos M, Diez JC, Ramos T, Ruano R, Sancho M, Gonzalez-Orus JM. Intraoperative ultrasound in conservative surgery for non-palpable breast cancer after neoadjuvant chemotherapy. Int J Surg. 2014;12(6):572–7.

[30] Rubio IT, Esgueva-Colmenarejo A, Espinosa-Bravo M, Salazar JP, Miranda I, Peg V. Intraoperative ultrasound-guided lumpectomy versus mammographic wire localization for breast cancer patients after neoadjuvant treatment. Ann Surg Oncol. 2016;23(1):38–43.

[31] Ahmed M, Douek M. Intra-operative ultrasound versus wire-guided localization in the surgical management of non-palpable breast cancers: systematic review and meta-analysis. Breast Cancer Res Treat. 2013;140(3):435–46.

[32] Feld RI, Rosenberg AL, Nazarian LN, Needleman L, Lev-Toaff AS, Segal SR, et al. Intraoperative sonographic localization of breast masses: success with specimen sonography and surgical bed sonography to confirm excision. J Ultrasound Med. 2001;20(9):959–66.

[33] Harlow SP, Krag DN, Ames SE, Weaver DL. Intraoperative ultrasound localization to guide surgical excision of nonpalpable breast carcinoma. J Am Coll Surg. 1999;189(3):241–6.

[34] Lee KY, Seo BK, Yi A, Je BK, Cho KR, Woo OH, et al. Immersion ultrasonography of excised nonpalpable breast lesion specimens after ultrasound-guided needle localization. Korean J Radiol. 2008;9(4):312–9.

[35] Bennett IC, Greenslade J, Chiam H. Intraoperative ultrasound-guided excision of nonpalpable breast lesions. World J Surg. 2005;29(3):369–74.

[36] Krekel NM, Lopes Cardozo AM, Muller S, Bergers E, Meijer S, van den Tol MP. Optimising surgical accuracy in palpable breast cancer with intra-operative breast ultrasound–feasibility and surgeons' learning curve. Eur J Surg Oncol. 2011;37(12): 1044–50.

[37] Tafra L, Fine R, Whitworth P, Berry M, Woods J, Ekbom G, et al. Prospective randomized study comparing cryo-assisted and needle-wire localization of ultrasound-visible breast tumors. Am J Surg. 2006;192(4):462–70.

[38] Tafra L, Smith SJ, Woodward JE, Fernandez KL, Sawyer KT, Grenko RT. Pilot trial of cryoprobe-assisted breast-conserving surgery for small ultrasound-visible cancers. Ann Surg Oncol. 2003;10(9):1018–24.

[39] Sahoo S, Talwalkar SS, Martin AW, Chagpar AB. Pathologic evaluation of cryoprobe-assisted lumpectomy for breast cancer. Am J Clin Pathol. 2007;128(2):239–44.

[40] Nicolae A, Dillon J, Semple M, Hong NL, Ravi A. Evaluation of a ferromagnetic marker technology for intraoperative localization of nonpalpable breast lesions. AJR Am J Roentgenol. 2019;23: 1–7.

[41] Cox CE, Garcia-Henriquez N, Glancy MJ, Whitworth P, Cox JM, Themar-Geck M, et al. Pilot study of a new nonradioactive surgical guidance technology for locating nonpalpable breast lesions. Ann Surg Oncol. 2016;23(6):1824–30.

[42] Dauphine C, Reicher JJ, Reicher MA, Gondusky C, Khalkhali I, Kim M. A prospective clinical study to evaluate the safety and performance of wireless localization of nonpalpable breast lesions using radiofrequency identification technology. AJR Am J Roentgenol. 2015;204(6):W720–3.

第 20 章 超声引导的其他介入操作

Other Ultrasound-Guided Interventional Procedures

其他可受益于超声引导的经皮介入操作包括导管造影术、淋巴闪烁显像用放射性核素的注射、前哨淋巴结活检用对比剂的注射，以及肿瘤切除术后在残腔内插入近距离放射治疗装置等。

一、经皮导管造影

导管造影（或乳管造影）是评估乳头溢液患者异常导管的标准成像技术。可通过乳头内溢液的导管口逆行性注射对比剂，然后进行乳腺 X 线检查。然而，在技术上不能通过导管口注射来使用对比剂的情况并不罕见。如果受累导管扩张，那么可以通过超声识别，在超声引导下经皮注射少量对比剂，以实现顺行性导管造影。

为避免穿透导管的对侧壁（在导管横截面上操作时这很容易发生），通常应在纵切面上操作，并且穿刺针应以很小的角度插入。但是，如此操作时超声医师必须注意规避"体积平均伪像"这一陷阱，尤其是当所用探头频率不甚高时，实际上位于导管旁的针头可能会错误地显示在导管腔内。

使用细的（22G）短斜角针头和 1ml 规格的注射器。抽取 1ml 水溶性放射对比剂［碘酞酸葡甲胺（Conray 60；Mallinckrodt，St Louis，MO）或碘帕醇（Isovue 300；Bristol-Myers Squibb，Princeton，NJ）］。非常缓慢地向导管内注射少量对比剂，然后拍摄乳腺 X 线[1, 2]（图 20-1）。如果导管明显扩张，则应在注射对比剂前进行部分引流。

二、用于淋巴闪烁成像和前哨淋巴结活检的放射性核素注射

当使用 ^{99m}Tc 作为淋巴示踪剂的前哨淋巴结（sentinel lymph node，SLN）定位和活检技术开发出来后，我们在 MD Anderson 开始在超声引导下注射放射性示踪剂。首先我们数次尝试将示踪剂注射到肿瘤内部，很显然，这通常是不可能的，尤其是对小而坚实的肿瘤而言，效果也不如瘤周注射。然后我们改为瘤周注射，在肿瘤的每侧进行数次（至少 4 次）注射，共注射约 2ml ^{99m}Tc 标记的硫胶体，总放射性约为 2.5mCi（图 20-2）。但我们很快发现超声的精确引导是多余的。事实上，在肿瘤上方的皮肤中进行皮内注射，在其后方具有高密度引流淋巴丛的乳晕周围注射，甚至不考虑肿瘤的位置而仅在皮内注射，都和在肿瘤周围注射有至少相同的效果，这无须任何引导技术，大多数外科医生都可以实施[3-5]。因此，在对 SLN 示踪和活检之前，我们不再使用实时超声引导的放射性核素注射。

三、利用对比增强超声识别前哨淋巴结

最近，有研究者描述了一种使用对比增强超声（contrast-enhanced US，CEUS）和皮内微泡注射来识别 SLN 的技术[6]。使用 1ml 规格的胰岛素注射器和 26G 针头，将 0.2～0.5ml 超声对比剂（SonoVue；Bracco Diagnostics Inc.，Monroe Township，NJ）注射到乳房外上象限的乳晕皮肤内及皮下。含有强回声微泡的淋巴管在 CEUS 上立即显影。微泡可在

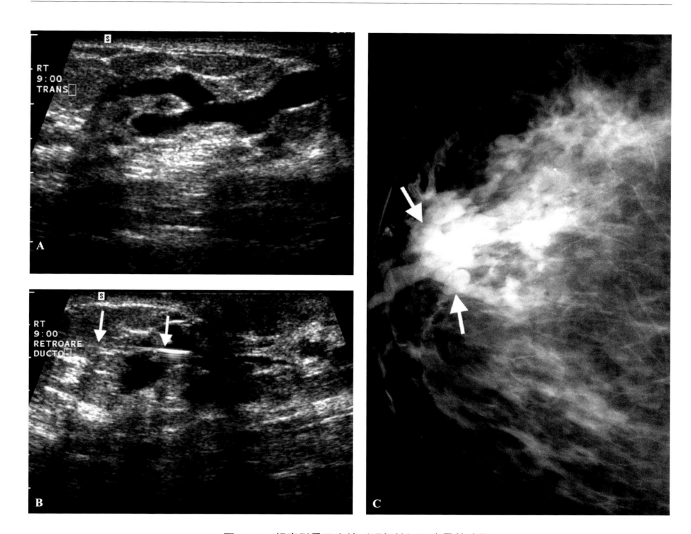

▲ 图 20-1　超声引导下直接（顺行性）经皮导管造影

A. 横切面声像图显示乳腺 9 点钟区域有扩张的导管，经乳头导管口插管失败；B. 在超声引导下，针头（箭）直接插入扩张的导管，抽出部分导管内积液后，向导管内缓慢注射对比剂；C. 导管造影显示导管明显扩张（箭），无导管内病变

1min 内经淋巴管流至腋窝，聚集在腋窝前哨淋巴结中。随后可对增强淋巴结实施超声引导下的 FNA 或 CNB。如 FNA 或 CNB 的病理学结果为阳性（存在转移癌），则手术时进行完整的腋窝淋巴结清扫，如结果为阴性，则对前哨淋巴结进行常规切除活检。

四、术后腔内近距离放疗装置的置入

最近，人们对近距离放射疗法产生了兴趣，即在肿瘤切除术后进行近距离局部乳腺照射，以替代标准的外照射治疗方案。超声可用于引导术后腔内近距离放射治疗设备的放置，这些设备包括 MammoSite 靶向放射治疗系统（Hologic，Bedford，MA）和 Savi Brachy 系统（Cianna Medical，Aliso Viejo，CA），等。通过识别残留的血清肿，超声很容易识别出肿瘤切除术后的残腔。对 MammoSite 系统而言，一旦插入空腔内，对 MammoSite 装置的球囊充气，即可使空腔与球囊完美贴合（图 20-3），然后通过间歇地将放射源带入球囊中心，可实现治疗目的。而在 Savi Brachy 系统中，将放置放射源的多个细导管轻轻展开，即可以适应肿瘤残腔的大小和形状，随后沿着导管连续地进行放射治疗。近距离放射治疗装置在治疗期间保持原位，驻留时间可长达 5 天。

▼ 图 20-2　超声引导下瘤周注射 ^{99m}Tc 标记的硫胶体溶液进行淋巴闪烁成像和前哨淋巴结活检

A. 该图显示了肿瘤周围多次注射的点位，其总剂量约为 2.5mCi，总体积约为 6ml，超声扫描平面为正面（左）和侧面（右）；B 至 F. 多幅声像图显示了瘤周注射过程中针头的位置（箭），纵切面声像图记录了在肿瘤近端（B）、前部（C）和远端（D）注射过程中的针头，横切面声像图（E 和 F）显示了肿瘤两侧的针的横截面

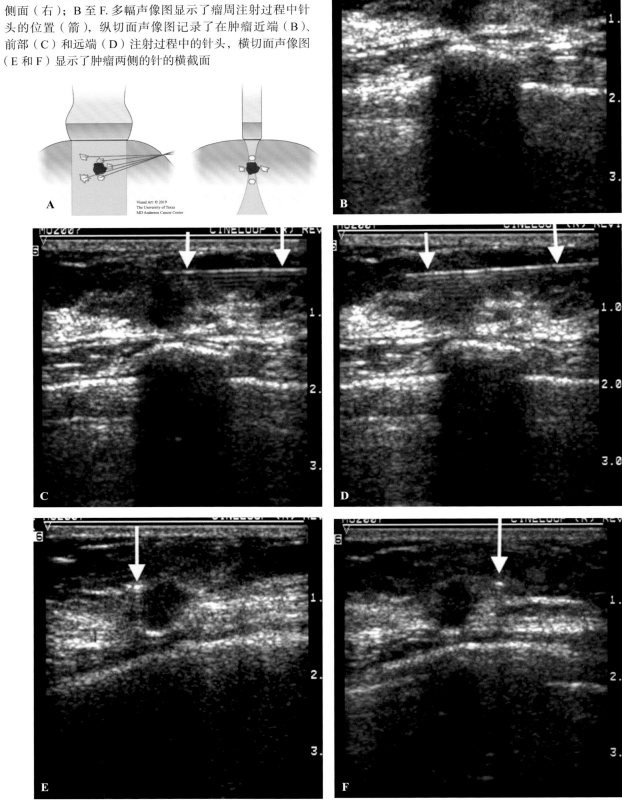

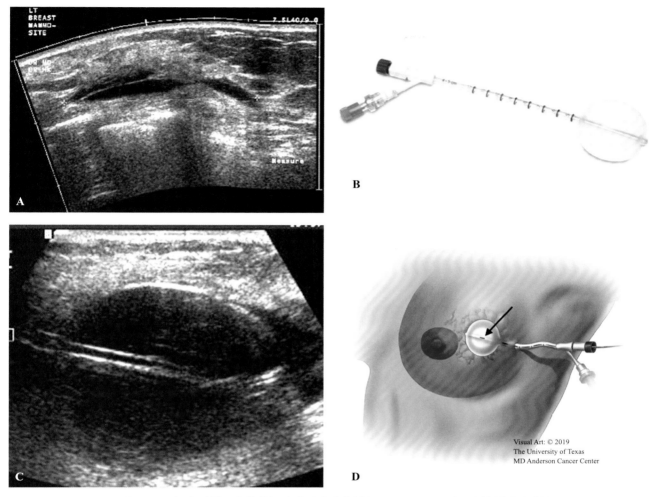

▲ 图 20-3 超声引导下在节段切除术后残腔内插入 **MammoSite** 近距离放射治疗装置

A. 乳腺扩大视野声像图显示术后残腔（测量卡尺）内残留的小而扁平的血清肿；B. MammoSite 近距离放射治疗装置；C. 声像图显示该装置充满盐水的球囊及其中央通道，球囊使术后残腔膨胀至大致呈圆形；D. 本图显示了放置在术后残腔中并装有放射源以进行治疗的近距离放射治疗装置（箭）

参 考 文 献

[1] Hussain S, Lui DM. Ultrasound guided percutaneous galactography. Eur J Radiol. 1997;24(2):163–5.

[2] Rissanen T, Typpo T, Tikkakoski T, Turunen J, Myllymaki T, Suramo I. Ultrasound-guided percutaneous galactography. J Clin Ultrasound. 1993;21(8):497–502.

[3] Klimberg VS, Rubio IT, Henry R, Cowan C, Colvert M, Kourourian S. Subareolar versus peritumoral injection for location of the sentinel lymph node. Ann Surg. 1999;229(6):860–4; discussion 4–5.

[4] McMasters KM, Wong SL, Martin RC 2nd, Chao C, Tuttle TM, Noyes RD, et al. Dermal injection of radioactive colloid is superior to peritumoral injection for breast cancer sentinel lymph node biopsy: results of a multiinstitutional study. Ann Surg. 2001;233(5):676–87.

[5] Roumen RM, Geuskens LM, Valkenburg JG. In search of the true sentinel node by different injection techniques in breast cancer patients. Eur J Surg Oncol. 1999;25(4):347–51.

[6] Sever AR, Mills P, Weeks J, Jones SE, Fish D, Jones PA, et al. Preoperative needle biopsy of sentinel lymph nodes using intradermal microbubbles and contrast-enhanced ultrasound in patients with breast cancer. AJR Am J Roentgenol. 2012; 199(2):465–70.

第 21 章　经皮乳腺肿块消融术[1]
Percutaneous Ablation of Breast Masses

"消融"这一术语用于描述生物结构或功能的去除。因此，它可以用来描述两种不同类型的乳腺肿块手术：①肿块的物理切除（即手术切除）；②使用物理介质在原位完全破坏肿块而并不真正地移除它。

第一种方式无须开放性手术而经皮肤切口插入一个大口径切割套管（比病变更大，直径可达22mm）（SiteSelect；Imagyn Medical Systems，Irvine，CA），切除（消融）肿块[1]。其他经皮切除技术包括使用射频（radiofrequency，RF）驱动的切割篮（Intact；Medtronic，Fridley，MN）（图21-1，视频21-1）或射频驱动的切割环和一个小收集袋（Halo；Encapsule Medical Devices，Redwood City，CA）等；这些技术

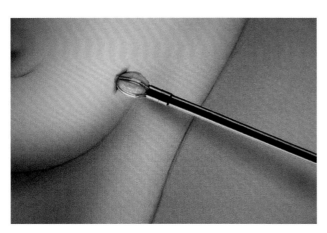

▲ 图 21-1　Intact（Medtronic）乳腺病变切除系统
探针顶端由射频驱动的切割篮可捕获样本。探针的尺寸有12mm、15mm和20mm几种规格。图中展示了切割篮中捕获的切除样本（由 Medtronic 提供）（视频21-1）

产生的完整组织体积大于设备口径，比预期的大[2]。然而，使用大口径套管的技术与标准的肿块切除术相比没有任何显著的优势，已经被淘汰，只有较小的射频驱动的设备（如 Intact）仍被少数乳腺外科医生使用[3]。

研究人员调查了尤其针对良性病变的其他各种形式的经皮消融术（percutaneous ablation，PA）。真空辅助活检能够完全消融小肿块，尽管切除物为多个碎片，但仍是切除小纤维腺瘤的一种经济、有效的手段。VAB 已被美国食品和药品监督管理局批准用于超声引导下小纤维腺瘤的完整消融[4]。但是，VAB 不被批准用于小的浸润性癌的消融治疗。最初对于冷冻消融纤维腺瘤的热切报道，未被后续的研究证实，因此，人们对它的兴趣已经减弱，作者所在机构已经不再提供纤维腺瘤的冷冻消融治疗。

本章介绍了近20年来发展起来的超声引导下小乳腺癌的消融技术及其各自的优缺点。本章还涵盖了在这些技术成为乳腺癌常规治疗方式之前需要克服的困难和需要回答的问题。

一、概述

在过去50年里，乳腺癌的标准外科治疗已经从根治性乳房切除术发展到保乳手术。这一进展仍在继续，随着乳腺 X 线检查、超声检查和磁共振成像筛查发现越来越小的浸润性肿瘤，研究集中在这些早期肿瘤的"微创"治疗方法上。以门诊为基础，

---

[1] 本章配有视频，可登录网址 https://doi.org/10.1007/978-3-030-20829-5_21 观看。

使用局部麻醉下的影像引导经皮手术来替代标准手术治疗小的浸润性癌的理念对患者和医生都很有吸引力，并且具有显著节约成本的额外好处。在 MD Anderson 癌症中心，我们在过去 20 年中参与了各种乳腺癌经皮消融技术的临床试验，但这些技术均未被纳入标准规程。

与乳腺癌经皮消融相关的伦理和技术问题部分解释了为什么这些技术尚未在乳腺癌治疗方法库中获得更大的地位。经皮消融在其他恶性疾病（前列腺癌、肝转移癌和骨转移癌）中的大多数应用都着眼于姑息治疗而不是治愈，所针对的患者要么预后不良，要么其他备选方案意味着更大的风险，要么除经皮消融之外别无选择。如果经皮消融要应用于小乳腺癌患者，而这些患者在目前的标准治疗、保乳治疗中已经能获得良好的预后，那么必须证明该技术至少与标准治疗方案一样有效，因为如果经皮消融程序失败，患者可能已经失去了最佳治愈机会。

目前所有治疗恶性肿瘤的经皮消融方法所面临的主要技术问题是无法通过病理学方法评估肿瘤边缘来确定肿瘤已完全根除，从而证明术后无任何残留病变。因此，为了避免任何治疗不足的风险，经皮消融治疗旨在通过囊括足够的周围正常组织来"过度治疗"靶肿瘤。

由于缺乏边缘验证，正确选择患者就显得至关重要。所以经皮消融治疗乳腺癌的适应证为边界清楚的、最近的粗针活检样本病理检查中原位成分极少、无小叶特征的体积小（T_1）的浸润性导管癌。禁忌证为过于靠近皮肤或胸壁的肿瘤（考虑到需要"过度治疗"，肿瘤周围必须有足够的正常组织，并且要避免并发症）。

基于上述种种原因，本文所述的大多数乳腺癌消融设备都未经批准用于临床治疗，在美国仅被授权用于研究用途。这些限制不适用于纤维腺瘤等良性肿瘤的消融。

二、经皮消融技术

三种使用物理介质的经皮消融技术能够在不移除肿瘤的情况下局部灭活肿瘤：①热消融，将肿瘤加热至致死温度；②冷冻消融，通过冷冻至致死温度使肿瘤灭活；③不可逆电穿孔消融，通过施加致命电压"电切"肿瘤。

除高强度聚焦超声（也称为聚焦超声）外，所有其他经皮消融技术均涉及在肿块内精确地放置针或探针，聚焦超声无须在靶区内进行经皮穿刺进针，所有操作完全在体外进行。由于超声具有独特的实时成像能力，因此已成为首选引导技术，因此大多数经皮消融都是在超声引导下使用平面内进针技术来实施的，类似于 CNB（见第 5 章）[5]。

（一）热消融技术

热消融技术包括射频消融（RF ablation，RFA）、激光消融（laser irradiation，LA）、微波消融（microwave ablation，MWA）和高强度聚焦超声（high-intensity focused US，HIFU）等。

1. 射频消融

射频消融原理：高频交流电从与接地垫相连的未绝缘电极的尖端流过组织，通过组织中的离子摩擦生热，这些离子跟随交流电的快速方向变化而变化方向；热在与电极接触的区域产生电阻，并传导至相邻组织（图 21-2）。Jeffrey 等发表了探索 RFA 治疗乳腺癌可行性的初步报道，其中包括 5 名患有局部晚期浸润性乳腺癌的女性，4 人接受了术前化疗

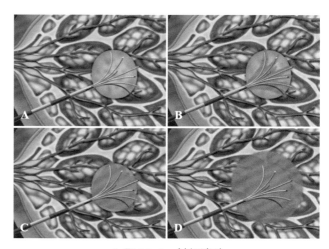

▲ 图 21-2　射频消融

A 至 D. 显示了在应用高频交流电期间，多极天线周围产生的热量的渐进程度（图片由 AngioDynamics Inc.，and its affiliates 提供）

（部分接受了放疗）[6]。作者的结论是 RFA 能有效地引起浸润性乳腺癌细胞死亡，但它主要适用于小于 3cm 的肿瘤。随后所有针对小于 2cm 病变的初步研究表明，完全经皮消融在绝大多数情况下都是可行的，但也有少数病例例外[7]。

在 RFA 之前需进行详细的超声检查以确保肿瘤是孤立的、小的、边界清楚的，并且在超声上清晰可见的（图 21-3）。符合条件的病变必须在肿瘤前部与皮肤之间及肿瘤后部与其深面的胸壁之间有至少 1cm 的乳腺组织（图 21-4）。由于 RFA 会破坏肿瘤，所以必须进行 CNB 以确定恶性肿瘤的最终病理诊断，测试肿瘤组织中的激素受体和 HER2/neu，并在消融前留存额外的病变组织。在我们的初步研究中，我们使用了一个商用射频发生器和一个多阵列针状电极，以及几个弯曲的不锈钢二次电极（RITA Medical 1500X generator and StarBurst XL electrodes, AngioDynamics, Latham, NY）[8]。9 个尖头中的 5 个内置了热电偶，可连续实时监测这些位点的实际温度（图 21-5，视频 21-2）。

在找到目标病变后，插入电极针，直到其尖端与病变接触（图 21-6），然后将尖头穿过肿块，在肿块内展开电极，可达 3cm 的距离。使用纵切面和横切面声像图在三维空间中验证消融针的电极已在正确的位置展开。在长轴切面上最多只能看到一个或两个针爪，而在短轴切面声像图上可以看到所有针爪的横截面（图 21-7）。当 RFA 探针的位置令人满意时，打开射频发生器并设定温度为 95℃、持续时间为 15min。不幸的是，随着温度的升高，监视器上病变的可见度降低，病变很快被一个回声增强的区域完全遮挡，该区域随着消融的进行而扩大（图 21-8）。因此，在 RFA 过程中，超声图像不能显示 RFA 引起的肿瘤特异性变化并借此监测和控制热损伤。这是超声引导 RFA 的一个主要局限性，超声的作用仅限于引导探针的插入和放置。

如果在射频消融过程中使用彩色多普勒超声或能量多普勒超声，则可以显示与射频电流在针尖周围通过时产生的相关伪像（图 21-9）。在 RFA 完成后使用 PDUS，可以证实肿瘤内及周围的血管完

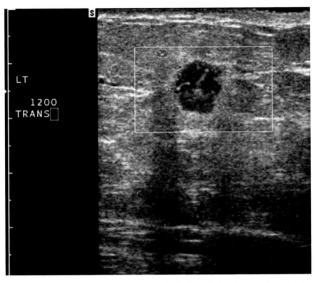

▲ 图 21-3　边界清楚的小浸润性导管癌（0.9cm），能量多普勒超声显示血流丰富，满足超声引导下射频消融治疗的条件

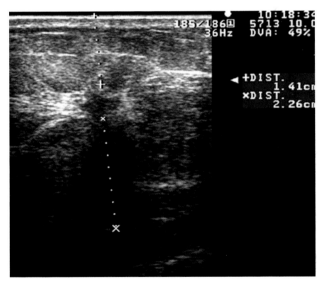

▲ 图 21-4　小的浸润性导管癌，浅面距表皮 1.4cm，深面距胸壁 2.3cm，可行超声引导下射频消融

全消失。

在我们的试验性"消融和切除"研究中，我们仔细挑选了 21 名浸润性乳腺癌患者，这些患者的病变都≤2cm，并且边缘清晰可见，不伴或几乎不伴导管原位癌。在手术室里，全麻状态下，计划的节段性切除术或乳房全切术前即刻，我们为患者实施了超声引导下 RFA。在所有 21 例患者中，我们确定

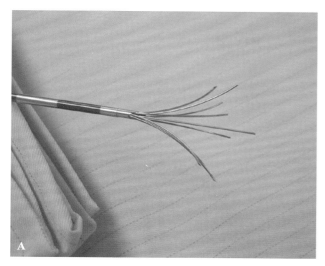

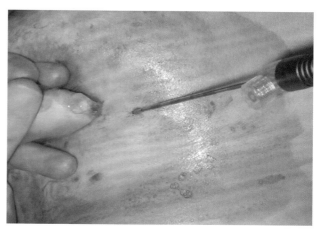

▲ 图 21-6　超声引导下射频消融

探针沿扫描平面插入，类似粗针活检（CNB）切割针的插入

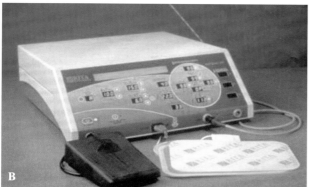

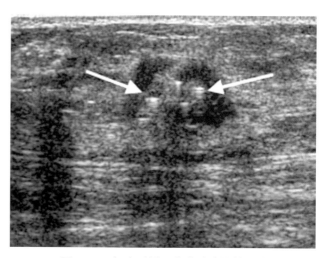

▲ 图 21-7　超声引导下小乳腺癌的射频消融

在多阵列探针穿过肿瘤后，短轴切面声像图显示了探针的几个针爪（箭）的横截面，这些针爪（箭）被正确地放置在了靶肿瘤内

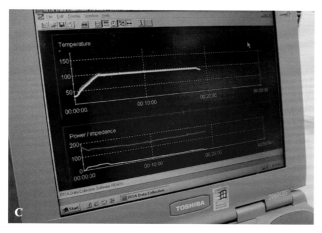

▲ 图 21-5　RITA 射频消融系统

A. 带有多个弯曲不锈钢次级电极的多阵列针状电极（视频 21-2）；B. 射频发生器；C. 显示屏实时显示 9 个针爪中 5 个的温度及其平均值，达到 95℃（屏幕中，上图），输出功率和阻抗（屏幕中，下图）

的 RFA 靶病变获得完全消融。然而，在 1 个病例中，新辅助化疗将 T₂ 肿瘤缩小为一个直径约 1cm 的小残留肿瘤，RFA 成功地消融了微小的肿瘤残留，但病理检查却显示其周围有广泛的浸润癌和原位癌残留，它们在超声和钼靶上都是隐匿的 [8]。因此，RFA（及任何其他类型的经皮消融）不应作为提供给新辅助化疗后成功减期患者的治疗选择。

　　在我们的研究中，切除后的大体病理标本显示一个直径为 3~4cm 的充血环，代表热凝病变的外部界限（图 21-10）。HE 染色显示病变细胞轮廓破坏，核染色保留，胞质嗜酸性颗粒增多；烟酰胺腺嘌呤二核苷酸黄递酶染色证实烧蚀（消融）体积内的细胞活力丧失（图 21-11）。

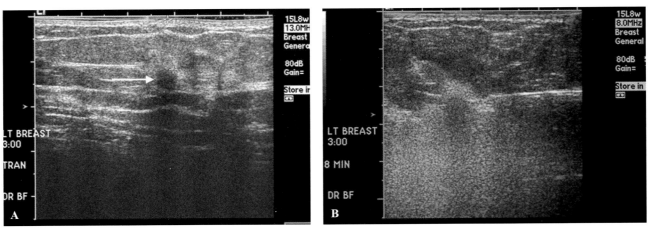

▲ 图 21-8　常规超声不能用于有效监测和调整射频消融治疗

A. 射频消融前超声显示 0.5cm 浸润性导管癌（箭）；B. 在 RFA 过程中（8min 后），病变被大面积的弥漫性强回声掩盖

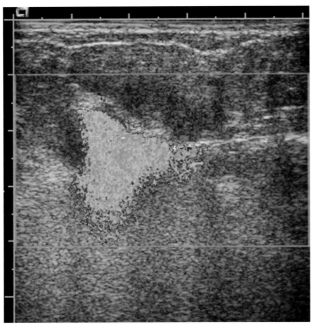

▲ 图 21-9　超声引导射频消融过程中的彩色多普勒图像显示了多阵列探针尖端产生的大量闪烁伪像

　　我们的研究能得到出色的结果，可能是由于我们有严格的患者纳入标准，并且我们所有 RFA 操作都是由一名具有丰富超声引导乳腺介入操作经验的影像医生完成。而在其他关于超声引导下小乳腺癌射频消融的大多数文献中，手术都是由乳腺外科医生完成的。同样由于我们严格的患者纳入标准，手术中没有发生与消融相关的皮肤或胸壁烧伤。其他学者的研究中有皮肤烧伤的病例报道[9]。

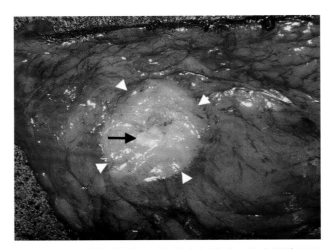

▲ 图 21-10　射频消融术后行乳房切除术，标本照片显示小肿瘤（箭）位于圆形热凝病变（箭头）中心

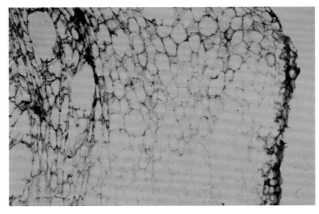

▲ 图 21-11　射频消融术后的烟酰胺腺嘌呤二核苷酸黄递酶染色标本显示靶区无活细胞残留，证实消融成功

RFA 的一种特殊术中应用是消融节段切除术后的腔壁，以降低边缘切除不足的发生率[10]。这项技术［称为切除后射频消融术（excision followed by RFA，e-RFA）］将一种特殊的射频消融电极沿周边伸入手术腔壁 1cm，并保持温度在 100℃ 15min，可以在肿瘤切除腔周围形成一个额外的无瘤区。在一项初步研究中，19 例切缘闭合或阳性的患者中有 16 例（84%）免于再次切除[11]。

RFA 改善早期乳腺癌治疗的另一个创新用途是对活检腔进行 RFA，该活检腔是近期使用 8G Mammotome VAB 设备经皮切除小乳腺癌后形成的。在一项试点研究中，超声引导下的 RFA 是在预定的肿瘤切除术前即刻进行的。病理检查证实所有患者的边缘均为阴性[7]。

乳腺癌射频消融的初步研究是在全麻状态下进行的。射频消融作为微创手术在手术室外进行的一个重要限制是与烧伤相关的疼痛，这需要精心设计并应用镇静及局部麻醉。由于这个原因，以及无法在超声下准确监测和控制操作过程，医生对超声引导下的乳腺癌射频消融的兴趣正逐渐减弱。

2. 激光诱导热疗（激光消融）

用激光照射肿瘤可以达到致死的局部温度。激光照射的目标温度约为 60℃，持续时间约为 30min，为此人们使用了各种激光器，二极管激光器由于体积小、便携性好、成本低等优势，而在很大程度上取代了 Nd：YAG 激光器。

目前引导激光消融的影像学方式主要有超声[12]、立体定向[13] 或 MRI[14]。第一项立体定向引导激光消融治疗乳腺癌的研究纳入 54 个肿瘤（50 个浸润癌和 4 个原位癌，51 个肿块和 3 个微钙化区），平均直径为 1.2cm，用 16～18G、805nm 激光探针[13]。在激光消融后 1～8 周切除病变，病理结果提示坏死肿瘤周围有 2.5～3.5cm 的出血环。只有 70% 的病例实现了肿瘤的完全消融，但这一数字包含了研究者在学习过程中的结果，也包含了他们的技术失败。最近一项超声引导下经皮激光消融的初步研究纳入 14 例小浸润性乳腺癌（平均肿瘤大小 1.7cm），平均治疗时间为 21min（15～30min），其中只有 7 名患者（50%）

实现了肿瘤的完全消融，有 2 例出现并发症，1 例为皮肤烧伤，另外 1 例是局限性气胸[12]。

3. 微波消融

微波消融是热消融领域最新的技术。它使用频率为 900～2450MHz、介于红外线和无线电波之间的电磁波。微波的振荡电荷使组织中的水分子以相同频率翻转，即每秒翻转 20 亿～50 亿次，取决于微波的频率。水分子的搅动在靶组织中产生摩擦和热量，导致凝固性坏死[15]。微波消融不依赖于电的传导来加热，因此不会在患者体内产生电流，并且该技术不需要像 RFA 一样在手术过程中使用接地垫。此外，没有皮肤烧伤的风险，而且微波消融比射频消融更快。

微波消融使用内置水冷轴、14.5G、15cm 长的微波天线。在超声引导下，将天线放置在肿瘤内部后，启动微波发生器。与射频消融一样，从天线的工作段开始逐渐扩散的气体将导致回声增强，最终使整个肿瘤变得模糊。

经皮微波消融主要用于肝、肺和骨转移。在一项设计类似于以往射频消融研究的"消融和切除"研究中，在全身麻醉下对 41 例直径≤3cm 的小乳腺癌（38 例浸润癌和 3 例原位癌）进行了超声引导下微波凝固。结果与 RFA 报告的结果相似，41 例中 37 例（90%）肿瘤完全坏死。达到完全消融的时间为 3～10min 不等，平均时间为 4.5min。3 名患者出现了包括皮肤和胸大肌热损伤在内的并发症[16]。

与其他超声引导下热消融技术一样，超声引导下微波热消融同样无法监测和控制手术过程的进展，并且可能产生手术相关疼痛，需要全身麻醉或至少有意识的镇静及重度局部麻醉。

4. 高强度聚焦超声

高强度聚焦超声损毁组织的技术并不新鲜，已成功应用于胆结石和肾结石的碎石术。HIFU 还应用于治疗恶性肿瘤，在前列腺癌的治疗方面取得了令人鼓舞的成果。HIFU 是通过结合由超声波能量沉积产生的热能和超声波自身产生的机械应力来消融组织[17]。HIFU 发生器使用比诊断超声频率低（0.8～3.5MHz）的换能器，发射聚焦于靶肿瘤的高能量超声。HIFU 可较好地控制治疗范围，不影响周围组织，治疗过程中无须将针或探针插入乳房内，完全无创。其缺点是在长时间的治疗过程中，靶病变可能移位，而周围组织取而代之成了被消融的对象，从而导致靶病变治疗不足和周围组织损伤。在最早一项关于 MRI 引导下的乳腺纤维腺瘤的 HIFU 治疗研究中，11 个纤维腺瘤中有 3 个由于声功率不足、靶病变移位或两者兼有而未被充分治疗[18]。

乳腺肿瘤的 HIFU 治疗研究大多是在 MRI 引导下进行的。在一项纳入 12 名患者的相关初步研究中，Gianfelice 等发现，当靶向性差或不完美时（5 名患者）可发现靶区外残留的活性癌细胞，即使靶向性完全准确（5 名患者），肿瘤周围也有残留的活性癌细胞[19]。在日本一项纳入 30 例乳腺癌的 MRI 引导下 HIFU 治疗研究中，肿瘤坏死的百分比为 78%～100% 不等，但是在 28 名可评估的患者中，只有 15 名患者（54%）达到了 100% 的肿瘤坏死[20]。

MRI 引导消融的一个独特优势是，它允许使用梯度回波 MRI 技术实时监测消融区的温度。

关于超声引导 HIFU 的报道很少，而且大多数都是由中国研究者使用中国制造的设备完成的单中心研究[22]，因此需要更严格的研究来评估超声引导 HIFU 治疗乳腺癌的可行性和有效性。

HIFU 的一个主要限制是治疗时间长（通常在 35～150min），在此期间患者必须俯卧在 MRI 引导或超声引导的 HIFU 机器上。在这段时间内，患者很可能移动身体导致靶病变产生移位。另一个局限性仍然是与手术相关的疼痛，需要重度镇静甚或全身麻醉。

（二）冷冻消融

二十多年来，冷冻消融（又称冷冻疗法）主要用于治疗肝转移瘤和局部晚期前列腺癌，近年来也已经成为一些原发性肾细胞癌的标准治疗方法[23]。虽然冷冻消融治疗乳腺癌的研究刚起步，但是在 21 世纪 00 年代早期，这种消融技术就在纤维腺瘤的治疗中获得了广泛的应用[24, 25]。然而，在最初的热

度过去之后，人们发现这种手术不能消除甚至不能缩小某些纤维腺瘤[26]。在作者的经验中，这种情况占 1/3。更糟的是，在某些情况下，冷冻治疗后的病变甚至比治疗前更易触及。冷冻治疗后最有可能缩小或消失的病变是新发现的小纤维腺瘤，可能是由于其主要成分为腺体。无论如何，冷冻消融治疗纤维腺瘤的方式都不再受欢迎，我们也不再在 MD Anderson 癌症中心应用。但是最近，冷冻消融对早期乳腺癌的治疗重新引起了人们的兴趣。

1. 设备

冷冻治疗仪器最近取得了重大进展，紧凑、易于使用的设备已经问世。新设备在低温探头中循环加压氩气而非液氮，以达到低温温度（-186℃），并通过计算机控制更有效地微调制冷剂流量的变化。一些设备通过循环加压氦气提供主动解冻。

当冷冻治疗机被激活时，制冷剂气体（液氮或氩）开始在低温探针中循环（除了"活性"尖端外，低温探针是绝缘的）。当加压气体（氦气或氩气）流过探针尖端的一个狭窄开口时，压力的下降伴随着温度的显著降低（焦耳 - 汤姆逊效应）。探针尖端的温度迅速下降，达到冰点温度，然后达到亚冰点温度。随即生成冰球并同心生长，在几分钟内达到最大尺寸（图 21-12）。不同设计的探针可以获

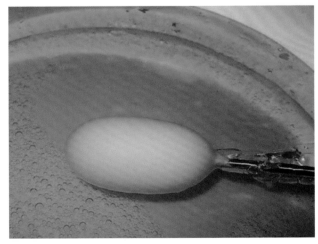

▲ 图 21-12　在装有透明水凝胶的容器中对冷冻探针进行体外试验

在制冷剂开始流动后的几分钟内，一个光滑的卵形冰球在低温探针的未隔热远端形成

得不同大小和形状（卵形和球形）的冰球。当冰球表面的温度约为 0℃时，冰球较小的中心部分的致死温度已达到 -40℃，这部分区域必须覆盖目标病变（图 21-13）。有一种类型的探针用滑动真空技术来调整冰球的长度，以适应肿瘤的几何形状，杀灭（-40℃）等温线范围从小而圆（1.5cm 长 ×1.3cm 宽）到大而椭圆（5cm 长 ×2cm 宽）（V 型探针，Endocare，HealthTronics，Austin，TX）。一个非常重要的技术突破是直径为 1.7mm 或 1.5mm 的低温探针的使用（Seednet，Galil Medical Inc.，Arden Hills，MN；PerCryo PCS-17，Endocare，HealthTronics，Austin，TX），它们非常容易插入小目标中（图 21-14）。

重要的是，冷冻治疗装置提供了使用经皮插入靶组织和邻近组织的内置传感器或单独的热电偶来监测探针尖端温度的方法。

2. 作用机制

冷冻消融引起的低温首先导致代谢解偶联，随即削弱所有膜结构，使细胞骨架微管紊乱。当冷冻开始时，会发生一些导致细胞死亡的主要事件（图 21-15）：靠近探针处的细胞内液快速冻结会导致不可逆的膜损伤；离探针越远，冷冻速度越慢，虽然细胞外液仍然冻结，但细胞内液得到了更好的保护，由此产生的渗透压差将液体从细胞内转移到细胞外；由于细胞膜受损，细胞液外流而导致细胞损伤；之后这个循环继续，因为流出细胞的液体也被冻结了；随着温度持续下降，细胞内发生冻结；当一个细胞冻结时，冰冻效应通过细胞间的通讯通道以多米诺式的进程传播；之后所有细胞冷冻在 -40℃（即所谓的"致死温度"）。

冷冻消融过程中的解冻阶段也是极具破坏性的。随着温度缓慢上升，水从冰晶表面迁移。小冰晶形成大冰晶，这一过程称为重结晶。这些不规则冰层的研磨作用对组织具有极大的破坏性。随着冰完全融化，剩下的几个细胞现在暴露在低渗环境中，水快速流入，细胞迅速膨胀和破裂。

冷冻后，消融作用随着肿瘤微血管供应的破坏而继续，导致缺氧和血栓形成。局部水肿和炎症级联反应的启动最终导致巨噬细胞的侵袭和吸收。

3. 超声引导冷冻消融技术

与其他经皮消融技术一样，必须在冷冻消融前对病变进行粗针活检。冷冻消融过程和射频消融、激光消融或微波消融一样，在超声引导下使用平面内进针技术将探针插入靶病变（见第 5 章）（图 21-16）。准确地将探针穿过肿瘤的几何中心是手术成功的关键。探针的位置必须在超声长轴和短轴切面上予以确认（图 21-17）。冷冻探针的尖端应放置在肿瘤远端 1cm 以外，然而，其与热疗技术的相似之处仅止于此。

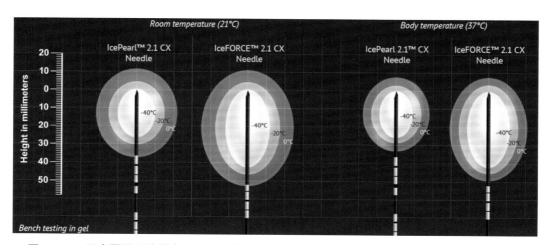

▲ 图 21-13　示意图显示的是在 21℃（左）和 37℃（右）下用凝胶测试的各种商用冷冻探针获得的 0℃、-20℃和 -40℃（致死温度）等温线，该等温线近似于乳房冷冻消融过程中的性能

测量值表示 10min 冻结、5min 解冻和第二次 10min 冷冻（使用 100% 氩气流量）后的冰球大小（图片由 Galil Medical，Arden Hills，MN 提供）

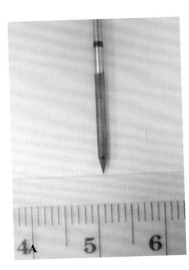
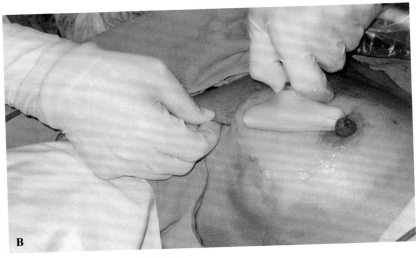

▲ 图 21-14　冷冻消融

A. 照片显示夏普 17G 低温探针（Seednet；Galil Medical Inc.）；B. 用细的冷冻探针进行冷冻消融无须皮肤切口，从技术上讲，将探针插入肿块就像插入皮下注射针一样简单

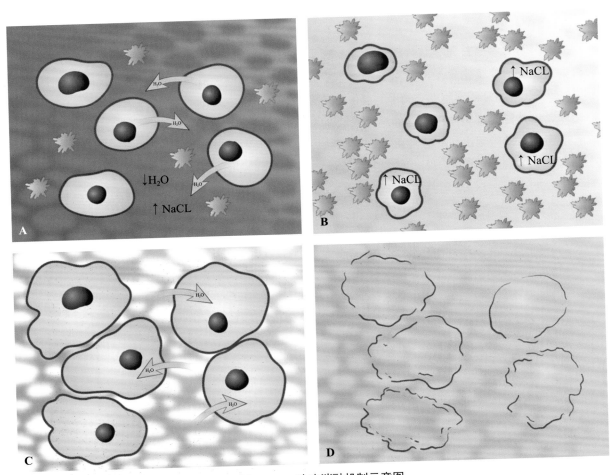

▲ 图 21-15　冷冻消融机制示意图

A. 当细胞外液开始冻结时，细胞内液得到更好的保护，由此产生的渗透压差将液体从细胞内转移到细胞外；B. 随着冷冻的进行，细胞膜被破坏；C. 在解冻过程中，当冰晶完全融化时，剩余的细胞暴露在低渗环境中，水迅速流入；D. 细胞膨胀并破裂

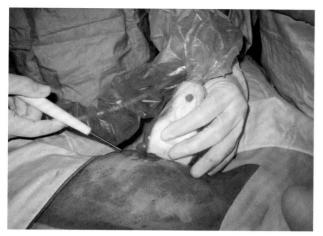

▲ 图 21-16　超声引导下冷冻消融
图片显示使用平面内进针技术插入冷冻探针

超声引导下冷冻消融术的一个显著优势是，超声图像可以显示冰球前缘的清晰回声界面及其后方的巨大阴影（图 21-18）。冰球前部轮廓的清晰实时可视性允许操作者控制冰球的大小，并确定何时达到足够的大小来治疗目标（图 21-19）。这是超声引导下的热消融治疗不可能实现的。虽然冰球的前缘可以通过超声图像实时监控，但冰球后方声影阻碍了冰球后部的可见性。然而，由于冰球的形状通常是对称的，因此不难推断其后缘的位置。实时监测冰球的范围有助于保证操作的安全性，因为可以保持冰球和皮肤之间的安全距离。由于无法直接观察被声影遮挡的冰球后缘，因此建议使用探头对冰球进行动态操作，例如横向滑动和垂直压缩，以确认其在胸肌筋膜上的自由运动（视频 21-3）。如果冰球离皮肤太近，可在超声引导下在冰球的前缘及皮肤间注入温水防止冻伤（图 21-20，视频 21-4）。

类球形或椭球形的冰球（取决于使用的探针）必须包裹肿瘤和周围一层邻近正常组织，以保证肿瘤外围达到足够的"杀灭"温度。冷冻探针的选择取决于待切除肿瘤的大小和形状。冰球从探针顶端开始，沿探针轴向后延伸。为了消融大的肿瘤，可以使用 1 根以上的冷冻探针，因为冰球最终会合并（图 21-21）。

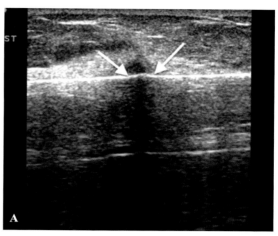

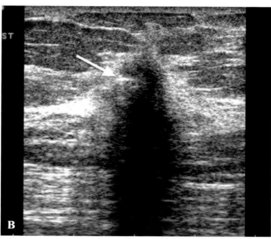

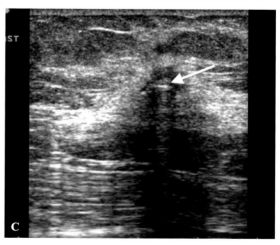

▲ 图 21-17　在超声引导下将冷冻探针放置在一个非常小的乳腺癌中进行冷冻消融

A. 超声长轴切面图像显示探针平行于胸壁插入，注意肿瘤内部的"弯针"伪像（箭）（见第 12 章），冷冻探针的尖端延伸到病变远端约 1cm；B. 超声短轴切面图像显示冷冻探针（箭）实际上在肿瘤的边缘，而不是在肿瘤的中心；C. 在重新定位冷冻探针后获得的短轴超声图显示了冷冻探针的横截面，它现在位于肿瘤的中心（箭）。注意相关的彗星尾伪像

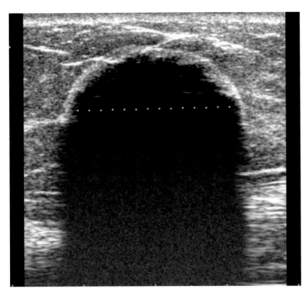

▲ 图 21-18　超声引导的小乳腺癌冷冻消融

冷冻消融期间的短轴切面超声图显示冰球（测量卡尺）呈圆形，其前表面轮廓清晰。请注意冰球后方清晰的声影，这会妨碍其深缘的可视化

冰球表面的温度接近 0℃，并不致命。因此建议操作者将瘤周的冰壁扩大到 1cm，这样可以保证肿瘤边缘的温度为 -40℃，如扩大 5mm，肿瘤边缘的温度可达 -20℃。例如，在体温下，对于 57mm×42mm 的全尺寸卵形冰球，在 -20℃ 和 -40℃ 等温线范围内的体积分别约为 50mm×30mm 和 42mm×24mm（图 21-13）。

除了冰球的大小外，实现肿瘤"杀伤"的变量还包括冷却速度、温度梯度、冷冻界面速度、最终冷冻温度、最终温度的保持时间、解冻速度和冻融循环次数。冷却速度越快，细胞损伤越多，因为这样细胞内结冰的可能性更大。两种冻融循环模式可以显著增加细胞损伤，足以完全破坏细胞，这两种模式包括：① 25℃/min 的冷却速率，-40℃ 为最终温度；② 50℃/min 的冷却速率，-40℃ 为最终温度[27]。双冻融循环是目前冷冻消融的标准方案。解冻可以通过停止制冷气体的流动被动发生，也可以通过在冷冻探针中循环氦气或使用内部电阻加热器主动发生。

4. 冷冻消融与热疗相比的优势

超声引导下冷冻消融不仅可以对手术过程进行

精确的实时监控，还有较高的患者耐受性。因为冷冻消融过程中达到的极冷温度是麻醉性的，所以其可在局部麻醉下进行，患者几乎不需要镇静。在 MD Anderson 癌症中心，我们就是在患者完全没有镇静的状态下行局部麻醉下乳腺冷冻消融术。术中或术后患者均无疼痛。该手术已被患者接受和耐受，是唯一真正微创且"对患者友好"的经皮消融程序（表 21-1）。

乳腺肿块冷冻消融术后常见的一过性不良反应是局部肿胀和瘀斑，可在 2～3 周内消退。但脂肪坏死常会发生在小乳腺癌消融部位，新的良性钙化灶的出现也可能使影像学随访变得复杂。

5. 试验结果

在一项使用 3mm 低温探针和液氮冷冻消融乳腺癌的早期动物研究中发现，一次短暂（<7min）的冷冻消融只能杀死直径小于 1.5cm 的肿瘤，尽管肿瘤周围的温度明显下降到 -40℃。而如果冰球完全包裹住肿瘤并保持至少 15min，冷冻消融可达到 100% 的肿瘤杀伤率，与肿瘤大小无关。这项研究还表明，两个冻融循环（每个循环包括 15min 的冷冻和 10min 的解冻）最为有效[28]。

Pfleiderer 等在 2002 年报道了他们使用超声引导下插入的 3mm 冷冻探针对 16 例平均尺寸为 2.1cm 的乳腺癌进行冷冻消融的试验，其中包括 7～10min 冷冻和 5min 解冻的两个冻融周期[29]。第二次冻融循环后，冰球的平均直径为 2.8cm。5 例直径<1.6cm 的肿瘤经治疗后未发现残留浸润性癌，但病理检查中有 2 例发现癌旁组织有 DCIS。直径≥2.3cm 的肿瘤显示不完全坏死。很明显，肿瘤越小，冷冻消融越有效。

在一项涉及 29 例直径≤2.0cm 的原发浸润性乳腺癌的多中心研究中，对≤1.0cm 的肿瘤冷冻消融实现了完全消融。对于直径>1cm 但<1.5cm 的肿瘤，只有单纯浸润性导管癌（即没有明显的 DCIS 成分）的患者才能实现完全消融。同样，冷冻消融对直径≥1.5cm 的肿瘤不可靠。此外，还有 2 例由于技术原因没有消融成功[30]。

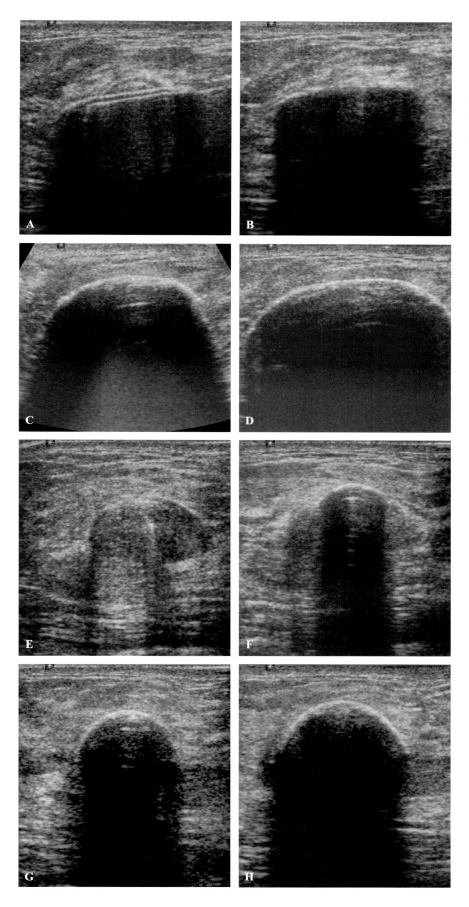

◀ 图 21-19　超声引导下纤维腺瘤的冷冻消融

每隔几分钟获得的长轴切面（A 至 D）和短轴切面（E 至 H）声像图显示，冰球有控制地扩大，最终包裹足够的周围组织以完全覆盖目标病变

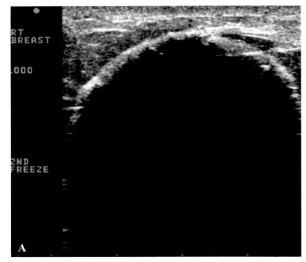

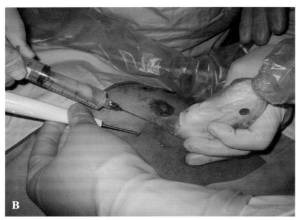

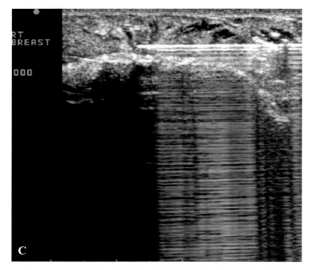

▲ 图 21-20　在超声引导下注射温盐水以防止冷冻消融过程中冻伤

A. 超声检查显示冰球距离皮肤 5mm；B. 当助手拿着冷冻探针时，操作者在冰球和皮肤之间插入一根皮下注射针，注射盐水，以保持冰球和皮肤之间的安全距离；C. 在注射生理盐水的过程中获得的声像图显示皮下脂肪因注入无回声液体而膨胀（视频 21-4）。注意与针相关的彗星尾伪像

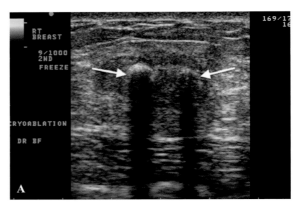

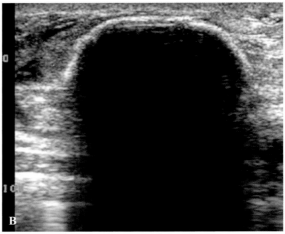

▲ 图 21-21　在超声引导下对扁平纤维腺瘤进行冷冻消融，需要使用 2 个冷冻探针串联以获得形状相似的冰球

A. 手术开始后不久获得的短轴声像图显示病变内两个早期冰球（箭）的横截面；B. 超声短轴图像显示扁平冰球

在 9 例平均大小为 1.2cm 的浸润性癌中，用最大平均尺寸为 4.4cm 的冰球治疗，有 7 名患者（78%）在 2～3 周后切除肿块的病理检查中没有发现肿瘤残余 [31]。如果超声显示回声增强，病理检查可见脂肪坏死。然而，此研究中 1 名患者在术后病理学检查中发现有广泛的多灶性 DCIS，这再次强调了术前仔细选择病例的必要性。

在一项包含 11 例患者 22 个乳腺癌病变的研究中，在肿瘤边缘以外获得 1cm 厚的冰缘，实现了在平均 18 个月的影像学随访中完全消融无复发 [32]。

在一项两中心研究中，使用两种不同类型的设备（一种是氩气，另一种是氮气作为制冷剂气体），纳入 20 名直径≤15mm 的浸润性导管癌患者，失败率为 15%，其中 1 名患者残留浸润性导管癌，2 名患者有 DCIS [33]。

表 21-1　乳腺肿块经皮消融术的比较

属性或变量	射频消融	激光消融	微波消融	HIFU 消融	冷冻消融
经皮插入探针	是	是	是	否	是
首选影像引导	超声	超声	超声	磁共振	超声
镇静 / 全麻	是	是	是	是	否
操作时间	<30min	<30min	<30min	>2h	<30min
目标温度	95℃	60℃	90℃	60~90℃	-40℃
实时监测	否	否	否	是	是
设备成本	低	低	低	高	低

HIFU. 高强度聚焦超声

迄今为止最大的乳腺癌冷冻消融研究是美国外科学会肿瘤组（Z1072）的多中心 Ⅱ 期试验，旨在确定直径≤2cm 且 DCIS<25% 浸润性癌患者的肿瘤完全消融率。肿瘤完全消融是指靶病变的病理检查中没有残留的浸润性或原位癌[34]。该程序使用 Visica2 治疗系统和 3.4mm 冷冻探针，远端有 4.5cm 长的主动冷冻区（Sanarus Technologies Inc.Pleasanton，CA）。该系统使用液氮和包括 6~8min 冷冻周期及 10min 解冻的冷冻程序。冷冻时间可以延长，以确保冰球的尺寸超过肿瘤边缘 1cm。患者在冷冻消融术后 28 天内完成原发肿瘤的手术切除。此研究中，2009—2013 年间共有来自 19 个机构的 99 名患者进行了登记，但只有 86 名患者（87 个恶性肿瘤病变）可进行评估。患者年龄 42—81 岁，平均 61 岁。病理证实 87 例肿瘤中 80 例（92%）完全消融，直径<1cm 的肿瘤消融成功率为 100%。结果证实冷冻消融对非常小的肿瘤是非常有效的。6 例患者由于探针放置不正确（包括 2 例在冷冻消融区以外发现有活性的癌，但在冷冻消融区内没有坏死癌的证据）而导致消融不充分，这也强调了这项技术需要由有丰富超声引导下乳腺介入经验的人员进行。这项研究的病理检查也发现了较多离靶病变较远区域的多灶性疾病，这再次强调了在经皮消融前仔细选择患者的必要性，也增加了冷冻消融后需要辅助放射治疗的可能性[34]。

正在开发的一项新的临床试验（"单独使用冷冻替代小乳腺肿瘤切除术"或 FROST）用于评估冷冻消融作为早期乳腺癌（定义为单灶浸润性肿瘤≤1.5cm，淋巴结阴性，激素受体阳性，HER2/neu 阴性，导管内成分<25%）手术的替代治疗方式；治疗还包括 5 年的内分泌治疗，以控制全身性病变[35]。患者冷冻消融术前及术后行 MRI 检查。成功消融定义为在冷冻消融术后 6 个月行 CNB 检查无癌灶残留。如有残留病变需行手术治疗。主要结果指标是在冷冻消融术后 2 年内，在冷冻消融区通过钼靶、超声或 MRI 检查检测到残留癌、活癌、浸润癌或原位癌的患者人数。

在冷冻消融治疗的早期研究中，一个有趣的发现是，冷冻治疗过程刺激了免疫反应，能够抑制远离原发肿瘤的肿瘤病变的生长。与导致凝固性坏死和大量蛋白质变性的热疗技术相比，冷冻消融不会使肿瘤相关抗原变性。这允许大量抗原呈递到抗原呈递细胞。这种"冷冻免疫"效应是冷冻消融的一种特殊属性，可以防止局部复发和远处转移。在一项针对小鼠的研究中，研究表明，与手术切除相比，乳腺癌的高冷冻消融率产生了肿瘤特异性免疫反应，消除了全身性微转移，降低了肿瘤复发率[36, 37]。

（三）不可逆电穿孔

电穿孔，或称电渗透，是一种微生物学技术。

这种技术通过短暂打开纳米级孔，施加极短（微秒到毫秒）的电脉冲来增加细胞膜的渗透性，从而允许分子瞬时进入细胞。这种可逆过程用于基因治疗和电化学治疗，以允许 DNA 等分子和药物（包括博来霉素等细胞抑制药物）进入细胞[38]。而输送更高电压的电脉冲会产生永久性纳米孔和细胞膜的不可逆渗透，导致细胞死亡[39-41]。

这种不可逆电穿孔（irreversible electroporation，IRE）只影响细胞膜，导致的细胞死亡由凋亡介导。理论上，细胞外基质，包括胶原蛋白和弹性蛋白，以及血管和神经都完好无损。理论上，对治疗区域内重要结构的保护代表了 IRE 消融相对于所有其他经皮消融技术的独特优势，这些技术不加区分地破坏癌组织和邻近正常组织[42]。在乳腺癌的 IRE 消融治疗中，预计肿瘤附近的血管、神经和乳管将在肿瘤消融期间得到保留[43, 44]。

唯一的商用 IRE 设备（Nanoknife；AngioDynamics，Latham，NY）由一个发生器组成，该发生器可向 18 个电极提供高电压（高达 3kV）的极短（0.1ms）直流脉冲，这些电极可在影像引导下插入肿瘤周边。该技术因术中疼痛需要在全身麻醉下进行。另外，该技术还可能发生需要神经肌肉阻滞的术中强烈肌肉收缩（即使在全身麻醉下）及心律失常等风险[45]。

虽然这项新的非热经皮消融技术听起来很有前景，但对肝、肾、胰腺、肺和前列腺恶性肿瘤的 IRE 进行的初步研究有限，而且严格的临床试验还没有令人信服的数据。乳腺癌 IRE 的临床研究尚未发表。

从 IRE 研究中衍生出来的一个有趣的研究方向是建议在冷冻消融过程中使用脉冲电场的组合，以增加冷冻损伤周围零下温度区域的细胞死亡，在那里癌细胞可以在冷冻中存活，预期的好处是将电场放大并限制在冷冻区域[46]。

三、超声引导下乳腺癌经皮消融的问题和顾虑

近 20 年来发表的所有关于乳腺癌经皮消融的研究都是针对小样本患者的初步研究，旨在证明经皮消融技术的可行性和安全性。在应用影像引导的经皮消融作为 T_1 期小乳腺癌肿块切除术的替代方案之前，仍有许多重要的问题悬而未决。

（一）经皮消融后无法确定边缘状态

采用经皮消融替代肿瘤切除术的主要障碍仍然是无法从病理学上证实切除肿瘤边缘有无肿瘤残余，也无法排除钼靶和超声隐匿的微小肿瘤（如相关的非钙化 DCIS）在显微镜下有所扩展的可能性，这会导致局部复发。这种隐匿性肿瘤的扩展范围可能事实上非常大，有时是极不对称的，因此目前使用过度消融以形成一个更大的同心区仍可能不足以根除它。

解决这一障碍的方法可能包括在术前使用更敏感、成本更高的成像技术，如 MRI、正电子发射断层扫描或乳房闪烁摄影术，以更好地确定病变的范围。另一种降低残留癌灶风险的方法是严格选择符合经皮条件的癌症患者。经皮消融只能用于边界清楚、周围有足够正常组织的小的（<1.5cm 或甚至<1cm）浸润性导管癌，消融区可以完全覆盖靶组织。浸润性小叶癌、与 DCIS 相关的癌症、影像学边缘模糊的肿瘤、通过新辅助化疗降低到 T_1 期的癌症都不是经皮消融的适应证。最后，在大多数情况下需谨慎选择经皮消融后放射治疗，这可能会增加治疗成本和发病率。

（二）谁是经皮消融的候选者

目前，由于不能确定经皮消融术后的边缘状态，小的原发性乳腺癌的经皮消融指征仍然相当有限。经皮消融的合适候选者可能包括手术条件较差的患者、老年患者和局部复发的患者[47-50]。这个问题需要进一步研究。

（三）经皮消融术后如何随访

作为经皮消融术后无法证实肿瘤边缘的必然结果，另一个主要的未解决问题是需要什么样的随访来尽早发现局部复发。在消融区周围进行超声引导下的多点活检（FNA 或 CNB）虽然技术上可行，但实际不可行。乳腺钼靶、超声和体格检查是否足够敏感，能够早期发现局部复发，还是需要大量的

MRI 和 PET 检查？如果后者是必要的，随访费用（及由许多复杂的检查引起的相关压力）可能会使经皮消融与肿块切除术相比具有不可行性。

（四）长期美容效果

由于没有手术瘢痕，可以直观地预期经皮消融的美容效果将优于肿块切除术。然而，目前还没有研究完整地涉及乳腺癌经皮消融的长期美容效果，并且消融区随时间演变，出现包括但不限于收缩性纤维化、脂肪坏死和钙化等问题尚未得到充分研究。另一个未知的问题是经皮消融后放疗与消融区的相互作用。

（五）需要更多研究来优化经皮消融技术的参数

在过去的 20 年中，为数不多的初步研究仅仅证实了各种经皮消融技术的可行性。然而，对于每种技术，最佳治疗参数仍有待确定，即如何在确保肿瘤和足够的边缘乳腺组织被充分"杀伤"的同时，对周围组织造成的损害又最小。例如，在试验性研究中被破坏的病变有可能在更短疗程、更低目标温度（或两者兼而有之）下即被破坏。优化治疗参数首先需要进行大规模的动物实验，在动物实验中对各种环境进行测试。

然后，在确定了每种经皮消融技术的"配方"后，需要直接比较所有经皮消融技术的效果：热消融技术（快或慢）是否比冷冻消融技术更好？特定经皮消融技术的成功也可能取决于肿瘤的组织病理学类型和（或）乳腺的组织学构成（致密的腺体组织与脂肪）。这些问题都需要进一步解决。

（六）长期的疾病控制

经皮消融的最终目标是疾病的长期局部控制，临床试验通常以 5 年的局部复发率来评估。需要通过长期、大规模的研究来评估经皮消融与目前早期乳腺癌的标准治疗（肿块切除术加放疗）的优势。

（七）超声引导下介入操作的操作者依赖性和专业知识

除了 HIFU 外，所有超声引导下的经皮消融技术都需要在肿瘤中精确定位探针。病变越小，定位越困难。在实时超声引导下，徒手技术将探针（有时是相当大的探针）插入<1cm 的坚硬肿瘤中非常具有挑战性，需要丰富的超声引导下介入操作经验和对超声伪像的了解。非超声专业的医生误认为超声引导下的经皮消融治疗和超声引导下的 CNB 一样"简单"。很多外科医生自己行超声引导下 CNB（通常为较大、可触及的肿块）。然而，超声引导的经皮消融需要比超声引导的 CNB 更高水平的超声技能。对于一个新手操作者来说，在超声引导下成功地对一个小肿瘤进行 CNB，只需要一次成功地通过肿瘤的任何部位（甚至边缘）就足够了，即便之前有 5～6 次的失败。相比之下，在消融前仅有 1 次机会对探针进行正确定位。

（八）谁来实施经皮消融

之前，大多数关于影像引导下乳腺良恶性肿块消融的研究都是由外科医生进行的。事实上，一位外科医生也已经向外科界发出警告，"如果（外科医生）不能确立自己在这一领域的领导地位……那么影像科医生肯定会"[51]。谁来实施经皮消融的问题由此引发了另一场地盘争夺战。

首先应记住，一旦探针正确放置，经皮消融的组件从激活到停止加热或冻结是自动的，不涉及任何特定的放射学或外科学经验。然而，影像（尤其是超声）引导操作高度依赖于操作者，并且之前的失败多由该领域的经验不足引起[34, 47]。

对于纤维腺瘤来说，不完全消融相对不重要，最坏的情况是需要重复手术，而在乳腺癌中放置消融装置是不允许有误差的。超声引导的经皮消融技术应该只由具有丰富超声经验特别是乳腺超声经验的超声医生完成。影像科医生也在超声引导下经皮消融技术中做出了突出的成果[8, 52]。

第二个关键问题是绝对需要一个严格的经皮消融后影像检测计划，其中包括各种成像方式，这些方式只能由乳腺影像医师进行及读片。

因此，应由谁实施经皮消融的最好答案应该是团队合作，包括乳腺外科医生和乳腺影像医生。

综上所述，多种乳腺癌经皮消融技术都已有相关研究，并且在目前的条件下都可以完全消融小的乳腺癌。然而，早期研究仅证明了经皮消融的可行性，尚没有大规模的、严格设计的临床试验确定经皮消融是否能够取代外科手术及哪些患者将从中受益。而且这些研究需要数年才能得出所需的答案。时至今日，经皮消融尚不能取代外科手术在早期乳腺癌治疗中的地位[53, 54]。

参 考 文 献

[1] Doridot V, Meunier M, El Khoury C, Nos C, Vincent-Salomon A, Sigal-Zafrani B, et al. Stereotactic radioguided surgery by site-Select for subclinical mammographic lesions. Ann Surg Oncol. 2005;12(2):181–8.

[2] Sie A, Bryan DC, Gaines V, Killebrew LK, Kim CH, Morrison CC, et al. Multicenter evaluation of the breast lesion excision system, a percutaneous, vacuum-assisted, intact-specimen breast biopsy device. Cancer. 2006;107(5):945–9.

[3] Whitworth PW, Simpson JF, Poller WR, Schonholz SM, Turner JF, Phillips RF, et al. Definitive diagnosis for high-risk breast lesions without open surgical excision: the Intact Percutaneous Excision Trial (IPET). Ann Surg Oncol. 2011;18(11):3047–52.

[4] Sperber F, Blank A, Metser U, Flusser G, Klausner JM, Lev-Chelouche D. Diagnosis and treatment of breast fibroadenomas by ultrasound-guided vacuum-assisted biopsy. Arch Surg. 2003;138(7):796–800.

[5] Fornage BD, Hwang RF. Current status of imaging-guided percutaneous ablation of breast cancer. AJR Am J Roentgenol. 2014;203(2):442–8.

[6] Jeffrey SS, Birdwell RL, Ikeda DM, Daniel BL, Nowels KW, Dirbas FM, et al. Radiofrequency ablation of breast cancer: first report of an emerging technology. Arch Surg. 1999;134(10):1064–8.

[7] Klimberg VS, Boneti C, Adkins LL, Smith M, Siegel E, Zharov V, et al. Feasibility of percutaneous excision followed by ablation for local control in breast cancer. Ann Surg Oncol. 2011;18(11):3079–87.

[8] Fornage BD, Sneige N, Ross MI, Mirza AN, Kuerer HM, Edeiken BS, et al. Small (< or = 2-cm) breast cancer treated with US-guided radiofrequency ablation: feasibility study. Radiology. 2004;231(1):215–24.

[9] Izzo F, Thomas R, Delrio P, Rinaldo M, Vallone P, DeChiara A, et al. Radiofrequency ablation in patients with primary breast carcinoma: a pilot study in 26 patients. Cancer. 2001;92(8):2036–44.

[10] Klimberg VS, Kepple J, Shafirstein G, Adkins L, Henry-Tillman R, Youssef E, et al. eRFA: excision followed by RFA-a new technique to improve local control in breast cancer. Ann Surg Oncol. 2006;13(11):1422–33.

[11] Wilson M, Korourian S, Boneti C, Adkins L, Badgwell B, Lee J, et al. Long-term results of excision followed by radiofrequency ablation as the sole means of local therapy for breast cancer. Ann Surg Oncol. 2012;19(10):3192–8.

[12] van Esser S, Stapper G, van Diest PJ, van den Bosch MA, Klaessens JH, Mali WP, et al. Ultrasound-guided laser-induced thermal therapy for small palpable invasive breast carcinomas: a feasibility study. Ann Surg Oncol. 2009;16(8):2259–63.

[13] Dowlatshahi K, Francescatti DS, Bloom KJ. Laser therapy for small breast cancers. Am J Surg. 2002;184(4):359–63.

[14] Harms SE. MR-guided minimally invasive procedures. Magn Reson Imaging Clin N Am. 2001;9(2):381–92, vii.

[15] Simon CJ, Dupuy DE, Mayo-Smith WW. Microwave ablation: principles and applications. Radiographics. 2005;25(Suppl 1):S69–83.

[16] Zhou W, Zha X, Liu X, Ding Q, Chen L, Ni Y, et al. US-guided percutaneous microwave coagulation of small breast cancers: a clinical study. Radiology. 2012;263(2):364–73.

[17] Brenin DR. Focused ultrasound ablation for the treatment of breast cancer. Ann Surg Oncol. 2011;18(11):3088–94.

[18] Hynynen K, Pomeroy O, Smith DN, Huber PE, McDannold NJ, Kettenbach J, et al. MR imaging-guided focused ultrasound surgery of fibroadenomas in the breast: a feasibility study. Radiology. 2001;219(1):176–85.

[19] Gianfelice D, Khiat A, Amara M, Belblidia A, Boulanger Y. MR imaging-guided focused US ablation of breast cancer: histopathologic assessment of effectiveness – initial experience. Radiology. 2003;227(3):849–55.

[20] Furusawa H, Namba K, Thomsen S, Akiyama F, Bendet A, Tanaka C, et al. Magnetic resonance-guided focused ultrasound surgery of breast cancer: reliability and effectiveness. J Am Coll Surg. 2006;203(1):54–63.

[21] Zippel DB, Papa MZ. The use of MR imaging guided focused ultrasound in breast cancer patients; a preliminary phase one study and review. Breast Cancer. 2005;12(1):32–8.

[22] Wu F, Wang ZB, Zhu H, Chen WZ, Zou JZ, Bai J, et al. Extracorporeal high intensity focused ultrasound treatment for patients with breast cancer. Breast Cancer Res Treat. 2005;92(1):51–60.

[23] Delworth MG, Pisters LL, Fornage BD, von Eschenbach AC. Cryotherapy for renal cell carcinoma and angiomyolipoma. J

Urol. 1996;155(1):252–4; discussion 4–5.

[24] Kaufman CS, Bachman B, Littrup PJ, White M, Carolin KA, Freman-Gibb L, et al. Office-based ultrasound-guided cryoablation of breast fibroadenomas. Am J Surg. 2002;184(5):394–400.

[25] Kaufman CS, Littrup PJ, Freeman-Gibb LA, Smith JS, Francescatti D, Simmons R, et al. Office-based cryoablation of breast fibroadenomas with long-term follow-up. Breast J. 2005;11(5):344–50.

[26] Nurko J, Mabry CD, Whitworth P, Jarowenko D, Oetting L, Potruch T, et al. Interim results from the FibroAdenoma Cryoablation Treatment Registry. Am J Surg. 2005;190(4):647–51; discussion 51-2.

[27] Rui J, Tatsutani KN, Dahiya R, Rubinsky B. Effect of thermal variables on human breast cancer in cryosurgery. Breast Cancer Res Treat. 1999;53(2):185–92.

[28] Staren ED, Sabel MS, Gianakakis LM, Wiener GA, Hart VM, Gorski M, et al. Cryosurgery of breast cancer. Arch Surg. 1997;132(1):28–33; discussion 4.

[29] Pfleiderer SO, Freesmeyer MG, Marx C, Kuhne-Heid R, Schneider A, Kaiser WA. Cryotherapy of breast cancer under ultrasound guidance: initial results and limitations. Eur Radiol. 2002;12(12):3009–14.

[30] Sabel MS, Kaufman CS, Whitworth P, Chang H, Stocks LH, Simmons R, et al. Cryoablation of early-stage breast cancer: work-in- progress report of a multi-institutional trial. Ann Surg Oncol. 2004;11(5):542–9.

[31] Roubidoux MA, Sabel MS, Bailey JE, Kleer CG, Klein KA, Helvie MA. Small (<2.0-cm) breast cancers: mammographic and US findings at US-guided cryoablation–initial experience. Radiology. 2004;233(3):857–67.

[32] Littrup PJ, Jallad B, Chandiwala-Mody P, D'Agostini M, Adam BA, Bouwman D. Cryotherapy for breast cancer: a feasibility study without excision. J Vasc Interv Radiol. 2009;20(10):1329–41.

[33] Poplack SP, Levine GM, Henry L, Wells WA, Heinemann FS, Hanna CM, et al. A pilot study of ultrasound-guided cryoablation of invasive ductal carcinomas up to 15 mm with MRI follow-up and subsequent surgical resection. AJR Am J Roentgenol. 2015;204(5):1100–8.

[34] Simmons RM, Ballman KV, Cox C, Carp N, Sabol J, Hwang RF, et al. A phase II trial exploring the success of cryoablation therapy in the treatment of invasive breast carcinoma: results from ACOSOG (Alliance) Z1072. Ann Surg Oncol. 2016;23(8):2438–45.

[35] Cryoablation of Small Breast Tumors in Early Stage Breast Cancer 2017. Available from: https://www.cancer.gov/about-cancer/ treatment/clinical-trials/search/v?id=NCI-2017-00241.

[36] Sabel MS, Arora A, Su G, Chang AE. Adoptive immunotherapy of breast cancer with lymph node cells primed by cryoablation of the primary tumor. Cryobiology. 2006;53(3):360–6.

[37] Sabel MS, Su G, Griffith KA, Chang AE. Rate of freeze alters the immunologic response after cryoablation of breast cancer. Ann Surg Oncol. 2010;17(4):1187–93.

[38] Yao C, Guo F, Li C, Sun C. Gene transfer and drug delivery with electric pulse generators. Curr Drug Metab. 2013;14(3):319–23.

[39] Davalos RV, Mir IL, Rubinsky B. Tissue ablation with irreversible electroporation. Ann Biomed Eng. 2005;33(2):223–31.

[40] Miller L, Leor J, Rubinsky B. Cancer cells ablation with irreversible electroporation. Technol Cancer Res Treat. 2005;4(6):699–705.

[41] Rubinsky B, Onik G, Mikus P. Irreversible electroporation: a new ablation modality–clinical implications. Technol Cancer Res Treat. 2007;6(1):37–48.

[42] Daniels C, Rubinsky B. Electrical field and temperature model of nonthermal irreversible electroporation in heterogeneous tissues. J Biomech Eng. 2009;131(7):071006.

[43] Neal RE 2nd, Davalos RV. The feasibility of irreversible electroporation for the treatment of breast cancer and other heterogeneous systems. Ann Biomed Eng. 2009;37(12):2615–25.

[44] Neal RE 2nd, Singh R, Hatcher HC, Kock ND, Torti SV, Davalos RV. Treatment of breast cancer through the application of irreversible electroporation using a novel minimally invasive single needle electrode. Breast Cancer Res Treat. 2010;123(1):295–301.

[45] Narayanan G, Froud T, Lo K, Barbery KJ, Perez-Rojas E, Yrizarry J. Pain analysis in patients with hepatocellular carcinoma: irreversible electroporation versus radiofrequency ablation-initial observations. Cardiovasc Intervent Radiol. 2013;36(1):176–82.

[46] Daniels CS, Rubinsky B. Cryosurgery with pulsed electric fields. PLoS One. 2011;6(11):e26219.

[47] Garbay JR, Mathieu MC, Lamuraglia M, Lassau N, Balleyguier C, Rouzier R. Radiofrequency thermal ablation of breast cancer local recurrence: a phase II clinical trial. Ann Surg Oncol. 2008;15(11):3222–6.

[48] Marcy PY, Magne N, Castadot P, Bailet C, Namer M. Ultrasound-guided percutaneous radiofrequency ablation in elderly breast cancer patients: preliminary institutional experience. Br J Radiol. 2007;80(952):267–73.

[49] Roberts J, Morden L, MacMath S, Massie K, Olivotto IA, Parker C, et al. The quality of life of elderly women who underwent radiofrequency ablation to treat breast cancer. Qual Health Res. 2006;16(6):762–72.

[50] Susini T, Nori J, Olivieri S, Livi L, Bianchi S, Mangialavori G, et al. Radiofrequency ablation for minimally invasive treatment of breast carcinoma. A pilot study in elderly inoperable patients. Gynecol Oncol. 2007;104(2):304–10.

[51] Sabel MS. Cryoablation for breast cancer: no need to turn a cold

shoulder. J Surg Oncol. 2008;97(6):485–6.

[52] Manenti G, Perretta T, Gaspari E, Pistolese CA, Scarano L, Cossu E, et al. Percutaneous local ablation of unifocal subclinical breast cancer: clinical experience and preliminary results of cryotherapy. Eur Radiol. 2011;21(11):2344–53.

[53] Copeland EM 3rd, Bland KI. Are minimally invasive techniques for ablation of breast cancer ready for "Prime Time"? Ann Surg Oncol. 2004;11(2):115–6.

[54] Kontos M, Felekouras E, Fentiman IS. Radiofrequency ablation in the treatment of primary breast cancer: no surgical redundancies yet. Int J Clin Pract. 2008;62(5):816–20.